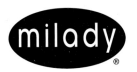

Estándar de Milady

Cosmetología

14.ª EDICIÓN

Libro de trabajo

www.milady.com

Estándar de Milady

Cosmetología 14.ª EDICIÓN Libro de trabajo

ISBN: 978-0-357-37896-0

Milady, una división de Cengage Group
200 Pier 4 Boulevard
Boston, MA 02210
USA

Milady no solo ha establecido el estándar para la educación sobre la belleza.
Lo elevamos continuamente con cada lanzamiento de productos y características para satisfacer las necesidades de los estudiantes, educadores y empleadores de hoy en día.
Lea la historia completa en *milady.com/about*

Nota al lector

La editorial no avala ni garantiza ninguno de los productos aquí descritos ni realiza un análisis independiente en relación con la información que aquí se suministra. La editorial no asume ningún tipo de obligación de obtener ni incluir información ajena a la brindada por el fabricante y renuncia expresamente a ella. Se aconseja expresamente al lector tener en cuenta y adoptar todas las medidas de seguridad que se indican en las actividades descritas en el presente y evitar posibles peligros. El lector asume voluntariamente todos los riesgos relacionados con las instrucciones aquí mencionadas. La editorial no ofrece declaraciones ni garantías de ningún tipo, tales como, entre otras, la garantía de que los bienes son idóneos para los fines específicos o que las condiciones son aptas para la venta. Dichas declaraciones tampoco se infieren respecto del material expuesto en el presente. La editorial no se responsabiliza de dicho material. Tampoco es responsable por daños ni perjuicios especiales, indirectos o punitorios, ocasionados en su totalidad o en parte, por el uso o la confianza del lector en el presente material.

Impreso en los Estados Unidos de América

Número de impresión: 01   Año de impresión: 2022

Resumen de contenidos

Cómo utilizar el libro de ejercicios

Cómo utilizar el libro de ejercicios

El *libro de ejercicios de Cosmetología Estándar de Milady* fortalece su comprensión de la teoría y las habilidades esenciales de la cosmetología al reforzar el material incluido en el texto. Complete todos los capítulos del libro de ejercicios a medida que trabaja con los capítulos del libro de texto en clases y estará un paso más cerca de estar preparado para su examen de certificación y obtener su licencia.

Esta edición incluye una mayor variedad de actividades que las ediciones anteriores de los libros de ejercicios de Milady para involucrarlo y ayudarlo a retener la información de cada capítulo. Contiene tipos de preguntas conocidas, como llenar espacios en blanco, verdadero o falso, opción múltiple, respuesta corta, etiquetado, relación de conceptos, collage y actividades de estudio de caso, así como fichas de imágenes de cabeza y uñas al final del libro de ejercicios para práctica adicional. También incluye nuevos tipos de preguntas, como reflexión, investigación, dibujo, secuencia, dramatización, "qué se debe hacer y qué no se debe hacer", y ejercicios para crear, a fin de que adopte un enfoque más práctico del material incluido en su libro de texto. Algunas de estas actividades le recomendarán seguir un enlace para responder la pregunta; otras pueden requerir que use una hoja de papel por separado. Se requiere una conexión a Internet para acceder al material en línea.

Muchas de estas actividades le serán familiares o son evidentes; sin embargo, las instrucciones de las actividades más elaboradas se dan a continuación.

Estudio de caso

En la actividad de estudio de caso, aplique lo que ha aprendido a una situación hipotética del mundo real. Se le puede pedir que describa una solución o un proceso que recomendaría para el caso que estamos repasando. Los estudios de casos se contestan por escrito y generalmente requieren una respuesta del tamaño de un párrafo.

Collage

En un collage, debe crear una imagen que responda a un concepto o definición, ya sea en forma digital mediante un vínculo o en una hoja de papel por separado. Encuentre palabras, frases e imágenes de revistas o de Internet e imprímalas, recórtelas y luego péguelas o adhiéralas en el espacio de trabajo para agruparlas. O bien, puede crear un collage digital al copiar y pegar palabras e imágenes en una imagen o documento. Su instructor lo orientará sobre cómo la clase debe completar los collages y si se mostrarán o no.

Crear

Los ejercicios de crear le piden que haga algo, como diseñar un conjunto de uñas postizas o un folleto publicitario comercial para su salón. Los ejercicios de crear se pueden hacer digitalmente, en el libro de ejercicios o en una hoja de papel separada, según la pregunta.

"Qué se debe hacer y qué no se debe hacer"

Al igual que el etiquetado, las preguntas de "qué se debe hacer y qué no se debe hacer" le permiten determinar si una práctica es algo que debe hacerse ("qué se debe hacer") o no debe hacerse ("qué no se debe hacer"). Deberá completar "se debe hacer" o "no se debe hacer" en el espacio proporcionado.

Reflexión

Las preguntas de reflexión le piden que se tome un tiempo para pensar en un concepto u objetivo de aprendizaje, a menudo junto con una experiencia de vida, al considerar su futura carrera. Un ejemplo es reflexionar sobre su rutina personal de cuidado de la piel y considerar cómo puede mejorarla según lo que ha aprendido. Las reflexiones requieren escribir algunas oraciones como respuesta.

Investigación

Las preguntas de investigación a menudo incluyen una tabla y le piden que busque más información sobre un tema; en general, al buscar y seleccionar diferentes tipos de productos que puede o no querer usar en un salón o recomendar a los clientes. Las preguntas de investigación suelen incluir un enlace a una tabla digital más grande para completar, pero también se pueden hacer en el libro de ejercicios o en una hoja de papel separada.

Dramatización

Las actividades de dramatización piden a los estudiantes que formen parejas y actúen un escenario en el que un estudiante es el cliente y el otro el cosmetólogo. Algunas actividades pueden requerir que también escriba una breve reflexión. Estos ejercicios están destinados a ser una práctica para las conversaciones del mundo real que tendrá con sus propios clientes después de la graduación.

Secuencia

Las preguntas de secuencia requieren que ordene los pasos de un procedimiento, del primero al último. Para procedimientos más largos, se darán algunos números de los pasos.

¡Mucha suerte le desea el equipo de Milady!

SEGUIMIENTO DE MI PROGRESO

Use este rastreador sencillo para registrar su progreso a medida que realiza las actividades de cada objetivo de aprendizaje.

COMPLETADO	CANT. DE RESPUESTAS CORRECTAS	OBJETIVO
☐	_____/6	**OA 1:** Explicar los beneficios de aprender la historia de la cosmetología
☐	_____/22	**OA 2:** Describir la manera en que las prácticas de belleza de la civilización antigua influyeron en la cosmetología moderna
☐	_____/5	**OA 3:** Describir la belleza y el cuidado personal durante la Edad Media
☐	_____/10	**OA 4:** Mencionar los avances en materia de belleza de la época renacentista y victoriana
☐	_____/11	**OA 5:** Describir la evolución de la industria de la belleza durante los primeros años del siglo XX
☐	_____/20	**OA 6:** Resumir los principales avances en materia de belleza a mediados y finales del siglo XX
☐	_____/7	**OA 7:** Describir las tendencias importantes que definieron la cosmetología en el siglo XXI
☐	_____/5	**OA 8:** Mencionar las oportunidades laborales para cosmetólogos con licencia

¿Por qué es importante estudiar la historia de la cosmetología y las oportunidades laborales?

RESPUESTA CORTA

1. Enumere tres razones por las que es importante que los cosmetólogos estudien la historia de la cosmetología y las oportunidades laborales.

   _____

   _____

   _____

Indique si las afirmaciones siguientes son verdaderas o falsas. En el caso de las afirmaciones falsas, explique brevemente el motivo.

2. La cosmetología también se conoce como una expansión de la apariencia.

   V   F   _____

3. La cosmetología es el arte y la ciencia de embellecer y mejorar la piel, las uñas y el cabello. Además, abarca el estudio de los cosméticos y su aplicación.

   V   F   _____

4. El término "cosmetología" proviene de la palabra latina *kosmetikos*, que significa "diestro en el uso de los cosméticos".

   V   F   _____

5. Aunque los procedimientos, los productos y los estilos han cambiado a lo largo de los años, el embellecimiento cobró importancia social hace poco.

   V   F   _____

REFLEXIÓN

6. En tres o cinco oraciones, explique lo que le interesa sobre la cosmetología y por qué le gustaría trabajar en esta área. Dé la mayor cantidad de detalles posible y comparta algo personal si lo desea.

   _____

   _____

   _____

Culturas antiguas

7. En las civilizaciones antiguas, ¿para qué usaban las personas los peinados y las técnicas de belleza en sus sociedades?

    A) para mejorar su apariencia

    B) para mejorar las oportunidades de desarrollo profesional

    C) para indicar estatus social, riqueza, edad y rango

    D) como una forma de competir por los recursos naturales

8. Según el texto, ¿a qué culturas antiguas se les atribuyen muchas prácticas modernas de belleza? Seleccione todas las opciones que correspondan.

    A) Africana

    B) Canadiense

    C) Egipcia

    D) Americana

    E) China

    F) Romana

    G) Española

    H) Australiana

    I) Griega

    J) Mexicana

    K) Sudamericana

    L) Italiana

RESPUESTA CORTA

9. ¿Cuáles son las tres razones por las que el trenzado era una forma de arte social en las antiguas culturas africanas?

    _____

    _____

    _____

Hecho curioso. En el siguiente mapa, se muestra el área aproximada de cada civilización antigua descrita en el libro.

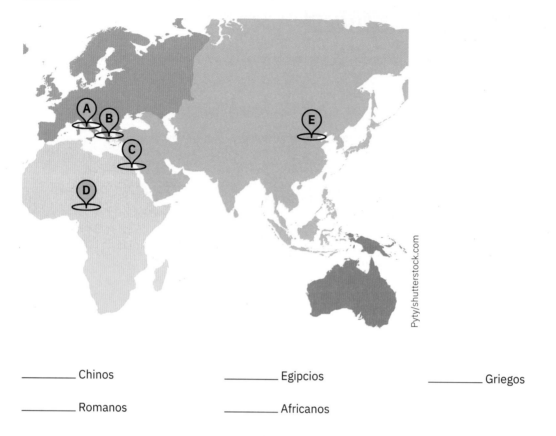

Pyty/shutterstock.com

_____ Chinos   _____ Egipcios   _____ Griegos

_____ Romanos   _____ Africanos

PREGUNTAS DE RESPUESTA MÚLTIPLE

10. ¿Qué usaban muchas tribus africanas para teñirse el cabello?

A) tierra amarilla

C) henna

B) tierra roja

D) una pasta hecha con bayas

11. En muchas tribus africanas antiguas, los diseños _____ y los peinados indicaban la tribu, la edad, el estado civil, la riqueza, el poder y la religión de una persona.

A) de los rizos

C) de las trenzas

B) del maquillaje

D) de la vestimenta

12. ¿Qué otro nombre reciben los nudos zulúes?

   A) nudos himbas

   B) nudos bantú

   C) nudos namibios

   D) trenzas en hilera

13. Ya en el año 2630 a. C., los egipcios empleaban todos los elementos que se encuentran a continuación para elaborar maquillajes para los labios y la piel, excepto_____.

   A) huesos

   B) insectos

   C) bayas

   D) minerales

14. ¿Qué reina egipcia tenía una fábrica de perfumes personal?

   A) Nefertiti

   B) Cleopatra

   C) Dalila

   D) Helena

15. En el antiguo Egipto, se usaba _____ para teñir el cabello y las uñas de un color rojo cálido e intenso.

   A) Una tintura de aceites esenciales

   B) Una pasta de bayas de palma

   C) Henna

   D) Jugo de granada

16. Los egipcios fueron la primera civilización que usó _____ proveniente(s) de hojas, cortezas y brotes de plantas como perfumes y con fines de purificación.

   A) los desechos

   B) la humedad

   C) los aceites esenciales

   D) los residuos secos

17. ¿Qué cultura antigua no era conocida por usar perfumes?

   A) Los egipcios

   B) Los chinos

   C) Los griegos

   D) Los romanos

18. ¿Para qué usaban los antiguos egipcios el maquillaje kohl?

_____

_____

_____

19. ¿Con qué tres fines usaban cosméticos los antiguos egipcios?

_____

_____

_____

PREGUNTAS DE RESPUESTA MÚLTIPLE

20. Durante la dinastía Zhou, también conocida como la dinastía Chou, _____ eran los colores reales.

   A) el negro y el rojo

   B) el dorado y el plateado

   C) el morado y el azul

   D) el plateado y el bronce

21. Durante la dinastía Shang, ¿qué se frotaban los aristócratas en las uñas para pintarlas de carmesí o ébano?

   A) una mezcla de tintura de goma arábiga, gelatina, cera de abejas y claras de huevo

   B) un compuesto cremoso de claras de huevo, parafina y aceites esenciales

   C) nada; los colores eran para los plebeyos

   D) una pasta de nueces trituradas, cera de abejas, arcilla y ceniza

22. Durante la dinastía Zhou, ¿qué podía sucederle a un plebeyo si se pintaba las uñas con los colores de la realeza?

   A) castigo con la muerte

   B) destierro por un año

   C) destierro de por vida

   D) no había un color de uñas real; cualquiera podía usar el color que quisiera

COMPLETE LOS ESPACIOS EN BLANCO

23. Use el siguiente banco de palabras para completar los espacios en blanco.

    Banco de palabras: rojo, ojos, polvo, bermellón, rostro, Grecia, albayalde, cinabrio, mejillas, kohl

    En el año 500 a. C., durante la Edad de Oro de _____, la peluquería se convirtió en un arte

    sumamente desarrollado. Las mujeres se aplicaban preparados de _____ en el _____,

    _____ alrededor de los _____ y _____ en las _____ y los labios.

    El bermellón era un pigmento _____ brillante que se elaboraba moliendo _____

    (un mineral) hasta convertirlo en un _____ fino.

INVESTIGACIÓN

24. Use la Internet para buscar e identificar dos o tres ejemplos de esculturas griegas antiguas o romanas que tengan peinados elaborados, como trenzas estilo corona y moños. Tome capturas de pantalla o imprímalas. Luego, busque ejemplos modernos o recientes de los mismos peinados (o similares) que se representan en las esculturas de la antigua Grecia que identificó, y tome capturas de pantalla o imprímalas. Escriba algunas oraciones para explicar por qué cree que estos estilos siguen siendo populares después de más de 1000 años.

    _____

    _____

    _____

PREGUNTAS DE RESPUESTA MÚLTIPLE

25. Las mujeres de la nobleza romana se pintaban el cabello de _____; la clase pobre de la Antigua Roma llevaba el cabello _____.

    A) negro; rojo

    B) rojo; negro

    C) de cualquier color que quisieran; natural

    D) rojo; rubio

26. ¿Cuál de los siguientes *no* es uno de los ingredientes que usaban los romanos para los tratamientos faciales?

    A) leche

    B) vino fino

    C) miel

    D) pan

27. Describa el famoso peinado de Julio César en una o dos oraciones. Luego, busque dos o tres ejemplos modernos en revistas, sitios web sobre celebridades o tal vez en fotos de funcionarios gubernamentales. ¿Cuál es su impresión de las personas que lucen este estilo hoy en día?

_____

_____

_____

REFLEXIÓN

28. Imagine que es un cosmetólogo en una civilización antigua. Ha decidido crear su propio producto de belleza (p. ej., maquillaje, aceites esenciales, crema para las manos, bálsamo para los labios) únicamente con ingredientes naturales obtenidos de manera ética. ¿Qué tipo de producto crearía? ¿Qué olor tendría? ¿Qué ingredientes usaría? ¿Cómo lo haría? Para inspirarse, piense en las civilizaciones mencionadas anteriormente. Luego, escriba una descripción breve de su producto y dibuje (o use herramientas de dibujo o Photoshop) un logotipo o empaque.

_____

_____

_____

La Edad Media

RESPUESTA CORTA

29. ¿Por qué las mujeres de la Edad Media querían tener el cabello claro?

_____

_____

_____

30. Describa el proceso que usaban las mujeres para aclararse el cabello en la Edad Media. ¿Cuál era el proceso para oscurecérselo?

_____

_____

_____

31. ¿Cómo describiría los peinados de las mujeres ricas en la Edad Media?

_____

_____

_____

32. ¿Cómo se peinaban los hombres de la Alta Edad Media? ¿Qué cambios hubo hacia fines de la Edad Media, en especial en el peinado de los nobles?

_____

_____

_____

33. ¿Qué innovación de belleza introdujo el alquimista persa Avicena alrededor del año 1000 d. C.? ¿Por qué cree que esto benefició a la belleza y la medicina?

_____

_____

_____

El Renacimiento y la era victoriana

Indique si los enunciados son verdaderos o falsos. En el caso de los falsos, explique el motivo.

34. El primer uso de la palabra *peluquero* se registró en Europa el 1 de marzo de 1739, lo que indica que ya era una profesión reconocida.

    V   F   _____

35. Durante el Renacimiento, los hombres y las mujeres hacían alarde de su apariencia física y usaban vestimentas elegantes y elaboradas.

    V   F   _____

36. Durante el Renacimiento, las mujeres por fin comenzaron a usar una amplia variedad de preparaciones muy coloridas para labios, mejillas y ojos.

    V   F   _____

37. La barba Van Dyke, que consiste en un bigote y una barba de perilla con las mejillas afeitadas, se popularizó de inmediato. Los hombres del Renacimiento de todas partes la adoptaron cuando apareció por primera vez en un retrato del rey Carlos I que pintó Anthony van Dyck en 1636. Sin embargo, el estilo de la barba cayó en el olvido con la misma rapidez cuando el rey murió.

    V   F   _____

38. Durante la Era de la extravagancia (1755–1793) y el reinado de la reina María Antonieta de Francia, los estándares de belleza incluían pelucas de *pompadour* gigantes, polvos faciales, baños de fresas y leche, e incluso el uso de pétalos de geranio triturados para colorear los labios y las mejillas de rosa y naranja.

    V   F   _____

39. ¿Qué tipo de ingredientes usaban las mujeres victorianas en las máscaras faciales para preservar la salud y la belleza de la piel?

    A) ingredientes naturales como miel, huevos y avena

    B) preparados modernos que incluían productos químicos formulados especialmente

    C) mezclas de hierbas y especias exóticas

    D) nada; el uso de tales productos de belleza se consideraba innecesario y vanidoso

40. En lugar de usar cosméticos, las mujeres de la era victoriana (un período histórico conocido por su austeridad y restricciones), _____ para inducir el color natural.

    A) se colocaban toallas calientes en el rostro

    B) se pellizcaban las mejillas y se mordían los labios

    C) se daban palmaditas suaves en el rostro en un patrón circular

    D) contenían la respiración durante 10 segundos, según fuese necesario

41. En 1880, Franz Ströher fundó una empresa alemana de belleza que se convirtió en la empresa más longeva de productos de belleza profesionales que sigue funcionando en la actualidad. ¿Cómo se llama?

    A) Avon

    B) Maybelline

    C) Johnson & Johnson

    D) Wella Professionals

RESPUESTA CORTA

42. Enumere tres contribuciones importantes que se hicieron a la industria de la belleza en la última parte de la era victoriana.

    _____

    _____

    _____

43. En el libro, se destaca a Martha Matilda Harper, una empresaria pionera en la industria de la belleza a fines del siglo XIX. Imagine que puede viajar al pasado para hablar con ella sobre sus primeros pasos en la industria de la belleza y los consejos que ella podría darle. Escriba una lista de tres a cinco preguntas que le gustaría hacerle en una entrevista. Investigue un poco sobre quién fue como persona y como cosmetóloga, y escriba cuáles cree que serían sus respuestas a las preguntas de su entrevista.

_____

_____

_____

Principios del siglo XX

RESPUESTA CORTA

44. Enumere dos cambios sociales principales que expandieron, en gran medida, la demanda de productos y servicios de belleza, y el interés en ellos a principios del siglo XX.

_____

_____

_____

RELACIÓN DE CONCEPTOS

45. Relacione la persona con su descripción y las contribuciones a la profesión de la belleza en la primera década del siglo XX. Es posible que deba usar el mismo nombre más de una vez.

A) Max Factor
B) Charles Nessler
C) Garrett Augustus Morgan

D) Gibson Girl
E) Charles Dana Gibson
F) Eugene Schueller

G) Edouard Pinaud

_____ Inmigró de Lodz, Polonia.

_____ Creó el primer color del cabello comercial; lo llamó Aureole y, luego, lo cambió a L'Oréal.

_____ Inventó la primera máquina para permanentes; se enrollaba el cabello alrededor de varillas de metal conectadas a la corriente eléctrica, y el calor y la corriente creaban ondas permanentes.

_____ Creó un tinte de aceite negro para el cabello y el peine de planchado de dientes curvos.

_____ Creó un maquillaje teatral fino para el cine que no se apelmazaba ni se agrietaba bajo las calientes luces del estudio.

_____ Comercializó un alisador químico para el cabello de los afroamericanos.

_____ Lucía un *pompadour* o *bouffant*.

_____ Fue un perfumista francés.

_____ Estableció el primer estándar nacional de belleza para las mujeres estadounidenses.

_____ Creó dibujos populares de revistas en los que aparecían mujeres.

_____ Creó Brilliantine.

RESPUESTA CORTA

46. La segunda década del siglo XX se caracterizó por un cambio en la definición de la feminidad, lo que resultó en la comercialización de navajas para mujeres. Describa brevemente cómo sucedió. Luego, indique cuál cree que fue la definición nueva de feminidad a principios del siglo XX.

_____

_____

_____

PREGUNTAS DE RESPUESTA MÚLTIPLE

47. Proline introdujo un producto nuevo, el primer "alisador sin lejía" comercial, en la primera Exhibición de Belleza Internacional en 1917. ¿Cuál era el ingrediente único?

A) peróxido de hidrógeno

B) hidróxido de potasio

C) extracto de potasio

D) cloruro de sodio

48. ¿Cuál de las siguientes *no* fue una característica de la primera maquinilla electromagnética inventada por Leo J. Wahl?

A) silenciosa

B) motor de corriente alterna (CA)

C) motor de corriente continua (CC)

D) liviana

49. ¿Qué logró Sarah Breedlove (conocida como Madam C. J. Walker), hija de antiguos esclavos y pionera en la industria de la belleza a principios del siglo XX? Seleccione todas las opciones que correspondan.

A) organizó una de las primeras convenciones para empresarias en Estados Unidos.

B) inventó el rizador.

C) fue pionera en la industria moderna de los cosméticos y del cuidado del cabello para los afroamericanos.

D) ideó estrategias de venta y comercialización sofisticadas para sus productos de cuidado del cabello.

E) inventó el color del cabello sin amoníaco.

F) construyó una fábrica, una peluquería y una escuela de formación en Indianapolis, Indiana.

G) desarrolló una loción tonificante para el cabello, que fue un éxito comercial.

H) fue la primera mujer millonaria de Estados Unidos.

50. En la década de 1920, era muy habitual que las mujeres eligieran el corte corto, denominado "bob". En general, ¿quién usaba este estilo?

A) las élites sociales

B) las chicas de los 20

C) las amas de casa

D) los hombres

51. ¿Qué accesorios adornaban el peinado *bob*?

A) bandas para la cabeza y pasadores

B) clips

C) bandas elásticas

D) nada; se buscaba un aspecto natural de poco mantenimiento

52. ¿Cómo solían peinarse los hombres en la década de 1920?

A) largo hasta los hombros, con raya a un lado

B) rasurado al ras, al estilo del corte militar semirrapado

C) peinado hacia atrás con un corte de cabello más corto y raya al medio

D) ondulado con rizos sueltos, con raya a un lado

53. Enumere las tres funciones iniciales del Consejo Nacional de Educación de Barberos y Esteticistas Superiores Asociados de los Estados Unidos (AMBBA); explique por qué se adoptó el Código de Ética del Barbero en 1929.

_____

_____

_____

REFLEXIÓN

54. Con el crecimiento rápido de la industria de los cosméticos en la década de 1920, también crecieron los gastos de publicidad. Use Internet, revistas o periódicos para buscar y recopilar anuncios de productos de belleza en las décadas de 1920 y 2020. Coloque los anuncios de cada década uno al lado del otro y obsérvelos de cerca. Luego, escriba algunas oraciones sobre lo que tienen en común y en qué se diferencian. ¿Qué temas o productos son populares en cada época?

_____

_____

_____

Mediados a finales del siglo XX

COMPLETE LOS ESPACIOS EN BLANCO

55. Use las palabras del banco de palabras para completar los espacios en blanco en el párrafo siguiente.

Banco de palabras: rebajado, corto, lápiz, lateral, ondas, rayas, prolijo y definido, flequillo, superior, nuca

En la década de 1930, las principales tendencias en peinados para mujeres eran las _____ sueltas a definidas, así como _____ a un lado o al medio. A principios de la década, todavía reinaba el cabello _____, pero luego, se pusieron de moda el cabello hasta los hombros y el _____.

El corte clásico para hombres en la década de 1930 era _____ alrededor de la oreja, se reducía a nada en la _____ y se mezclaba con un largo _____ y una raya _____, un estilo que ahora se conoce como _____. Solía combinarse con un bigote _____.

56. ¿Cuál de los siguientes productos *no* se inventó en la década de 1930?

   A) laca para uñas

   B) un método de permanente sin máquinas que usaba el calor que generaba una reacción química

   C) coloración permanente que penetra en el tallo del cabello

   D) alisador sin lejía

57. ¿Quién inventó y comercializó el esmalte para uñas original a base de pigmentos?

   A) Lawrence Gelb   C) Max Factor

   B) Charles Revson   D) Ralph L. Evans y Everett G. McDonough

58. ¿Cuál de los siguientes, inventado en 1938, fue el precursor de la permanente moderna?

   A) la plancha fría   C) el rizador eléctrico

   B) la onda en frío   D) la prensa de ondas

VERDADERO O FALSO

Indique si las afirmaciones siguientes son verdaderas o falsas. En el caso de las afirmaciones falsas, explique brevemente el motivo.

59. La tecnología de aerosoles, originalmente desarrollada para uso militar, se implementó más tarde como un aerosol desinfectante utilizado en la industria de la belleza.

   V   F   _____

60. Barbicide es un desinfectante diseñado para las herramientas de peinado.

   V   F   _____

61. En 1941, los científicos crearon un método de ondulación permanente con loción para ondular. Se lo llamó ondulado húmedo porque estaba en forma líquida.

   V   F   _____

62. Las versiones modernas de las ondas en frío están prohibidas.

    V   F   _____

63. Las pedicuras y los masajes en los pies se convirtieron en servicios de salón en 1941.

    V   F   _____

64. La lata de aerosol se inventó originalmente durante la Segunda Guerra Mundial a fin de rociar a las tropas con repelente de insectos para prevenir la malaria.

    V   F   _____

RESPUESTA CORTA

65. ¿De qué manera influyó la Segunda Guerra Mundial en los peinados de la década de 1940?

    _____

    _____

    _____

ETIQUETADO

66. Una las celebridades mencionadas en el banco de palabras con el color de cabello o peinado que popularizaron en la segunda mitad del siglo XX.

    Banco de palabras: Farrah Fawcett, Rita Hayworth, Jennifer Aniston, Lucille Ball, Marilyn Monroe

    _____ Pelirrojo

    _____ Rubio platinado

    _____ Pelirrojo

    _____ Corte largo con capas

    _____ El "Rachel", un corte corto con capas

67. Enumere tres celebridades que influyeron en los peinados de los hombres en la década de 1950.

_____

_____

_____

68. Describa tres tendencias diferentes de peinado que surgieron en la década de 1960.

_____

_____

_____

69. ¿Qué dos avances en las técnicas de peinado marcaron la década de 1970?

_____

_____

_____

70. Compare las tendencias de maquillaje de la década de 1970 con las de la década de 1980.

_____

_____

_____

71. ¿Qué tres tendencias de peinado caracterizaron la década de 1980?

_____

_____

_____

72. ¿Por qué pasaron de moda las permanentes en la década de 1990?

_____

_____

_____

73. ¿Qué impulsó la popularidad de la plancha para alisar en la década de 1990?

_____

_____

_____

REFLEXIÓN

74. Según el texto, en 1995 los hombres supuestamente gastaron $9,5 millones en el cuidado personal. Use Internet para investigar (1) las razones de esa tendencia de gasto, (2) qué tipos de productos compraban los hombres, (3) en qué servicios específicos de barbería gastaban su dinero y (4) qué características tenía el consumidor típico de esos productos y servicios de cuidado personal. Escriba un informe breve sobre sus hallazgos e incluya imágenes o fotos, si lo desea.

_____

_____

_____

El siglo XXI

PREGUNTAS DE RESPUESTA MÚLTIPLE

75. Entre las tendencias de peinado del siglo XXI, se incluye _____ longitudes, colores y texturas para todo tipo de cabello.

A) una selección genérica y uniforme de

B) una cantidad máxima de

C) poca variedad de

D) una gran variedad de

76. A principios de la década del 2000, ¿qué produjo una fuerte disminución del uso de alisadores químicos?

A) Una represión de la organización Better Government Association dio como resultado una retirada masiva de productos químicos que se utilizaban en ciertos productos para tratamientos del cabello.

B) Gracias al refinamiento y la mejora de las herramientas de calor, los secados podían producir resultados suaves y lisos, incluso en los cabellos más rizados.

C) Las empresas principales que, en aquel momento, fabricaban alisadores químicos para el cabello y productos relacionados quebraron debido a recesiones económicas, lo que resultó en un inventario muy limitado.

D) El uso de alisadores químicos nunca decayó.

77. ¿Qué atleta famoso inspiró a los hombres a explorar un estilo más enfocado en el cuerpo en 2002 y produjo un aumento en la demanda de servicios de *spa* para hombres, servicios de barbería tradicionales y de manicura y pedicura para hombres?

   A) Michael Jordan

   B) Tom Brady

   C) David Beckham

   D) Alex Rodriguez

78. ¿El éxito de qué empresa en 2009 dio como resultado la creación de una categoría completamente nueva de productos de belleza, los aceites de tratamiento?

   A) Sephora

   B) Argan Oil

   C) Moroccanoil

   D) Sally Beauty Supply

79. ¿Cómo se reinventaron algunos de los peinados clásicos a principios de la segunda década del siglo XXI para lograr un aspecto más moderno?

   A) herramientas para peinado "inteligentes" conectadas a Internet

   B) colores más brillantes, incluidos estilos inspirados en unicornios

   C) técnicas actualizadas de laminado para el cabello

   D) *babylights*

80. Con cosmetólogos que se enfocan específicamente en la coloración, la textura o el corte del cabello, y técnicos en el cuidado de las uñas que cuentan con experiencia en realces para uñas artificiales, el cuidado de las uñas naturales e incluso pedicuras, la industria de la belleza ha entrado en la era _____.

   A) de especialización

   B) de YouTube

   C) retro

   D) flexible

REFLEXIÓN

81. Reflexione por unos momentos sobre cómo podrían usarse los recursos y las herramientas de la tecnología y las redes sociales del siglo XXI para brindarle eficacia, publicitar sus servicios y ampliarle los horizontes como cosmetólogo que se recién comienza su carrera profesional. Con un compañero de estudios, preparen un video corto de dos a tres minutos de duración para explicar cómo planean usar una aplicación o una herramienta tecnológica específica como cosmetólogos. Expliquen cómo usarían esa tecnología, cómo beneficiaría a sus clientes y su negocio, y cómo se puede mejorar. Imagínese como una persona influyente.

_____

_____

_____

Trayectorias profesionales de los cosmetólogos

82. En la tabla siguiente, se enumeran los tipos de carreras disponibles en la industria de la belleza, con columnas para los requisitos y las habilidades o cualidades recomendadas para las personas que quieren trabajar en ellas, y las oportunidades que ofrecen: información que se puede encontrar en el texto.

    Sin embargo, probablemente tenga muchas más preguntas sobre las carreras de cosmetología. En esta actividad, realice su propia investigación sobre cada tipo de carrera y complete la tabla, ya sea en el libro de trabajo o en el PDF digital que puede obtener con el siguiente enlace al sitio web. Nunca es demasiado pronto para empezar a pensar en lo que viene después de la escuela de cosmetología.

    Sea específico. Utilice la columna Notas para registrar cualquier nota sobre la investigación, por ejemplo, una bolsa de trabajo útil que descubrió, un programa de educación continua interesante o un puesto de trabajo que le interese. Cuando haya terminado, debería tener una tabla completa y una guía práctica para consultar a medida que continúa con sus exploraciones en la industria de la belleza.

+ BONIFICACIÓN

Visite: bonus.milady.com/cos-wbes/toc

TIPO DE CARRERA	REQUISITOS Y HABILIDADES O CUALIDADES RECOMENDADAS	OPORTUNIDADES Y PUESTOS DISPONIBLES
Especialista	Completar capacitación adicional y experiencia en cualquier tipo de servicio que ya cubra su licencia	
Instructor de salón	• Profesional de peluquería con experiencia • Capacitación brindada por fabricantes y cadenas de salones en áreas como capacitación técnica, así como en gestión y relaciones interpersonales	
Educador de fabricantes	• Educador reconocido • Buen orador público • Recibió capacitación del educador del fabricante a fin de comprender y usar los productos para el cuidado del cabello, coloración y otros productos de servicios químicos de la empresa	
Director artístico	• Experiencia • Confianza • Dominio de técnicas avanzadas • Excelente habilidad comunicativa y de presentación	

TIPO DE CARRERA	REQUISITOS Y HABILIDADES O CUALIDADES RECOMENDADAS	OPORTUNIDADES Y PUESTOS DISPONIBLES
Director educativo	• Cosmetólogos con cinco años o más de experiencia • Amplia educación continua • Excelentes habilidades de peluquería • Liderazgo en funciones profesionales anteriores • Habilidades comunicativas y de presentación eficaces • Capacidad para crear presupuestos y trabajar con hojas de cálculo • Conocimiento de la marca y los competidores de la empresa	
Instructor de cosmetología	• Buena trayectoria previa en el salón • Reuniones con los instructores de la escuela para charlar sobre por qué se dedicaron a la educación	
Estilista para cine, teatro o editoriales	• Resistencia para trabajar a un ritmo acelerado y durante jornadas largas • Ofrece ayuda • Llama a agencias • Se relaciona con fotógrafos • Pide consejos a otros peluqueros que trabajan tras bambalinas	
Director creativo	• Diez años o más de experiencia en todas las facetas de la peluquería • Mentalidad de nivel ejecutivo con experiencia de ese nivel • Comprensión de cómo lograr el éxito de la marca	

RESPUESTA CORTA

83. Describa las principales habilidades comerciales que debe tener un gerente de salón típico para tener éxito.

_____

_____

_____

84. Nombre cuatro tipos de instalaciones en las que trabajan los cosmetólogos.

_____

_____

_____

85. ¿Cuáles son tres sugerencias para que los cosmetólogos triunfen en sus carreras?

_____

_____

_____

86. En última instancia, ¿qué determinará el éxito de un cosmetólogo?

_____

_____

_____

CONOCIMIENTOS Y LOGROS ACADÉMICOS

En el espacio siguiente, escriba notas sobre los puntos claves que aprendió en este capítulo. Comparta sus conocimientos con sus compañeros de clase y pregúnteles si sus notas les parecen útiles. Si es necesario, revise sus apuntes de clase tomando las ideas de sus compañeros que le parezcan buenas.

Conocimientos básicos:

_____

_____

_____

_____

_____

_____

_____

Anote, por lo menos, tres cosas que haya aprendido desde que decidió ingresar a la escuela.

Logros académicos:

_____

_____

_____

_____

_____

_____

_____

1. Si tuviera que definir la cosmetología, ¿cuál de estos enunciados es el más adecuado?

   A) Es el arte y la ciencia de embellecer y mejorar la piel, las uñas y el cabello. Además, abarca el estudio de los cosméticos y su aplicación.

   B) Es la rama médica de la ciencia que se ocupa del estudio de la piel y su naturaleza, su estructura, sus funciones, sus enfermedades y su tratamiento.

   C) Se refiere a los objetivos, las metas y la planificación paso a paso en los que se enfocan los artistas cosméticos para moldear su visión única en una obra de arte.

   D) Es un proceso quirúrgico que consiste en restaurar, reconstruir o retocar el cuerpo humano.

2. Otro nombre para la cosmetología es _____.

   A) dermatología

   B) cirugía plástica

   C) mejora de la apariencia

   D) cirugía cosmética

3. Los cosmetólogos deben conocer muy bien la historia de la cosmetología porque _____.

   A) deben enseñar la historia de las prácticas de belleza a los miembros del personal

   B) muchos métodos antiguos han evolucionado hasta convertirse en técnicas que aún se utilizan

   C) deben informar a los clientes el origen de los servicios de belleza que prestan de conformidad con el código de ética profesional

   D) la cosmetología es el estudio cronológico de las prácticas de belleza durante muchos siglos

4. Identifique un enunciado verdadero sobre las prácticas de belleza de las antiguas culturas africanas.

   A) Los colores de las uñas se utilizaban para indicar el estatus social y fomentar la disparidad social.

   B) Los africanos fueron la primera civilización que utilizó aceites esenciales de hojas, cortezas y flores de plantas como perfumes.

   C) Los diseños de las trenzas y los peinados se utilizaban para indicar la tribu, la edad, el estado civil, la riqueza, el poder y la religión de una persona.

   D) Los africanos fueron los primeros en fomentar la belleza de forma extravagante.

5. A los antiguos egipcios se les atribuye la creación de _____.

   A) las coloraciones

   B) el esmaltado de uñas

   C) el trenzado

   D) el maquillaje kohl

continuación

6. Las primeras esculturas griegas representaban a personas con dos peinados que han seguido siendo populares durante más de un milenio. Estos peinados son _____.

   A) trenzas estilo corona y moños

   B) nudos zulúes y cortes *bob*

   C) trenzas en hilera y nudos bantú

   D) trenzas afro y rastas

7. ¿Cuál de los siguientes enunciados sobre la belleza y el cuidado personal durante la Edad Media es verdadero?

   A) Los hombres medievales se peinaban el cabello largo hacia atrás.

   B) Las mujeres medievales querían tener cabello castaño porque los ángeles solían representarse como morenos.

   C) Las mujeres adineradas usaban sombreros extravagantes y distintos peinados.

   D) La nobleza masculina solía llevar el cabello corto con raya al costado.

8. Identifique un enunciado correcto sobre la innovación en belleza y medicina que introdujo el alquimista persa llamado Avicena alrededor del año 1000 d. C.

   A) Perfeccionó el proceso de destilación por vapor, lo que inició la era moderna de los aceites esenciales destilados por vapor que se utilizan hoy en día.

   B) Inventó el peine metálico caliente para alisar temporalmente el cabello rizado.

   C) Creó la primera maquinilla electromagnética.

   D) Fundó una empresa de belleza llamada Wella Professionals, que es la empresa más longeva de productos de belleza profesionales que sigue funcionando en la actualidad.

9. ¿Cuál de las siguientes prácticas de belleza modernas se originó en el período del Renacimiento (1450-1837)?

   A) los *victory rolls*

   B) el corte *bob*

   C) la barba al estilo Van Dyke

   D) el bigote de Fu Manchú

10. Identifique un enunciado verdadero sobre las prácticas de belleza que seguían las mujeres victorianas.

    A) A menudo, se hacían trenzas afro y rastas en el cabello.

    B) Usaban mascarillas de belleza a base de miel, huevos, avena y otros ingredientes naturales.

    C) Usaban abundantes preparados cosméticos, como polvos faciales perfumados a base de almidón pulverizado.

    D) Usaban lápices de labios para dar color a sus mejillas y labios.

continuación

CAPÍTULO 01: HISTORIA Y OPORTUNIDADES LABORALES

11. ¿Cuál de los siguientes enunciados representa una notable contribución a la industria de la época victoriana?

A) la creación de la primera maquinilla electromagnética

B) la creación de la primera coloración comercial

C) la invención de la primera máquina eléctrica para permanentes

D) la invención del primer rizador en 1872

12. A principios del siglo XX, las aplicaciones de belleza estadounidenses comenzaron a seguir las tendencias marcadas por _____.

A) las antiguas civilizaciones griega y romana

B) las mujeres de la era victoriana

C) las celebridades y figuras de la sociedad

D) las mujeres obreras

13. En 1907, el químico francés Eugene Schueller usó la parafenilendiamina (PPD) para crear _____.

A) el primer lápiz labial

C) el primer esmalte para uñas a base de pigmentos

B) la primera coloración comercial

D) el primer delineador de ojos comercial

14. Los Barberos y Esteticistas Superiores Asociados de los Estados Unidos (AMBBA) adoptaron el Código de Ética del Barbero para _____.

A) fomentar la responsabilidad profesional en el oficio

B) fomentar la igualdad entre barberos y esteticistas

C) establecer leyes estatales uniformes para la concesión de licencias

D) estandarizar los requisitos de las escuelas de barberos y la capacitación de instructores de barberos

15. En 1938, _____ inventó la onda en frío, precursora de la permanente moderna, en la que no se usaban máquinas ni calor para rizar el cabello.

A) Arnold F. Willatt

C) Ralph L. Evans

B) Lawrence Gelb

D) Max Factor

continuación

16. _____ fueron, probablemente, el peinado femenino más emblemático de los años 40.

    A) Los afros

    B) Los flequillos

    C) Los cortes *bob*

    D) Los *victory rolls*

17. A mediados de los años 80, el peluquero Farouk Shami inventó el SunGlitz, que fue _____ del mundo.

    A) la primera maquinilla electromagnética

    B) el primer aclarador sin amoníaco

    C) la primera coloración comercial

    D) la primera herramienta de peinado

18. En 2002, David Beckham inspiró a los hombres a utilizar un estilo más enfocado en el cuerpo. Esto provocó _____.

    A) un aumento repentino del uso de alisadores químicos

    B) una disminución del uso de servicios de cuidado personal, como manicuras y pedicuras

    C) un aumento de los servicios de *spa* para hombres

    D) una disminución de los servicios tradicionales de barbería, como el afeitado de sillón

19. Identifique el enunciado que es más probable que sea verdadero sobre el impacto del Internet y las redes sociales en las carreras profesionales de belleza de los estilistas.

    A) Las redes sociales impiden a los estilistas establecer relaciones interpersonales sólidas con sus clientes.

    B) Internet ofrece enlaces instantáneos a otros profesionales y páginas de grupos en las que se pueden hacer preguntas.

    C) Internet reduce en gran medida el tiempo que los estilistas dedican a atender a cada cliente y a prestar los servicios de peluquería solicitados.

    D) Las redes sociales han reducido la clientela para los estilistas, ya que las personas están aprendiendo sobre diversas prácticas de belleza y lo hacen por su cuenta en casa.

20. De las siguientes, ¿cuál suele ser una oportunidad profesional para los cosmetólogos con licencia?

    A) cirujano plástico

    B) educador de fabricantes

    C) dermatólogo

    D) asistente médico

continuación

21. En el contexto de las oportunidades profesionales de los cosmetólogos con licencia, ¿cuál de los siguientes puestos establece el estándar de la imagen de un salón o fabricante?

A) director artístico

C) especialistas

B) educador de fabricantes

D) instructores de salón

22. Los cosmetólogos con licencia y seis años de experiencia son el contacto entre la marca de una empresa y el peluquero. El cosmetólogo también establece los estándares de la empresa y crea una educación que impulsa las ventas. En este contexto, lo más probable es que el cosmetólogo trabaje como _____.

A) educador de fabricantes

C) director creativo

B) instructor de cosmetología

D) director de educación

23. Identifique el puesto que solo se obtiene cuando se tienen 10 o más años de experiencia en todas las facetas de la peluquería.

A) instructor de cosmetología

C) director de educación

B) instructor de salón

D) director creativo

24. Identifique el enunciado que es más probable que sea verdadero sobre los gerentes de salón.

A) Deben entender de publicidad, relaciones públicas, promociones y eventos especiales.

B) Rara vez tienen que interactuar con los clientes.

C) Realizan servicios de alta gama, como la coloración y el peinado.

D) Rara vez deben tener aptitudes para las matemáticas y la contabilidad.

25. ¿Cuál de las siguientes medidas debe adoptar para ser un cosmetólogo exitoso?

A) Anteponer sus propios intereses a los de sus clientes.

B) Leer las publicaciones de la industria.

C) Evitar participar en grupos probelleza en línea.

D) Centrarse en los aspectos teóricos más que en la aplicación práctica de las habilidades.

¡finalizado!

SEGUIMIENTO DE MI PROGRESO

Use este rastreador sencillo para registrar su progreso a medida que realiza las actividades de cada objetivo de aprendizaje.

COMPLETADO	CANT. DE RESPUESTAS CORRECTAS	OBJETIVO
☐	_____/5	**OA 1:** Explicar la importancia de la anatomía y la fisiología para los cosmetólogos
☐	_____/7	**OA 2:** Describir la estructura y la división de las células
☐	_____/4	**OA 3:** Mencionar cuatro tipos de tejidos del cuerpo
☐	_____/2	**OA 4:** Explicar las funciones básicas de los órganos y los sistemas del cuerpo
☐	_____/17	**OA 5:** Describir las estructuras y funciones del sistema óseo
☐	_____/21	**OA 6:** Describir los componentes del sistema muscular y las estructuras de soporte
☐	_____/12	**OA 7:** Explicar las divisiones y funciones del sistema nervioso
☐	_____/20	**OA 8:** Mencionar las funciones de los componentes del sistema circulatorio
☐	_____/6	**OA 9:** Describir la función del sistema linfático
☐	_____/6	**OA 10:** Explicar la función del sistema integumentario
☐	_____/5	**OA 11:** Resumir los órganos del sistema endocrino y sus funciones

¿Por qué estudiar anatomía y fisiología general?

RESPUESTA CORTA

1. ¿Cuál es la diferencia entre el estudio de la anatomía y de la fisiología?

_____

_____

_____

2. ¿Cuáles son las tres partes del cuerpo en las que se centran los cosmetólogos? ¿Qué partes del cuerpo tratan los servicios de cosmetología?

_____

_____

_____

3. ¿Cuáles son las tres razones por las que los cosmetólogos deben conocer muy bien la anatomía y la fisiología?

_____

_____

_____

4. Cuando se trata de observar posibles enfermedades o infecciones en un cliente, ¿qué está siempre fuera del campo de acción de un cosmetólogo?

_____

_____

_____

ETIQUETADO

5. Etiquete cada imagen de un organismo y sus componentes.

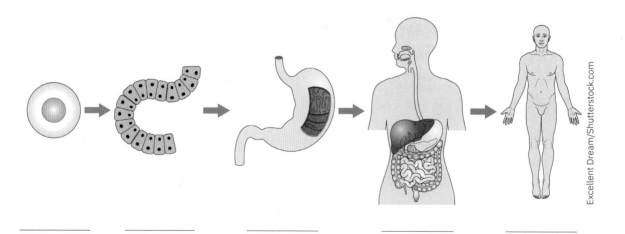

Excellent Dream/Shutterstock.com

_____   _____   _____   _____   _____

Estructura de las células y sus funciones

RELACIÓN DE CONCEPTOS

6. Una la parte de la célula con su descripción o función. Usará cada parte de la célula tres veces.

   a. Núcleo

   b. Citoplasma

   c. Membrana celular

   Parte de la célula   **Descripción o función**

   _____ Controla el crecimiento y la reproducción de la célula.

   _____ Ofrece una estructura a las partes de la célula para que puedan moverse libremente.

   _____ Protege el interior de la célula de su entorno.

   _____ Es la capa fina de tejido que rodea la célula.

   _____ Es el fluido acuoso que rodea el núcleo.

   _____ Contiene el material genético de la célula.

   _____ Es semipermeable, es decir, permite el ingreso de ciertas sustancias al interior de la célula.

   _____ Es la estructura especializada en el centro de la célula.

   _____ Contiene enzimas que sirven para digerir y descomponer otras moléculas y, así, obtener alimento.

COMPLETE LOS ESPACIOS EN BLANCO

7. Complete las oraciones siguientes con palabras del banco de palabras. Hay algunas palabras de más.

   Banco de palabras: tres, crecer, temperaturas, especial, mitosis, eliminar, hijas, consumir, divide, alimento, secundarias, reproducción, dos, favorables

   El proceso de _____ celular se llama _____. Ocurre cuando la célula se

   _____ en _____ células idénticas llamadas _____. Las células necesitan

   estar en condiciones _____ para _____ y reproducirse. Entre estas condiciones,

   se incluyen el suministro adecuado de _____, oxígeno, agua, _____ adecuadas

   y la capacidad de _____ desechos.

ETIQUETADO

8. Identifique cada parte de la célula.

   a. Citoplasma   b. Núcleo   c. Membrana celular

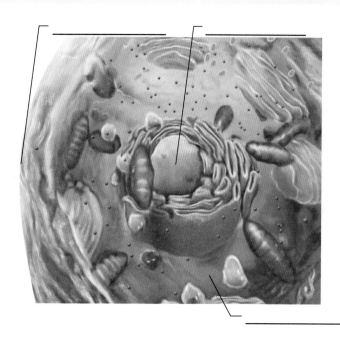

RESPUESTA CORTA

9. ¿Las células son las unidades básicas de qué?

   _____

   _____

   _____

10. ¿Qué contiene el protoplasma de una célula?

   _____

   _____

   _____

11. Describa los dos tipos de metabolismo, el proceso químico mediante el cual las células convierten los nutrientes en energía.

_____

_____

_____

12. ¿Por qué es importante que un cosmetólogo conozca la estructura celular?

_____

_____

_____

Tejidos

RESPUESTA CORTA

13. Defina tejido.

_____

_____

_____

RELACIÓN DE CONCEPTOS

14. Relacione el tipo de tejido con la definición correspondiente. Algunos tipos se pueden usar más de una vez.

a. Conectivo
b. Epitelial

c. Nervio
d. Músculo

Tipo de tejido   **Descripción**

_____ Se encuentra en muchas partes del cuerpo, como la piel, las membranas mucosas, los órganos digestivos y respiratorios, la mucosa bucal, el endocardio y las glándulas.

_____ Enlaza y sostiene otros tejidos y órganos corporales.

_____ Controla y coordina todas las funciones corporales.

_____ Es fibroso.

_____ Proporciona una capa protectora para el cuerpo.

_____ Contrae y mueve las distintas partes del cuerpo.

_____ Transmite mensajes hacia y desde el cerebro.

ETIQUETADO

15. Identifique cada tipo de tejido que se muestra a continuación.

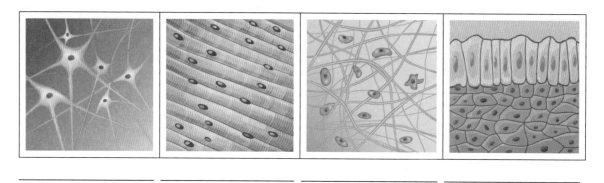

_____ _____ _____ _____

INVESTIGACIÓN

16. Use el libro de texto, Internet o revistas para encontrar tres ejemplos de cada tipo de tejido y menciónelos en la tabla siguiente. (Ya se han proporcionado ejemplos del tejido epitelial).

TIPO DE TEJIDO	EJEMPLO 1	EJEMPLO 2	EJEMPLO 3
Conectivo			
Epitelial	Piel	La mucosa bucal	Membranas mucosas
Nervio			
Músculo			

De acuerdo con los ejemplos que encontró, escriba una o dos oraciones que expliquen por qué cree que es importante que los cosmetólogos conozcan los diferentes tipos de tejidos.

Órganos y sistemas del cuerpo

17. ¿Qué son los órganos? ¿Qué son los sistemas del cuerpo? Describa la relación entre los órganos y los sistemas del cuerpo.

_____

_____

_____

COMPLETE LOS ESPACIOS EN BLANCO

18. Complete el siguiente cuadro. Se le han proporcionado la función de cada sistema del cuerpo y una imagen.

NOMBRE DE LOS SISTEMAS DEL CUERPO	FUNCIÓN	¿POR QUÉ ES IMPORTANTE QUE LOS COSMETÓLOGOS SEPAN ESTO?	ÓRGANOS PRINCIPALES, TEJIDOS Y ESTRUCTURAS ASOCIADAS	IMAGEN
	Hace que la sangre y el oxígeno estén disponibles para el cuerpo y elimina el dióxido de carbono.			
	Coordina todos los demás sistemas del cuerpo y hace que el cuerpo reaccione al medioambiente.			

NOMBRE DE LOS SISTEMAS DEL CUERPO	FUNCIÓN	¿POR QUÉ ES IMPORTANTE QUE LOS COSMETÓLOGOS SEPAN ESTO?	ÓRGANOS PRINCIPALES, TEJIDOS Y ESTRUCTURAS ASOCIADAS	IMAGEN
	Funciona como una cubierta que protege el cuerpo y regula su temperatura.			
	Forma la base física del cuerpo; compuesto por 206 huesos.			
	Elimina los desechos del cuerpo y disminuye la acumulación de toxinas.			
	Controla el movimiento de la sangre en todo el cuerpo.			
	Produce la descendencia y diferencia hombres y mujeres según el sexo asignado al nacer.			
	Protege el cuerpo de enfermedades y destruye patógenos.			

NOMBRE DE LOS SISTEMAS DEL CUERPO	FUNCIÓN	¿POR QUÉ ES IMPORTANTE QUE LOS COSMETÓLOGOS SEPAN ESTO?	ÓRGANOS PRINCIPALES, TEJIDOS Y ESTRUCTURAS ASOCIADAS	IMAGEN
	Transforma el alimento en nutrientes o desechos para la nutrición o la excreción.			
	Controla los niveles hormonales del cuerpo y determina el crecimiento, el desarrollo y la reproducción.			
	Recubre el sistema óseo, le da forma y lo mantiene en su lugar; permite el movimiento de las estructuras del cuerpo.			

Sistema óseo

RESPUESTA CORTA

19. ¿Qué es una articulación?

_____

_____

_____

20. Describa los dos tipos de articulaciones: móviles y fijas.

_____

_____

_____

21. Defina la osteología.

_____

_____

_____

22. ¿Cuál es una excepción entre las articulaciones fijas?

_____

_____

_____

23. ¿Cuál es la composición de los huesos?

_____

_____

_____

24. Enumere las cinco funciones principales del sistema óseo.

_____

_____

_____

25. Con sus propias palabras, explique por qué es importante que los cosmetólogos conozcan el funcionamiento del sistema óseo, tanto para ellos como para sus clientes.

_____

_____

_____

26. ¿Cuál es el único tejido del cuerpo más duro que el hueso?

_____

_____

_____

27. Complete las oraciones siguientes con palabras del banco de palabras. Algunos términos se pueden utilizar más de una vez y otros no se utilizarán.

   Banco de palabras: ocho, tres, cerebro, cráneo, facial, 12, cráneo, 14, dos

   El _____ es el esqueleto de la cabeza y se divide en _____ partes: el _____

   y el esqueleto _____. El _____ es una estructura ósea ovalada que consta de

   _____ huesos que protegen el _____. El esqueleto _____ forma el marco

   de la cara y consta de _____ huesos.

ETIQUETADO

28. Identifique los huesos del cráneo.

   a. Hueso temporal
   b. Hueso esfenoides

   c. Hueso parietal
   d. Hueso frontal

   e. Hueso etmoides
   f. Hueso occipital

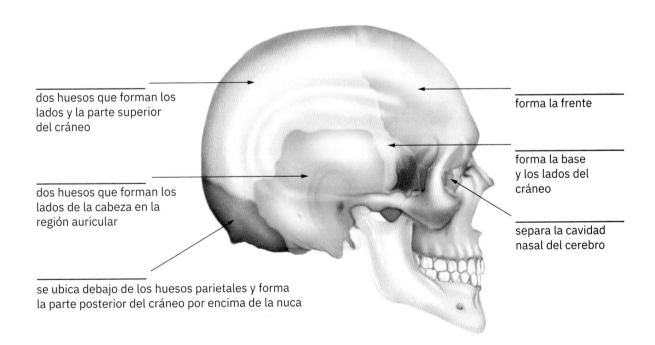

_____
dos huesos que forman los
lados y la parte superior
del cráneo

_____
dos huesos que forman los
lados de la cabeza en la
región auricular

_____
se ubica debajo de los huesos parietales y forma
la parte posterior del cráneo por encima de la nuca

_____
forma la frente

_____
forma la base
y los lados del
cráneo

_____
separa la cavidad
nasal del cerebro

29. Identifique los huesos faciales.

a. Huesos nasales
b. Huesos maxilares
c. Mandíbula
d. Huesos lagrimales
e. Huesos cigomáticos

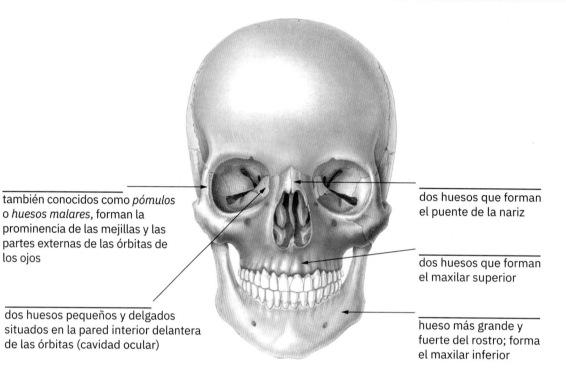

también conocidos como *pómulos* o *huesos malares*, forman la prominencia de las mejillas y las partes externas de las órbitas de los ojos

dos huesos que forman el puente de la nariz

dos huesos que forman el maxilar superior

dos huesos pequeños y delgados situados en la pared interior delantera de las órbitas (cavidad ocular)

hueso más grande y fuerte del rostro; forma el maxilar inferior

COMPLETE LOS ESPACIOS EN BLANCO

30. Complete las oraciones siguientes con palabras del banco de palabras. Algunos términos se pueden utilizar más de una vez y otros no se utilizarán.

Banco de palabras: siete, garganta, cuello, hioides, rostro, cráneo, lengua, cervicales, cuatro

El hueso en forma de U que se ubica en la base de la _____ es el _____. Sostiene la

_____ y sus músculos. Es el único hueso de la _____.

Las vértebras _____ son _____ huesos situados debajo del _____. Brindan soporte,

estructura y flexibilidad al _____.

31. Identifique los huesos del cuello.

    a. Vértebras cervicales   b. Hueso hioides

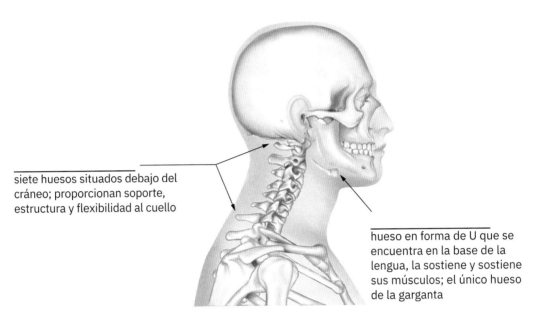

_____ _____
siete huesos situados debajo del
cráneo; proporcionan soporte,
estructura y flexibilidad al cuello

_____
hueso en forma de U que se
encuentra en la base de la
lengua, la sostiene y sostiene
sus músculos; el único hueso
de la garganta

COMPLETE LOS ESPACIOS EN BLANCO

32. Complete las siguientes oraciones.

Banco de palabras: envolturas, lesiones, puntos, hombro, masajes

Los huesos del pecho y del _____ son importantes en cosmetología a la hora de realizar

tratamientos corporales completos, como _____ corporales. Además, sirven como

_____ de referencia para realizar _____ y, lo más importante, prevenir

_____ en estas áreas.

33. Identifique los huesos del pecho y el hombro.

a. Escápula b. Clavícula

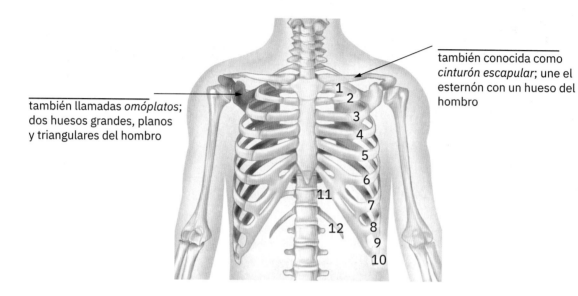

también llamadas *omóplatos*; dos huesos grandes, planos y triangulares del hombro

también conocida como *cinturón escapular*; une el esternón con un hueso del hombro

34. Identifique los huesos del brazo y la mano.

a. Falanges c. Carpo e. Húmero
b. Cúbito d. Radio f. Metacarpo

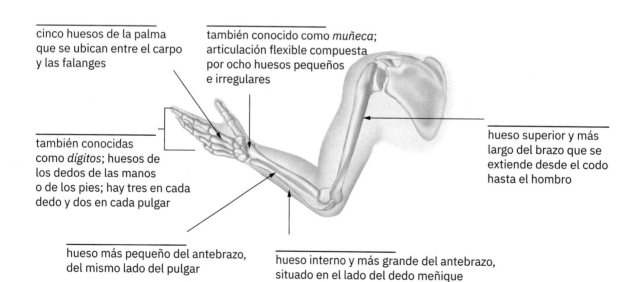

cinco huesos de la palma que se ubican entre el carpo y las falanges

también conocido como *muñeca*; articulación flexible compuesta por ocho huesos pequeños e irregulares

también conocidas como *dígitos*; huesos de los dedos de las manos o de los pies; hay tres en cada dedo y dos en cada pulgar

hueso superior y más largo del brazo que se extiende desde el codo hasta el hombro

hueso más pequeño del antebrazo, del mismo lado del pulgar

hueso interno y más grande del antebrazo, situado en el lado del dedo meñique

35. Identifique los huesos de la pierna, el tobillo y el pie.

a. Tarsianos
b. Peroné
c. Metatarsianos

d. Tibia
e. Falanges
f. Astrágalo

g. Rótula

también llamada *choquezuela*; forma la articulación de la choquezuela

también llamada *espinilla*; es el mayor de los dos huesos de la pierna, por debajo de la rodilla, en el lado del dedo gordo; resiste la mayor parte del peso del cuerpo

se encuentra en el lado del dedo pequeño de la pierna y es el más pequeño de los dos huesos de la pierna por debajo de la rodilla

siete huesos de forma irregular en el área del tobillo, incluidos el astrágalo, el calcáneo (talón), el navicular, el cuboides y tres huesos cuneiformes

cinco huesos largos y delgados, como los huesos metacarpianos de la mano

también conocido como *hueso del tobillo*; se ubica entre el hueso del talón, la tibia y el peroné

también conocidas como *dígitos*; hay catorce en total: dos en cada dedo gordo y tres en cada dedo más pequeño

Sistema muscular

RESPUESTA CORTA

36. ¿Cómo funciona el sistema muscular con el óseo?

_____

_____

_____

37. Describa el tejido muscular y cómo se mueven los músculos.

_____

_____

_____

38. ¿Qué es la miología?

_____

_____

_____

39. ¿Cuántos músculos hay en el cuerpo humano?

_____

_____

_____

40. Enumere las siete formas en que puede estimular los músculos.

_____

_____

_____

RELACIÓN DE CONCEPTOS

41. Relacione el tipo de músculo con la definición correspondiente. Cada tipo de músculo se usará más de una vez; una descripción puede tener más de una respuesta.

    a. Cardíaco   b. Involuntario   c. Voluntario

Tipo de músculo   **Descripción**

_____ Es un tipo de músculo no estriado.

_____ Controla funciones corporales como la respiración y la digestión.

_____ Son los músculos que controlamos a voluntad.

_____ Es un tipo de músculo estriado.

_____ Lo controla el sistema nervioso autónomo.

_____ Se encuentra únicamente en el corazón.

42. Complete las siguientes oraciones.

   Banco de palabras: voluntarios, fatigarse o inflamarse, dolor, controlan, cosmetólogos, nervios, negativos, ubicaciones, inadecuadas, manicura

   Para los _____, es importante conocer los músculos _____ y lo

   que _____, ya que estos pueden _____ por el trabajo excesivo

   o lesiones. Conocer las _____ de los músculos también le ayudará a evitar técnicas

   _____ de masajes durante los servicios de _____ y cuidado de la piel,

   lo que podría producir efectos _____ para el cliente, como _____ residual

   o inflamación de los _____.

ETIQUETADO

43. Etiquete las partes del músculo que se indican a continuación y escriba una descripción breve de cada una.

   a. Vientre   b. Origen   c. Inserción

   Parte del músculo   Descripción

   _____   Es la parte del músculo que no se mueve y que está sujeta al hueso; está bien unida al esqueleto.

   _____   Es la parte móvil del músculo sujeta al hueso; es la más alejada del esqueleto.

   _____   Es la zona media del músculo.

44. ¿Cuáles son la dirección y el lugar recomendados para ejercer presión durante un masaje?

_____

_____

_____

45. Identifique cada músculo del cuero cabelludo y del cuello que se muestra a continuación.

a. Occipital
b. Aponeurosis epicraneal

c. Frontal
d. Platisma

e. Esternocleidomastoideo
f. Epicráneo

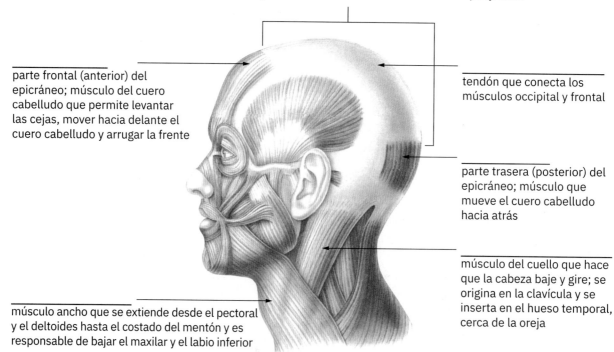

_____
músculo ancho que cubre la parte superior del cráneo y que está formado por el occipital y el frontal; también conocido como *occipitofrontal*

_____
parte frontal (anterior) del epicráneo; músculo del cuero cabelludo que permite levantar las cejas, mover hacia delante el cuero cabelludo y arrugar la frente

_____
tendón que conecta los músculos occipital y frontal

_____
parte trasera (posterior) del epicráneo; músculo que mueve el cuero cabelludo hacia atrás

_____
músculo del cuello que hace que la cabeza baje y gire; se origina en la clavícula y se inserta en el hueso temporal, cerca de la oreja

_____
músculo ancho que se extiende desde el pectoral y el deltoides hasta el costado del mentón y es responsable de bajar el maxilar y el labio inferior

46. Identifique los músculos de la cara, la boca y la nariz que se muestran a continuación.

a. Orbicular de los párpados
b. Elevador del labio superior
c. Bucinador
d. Mentoniano
e. Masetero
f. Corrugador

g. Cigomático menor
h. Orbicular de los labios
i. Temporal
j. Risorio
k. Triangular
l. Elevador del párpado superior

m. Cigomático mayor
n. Depresor del labio inferior
o. Elevador del ángulo de los labios
p. Prócero

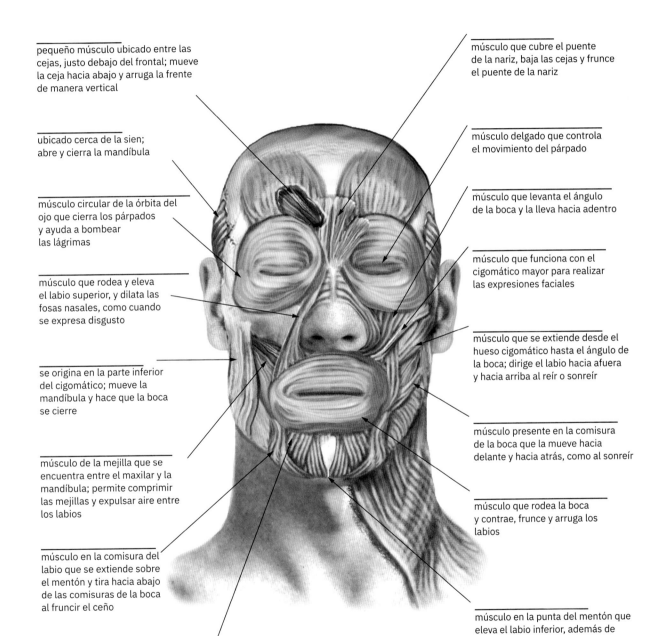

_____
pequeño músculo ubicado entre las cejas, justo debajo del frontal; mueve la ceja hacia abajo y arruga la frente de manera vertical

_____
ubicado cerca de la sien; abre y cierra la mandíbula

_____
músculo circular de la órbita del ojo que cierra los párpados y ayuda a bombear las lágrimas

_____
músculo que rodea y eleva el labio superior, y dilata las fosas nasales, como cuando se expresa disgusto

_____
se origina en la parte inferior del cigomático; mueve la mandíbula y hace que la boca se cierre

_____
músculo de la mejilla que se encuentra entre el maxilar y la mandíbula; permite comprimir las mejillas y expulsar aire entre los labios

_____
músculo en la comisura del labio que se extiende sobre el mentón y tira hacia abajo de las comisuras de la boca al fruncir el ceño

_____
músculo que rodea el labio inferior y lo mueve hacia abajo y hacia un lado, como en una gesticulación sarcástica

_____
músculo que cubre el puente de la nariz, baja las cejas y frunce el puente de la nariz

_____
músculo delgado que controla el movimiento del párpado

_____
músculo que levanta el ángulo de la boca y la lleva hacia adentro

_____
músculo que funciona con el cigomático mayor para realizar las expresiones faciales

_____
músculo que se extiende desde el hueso cigomático hasta el ángulo de la boca; dirige el labio hacia afuera y hacia arriba al reír o sonreír

_____
músculo presente en la comisura de la boca que la mueve hacia delante y hacia atrás, como al sonreír

_____
músculo que rodea la boca y contrae, frunce y arruga los labios

_____
músculo en la punta del mentón que eleva el labio inferior, además de levantar y fruncir la piel del mentón

47. En cada una de las imágenes, identifique los músculos que producen esas expresiones:

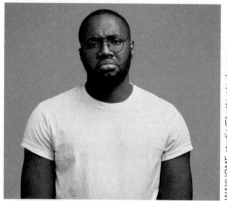
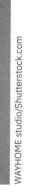
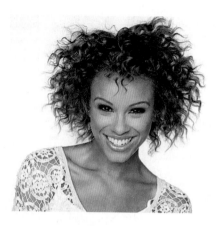

WAYHOME studio/Shutterstock.com

_____

_____

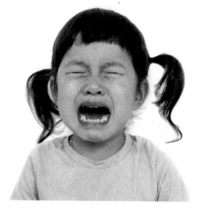
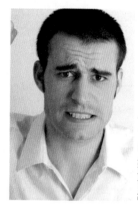

Mygate/Shutterstock.com

Photick/Shutterstock.com

_____

_____

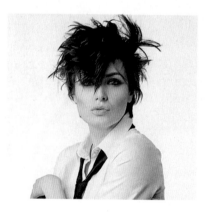

_____

48. ¿Cuáles son los tres músculos principales de los hombros y los brazos?

_____

_____

_____

49. Como cosmetólogo, ¿en qué parte de los hombros o brazos se enfocará principalmente?

_____

_____

_____

ETIQUETADO

50. Identifique los músculos del hombro y del brazo que se muestran a continuación.

a. Extensores
b. Supinador
c. Flexor

d. Trapecio
e. Bíceps
f. Tríceps

g. Pronador
h. Deltoides

_____ cubre la parte posterior del cuello y la parte media y superior de la espalda; levanta y gira la cabeza, levanta los hombros y controla los movimientos de balanceo del brazo

_____ músculo grande y triangular que cubre la articulación del hombro y que permite que el brazo se extienda hacia fuera y hacia los costados del cuerpo

_____ parte frontal del brazo; forma el contorno del lado frontal e interno del brazo; levanta el antebrazo y flexiona el codo

_____ músculo del antebrazo que gira el radio hacia afuera y la palma hacia arriba

_____ músculo que gira la mano hacia adentro para que la palma quede hacia abajo

_____ músculo extensor de la muñeca que permite flexionarla o doblarla

_____ músculo grande que cubre toda la parte trasera superior del brazo que extiende el antebrazo y estira el codo

_____ músculos que extienden y enderezan las articulaciones, como la muñeca, la mano y los dedos, para formar una línea recta

Parte anterior o frontal

Parte posterior o dorsal

51. Describa por qué la mano es una de las partes más complejas del cuerpo.

_____

_____

_____

RELACIÓN DE CONCEPTOS

52. Relacione el tipo de músculo de la mano con la definición correspondiente. Utilizará cada tipo de músculo de la mano, al menos, una vez.

a. Aductores   b. Abductores   c. Oponentes

Tipo de músculo de la mano	Descripción
_____	Une los dedos de la mano.
_____	Son los que alejan una parte del cuerpo de la línea media del cuerpo.
_____	Son los que acercan una parte del cuerpo a la línea media del cuerpo.
_____	Es el músculo que permite mover el pulgar hacia un dedo de la misma mano.
_____	Separa los dedos de la mano.

HECHO CURIOSO

¿Sabía que muchas palabras que se usan hoy en día son una combinación de raíces del latín? Por ejemplo, el prefijo latino *ab* significa "lejos de", *ad* significa "hacia" o "a", y *de* significa "abajo" o "hacia abajo". La raíz *ducere* significa "conducir" o "guiar". Entonces, por ejemplo, "deducir" = de + *ducere* y puede traducirse como "conducir (hacia abajo) a partir de" (deducir el 10 % del costo; deducir lo que sucedió según las pistas, etcétera).

53. Identifique los tipos de músculos de la mano que se muestran a continuación.

a. Oponentes   b. Aductores   c. Abductores

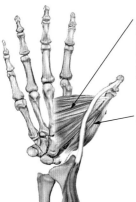

músculos que atraen una parte del cuerpo hacia la línea media del cuerpo y juntan los dedos de la mano

músculos que alejan una parte del cuerpo de la línea media del cuerpo y separan los dedos de la mano

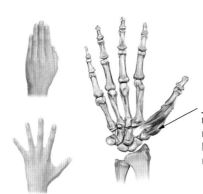

músculo que permite mover el pulgar hacia un dedo de la misma mano

54. ¿Cuál es la función de los músculos de la parte inferior de la pierna y del pie?

_____

_____

_____

55. ¿Para qué servicio de cosmetología es útil conocer los músculos de la parte inferior de la pierna y el pie? En función de su conocimiento de los músculos en general, ¿por qué cree que es así?

_____

_____

_____

La palabra latina *brevis* significa "breve" y *flex* significa "doblar" (p. ej., reflejo, reflejar, flexionar, flexible).

Otras palabras comunes de raíz latina son *ante* (que significa "antes") y *post* (que significa "después" o "detrás"). "Anteponer" significa poner algo inmediatamente *antes* de otra cosa, o darle prioridad; "antiguo" se refiere a un período *anterior*, uno que vino antes. "Posponer" significa mover un evento a un momento *después* de la fecha original, mientras que posdata (abreviado "P. D.") es una nota que aparece *después* del mensaje principal. ¿Cuántas de las palabras que usa con frecuencia incluyen estas raíces latinas? ¡Probablemente más de las que ha notado!

56. Identifique los músculos de la parte inferior de la pierna y del pie que se muestran a continuación.

a. Flexor corto de los dedos
b. Sóleo
c. Extensor digital largo
d. Peroneo largo
e. Peroneo corto

f. Extensor largo del dedo gordo
g. Gastrocnemio
h. Abductor del dedo gordo

i. Abductor propio del meñique
j. Tibial anterior
k. Flexor propio del meñique

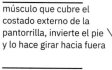
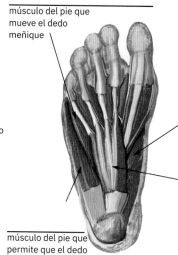

_____ músculo que cubre el costado externo de la pantorrilla, invierte el pie y lo hace girar hacia fuera

_____ músculo que se origina en la superficie inferior del peroné y dobla el pie hacia abajo y hacia fuera

_____ músculo que dobla el pie hacia arriba y extiende los dedos

_____ músculo que extiende el dedo gordo y flexiona el pie

_____ músculo adherido a la superficie inferior y posterior del talón que tira del pie hacia abajo

_____ músculo que cubre la parte frontal de la espinilla; flexiona el pie hacia arriba y hacia dentro

_____ músculo que se origina en la parte superior del peroné y permite doblar el pie hacia abajo

_____ músculo del pie que mueve el dedo meñique

_____ músculo del pie que separa el dedo gordo de los demás dedos del pie

_____ músculo del pie que flexiona los dedos y ayuda a mantener el equilibrio al caminar y estar de pie

_____ músculo del pie que permite que el dedo pequeño del pie se flexione y se mueva

Sistema nervioso

RESPUESTA CORTA

57. ¿Qué es la neurología?

_____

_____

_____

58. ¿Cuáles son las tres subdivisiones principales del sistema nervioso?

_____

_____

_____

59. Describa el sistema nervioso y enumere las tres partes del cuerpo que están incluidas en él. ¿Qué función cumple el sistema nervioso?

_____

_____

_____

60. Desde una perspectiva de seguridad, ¿qué servicios es más probable que afecten el sistema nervioso de un cliente? Explique por qué y proporcione un ejemplo específico que involucre el sistema nervioso de un cliente que podría ocurrir en el salón.

_____

_____

_____

61. ¿Por qué es importante saber si sus clientes tienen enfermedades crónicas como la diabetes? Describa dos cambios que puede hacer a ciertos servicios para tratar de manera segura y cómoda a los clientes que tienen afecciones crónicas como la diabetes.

_____

_____

_____

RELACIÓN DE CONCEPTOS

62. Relacione cada subdivisión del sistema nervioso con su descripción. Cada subdivisión del sistema nervioso se utilizará dos veces.

a. Periférico   b. Autónomo   c. Central

Subdivisiones del sistema nervioso	Descripción
_____	Regula las actividades de los músculos lisos, las glándulas, los vasos sanguíneos, el corazón y la respiración.
_____	Transporta los impulsos desde y hacia el sistema nervioso central.
_____	Está formada por el cerebro, la médula espinal, los nervios espinales y los nervios craneales.
_____	Tiene nervios sensoriales y motores.
_____	Controla las acciones musculares voluntarias.
_____	Controla las acciones musculares involuntarias.

63. Etiquete cada subdivisión del sistema nervioso que se muestra a continuación.

a. Sistema nervioso central (SNC)

b. Sistema nervioso periférico (SNP)

c. Sistema nervioso autónomo (SNA)

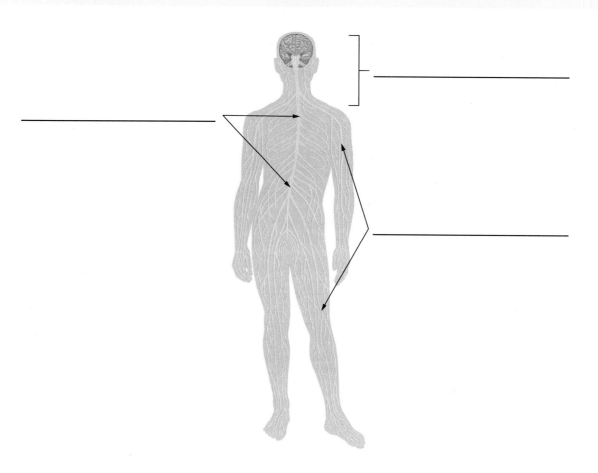

64. Describa la médula espinal y especifique qué la protege.

_____

_____

_____

65. Describa el cerebro y especifique qué huesos lo protegen.

_____

_____

_____

66. ¿Cuántos pares de nervios se extienden desde la médula espinal? ¿A qué tres tipos de partes del cuerpo se conectan?

_____

_____

_____

COMPLETE LOS ESPACIOS EN BLANCO

67. Complete las oraciones siguientes con palabras del banco de palabras. Algunas palabras se usarán dos veces.

Banco de palabras: receptor, neurona, fibras, estímulo, nervio, motor, impulso, médula espinal, músculo, sensorial, reacción, reflejo, cerebro

La forma más simple de actividad nerviosa en la que participan un nervio _____ y uno

_____ se denomina _____. Una reacción _____ a un _____

exterior, por ejemplo, es una _____ automática que implica enviar un _____ desde

un _____ sensorial por el _____ sensorial hasta la médula espinal. Como respuesta,

se envía un _____ por una _____ motora a un _____, lo que produce una

_____ (p. ej., quitar rápidamente la mano de un objeto caliente).

Los nervios son haces blanquecinos de las _____ nerviosas que transmiten impulsos. Se originan

en el _____ y la _____, y envían sus ramificaciones a todas las partes del cuerpo.

68. Relacione los dos tipos de nervios con sus descripciones.

    a. Nervios sensoriales   b. Nervios motores

Parte de la célula	Descripción o función
_____	Llevan los mensajes de los órganos sensoriales (calor, frío, vista, sonido, olfato y gusto) al cerebro y a la médula espinal.
_____	Estas terminaciones nerviosas (receptores) se encuentran próximas a la superficie de la piel.
_____	También se los conoce como nervios eferentes.
_____	También se los conoce como nervios aferentes.
_____	Transmiten impulsos al cerebro y de vuelta a través de los nervios motores a los músculos, lo que genera movimiento.
_____	Envían los impulsos del cerebro a los músculos o las glándulas. Estos impulsos transmitidos originan el movimiento.

Sistema circulatorio

RESPUESTA CORTA

69. ¿Cuál es otro término para el sistema circulatorio?

    _____

    _____

    _____

70. ¿Qué función cumple el sistema circulatorio?

    _____

    _____

    _____

71. ¿Cuáles son los cuatro componentes principales del sistema circulatorio?

_____

_____

_____

72. ¿Cuáles son algunos efectos posibles que los clientes pueden experimentar si tienen un sistema circulatorio afectado?

_____

_____

_____

73. ¿Cómo puede ayudar a evitar que a un cliente le baje la presión arterial de forma repentina (y posiblemente se desmaye)? ¿Cómo puede ayudar a su cliente después de un servicio?

_____

_____

_____

74. ¿Por qué debería estar al tanto de cualquier enfermedad que su cliente haya mencionado y charlar sobre ella como parte de la consulta? ¿Cuáles son las tres afecciones que podrían ser contraindicaciones para los masajes?

_____

_____

_____

75. ¿Qué servicio debe omitirse si un cliente tiene problemas de circulación en los pies o las piernas, o pérdida de sensibilidad en ellos?

_____

_____

_____

76. ¿Qué debe hacer si su cliente, que tiene una enfermedad, no ha hablado sobre recibir servicios de masajes con su médico?

_____

_____

_____

77. ¿Cuál es una buena regla general para decidir si le realizará masajes a un cliente que tiene una enfermedad?

_____

_____

_____

COMPLETE LOS ESPACIOS EN BLANCO

78. Complete las oraciones siguientes con palabras del banco de palabras. Hay algunas palabras de más.

Banco de palabras: pulmones, sangre, filtrarlos, movimiento, ovalada, órganos, circulación, corazón, músculos, nitrógeno, riñones, circulatorio, diluir, cónica, nervioso, oxígeno

El _____ es un órgano muscular de forma _____ que mantiene la sangre en movimiento

dentro del sistema _____. Desde el momento en que la sangre sale del corazón, se mantiene en

constante _____. Recorre todo el cuerpo para suministrar nutrientes y _____, y traslada

los productos de desecho a los _____ encargados de _____ (_____, hígado,

_____).

79. Relacione los dos tipos de sistemas de circulación con sus descripciones.

   a. Pulmonar   b. Sistémica

   Tipo de sistema circulatorios   **Descripción**

   _____ Devuelve la sangre escasa de oxígeno al corazón.

   _____ Transporta la sangre escasa de oxígeno a los pulmones para su oxigenación.

   _____ Transporta la sangre rica en oxígeno desde el corazón a todo el cuerpo.

   _____ Devuelve sangre limpia y oxigenada al corazón (aurícula izquierda) para que pueda transportarse por el cuerpo.

   _____ Transporta la sangre escasa de oxígeno a los pulmones para eliminar los desechos.

   _____ También se conoce como circulación general.

COMPLETE LOS ESPACIOS EN BLANCO

80. Complete el siguiente cuadro.

TIPO DE VASO SANGUÍNEO	DESCRIPCIÓN	IMAGEN
	La arteria más grande del cuerpo	
Arterias		
	Venas pequeñas que conectan los capilares con las venas más grandes	

TIPO DE VASO SANGUÍNEO	DESCRIPCIÓN	IMAGEN
	Vasos sanguíneos diminutos que conectan las arterias más pequeñas con las vénulas, trasladan los nutrientes a las células y arrastran los desechos	
Venas		
Arteriolas		

RESPUESTA CORTA

81. ¿Qué es la sangre?

_____

_____

_____

82. ¿Cuáles son las cinco funciones principales de la sangre?

_____

_____

_____

83. ¿Por qué es importante que los cosmetólogos conozcan las arterias y sus ubicaciones?

_____

_____

_____

84. ¿Cómo fluye la sangre de la cabeza, el rostro y del cuello que regresa al corazón?

_____

_____

_____

85. Describa la ubicación de las venas de la cara y el cuello en relación con las arterias.

_____

_____

_____

RELACIÓN DE CONCEPTOS

86. Relacione los dos tipos de arterias con sus descripciones.

a. Carótida externa   b. Carótida interna   c. Carótida primitiva

Tipo de arteria	Descripción
_____	Es la arteria que suministra sangre al cerebro, los ojos, los párpados, la frente, la nariz y el oído interno.
_____	Es la arteria que suministra sangre a la parte anterior (frontal) del cuero cabelludo, las orejas, el rostro, el cuello y los costados de la cabeza.
_____	Son las arterias principales a ambos lados del cuello que suministran sangre a la cabeza, la cara y el cuello.

87. Relacione el tipo de vena con la definición correspondiente. Algunas descripciones pueden coincidir con ambos tipos de venas.

    a. Yugular externa   b. Yugular interna

    Tipo de vena   **Descripción**

    _____ Recoge sangre del cerebro y de partes de la cara y el cuello.

    _____ Se ubica al costado del cuello.

    _____ Transporta la sangre que regresa de la cabeza, el rostro y del cuello al corazón.

ETIQUETADO

88. Identifique los tipos de arterias y venas en las imágenes siguientes.

    a. Arteria carótida interna   c. Arterias carótidas primitivas   e. Arteria carótida externa
    b. Yugular externa   d. Yugular interna

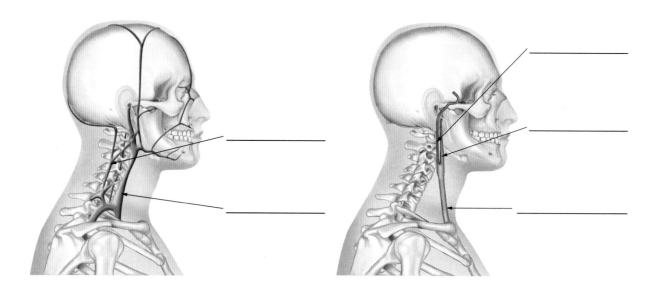

Sistema linfático

89. Complete las oraciones siguientes con palabras del banco de palabras. Algunos términos se pueden utilizar más de una vez y otros no se utilizarán.

Banco de palabras: rojos, glóbulos, amarillo, bacterias, linfa, blancos, virus, vasos, nódulos, verde, células

Los _____ linfáticos son estructuras parecidas a glándulas que filtran _____,

_____ y _____ cancerosas, y están conectados por _____ linfáticos.

La _____ es un líquido claro o _____ pálido que contiene _____

_____ que se traslada por los _____ linfáticos.

RESPUESTA CORTA

90. ¿En qué sistema se incluye el linfático?

_____

_____

_____

91. ¿Qué hace el sistema linfático para proteger el cuerpo?

_____

_____

_____

92. ¿Cuáles son los cinco componentes principales del sistema linfático?

_____

_____

_____

93. ¿Cuáles son las cuatro funciones principales del sistema linfático?

_____

_____

_____

94. ¿Cómo les ayudará a usted y a sus clientes conocer los sistemas linfático e inmunitario?

_____

_____

_____

Sistema integumentario

RESPUESTA CORTA

95. ¿Qué significa la palabra *integumento*?

_____

_____

_____

96. Además de la piel, ¿cuáles son los órganos complementarios que completan el sistema integumentario?

_____

_____

_____

97. ¿Cuál es el órgano más grande del cuerpo?

_____

_____

_____

98. Como cosmetólogo, ¿qué podría indicarle la apariencia o la condición de la piel del cliente?

_____

_____

_____

99. ¿Cuáles son los tres elementos externos contra los que la piel protege el cuerpo?

_____

_____

_____

100. ¿Cómo afecta la piel la temperatura corporal?

_____

_____

_____

Sistema endocrino

RELACIÓN DE CONCEPTOS

101. Relacione el tipo de glándula con la definición correspondiente. Los tipos de glándulas se usarán más una vez.

a. Endocrinas

b. Exocrinas

Tipo de glándula   **Descripción**

_____ Incluyen la hipófisis, la tiroides y las glándulas suprarrenales, entre otras.

_____ Producen una sustancia que se desplaza a través de pequeños conductos en forma de tubos.

_____ Incluyen las glándulas sebáceas y sudoríparas, entre otras.

_____ Liberan hormonas directamente al torrente sanguíneo.

_____ También se conocen como _glándulas sin conducto_.

_____ También se conocen como _glándulas con conducto_.

102. Defina el sistema endocrino.

_____

_____

_____

103. ¿Cuál es la función de las glándulas? ¿Cuáles son tres ejemplos de glándulas?

_____

_____

_____

104. ¿Qué son las hormonas? ¿Cuáles son tres ejemplos de hormonas?

_____

_____

_____

105. ¿Qué podrían indicar sobre el sistema endocrino los cambios en el crecimiento de las uñas o el cabello de un cliente?

_____

_____

_____

CONOCIMIENTOS Y LOGROS ACADÉMICOS

En el espacio siguiente, escriba notas sobre los puntos claves que aprendió en este capítulo. Comparta sus conocimientos con sus compañeros de clase y pregúnteles si sus notas les parecen útiles. Si es necesario, revise sus apuntes de clase tomando las ideas de sus compañeros que le parezcan buenas.

Conocimientos básicos:

_____

_____

_____

_____

_____

_____

_____

Anote, por lo menos, tres cosas que haya aprendido desde que decidió ingresar a la escuela.

Logros académicos:

_____

_____

_____

_____

_____

_____

_____

1. ¿Por qué los cosmetólogos deben conocer muy bien la anatomía y la fisiología?

    A) porque los cosmetólogos deben diferenciar las enfermedades físicas leves de las graves para poder tratarlas

    B) porque los cosmetólogos deben realizar procedimientos que se enumeran en una licencia médica o una licencia de podología

    C) porque se pueden hacer cortes de cabello, peinados y aplicaciones de maquillaje favorecedores al trabajar con los huesos del rostro y el cráneo

    D) porque, gracias al aprendizaje de la anatomía y la fisiología, los cosmetólogos pueden informar a un cliente la presencia de una enfermedad específica y explicarla

2. El tejido epitelial del cuerpo _____.

    A) transmite mensajes hacia y desde el cerebro

    B) es un tejido fibroso que une y sostiene otros tejidos y órganos del cuerpo

    C) contrae y mueve las distintas partes del cuerpo

    D) se observa en muchas partes del cuerpo, como las membranas mucosas y la piel

3. ¿Cuál de los siguientes tipos de tejidos del cuerpo controla y coordina todas las funciones de este?

    A) tejido conectivo   C) tejido muscular

    B) tejido nervioso   D) tejido epitelial

4. ¿Qué son los órganos?

    A) Son estructuras especializadas en el centro de una célula.

    B) Son las unidades básicas de todos los seres vivos.

    C) Son grupos de tejidos especializados que desempeñan funciones específicas.

    D) Son finas capas de tejido que rodean una célula.

5. ¿Cuál es la función del sistema circulatorio?

    A) descomponer los alimentos en nutrientes o residuos para la nutrición o excreción

    B) controlar los niveles hormonales del cuerpo que determinan el crecimiento, el desarrollo, la reproducción y la salud de todo el cuerpo

    C) regular el movimiento de la sangre en todo el cuerpo

    D) coordinarse con todos los demás sistemas del cuerpo, lo que les permite funcionar con eficacia y reaccionar ante el entorno

continuación

6. Si comprenden el funcionamiento de los nervios, es probable que los cosmetólogos _____.

   A) utilicen una mecánica corporal adecuada al trabajar para proteger su propio cuerpo

   B) realicen servicios como masajes, lavados con champú y faciales y de uñas de forma más segura y competente

   C) determinen la colocación del maquillaje durante la aplicación

   D) influyan en las opciones de corte y peinado según la estructura ósea facial del cliente

7. ¿Cuál de los siguientes sistemas del cuerpo brinda una capa protectora y controla la temperatura corporal?

   A) el sistema inmunitario

   B) el sistema óseo

   C) el sistema integumentario

   D) el sistema respiratorio

8. ¿Cuál de los siguientes enunciados sobre el sistema muscular es verdadero?

   A) Protege al cuerpo de enfermedades.

   B) Elimina las sustancias tóxicas que pueden afectar otras funciones del sistema del cuerpo.

   C) Se coordina con todos los demás sistemas del cuerpo.

   D) Se ve afectado por los masajes realizados durante los servicios de cosmetología.

9. Una de las principales funciones del sistema óseo es _____.

   A) ofrecer una capa protectora y regular la temperatura corporal

   B) proteger al cuerpo de enfermedades mediante el desarrollo de inmunidades

   C) contribuir a la producción de glóbulos rojos y blancos

   D) controlar los niveles hormonales del cuerpo

10. El cosmetólogo debe conocer el sistema óseo porque _____.

    A) el sistema óseo es el sistema de mensajería del cuerpo

    B) la función principal del sistema óseo es nutrir y oxigenar todos los sistemas a nivel celular

    C) ayuda a proteger al cosmetólogo y a los clientes de la exposición a infecciones y enfermedades

    D) ayuda a proteger el propio cuerpo del cosmetólogo mediante el uso de la mecánica corporal adecuada al trabajar

continuación

11. _____ son dos huesos que forman los lados y la parte superior del cráneo.

   A) Los huesos occipitales

   C) Los huesos parietales

   B) Los huesos frontales

   D) Los huesos temporales

12. Los huesos _____, también llamados pómulos o huesos malares, forman la prominencia de las mejillas y las partes externas de las órbitas.

   A) lagrimales

   C) cigomáticos

   B) temporal

   D) maxilares

13. El hueso más alto y más grande del brazo, que se extiende desde el codo hasta el hombro, se llama _____.

   A) radio

   C) húmero

   B) cúbito

   D) falanges

14. Los músculos voluntarios (estriados) son _____.

   A) los músculos que solo se encuentran en el corazón

   B) controlados por el sistema nervioso autónomo

   C) los músculos que una persona puede controlar a voluntad

   D) responsables del control de las funciones corporales, como la digestión

15. Identifique un enunciado verdadero sobre el origen, que es una de las tres partes de un músculo.

   A) Es la parte móvil del músculo anclada al hueso.

   B) Se une a la parte más alejada del esqueleto.

   C) Es la parte media del músculo.

   D) Se ancla al hueso.

16. El músculo ancho que se extiende desde los músculos pectorales y deltoides hasta el lado del mentón, y es responsable de bajar la mandíbula y el labio inferior se llama _____.

   A) occipital

   C) esternocleidomastoideo

   B) platisma

   D) frontal

continuación

17. Los músculos que atraen una parte del cuerpo hacia la línea media del cuerpo y juntan los dedos de la mano se llaman _____.

    A) deltoides

    B) extensores

    C) aductores

    D) abductores

18. ¿Cuál de los siguientes es el músculo del pie que flexiona los dedos y ayuda a mantener el equilibrio al estar de pie y caminar?

    A) abductor propio del meñique

    B) flexor digital corto

    C) flexor propio del meñique

    D) abductor del dedo gordo

19. El _____ controla la acción muscular involuntaria y la acción de los músculos lisos, las glándulas, los vasos sanguíneos, el corazón y la respiración.

    A) sistema integumentario

    B) sistema óseo

    C) sistema nervioso autónomo (SNA)

    D) sistema nervioso periférico (SNP)

20. Los nervios motores _____.

    A) transportan los mensajes de los órganos sensoriales al cerebro y a la médula espinal

    B) también se conocen como nervios aferentes

    C) envían los impulsos del cerebro a las glándulas o los músculos

    D) transmiten impulsos al cerebro y de vuelta a través de los nervios sensoriales a los músculos

21. La arteria carótida externa _____.

    A) suministra sangre a las partes anteriores del rostro, el cuello, el cuero cabelludo, la oreja y los lados de la cabeza

    B) suministra sangre al cerebro, los ojos, los párpados, la frente, la nariz y el oído interno

    C) está en ambos lados del cuello

    D) se divide en una rama interna y otra externa

22. El sistema _____ forma una parte importante del sistema inmunitario, que ayuda a defenderse de las infecciones.

    A) endocrina

    B) linfático

    C) integumentario

    D) circulatorio

continuación

23. El sistema integumentario incluye _____ y sus órganos complementarios.

A) la glándula timo

C) el corazón

B) la glándula pituitaria

D) la piel

24. Identifique un enunciado verdadero sobre la piel.

A) Forma parte del sistema endocrino.

B) Protege el cuerpo de los elementos externos, como los productos químicos, los gérmenes y la exposición solar.

C) Su función principal es transportar los desechos de las células del cuerpo a la sangre.

D) Suministra oxígeno y nutrientes a las células.

25. ¿Cuál de los siguientes enunciados relacionados con el sistema endocrino es verdadero?

A) El sistema endocrino incluye la piel, las glándulas sebáceas, las glándulas sudoríparas, el cabello y las uñas.

B) El sistema endocrino se coordina con todos los demás sistemas del cuerpo, lo que les permite funcionar con eficacia y reaccionar ante el entorno.

C) Las hormonas segregadas por las glándulas endocrinas rara vez influyen en el cuerpo.

D) Las hormonas segregadas por las glándulas endocrinas son sustancias químicas, como el estrógeno, la insulina y la adrenalina, que estimulan las actividades del cuerpo.

¡finalizado!

Cap. 03: Estructura y crecimiento de la piel

🏳 SEGUIMIENTO DE MI PROGRESO

Use este rastreador sencillo para registrar su progreso a medida que realiza las actividades de cada objetivo de aprendizaje.

COMPLETADO	CANT. DE RESPUESTAS CORRECTAS	OBJETIVO
☐	_____/5	**OA 1:** Explicar el motivo por el cual los cosmetólogos deben comprender la estructura y el crecimiento de la piel
☐	_____/13	**OA 2:** Mencionar las tres capas principales de la piel, sus subcapas y sus funciones
☐	_____/2	**OA 3:** Describir los nervios de la piel y sus funciones
☐	_____/10	**OA 4:** Definir la melanina y la manera en la que afecta la pigmentación de la piel
☐	_____/2	**OA 5:** Describir la función del colágeno y la elastina
☐	_____/14	**OA 6:** Mencionar las dos glándulas principales de la piel y sus funciones
☐	_____/2	**OA 7:** Mencionar las seis funciones de la piel

¿Por qué estudiar la estructura y el crecimiento de la piel?

VERDADERO O FALSO

Indique si las afirmaciones siguientes son verdaderas o falsas. En las afirmaciones falsas, explique el motivo.

1. Los clientes jóvenes quieren que sus proveedores de belleza los inspiren a tener un cabello y una piel de aspecto saludable y una apariencia radiante.

   V   F   _____

2. Está bien, y en ocasiones incluso se espera, que los cosmetólogos con licencia diagnostiquen afecciones anormales, dolencias o enfermedades de la piel, receten medicamentos para ellas y brinden tratamiento.

   V   F   _____

3. La dermatología es una rama médica de la ciencia que abarca el estudio de la piel y su naturaleza, su estructura, sus funciones, sus enfermedades y su tratamiento.

   V   F   _____

4. Además de brindar un excelente servicio de cuidado de la piel a los clientes, ¿por qué otra razón es fundamental que los cosmetólogos estudien la estructura y el crecimiento de la piel?

_____

_____

_____

REFLEXIÓN

5. Tómese unos minutos para pensar en su propia rutina de cuidado de la piel (ya sea que la practique con frecuencia o solo cuando la necesite) y enumere tres o cuatro procedimientos o productos que usa en el rostro, los pies, las manos, etcétera. ¿Está conforme con los resultados? ¿Qué podría convencerlo de cambiar un componente de su rutina de cuidado de la piel? A medida que avance en este capítulo, tenga en mente su rutina de cuidado de la piel y piense en los cambios que podría hacer en función de lo que aprenda sobre la piel; aplicar lo que aprenda no solo lo ayudará a usted, sino que probablemente también sea útil para sus clientes.

_____

_____

_____

Capas de la piel y sus funciones

COMPLETE LOS ESPACIOS EN BLANCO

6. Complete las oraciones siguientes con palabras del banco de palabras.

Banco de palabras: sudoríparas, textura, órgano, superficie, infección, ácida, tocan, sebáceas, visibles, apéndices, húmeda, inmunitarias

La piel sana está libre de signos _____ de enfermedad, _____ o lesión. Es un poco

_____ y suave, y tiene una _____ suave y con gránulos finos (sensación y apariencia).

La _____ de la piel sana es ligeramente _____ y sus respuestas _____

reaccionan rápidamente a los organismos que la _____ o intentan penetrar en ella. Entre los

_____ de la piel, se incluyen el cabello, las uñas y las glándulas _____ (sudor)

y _____ (aceite). La piel es el _____ más grande del cuerpo.

7. Relacione cada capa de la epidermis, proporcionada en el siguiente banco de palabras, con sus características. Cada estrato se puede usar más de una vez.

Banco de palabras: estrato córneo, estrato lúcido, estrato granuloso, estrato espinoso, estrato germinativo

(Consejo de estudio: una vez que haya relacionado correctamente cada estrato, quizás le resulte útil convertir esta lista en tarjetas didácticas para practicar más).

_____ Es la capa más grande de la epidermis.

_____ Es lo que vemos cuando miramos la piel.

_____ Es la capa viva que produce nuevas células epidérmicas; es la responsable de "germinar" el crecimiento de la epidermis.

_____ Contiene células especiales llamadas melanocitos, que producen un pigmento de la piel llamado melanina.

_____ Forma una barrera para proteger los tejidos subyacentes de infecciones, deshidratación, productos químicos y estrés mecánico.

_____ Está compuesto por células que parecen gránulos y están llenas de queratina.

_____ Es una capa transparente que consiste de células pequeñas y translúcidas.

_____ Tiene células de la piel que se superponen y está compuesto de queratina, una proteína fibrosa.

_____ Es donde comienza el proceso de desprendimiento de células de la piel.

_____ Tiene células que se combinan con lípidos (grasas) para formar una capa protectora resistente al agua; las células se desprenden continuamente y son reemplazadas por células que suben a la superficie desde las subcapas de la piel.

_____ Ubicado solo en las palmas de las manos, las plantas de los pies y los dedos; forma nuestras huellas digitales únicas.

_____ Sus células mueren en la medida que se suben hacia la superficie para reemplazar las células muertas que se desprenden de la capa superior de piel.

8. Etiquete cada estrato de la epidermis en la ilustración siguiente. Asegúrese de incluir otros nombres con los que se conocen las capas, si los hay (capa espinosa, capa córnea, capa basocelular, y capa granular).

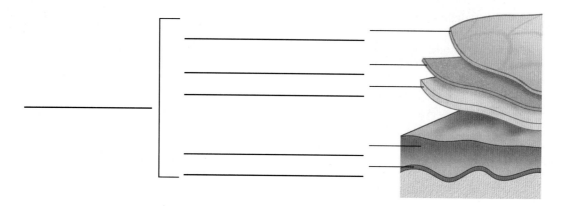

PREGUNTAS DE RESPUESTA MÚLTIPLE

9. La dermis altamente sensible del tejido conectivo es unas _____ veces más gruesa que la epidermis.

    A) 2   C) 25

    B) 2,5   D) 10

10. La dermis, también conocida como _____, es la capa subyacente o interna de la piel que se extiende hasta formar el tejido subcutáneo.

    A) epidermis, *corium*, cutis o piel verdadera

    B) dermis, *corium*, cutis o piel verdadera

    C) media, *corium*, cutis o piel verdadera

    D) dermis, *corium*, cutis o piel real

11. ¿Cuáles son las dos capas de la dermis?

    A) la capa papilar y la capa superficial

    B) el estrato reticular y la capa más profunda

    C) la capa papilar y la capa subcutánea

    D) la capa papilar y el estrato reticular

12. ¿Qué dos glándulas incluye la capa reticular de la dermis?

   A) sudoríparas y sudorosas

   B) sebáceas y oleosas

   C) sudoríparas y sebáceas

   D) sulfurosas y sebáceas

13. Algunas papilas contienen estructuras epidérmicas pequeñas llamadas_____, con terminaciones nerviosas que son sensibles al tacto, el dolor, el calor, el frío y la presión.

   A) corpúsculos táctiles

   B) eritrocitos

   C) corpúsculos tensores

   D) capilares táctiles

RESPUESTA CORTA

14. Describa los músculos arrector pili , dónde están ubicados y qué hacen.

   _____

   _____

   _____

COMPLETE LOS ESPACIOS EN BLANCO

15. Complete los espacios en blanco con los términos provistos en el siguiente banco de palabras.

   Banco de palabras: protector, dermis, género, espesor, grasas, edad, subcutánea, epidermis, tejido, superficial, salud

   La capa _____, también conocida como hipodermis o fascia _____, es el

   _____ graso ubicado debajo de la _____ (que se encuentra justo debajo de la

   _____). Le da suavidad y contorno al cuerpo. Contiene las _____ que proporcionan

   energía y sirve como amortiguador _____ para la piel. Su _____ varía según la

   _____, el _____ y la _____ general de las personas.

16. Señale con un círculo las partes del siguiente diagrama (siete elementos) que forman el estrato reticular de la dermis.

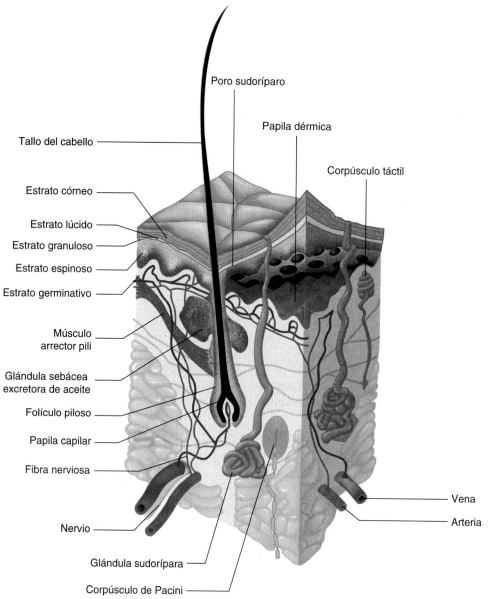

Poro sudoríparo

Papila dérmica

Tallo del cabello

Corpúsculo táctil

Estrato córneo

Estrato lúcido

Estrato granuloso

Estrato espinoso

Estrato germinativo

Músculo arrector pili

Glándula sebácea excretora de aceite

Folículo piloso

Papila capilar

Fibra nerviosa

Vena

Arteria

Nervio

Glándula sudorípara

Corpúsculo de Pacini

17. Dibuje los tres componentes principales de la piel.

18. Con la ayuda de diferentes artículos domésticos o productos alimenticios, haga un modelo de una sección transversal de las siguientes capas de la piel:

- Estrato germinativo (capa basocelular)

- Estrato espinoso

- Estrato granuloso

- Estrato lúcido

- Estrato córneo

- Capa papilar

- Estrato reticular

- Tejido subcutáneo

Puede usar alimentos como cereal, una rebanada de pan o tortilla, o miel, y otros elementos como papel de aluminio o una esponja. Incluso puede hornear un pastel. Una vez que haya elaborado el modelo, compárelo con la figura 3-2 en la página 64 del libro de texto.

Nervios que afectan la piel

CRUCIGRAMA

19. Complete el siguiente crucigrama:

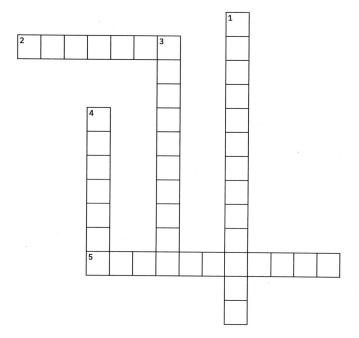

Horizontal

2. Fibras nerviosas que transmiten impulsos a los músculos o las glándulas para estimular los músculos, incluidos los músculos arrector pili
5. Las fibras nerviosas que envían mensajes al sistema nervioso central y al cerebro para que reaccionen ante el calor, el frío, el tacto, la presión y el dolor

Vertical

1. Lo que provocan las fibras nerviosas en relación con la piel cuando tiene frío o miedo
3. Estas fibras nerviosas están unidas a las glándulas sudoríparas y sebáceas
4. Los que forman una red de caminos para conducir la información a través del cuerpo

EXPERIMENTO

20. Use un palillo para hacer una prueba de tacto en uno o dos compañeros a fin de determinar la sensibilidad de la piel. Tome un palillo y pinche las áreas del cuerpo de la tabla siguiente ejerciendo siempre la misma presión. Después de cada pinchazo, pídale a su compañero que califique la sensibilidad en una escala del 1 al 5, en la que 1 es "¿Qué pinchazo?" y 5 es "¡Ay!". Anote las respuestas a continuación. ¿Qué áreas parecían más sensibles? ¿Había alguna diferencia si su compañero sabía que lo iba a pinchar? Por último, piense en cómo este experimento influirá en la forma en que se acercará a los clientes cuando deba realizar servicios como manicura, tratamientos faciales y tratamientos capilares.

ÁREA	COMPAÑERO 1 (OJOS ABIERTOS)	COMPAÑERO 1 (OJOS CERRADOS)	COMPAÑERO 2 (OJOS ABIERTOS)	COMPAÑERO 2 (OJOS CERRADOS)
Punta del dedo				
Palma de la mano				
Brazo				
Cuero cabelludo				
Mejillas				

Pigmentos de la piel

Marque si las afirmaciones siguientes son verdaderas o falsas. Si alguna es falsa, explique por qué.

21. Los melanocitos producen la melanina, los diminutos granos de pigmento (materia colorante). Esta se deposita en las células del estrato espinoso de la epidermis y en el estrato reticular de la dermis.

    V   F   _____

22. Los melanocitos (células productoras de pigmento) de una persona pueden producir más melanina que los de otra persona.

    V   F   _____

23. Las personas que tienen menos actividad en los melanocitos y, por ende, piel más oscura son un ejemplo de un factor interno que afecta la activación y la producción de melanina.

    V   F   _____

24. Un factor externo que afecta la producción de melanina es la exposición solar.

    V   F   _____

25. Todas las personas tienen el mismo número de melanocitos o células productoras de pigmento.

    V   F   _____

26. Las personas con la piel y la melanina más clara tienen más actividad en los melanocitos.

    V   F   _____

27. El tamaño, la cantidad y la composición de los gránulos de pigmento no tienen ninguna relación con la profundidad y el tono del color de la piel, el cabello y los ojos de una persona.

    V   F   _____

28. El cuerpo produce dos tipos de melanina: la eumelanina, cuyo color varía de rojo a amarillo, y la feomelanina, cuyo color varía de marrón oscuro a negro.

    V   F   _____

29. Las personas que tienen un predominio de feomelanina tienden a tener la piel de color rosado, con tonos de cabello de color rojo o neutro.

   V   F   _____

30. Es probable que las personas con predominio de eumelanina tengan un tono de cabello y piel más frío.

   V   F   _____

Resistencia y flexibilidad de la piel

RELACIÓN DE CONCEPTOS

31. Si bien el colágeno y la elastina dan fuerza y flexibilidad a la piel, existen algunas diferencias específicas. Mire cada uno de los elemento siguientes y escriba "E" si es un rasgo de elastina, "C" si es un rasgo de colágeno, "A" para ambos o "N" si no corresponde a ninguno.

   _____ Es un tejido conectivo fibroso.

   _____ Le da flexibilidad a la piel.

   _____ El sol no lo afecta.

   _____ Ayuda a que la piel conserve su forma después del estiramiento.

   _____ Le da fuerza y forma a la piel.

   _____ Se debilita con la edad y la luz ultravioleta.

   _____ Es importante para la salud y la apariencia general de la piel.

   _____ Proporciona soporte estructural a la dermis.

ESTUDIO DE CASO

32. Imagine que se está especializando en servicios faciales para un salón grande y quiere ayudar a los clientes a mejorar la apariencia de su piel. No podrá hacerlo sin saber más sobre su rutina de cuidado de la piel y su estilo de vida, pero tenga en cuenta que puede ser un tema delicado. Con ayuda de un programa de software o lapiceras, marcadores, recortes de revista y papel, diseñe un folleto que podría publicar en su estación para promover este tema de conversación con los clientes de forma natural y amena. El folleto debe ser una lista de verificación con 5 a 10 preguntas clave sobre la rutina de cuidado de la piel y el estilo de vida. Además, debe incluir imágenes o ejemplos visuales adecuados y un enunciado que los incentive a hablar con usted. Compare su folleto con el de un compañero de estudios y analicen lo que podría faltar o incluso lo que podría expresarse con más delicadeza o humor, si corresponde.

Glándulas de la piel

PREGUNTAS DE RESPUESTA MÚLTIPLE

33. ¿De dónde extraen materiales las glándulas sebáceas y sudoríparas con conducto de la piel para formar sustancias nuevas?

    A) papilas

    B) sangre

    C) queratina

    D) células grasas

34. ¿Qué secretan las glándulas sebáceas?

    A) sudor

    B) aceite

    C) hormonas

    D) olores

35. ¿Qué excretan las glándulas sudoríparas?

    A) sudor

    B) aceite

    C) hormonas

    D) olores

36. ¿Cuál es la función *principal* de las glándulas sudoríparas?

    A) enfriar el cuerpo

    B) desintoxicar el cuerpo mediante la eliminación del exceso de sal y sustancias químicas no deseadas

    C) proveer humedad

    D) proteger la piel de enfermedades

37. ¿Qué sucede cuando el sudor se evapora de la piel?

    A) La piel se seca y puede agrietarse por la sal remanente.

    B) El cuerpo se calienta a temperatura ambiente.

    C) El cuerpo se enfría.

    D) El ciclo de transpiración vuelve a comenzar.

38. ¿Qué aumenta significativamente la actividad de las glándulas sudoríparas? Seleccione todas las opciones que correspondan.

Calor   Multitudes ruidosas

Comida grasosa   Antitranspirantes

Vientos fuertes   Ciertos insectos

Ejercicio   Emociones

Ciertos medicamentos   Grandes cantidades de agua

39. ¿En general, cuánto líquido se excreta por los poros sudoríparos diariamente?

A) Entre 1 y 2 litros   C) Entre 1 y 2 pintas (entre ½ y 1 litro)

B) Entre 1 y 2 tazas (entre ¼ y ½ litro)   D) Entre 1 y 2 cucharaditas

40. El sudor contiene cantidades pequeñas de minerales como _____, potasio y magnesio.

A) hierro   C) selenio

B) sodio   D) zinc

41. Todas las partes del cuerpo tienen glándulas sudoríparas, aunque _____ en las palmas de las manos, las plantas de los pies, la frente y la zona debajo del brazo (axilas).

A) nunca se encuentran   C) son más pequeñas

B) son poco frecuentes   D) son más numerosas

VERDADERO O FALSO

Identifique si las afirmaciones siguientes son verdaderas o falsas. Si alguna es falsa, explique por qué.

42. Las glándulas sebáceas secretan sebo, una sustancia grasosa u oleosa que lubrica la piel y mantiene la suavidad del cabello.

V   F   _____

43. Las glándulas sebáceas, también conocidas como glándulas sudoríparas, están conectadas con los folículos pilosos.

V   F   _____

44. Con la excepción del cuero cabelludo y el rostro, las glándulas sebáceas se encuentran en todas las partes del cuerpo.

V   F   _____

45. Las glándulas sebáceas del cuero cabelludo y el rostro son más grandes que las de otras partes del cuerpo.

V   F   _____

46. En la ilustración siguiente, la glándula sebácea está correctamente identificada (encerrada en un círculo azul).

V   F   _____

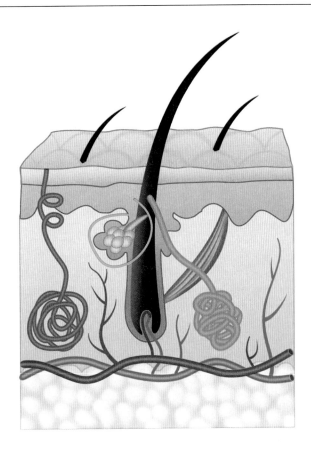

Funciones de la piel

REFLEXIÓN

47. Tómese un momento para anotar los factores internos y externos de su vida diaria que podrían afectar los componentes de la piel. A continuación, piense en las respuestas del comienzo de este capítulo, en las que se le pidió que analizara su rutina de cuidado de la piel y los productos que usa. Identifique áreas en su rutina (y estilo de vida) que podría cambiar para mejorar la salud y la apariencia de su piel. ¿Qué cambiará? ¿Por qué? ¿Hay algún desafío para hacer estos cambios? ¿Cómo espera superarlo? Sea específico.

48. Relacione las seis funciones de la piel, enumeradas en el banco de palabras, con las descripciones de sus características y cómo desempeñan su función. Algunas funciones se pueden usar más de una vez.

Banco de palabras: Protección, Sensación, Regulación del calor, Excreción, Secreción, Absorción

_____ Protege contra factores externos, como la invasión de bacterias

_____ Alejarse si se toca algo caliente

_____ La transpiración que emiten las glándulas sudoríparas

_____ Ajustes que realizan la sangre y las glándulas sudoríparas de la piel para ayudar a enfriar el cuerpo mediante la evaporación del sudor

_____ Cantidades pequeñas de materiales grasos pueden penetrar la epidermis a través de los folículos pilosos y las glándulas sebáceas

_____ Manto ácido formado por sebo, lípidos, sudor y agua, que forman una película hidrolipídica y evitan que la piel se reseque

_____ El agua que se produce por la transpiración, incluida la sal y otros minerales y químicos

_____ Cuando las terminaciones nerviosas reciben el estímulo del calor, el frío, el tacto, la presión o el dolor, se envía un mensaje al cerebro

_____ Aceite producido para lubricar la piel y mantener el cabello suave

_____ La epidermis funciona como un mecanismo de defensa contra lesiones en el cuerpo

_____ Rascarse si le pica la piel

_____ Mantiene la temperatura interna del cuerpo a unos 37 °C (98,6 °F)

_____ Sebo que se producen en las glándulas sebáceas

_____ Un manto ácido con un pH medio de 5,5, que reduce la entrada de patógenos al organismo

CONOCIMIENTOS Y LOGROS ACADÉMICOS

En el espacio siguiente, escriba notas sobre los puntos claves que aprendió en este capítulo. Comparta sus conocimientos con sus compañeros de clase y pregúnteles si sus notas les parecen útiles. Si es necesario, revise sus apuntes de clase tomando las ideas de sus compañeros que le parezcan buenas.

Conocimientos básicos:

_____

_____

_____

_____

_____

_____

_____

_____

Anote, por lo menos, tres cosas que haya aprendido desde que decidió ingresar a la escuela.

Logros académicos:

_____

_____

_____

_____

_____

_____

_____

_____

1. Los cosmetólogos deben conocer muy bien la estructura y el crecimiento de la piel porque _____.

   A) conocer la estructura subyacente y las necesidades de la piel es crucial para brindar un excelente cuidado de la piel a los clientes

   B) los cosmetólogos son médicos especializados en dermatología, una rama médica de la ciencia que comprende el estudio de la piel y su naturaleza, su estructura y sus funciones

   C) los cosmetólogos deben informar a los clientes la estructura de la piel que se modificará como resultado de los servicios que les prestan

   D) los ayudará a diagnosticar, recetar medicamentos y tratar enfermedades o afecciones poco comunes de la piel

2. El médico especializado en enfermedades y trastornos de la piel, el cabello y las uñas se conoce como _____.

   A) dermatólogo   C) reumatólogo

   B) cosmetólogo   D) hematólogo

3. Además de ser la capa más externa y delgada de la piel, la _____ se compone de cinco capas: estrato córneo, estrato lúcido, estrato granuloso, estrato espinoso y estrato germinativo.

   A) capa subcutánea   C) hipodermis

   B) dermis   D) epidermis

4. ¿Cuál de las siguientes roles desempeña la función de barrera en la piel?

   A) Contiene terminaciones nerviosas que hacen que la piel sea sensible al tacto y a la presión.

   B) Protege las células sensibles de la piel de los efectos nocivos de la luz ultravioleta del sol.

   C) Aporta oxígeno y nutrientes a la piel.

   D) Evita la evaporación del agua para mantener la piel húmeda.

5. ¿Cuál de los siguientes enunciados sobre la dermis es verdadero?

   A) Contiene células especiales que producen un pigmento oscuro de la piel llamado melanina.

   B) No contiene vasos sanguíneos, pero tiene muchas pequeñas terminaciones nerviosas.

   C) Es la capa subyacente de la piel y se extiende hasta formar el tejido subcutáneo.

   D) Consta de cinco capas llamadas estratos.

continuación

6. ¿Cuál de las siguientes es una función del tejido subcutáneo?

    A) Produce nuevas células epidérmicas.

    B) Ayuda a evitar que los agentes irritantes penetren en la superficie de la piel.

    C) Le da suavidad y contorno al cuerpo.

    D) Ayuda a regular el pH de la piel.

7. ¿Cuál de los siguientes enunciados sobre las fibras nerviosas secretoras es verdadero?

    A) Son nervios sensoriales unidos a las glándulas sudoríparas y sebáceas.

    B) Envían mensajes al sistema nervioso central para que reaccione ante el dolor.

    C) Envían mensajes al cerebro para que reaccione al frío y al calor.

    D) Controlan el flujo de sebo hacia la superficie de la piel.

8. ¿Cuál de las siguientes fibras nerviosas envía mensajes al sistema nervioso central y al cerebro para reaccionen ante el calor, el frío, el tacto, la presión y el dolor?

    A) fibras nerviosas eferentes   C) fibras nerviosas sensoriales

    B) fibras nerviosas secretoras   D) fibras nerviosas motoras

9. _____ se refiere a los diminutos granos de pigmento depositados en las células de la capa del estrato germinativo de la epidermis y de las capas papilares de la dermis.

    A) Melanina   C) Elastina

    B) Queratina   D) Colágeno

10. Las diferencias en el color genético de la piel entre las personas se deben a _____.

    A) la cantidad de melanina activada en la piel y a la forma en que se distribuye

    B) un exceso de elastina y colágeno en la dermis

    C) la cantidad diferente de melanocitos de cada persona

    D) un predominio de la queratina en la piel y el cabello

continuación

11. ¿Cuál de las siguientes es una función de la melanina?

A) Protege las células de la piel mediante la absorción y el bloqueo de la radiación ultravioleta.

B) Aporta oxígeno y nutrientes a la piel.

C) Evita la evaporación del agua para mantener la piel húmeda.

D) Ayuda a evitar que los agentes irritantes penetren en la superficie de la piel.

12. El uso diario de un protector solar de amplio espectro con un factor de protección solar (FPS) de 15 o superior puede _____.

A) reducir la queratina presente en la capa más externa de la epidermis

B) favorecer la acción protectora de la melanina contra las quemaduras, el cáncer de piel y el envejecimiento prematuro

C) permitir que la piel absorba libremente las radiaciones UVA y UVB del sol

D) reducir el colágeno y la elastina de la piel

13. La _____ es un tipo de melanina de color entre rojo y amarillo.

A) eumelanina

C) feomelanina

B) piomelanina

D) alomelanina

14. La piel adquiere su fuerza, forma y flexibilidad gracias a dos fibras proteicas que se encuentran en el interior de la _____.

A) epidermis

C) dermis

B) hipodermis

D) capa subcutánea

15. _____ es un tejido fibroso y conectivo, que consta de proteínas y da forma y fuerza a la piel.

A) La elastina

C) El sebo

B) El colágeno

D) La queratina

16. Identifique un factor que debilite el colágeno.

A) cambios de peso poco frecuentes

C) el uso de un protector solar de amplio espectro

B) la humedad

D) la edad

continuación →

17. ¿Cuál de los siguientes enunciados sobre la elastina es verdadero?

   A) Aporta a la piel su flexibilidad y elasticidad.

   B) Nunca se ve afectada por la edad.

   C) Existe por separado de las fibras de colágeno.

   D) Se encuentra dentro del estrato córneo.

18. ¿Cuál de las siguientes medidas es más probable que frene el debilitamiento de las fibras de colágeno y elastina, y ayude a que la piel tenga un aspecto más joven durante más tiempo?

   A) mantener la piel sana

   B) abstenerse de agregar humedad a la piel

   C) usar a diario un protector solar de amplio espectro con un FPS de 10 o inferior

   D) dejar que la piel absorba libremente la radiación UVA y UVB del sol

19. ¿Cuál de los siguientes enunciados sobre las glándulas sudoríparas es verdadero?

   A) Constan de pequeños sacos con conductos que se abren en los folículos pilosos.

   B) Están formadas por un espiral secretor y un conducto sudoríparo en forma de tubo que termina en la superficie de la piel para formar el poro sudoríparo.

   C) Segregan una sustancia grasa o aceitosa que lubrica la piel y preserva la suavidad del cabello.

   D) Su actividad se reduce en gran medida con el calor, el ejercicio, las emociones y determinados medicamentos.

20. Las glándulas que se conectan a los folículos pilosos y segregan sebo se llaman _____.

   A) glándulas ceruminosas   C) glándulas sudoríparas

   B) glándulas sudoríparas   D) glándulas sebáceas

21. ¿Cuál de las siguientes es una secreción sebácea o aceitosa que lubrica la piel y preserva la suavidad del cabello?

   A) feomelanina   C) sebo

   B) colágeno   D) queratina

continuación

22. ¿Cuál de las siguientes es una de las seis funciones principales de la piel?

    A) diferenciación celular   C) digestión

    B) sensación   D) neurogénesis

23. Cuando la temperatura ambiental cambia y la sangre y las glándulas sudoríparas de la piel efectúan los ajustes necesarios para enfriar el cuerpo mediante la evaporación del sudor, lo más probable es que la piel cumpla la función de _____.

    A) sensación   C) absorción de nutrientes

    B) regulación del calor   D) protección

24. La transpiración de las glándulas sudoríparas se expulsa por la piel. ¿Con cuál de las siguientes funciones de la piel se relaciona más esta información?

    A) sensación   C) secreción

    B) excreción   D) protección

25. ¿Cuál de los siguientes factores es más probable que aumente el flujo de sebo?

    A) disminución del consumo de grasas y carbohidratos de carbono

    B) niveles bajos de andrógenos en el cuerpo

    C) estimulación de las glándulas sudoríparas

    D) estrés emocional y desequilibrios hormonales

¡finalizado!

Cap. 04: Trastornos y enfermedades de la piel

Use este rastreador sencillo para registrar su progreso a medida que realiza las actividades de cada objetivo de aprendizaje.

COMPLETADO	CANT. DE RESPUESTAS CORRECTAS	OBJETIVO
☐	_____/6	**OA 1:** Explicar por qué los cosmetólogos necesitan comprender los trastornos y las enfermedades de la piel
☐	_____/11	**OA 2:** Identificar y describir las lesiones de la piel más comunes y diferenciar entre primarias y secundarias
☐	_____/12	**OA 3:** Mencionar y describir los trastornos comunes de las glándulas sudoríparas y sebáceas
☐	_____/21	**OA 4:** Mencionar y describir las inflamaciones e infecciones comunes de la piel
☐	_____/2	**OA 5:** Reconocer las hipertrofias de la piel
☐	_____/20	**OA 6:** Mencionar y describir los cambios comunes en la pigmentación de la piel
☐	_____/10	**OA 7:** Identificar y describir las causas principales del acné y los tratamientos actuales
☐	_____/10	**OA 8:** Mencionar los factores que contribuyen al envejecimiento de la piel
☐	_____/17	**OA 9:** Explicar los efectos de la exposición solar en la piel
☐	_____/8	**OA 10:** Identificar los tipos de cáncer de piel, incluidos los síntomas y las tasas de supervivencia
☐	_____/16	**OA 11:** Describir la dermatitis de contacto y las formas de prevención que utilizan los cosmetólogos

¿Por qué estudiar las enfermedades y los trastornos de la piel?

COMPLETE LOS ESPACIOS EN BLANCO

1. Complete los espacios en blanco en el párrafo siguiente con los términos del banco de palabras.

    Banco de palabras: regular, defensa, trastornos, protección, piel, mínima, agresiones, potencialmente mortales, temperatura

    La _____ es el órgano más grande del cuerpo. Brinda _____ ante organismos nocivos,

    es la primera _____ contra las _____ ambientales y ayuda a _____ la

    _____ corporal. Los _____ y las infecciones de la piel pueden ser una preocupación médica

    _____ o presentar situaciones _____.

2. ¿Cuáles son las tres perspectivas únicas que puede ofrecer un cosmetólogo mediante el estudio de las irregularidades de la piel?

_____

_____

_____

3. Como cosmetólogo, ¿qué debe hacer siempre que no esté seguro de la condición de la piel de un cliente?

_____

_____

_____

4. ¿Cuál sería una ventaja o un beneficio de dividir su trabajo entre el cuidado de la piel y el corte de cabello?

_____

_____

_____

5. ¿Es necesario que los cosmetólogos elijan entre el cuidado de la piel y el del cabello? ¿Por qué sí o por qué no?

_____

_____

_____

PREGUNTAS DE RESPUESTA MÚLTIPLE

6. Los cosmetólogos deben conocer muy bien los trastornos y las enfermedades de la piel porque deben _____. Seleccione todas las opciones que correspondan.

A) diagnosticar enfermedades

B) comprender su estructura y los problemas comunes

C) hacerles recomendaciones adecuadas a los clientes para su cuidado

D) saber cuándo un cliente debe consultar a un proveedor de atención médica

E) tratar el cáncer de piel

F) saber qué servicios de salón se pueden realizar de manera segura

G) saber cómo usar los servicios de cuidado de la piel para ocultar trastornos de la piel que no reconocen

Trastornos y enfermedades comunes de la piel

VERDADERO O FALSO

Indique si las afirmaciones siguientes son verdaderas o falsas. En las afirmaciones falsas, explique el motivo.

7. Si un cliente tiene la piel inflamada, ya sea infecciosa o no, puede atenderlo si tiene una nota del médico en la que se indique que puede recibir los servicios.

   V   F   _____

8. La inflamación, un problema de la piel que normalmente aparece como hinchazón y enrojecimiento, es uno de los más difíciles de detectar.

   V   F   _____

9. Las quemaduras solares son un buen ejemplo de inflamación de la piel a corto plazo.

   V   F   _____

10. Los cosmetólogos no deben preocuparse por la inflamación a largo plazo porque solo causa daño tisular a corto plazo.

    V   F   _____

11. Cuando los clientes tienen inflamación de la piel a largo plazo, los cosmetólogos deben derivarlos a un radiólogo para determinar la causa y analizar los posibles tratamientos.

    V   F   _____

12. Resuelva el crucigrama según las siguientes pistas sobre las lesiones primarias y secundarias.

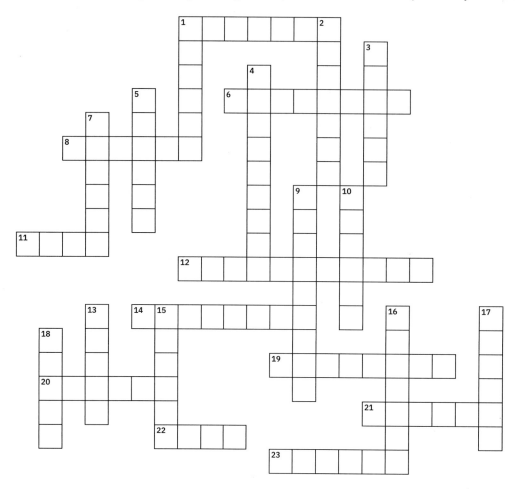

Horizontal

1. Pápula hinchada e inflamada con un centro blanco o amarillo que contiene pus en la parte superior de la lesión
6. Cicatriz gruesa que se forma como resultado del crecimiento excesivo del tejido fibroso
8. Una lesión hinchada y que pica causada por un golpe, un rasguño, una picadura de insecto, urticaria (alergia en la piel) o una picadura de ortiga
11. Tipo de mácula
12. Herida o raspadura en la piel producida al rascarse o rasparse
14. Pequeña ampolla o saco que contiene un líquido claro, que se encuentra dentro o justo debajo de la epidermis; requiere derivación médica si la causa es desconocida o no puede tratarse con productos de venta libre
19. Marca levemente elevada o zona hundida de la piel que se forma cuando finaliza el proceso de curación de una herida o lesión
20. Mancha o decoloración plana de la piel
21. Saco cerrado que se desarrolla de manera irregular y contiene pus, semilíquido o materia mórbida por encima o por debajo de la piel; requiere derivación médica
22. Tipo de pústula
23. Un agrietamiento de la piel que penetra la dermis

Vertical

1. Una pequeña elevación de la piel que no contiene líquidos pero puede producir pus
2. Burbuja grande que contiene líquido acuoso; similar a una vesícula; requiere derivación médica
3. Protuberancia sólida de más de 1 centímetro (0,4 pulgadas) que se siente fácilmente; requiere derivación médica
4. Un quiste que no se puede drenar
5. Lesión abierta de la piel o de la membrana mucosa del cuerpo que va acompañada de pus y pérdida de densidad de la piel, además de posibles derrames de fluidos o pus
7. Células muertas que se forman sobre una herida o imperfección en proceso de curación
9. Tipo de roncha
10. Tipo de tumor
13. Otro nombre para una cicatriz
15. Placa delgada, seca o grasa, de células epidérmicas
16. Ejemplo de una pápula
17. Tipo de úlcera
18. Cualquier tipo de masa irregular que varíe en tamaño, forma y color; requiere derivación médica

PREGUNTAS DE RESPUESTA MÚLTIPLE

13. Una lesión puede ser cualquier marca, herida o irregularidad, como lo indican los cambios estructurales en los tejidos, causada por _____.

    A) la genética

    B) la mala alimentación

    C) un daño o una lesión

    D) el medioambiente

14. ¿Cuáles son los principales tipos de lesiones?

    A) primarias, secundarias y terciarias

    B) primarias, terciarias, sextas

    C) simples, secundarias y terciarias

    D) simples, terciarias, sextas

RESPUESTA CORTA

15. ¿Qué es una lesión primaria?

    _____

    _____

    _____

16. ¿Qué dos características lo pueden ayudar a diferenciar entre los tipos de lesiones primarias?

    _____

    _____

    _____

17. ¿Qué es una lesión secundaria?

_____

_____

_____

Trastornos de las glándulas sebáceas y sudoríparas

18. ¿Qué es el sebo? ¿Qué sucede si se produce demasiado sebo?

_____

_____

_____

19. ¿Cuáles son dos resultados potenciales para las personas que experimentan trastornos en las glándulas sebáceas o sudoríparas?

_____

_____

_____

RELACIÓN DE CONCEPTOS

20. Relacione el tipo de trastorno de las glándulas sebáceas con su descripción. Algunas palabras pueden usarse más de una vez.

    Banco de palabras: quiste epidermoide, papilas dérmicas, rosácea, dermatitis seborreica, acné vulgar, milia, telangiectasia

    _____ Generalmente se encuentra alrededor de los ojos, las mejillas y la frente; aparece como pequeños quistes benignos (inofensivos) llenos de queratina que se forman justo debajo de la epidermis y no tienen una abertura visible.

_____ Es una afección crónica que aparece principalmente en las mejillas y la nariz, y se caracteriza por el rubor (enrojecimiento); en algunos casos, los síntomas pueden evolucionar hacia brotes de tipo pustuloso que pueden confundirse con el acné.

_____ Se caracteriza por la inflamación crónica de las glándulas sebáceas debido a la retención de secreciones y bacterias.

_____ Es una lesión grande que sobresale en forma de bolsa llena de queratina.

_____ Es una irregularidad estética, no una enfermedad.

_____ Se cree que una de sus causas es la colonización de levaduras lipofílicas.

_____ Comúnmente se asocia con bebés recién nacidos, pero pueden aparecer a cualquier edad; en muchos estados, solo los médicos pueden eliminarlas (se perfora la piel con un instrumento afilado llamado lanceta).

_____ Es la versión "abierta" de este trastorno de las glándulas sebáceas; es un folículo piloso lleno de queratina y sebo que se oxida y se vuelve de color negro.

_____ Suele aparecer en las cejas, la barba, el cuero cabelludo, y su contorno, la mitad de la frente y los lados de la nariz.

_____ Se suele conocer como quiste sebáceo.

_____ Afecta los capilares visibles, de 0,5 mm a 1,0 mm (0,02 in a 0,04 in) de diámetro, que se suelen encontrar en la cara, en particular alrededor de la nariz, las mejillas y el mentón.

_____ Aparecen cuando las escamas de la piel quedan atrapadas en pequeñas bolsas cerca de la superficie de la piel.

_____ Es una acumulación de células, sebo y otros restos dentro de los folículos pilosos.

_____ Es causada por una inflamación crónica de las glándulas sebáceas y, a menudo, se caracteriza por el enrojecimiento, la descamación seca o grasosa, la caspa persistente, la formación de costras y la picazón.

_____ Crea una tez rojiza llamada cuperosis.

_____ A menudo, se piensa que es un trastorno de la piel de los adolescentes, pero puede afectar a personas de todas las edades.

_____ Suelen aparecer en el cuero cabelludo y la espalda, y deben ser extraídos quirúrgicamente por un dermatólogo.

_____ Es la versión "cerrada" de este trastorno de las glándulas sebáceas; es una protuberancia justo debajo de la superficie de la piel con un color blanquecino o crema.

21. ¿Cuál de las siguientes opciones no es un componente del sudor?

    A) ácidos grasos

    B) sebo

    C) minerales

    D) líquidos

22. Las bacterias y _____ son dos causas comunes de trastornos de las glándulas sudoríparas.

    A) el calor

    B) el nerviosismo

    C) el daño nervioso

    D) la incomodidad

23. ¿Cuál es el nombre científico del sarpullido por calor, un trastorno inflamatorio agudo de las glándulas sudoríparas causado por una exposición excesiva al calor, pero que generalmente desaparece en poco tiempo sin tratamiento?

    A) maxima rosacea

    B) militaria rubella

    C) miliaria rubra

    D) telangiectasia

24. La _____ se caracteriza por una deficiencia en la transpiración o la incapacidad de sudar.

    A) bromidrosis

    B) hiperhidrosis

    C) dishidrosis

    D) anhidrosis

25. A menudo, la anhidrosis es el resultado de un daño a _____. Esta enfermedad pone en peligro la vida y exige el cuidado médico.

    A) las axilas

    B) las glándulas sudoríparas

    C) los nervios autónomos

    D) la milia

26. La _____ se caracteriza por la transpiración con olor desagradable; usualmente se percibe en las axilas o en los pies.

    A) bromidrosis

    B) hiperhidrosis

    C) dishidrosis

    D) anhidrosis

27. Por lo general, la bromidrosis se produce por_____. Entre los tratamientos, se pueden incluir preparaciones de venta libre, inyecciones de Botox y láser.

    A) bacterias

    B) daño nervioso

    C) vestimenta sintética

    D) vestimenta hecha de fibras naturales

28. La _____ es una sudoración excesiva debida al calor, a la genética, al estrés, a los medicamentos o a la debilidad general del cuerpo. Requiere un diagnóstico y tratamiento médicos.

    A) bromidrosis

    B) hiperhidrosis

    C) dishidrosis

    D) anhidrosis

29. ¿Cuál es la diferencia entre un desodorante y un antitranspirante? ¿Cuál es "mejor" para usted? ¿Por qué? Realice una investigación para identificar y explicar los diferentes enfoques que las personas adoptan para controlar las excreciones de sus glándulas sudoríparas. Escriba uno o dos párrafos sobre sus hallazgos y asegúrese de incluir un hecho divertido que le haya resultado interesante o lo haya sorprendido.

_____

_____

_____

Inflamaciones e infecciones de la piel

VERDADERO O FALSO

Indique si las afirmaciones siguientes son verdaderas o falsas. En las afirmaciones falsas, explique el motivo.

30. La infección es un mecanismo de defensa que ocurre cuando algo nocivo o irritante afecta una parte del cuerpo.

    V   F   _____

31. La inflamación tiene por objetivo eliminar o depurar el objeto u organismo agresor.

    V   F   _____

32. Los síntomas de la inflamación pueden producir incomodidad e indican que el cuerpo se está debilitando.

    V   F   _____

33. La inflamación de la piel no indica necesariamente que haya una infección de la piel, pero una infección de la piel puede causar inflamación de la piel.

    V   F   _____

34. La mayoría de las infecciones de la piel no son contagiosas.

    V   F   _____

35. El eccema no es contagioso.

    V   F   _____

36. Las bacterias ingresan al cuerpo a través de una herida en la piel, mientras que las infecciones virales generalmente se transfieren a través de las membranas mucosas, la saliva o el líquido que supura de una llaga.

V   F   _____

37. Se recomienda desechar siempre cualquier producto que haya estado en contacto con los ojos infectados para evitar propagar la infección.

V   F   _____

RESPUESTA CORTA

38. Describa las características del eccema.

_____

_____

_____

39. ¿Qué debe hacer si sospecha que un cliente tiene dermatitis o eccema?

_____

_____

_____

40. ¿Cómo entran las bacterias al cuerpo? ¿Cómo se suelen transmitir las infecciones virales?

_____

_____

_____

41. Además de los parásitos, ¿cuáles son las otras tres causas de las infecciones de la piel?

_____

_____

_____

42. ¿Qué otro nombre recibe la conjuntivitis?

_____

_____

_____

43. ¿Qué debe hacer si su cliente llega a una cita con los ojos obviamente irritados, incluso si solo tiene un servicio de pedicura?

_____

_____

_____

44. Por lo general, ¿dónde ocurre el impétigo en el cuerpo? ¿Cómo se manifiesta?

_____

_____

_____

45. ¿Qué suele causar el impétigo?

_____

_____

_____

46. ¿Qué debe hacer si el cliente llega a una cita y nota que la piel supura o que hay lesiones faciales abiertas?

_____

_____

_____

47. Describa cómo aparece el herpes simple, virus 1.

_____

_____

_____

48. ¿Cuánto duran las llagas del herpes simple 1?

_____

_____

_____

49. ¿Cuál es la diferencia entre el herpes simple 1 y el 2?

_____

_____

_____

50. Resuelva el crucigrama según las siguientes pistas sobre la inflamación y las infecciones de la piel.

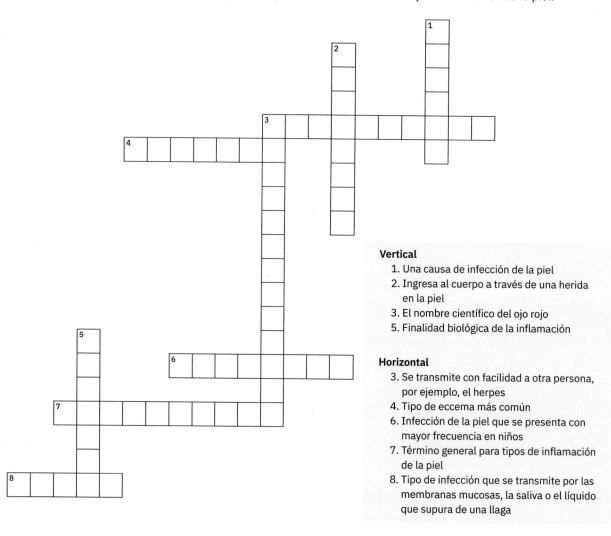

Vertical
1. Una causa de infección de la piel
2. Ingresa al cuerpo a través de una herida en la piel
3. El nombre científico del ojo rojo
5. Finalidad biológica de la inflamación

Horizontal
3. Se transmite con facilidad a otra persona, por ejemplo, el herpes
4. Tipo de eccema más común
6. Infección de la piel que se presenta con mayor frecuencia en niños
7. Término general para tipos de inflamación de la piel
8. Tipo de infección que se transmite por las membranas mucosas, la saliva o el líquido que supura de una llaga

Hipertrofias de la piel

51. Use el banco de palabras para relacionar cada término con su definición o descripción. Algunos términos se pueden usar más de una vez.

    Banco de palabras: hipertrofia, papiloma cutáneo, lunar, queratoma, psoriasis, benigno, verruga

    _____ Se caracteriza por la presencia de manchas rojas cubiertas por escamas blancas-plateadas. Estas aparecen generalmente en el cuero cabelludo, los codos, las rodillas, el tórax y la parte baja de la espalda.

    _____ Varía en el color desde canela pálido a marrón o negro azulado; puede ser pequeño y plano (parecido a las pecas) o elevado y de color más oscuro.

    _____ En términos generales, cualquier crecimiento anormal de la piel.

    _____ También se la conoce como lesión rugosa.

    _____ Ejemplos: callos y cuñas

    _____ Incluye la mayoría de las hipertrofias.

    _____ Pequeña protuberancia de la piel que ocurre con mayor frecuencia en el cuello y el pecho.

    _____ No se recomienda quitar uno, ni siquiera un cabello que sale de uno, porque podría irritar o alterar la estructura; solo un médico puede quitarle un cabello.

    _____ La causa un virus y es infecciosa; puede propagarse de una ubicación a otra, particularmente a lo largo de un rasguño en la piel.

    _____ No es contagiosa; se puede tratar pero no curar.

    _____ Lo causan la presión o la fricción repetidas; generalmente se forman en las manos y los pies.

    _____ Es una hipertrofia de las papilas y la epidermis.

52. Identifique los siguientes tipos de hipertrofias.

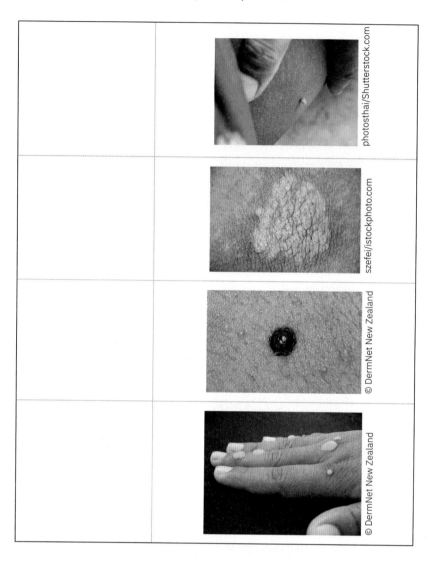

Trastornos de pigmentación

53. Usualmente, los trastornos de pigmentación no tienen cura. Como cosmetólogo, ¿cuáles son las tres cosas que puede hacer para ayudar a un cliente que quizás tenga tal trastorno?

_____

_____

_____

54. ¿Cuál es la diferencia entre la hiperpigmentación y la hipopigmentación?

_____

_____

_____

55. ¿Qué factor interno influye en los trastornos de pigmentación?

_____

_____

_____

RELACIÓN DE CONCEPTOS

56. Las oraciones siguientes incluyen pares de palabras y frases, pero solo uno de los elementos de cada par es correcto. Encierre con un círculo la palabra o la frase correcta de cada par para que la oración resultante sea verdadera y tenga sentido.

Hay seis formas de **hiperpigmentación/hipopigmentación**: cloasma, **vitíligo/lentigos**, **melasma/melanoma**, nevus, manchas y bronceado. De las seis formas, el melasma y **el cloasma/la rosácea** son similares. Lentigos es otro término para referirse a **la máscara del embarazo/las pecas**. Sin embargo, varios factores internos y **genéticos/externos**, como la exposición solar y **los medicamentos/la psoriasis**, pueden causar una pigmentación **irregular/uniforme**, denominada discromía.

PREGUNTAS DE RESPUESTA MÚLTIPLE

57. ¿Qué causa el cloasma?

A) exposición solar continua o envejecimiento

B) genética

C) alergias

D) quemaduras o cicatrices

58. Los lentigos son pequeñas manchas de color amarillo a marrón en la piel expuesta a la luz solar y al aire; en los adultos mayores, se les conoce comúnmente como _____.

A) cloasma

C) manchas hepáticas

B) áreas grises

D) pecas

59. El melasma, también conocido como máscara del embarazo, es un tipo de trastorno de hiperpigmentación _____ que se presenta durante el embarazo o debido al consumo de anticonceptivos.

A) hormonal

C) externo

B) genético

D) interno

60. ¿Dónde ocurre con más frecuencia el melasma en el cuerpo?

A) pies

C) cuello y espalda

B) frente, mejillas, labio superior y barbilla

D) región abdominal

61. ¿Con qué otro nombre se conoce a un nevus?

A) marca de agua

C) marca de nacimiento

B) máscara

D) mancha

62. Un nevus es una malformación de la piel debido a una pigmentación irregular o _____.

A) los capilares dilatados

C) una inflamación de la piel

B) la exposición al sol

D) el uso de ciertos medicamentos

RESPUESTA CORTA

63. Describa el trastorno de hiperpigmentación conocido como mancha.

_____

_____

_____

64. ¿Qué provoca una mancha en la piel?

_____

_____

_____

65. Enumere tres trastornos de hiperpigmentación que se produzcan o se exacerben por la exposición solar.

_____

_____

_____

VERDADERO O FALSO

Indique si las afirmaciones siguientes son verdaderas o falsas. En las afirmaciones falsas, explique el motivo.

66. El vitíligo y el albinismo son algunos ejemplos de leucodermia.

    V   F   _____

67. La hipopigmentación tiene tres formas: el albinismo, la leucodermia y el vitíligo.

    V   F   _____

68. La hipopigmentación es más común que los trastornos de hiperpigmentación.

    V   F   _____

69. El vitíligo es un trastorno de la piel caracterizado por la presencia de manchas anormales claras o blancas (hipopigmentación) causadas por una quemadura, una cicatriz, una inflamación o una enfermedad congénita.

    V   F   _____

70. El albinismo es una enfermedad genética poco común que se caracteriza por la ausencia de pigmento de melanina en el cuerpo, como la piel, el cabello y los ojos.

    V   F   _____

71. Aunque el albinismo se caracteriza por la ausencia de melanina, las personas que la tienen se broncearán de todas formas.

    V   F   _____

72. Relacione el tipo de trastorno de hipopigmentación (albinismo, leucodermia, vitíligo) con su descripción. Cada tipo se utilizará dos veces.

a. leucodermia   b. albinismo   c. vitíligo

_____ La piel envejece tempranamente y es sensible a la luz.

_____ Se caracteriza por presentar parches irregulares claros o blancos.

_____ Se produce por una quemadura, una cicatriz, una inflamación o una enfermedad congénita; por ejemplo: albinismo.

_____ Es una condición genética rara.

_____ Aparece como manchas hipopigmentadas en la piel de un color blanco similar a la leche.

_____ Es parte de una enfermedad autoinmune.

Piel problemática y con acné

RESPUESTA CORTA

73. ¿Qué dos factores causan una predisposición al acné?

_____

_____

_____

74. ¿Cuáles son dos rasgos hereditarios que afectan específicamente la tendencia a desarrollar acné?

_____

_____

_____

75. ¿Cómo influyen específicamente las hormonas en el potencial de tener acné?

_____

_____

_____

76. Describa la hiperqueratosis de retención.

_____

_____

_____

77. ¿Cómo contribuye una sobreproducción de sebo al desarrollo del acné?

_____

_____

_____

PREGUNTAS DE RESPUESTA MÚLTIPLE

78. Las bacterias que causan el acné (*propionibacterium acne* o *P. acnes*) son anaeróbicas. ¿Qué significa *"anaeróbico"*?

   A) saludable (o bueno)

   B) que requiere oxígeno para prosperar

   C) que no pueden vivir en presencia de oxígeno

   D) poco saludable (o malo)

79. ¿Qué sucede cuando los folículos están bloqueados?

   A) El oxígeno no penetra hasta el fondo de los folículos, lo que permite que las bacterias que producen el acné se multipliquen.

   B) El oxígeno no penetra hasta el fondo de los folículos, lo que mata las bacterias que producen el acné.

   C) La luz solar no penetra hasta el fondo de los folículos, lo que permite que las bacterias que producen el acné se multipliquen.

   D) La luz solar no penetra hasta el fondo de los folículos, lo que mata las bacterias que producen el acné.

80. La principal fuente de alimentos para las bacterias del acné son los ácidos grasos, que se obtienen fácilmente de la gran cantidad de _____ en el folículo.

   A) sangre

   B) oxígeno

   C) sebo

   D) serotonina

81. Los siguientes eventos ocurren después de que las bacterias que producen el acné comienzan a multiplicarse en el folículo. Enumérelos del 1 al 8, del primero al último.

_____ La lesión del acné se enrojece.

_____ Las bacterias que producen el acné rompen la pared del folículo.

_____ Se forma una pústula de acné.

_____ Se alerta al sistema inmunitario.

_____ Se forma una pápula de acné.

_____ La sangre fluye hacia la pared rota del folículo.

_____ El folículo se inflama y se hincha.

_____ La sangre (que transporta glóbulos blancos para combatir las bacterias) rodea el folículo y lo engulle.

LO QUE SE DEBE Y NO SE DEBE HACER

82. ¿Cuáles son tres o cuatro cosas que debe y que no debe hacer que compartiría con un cliente que tiene un caso leve de acné?

Cosas que debe hacer:

_____

_____

_____

Cosas que no debe hacer:

_____

_____

_____

Problemas de envejecimiento de la piel

83. ¿Cuáles son los dos tipos de factores que influyen en el envejecimiento de la piel? Describa cada una brevemente.

_____

_____

_____

84. ¿Cuáles son las tres categorías de factores intrínsecos que afectan el envejecimiento de la piel?

_____

_____

_____

COMPLETE LOS ESPACIOS EN BLANCO

85. Use los términos del banco de palabras para completar el siguiente párrafo. Cada palabra se utilizará una sola vez.

Banco de palabras: hormonales, pigmentación, radicales, origen étnico, acumulativos, atrofia, envejecimiento, colágeno, reparar, degenerativos, epidérmica, firmeza

El proceso de _____ determinado genéticamente ocurre de forma natural y se ve afectado por los

efectos _____ de los _____ libres, los cambios _____ y la incapacidad del

cuerpo para _____ perfectamente el daño de la piel. La piel intrínsecamente envejecida muestra

_____ dérmica y _____, un número reducido de fibroblastos y menos producción de

_____, lo que afecta la _____ y la elasticidad. El _____ también influye

en el envejecimiento de la piel, principalmente debido a las diferencias en la pigmentación entre los

diferentes grupos étnicos. Los altos niveles de _____ ayudan a proteger la piel contra los efectos

_____ del fotoenvejecimiento a lo largo de los años.

Marque si las afirmaciones son verdaderas o falsas. En las afirmaciones falsas, explique el motivo.

86. La atracción gravitatoria es el tirón irregular hacia abajo de la piel y el cuerpo.

V   F   _____

87. La atracción gravitatoria es un factor constante de envejecimiento de la piel que afecta a todos.

V   F   _____

88. Cuando la piel se vuelve más elástica, la gravedad hace que las cejas y los párpados se caigan, y crea holgura y volumen debajo de las mejillas y la mandíbula, lo que resulta en mofletes y papada.

V   F   _____

89. Se sabe que la gravedad tiene el poder de alargar los lóbulos de las orejas.

V   F   _____

RESPUESTA CORTA

90. ¿Cuáles son tres ejemplos de cómo las expresiones faciales repetitivas pueden afectar el envejecimiento de la piel?

_____

_____

_____

91. ¿Cuáles son las seis categorías de factores extrínsecos que influyen en el envejecimiento de la piel?

_____

_____

_____

92. Cada fila de la tabla siguiente se relaciona con uno de los seis factores extrínsecos que afectan el envejecimiento de la piel e incluye una descripción de este. Complete la tabla (1) especificando cada factor extrínseco y (2) encontrando y pegando (o dibujando) imágenes para representar un método de prevenir o tratar los efectos de ese factor de envejecimiento extrínseco.

FACTORES EXTRÍNSECOS DE ENVEJECIMIENTO	DESCRIPCIÓN DEL EFECTO DE ENVEJECIMIENTO	PREVENCIÓN O TRATAMIENTO SUGERIDO
	El bronceado y la toma de sol contribuyen de forma significativa tanto al envejecimiento como al cáncer de piel, y los profesionales del cuidado de la piel deberían desaconsejarlos siempre.	
	Daña significativamente la piel y los pulmones. Produce radicales libres, tiene un efecto devastador en el cuerpo y provoca arrugas y piel flácida, en especial, en el rostro y el cuello.	
	Impide que el cuerpo se repare a sí mismo e interfiere en la correcta distribución de la nutrición a la piel y los tejidos del cuerpo.	
	Produce cambios bioquímicos a nivel celular que pueden generar daños en los tejidos, lo que llamamos envejecimiento.	
	Priva a la piel de los nutrientes necesarios para mantenerse, protegerse y repararse.	
	Produce radicales libres, interfiere con el consumo adecuado de oxígeno y afecta a los pulmones y otros órganos internos, además de la piel.	

Daño solar

VERDADERO O FALSO

Indique si las afirmaciones siguientes son verdaderas o falsas. En las afirmaciones falsas, explique el motivo.

93. La luz UV, también conocida como rayos UV, es solo una manera más corta de decir que es una forma de radiación.

   V   F   _____

94. Las fibras de colágeno y elastina de la piel se debilitan naturalmente a medida que envejecemos, pero este debilitamiento ocurre a un ritmo mucho más lento si la piel sin protección se expone solo ocasionalmente a la luz UV.

    V F _____

95. Una quemadura solar solo produce quemaduras de primer grado.

    V F _____

96. De todos los factores extrínsecos de envejecimiento, el sol y su luz ultravioleta (UV) tienen un impacto apenas perceptible en el envejecimiento de la piel.

    V F _____

97. Aproximadamente entre el 80 y el 85 % de los síntomas de envejecimiento de la piel se deben a los efectos acumulativos por los rayos dañinos provenientes del sol.

    V F _____

RESPUESTA CORTA

98. ¿Cuál es el tipo más común de protección solar?

    _____

    _____

    _____

99. ¿Qué significa FPS y qué indica?

    _____

    _____

    _____

100. ¿Cuáles son los cuatro factores que pueden afectar la cantidad de tiempo durante la cual un producto de protección solar ofrece protección?

    _____

    _____

    _____

101. ¿Cuál es un ejemplo de una barrera FPS?

_____

_____

_____

102. ¿Qué dos cosas deben combinarse para crear una protección solar ideal, según la Skin Cancer Foundation?

_____

_____

_____

103. ¿Qué otro nombre reciben los rayos UVA? ¿Y los rayos UVB?

_____

_____

_____

104. ¿Qué dos términos ya no pueden aparecer en las etiquetas de los productos de protección solar? ¿Qué se permite ahora en su lugar?

_____

_____

_____

ESTUDIO DE CASO

105. Piense en algunos de sus atuendos favoritos que use al aire libre en el verano. Haga una lista de cuatro o cinco prendas de vestir (diferentes colores, tipos de tela) y, luego, visite el sitio web de la Skin Cancer Foundation para conocer el UPF (factor de protección ultravioleta) estimado de cada prenda. Según sus hallazgos, escriba unas oraciones para describir qué cambios, si corresponde, podría hacer en su plan de protección solar la próxima vez que salga.

Llene los espacios en blanco para completar cada oración sobre las medidas recomendadas que debe tomar cuando se expondrá al sol.

106. Es importante evitar la exposición prolongada al sol durante las horas pico, normalmente entre _____.

107. Debe aplicarse protector solar al menos _____ antes de la exposición solar para que se absorba y evitar que los productos químicos del protector solar irriten la piel inflamada.

108. Si su piel está expuesta al sol por horas, como en un día de playa, debe _____ durante todo el día como medida de precaución.

ESTUDIO DE CASO

109. Imagine que tiene un cliente que se realiza tratamientos faciales de forma regular. Durante su última cita con usted, el cliente mencionó que está planeando un viaje de senderismo. Usted recomendó que lleve un protector solar de amplio espectro para protegerse de los rayos UV que pueden causar daños en la piel y cáncer, pero a su cliente le preocupa que el protector solar le irrite la piel sensible o que genere una reacción negativa con el sudor mientras camina. Investigue un poco en una farmacia local, en línea o en revistas a fin de identificar tres o cuatro productos de protección solar para su cliente. Tome fotografías de los productos, anote sus características específicas (p. ej., resistente al agua, hidratante, número de FPS, hipoalergénico) y escriba una descripción breve para explicar por qué cada protector solar podría beneficiar la piel sensible y el estilo de vida activo de su cliente.

Cáncer de piel

RESPUESTA CORTA

110. ¿Cuál es una de las formas más comunes de cáncer que los cosmetólogos deberían poder reconocer?

_____

_____

_____

111. Etiquete cada una de las imágenes siguientes. Luego, una el tipo de enfermedad o cáncer de piel con la imagen correcta. Algunos tipos se pueden usar más de una vez.

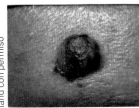
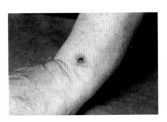
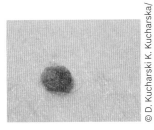
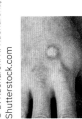

_____   _____   _____   _____

_____ Es más grave que el carcinoma basocelular; se caracteriza por la presencia de pápulas o nódulos rojos o rosados escamosos. También aparece como heridas abiertas o áreas con costras.

_____ Es 100 % letal si no recibe tratamiento.

_____ Se caracteriza por presentar nódulos suaves o nacarados.

_____ Es un pequeño punto o mancha en la piel, cuyo color varía del bronceado pálido al café o al negro azulado.

_____ Puede diseminarse de forma rápida a otras áreas del cuerpo.

_____ Es el tipo de cáncer de piel menos frecuente, pero el más peligroso. Se caracteriza por parches de color negro o café oscuro en la piel que pueden tener una textura irregular, elevada o de aspecto dentado.

_____ Las tasas de supervivencia dependen del estadio en el momento del diagnóstico.

_____ El cáncer de piel más común y menos grave.

_____ No es un tipo de cáncer.

_____ La detección y el tratamiento tempranos pueden lograr un valor de tasa de supervivencia de 5 años del 99 %, pero disminuye de forma drástica (66 %) si llega a afectar a los ganglios linfáticos.

_____ Tiene una tasa libre de recurrencia del 85 al 95 % con diagnóstico y tratamiento tempranos.

_____ Se caracteriza por parches de color negro o marrón oscuro en la piel que pueden tener una textura irregular, elevada o de aspecto dentado.

112. Complete los párrafos siguientes con palabras del banco de palabras. Algunas palabras se pueden usar más de una vez.

> **Banco de palabras:** cuero cabelludo, única, manos, piel, nueva, cambios, evitar, escamosas, melanomas, orejas, temprano, oscuras, imprevisto, cuello

El cáncer de _____ se puede _____ y es posible detectarlo _____ si sabe lo que debe observar. Debido a su capacidad para ver el _____, las _____ y el _____, los cosmetólogos están en una posición _____ para ayudar a los clientes a detectar el cáncer _____. Preste atención a lo siguiente cuando atienda a sus clientes:

- Cualquier lesión inusual en la piel o en el cuero cabelludo, o _____ en el color, el tamaño o la forma de una lesión o lunar existentes

- Manchas _____ de forma irregular (_____) en el _____ y las _____, a menudo detectadas por primera vez por cosmetólogos

- Una lesión o decoloración _____ en la piel o el cuero cabelludo

- Quejas por parte del cliente sobre heridas que no sanan o de sangrado _____ de la piel

- Áreas _____ recurrentes que pueden ser ásperas al tacto, en especial en áreas expuestas al sol como el rostro, los brazos o las _____

RESPUESTA CORTA

113. ¿Cuáles son dos razones por las que el cáncer de piel es una de las causas más comunes de muerte relacionadas con el cáncer, particularmente en los jóvenes?

_____

_____

_____

114. ¿Cuáles son los tres tipos de cáncer de piel?

_____

_____

_____

115. ¿Qué deben hacer los cosmetólogos cuando ven signos de cáncer de piel potencial en un cliente, incluso en uno que es joven o goza de buena salud? ¿Qué actitud debería motivar al cosmetólogo a hablar con el cliente?

_____

_____

_____

DRAMATIZACIÓN

116. Tiene un cliente joven y físicamente activo que llega a su cita habitual de peluquería. En las últimas citas, notó que el cliente tiene varias manchas marrones en las orejas. Aunque las manchas son tenues en la piel oscura, hoy nota que no son de color parejo. Se las menciona, ya que la detección temprana del cáncer de piel es clave. El cliente no parece preocupado. ¿Qué puede recomendarle al cliente para convencerlo de que se tome las manchas en serio? Anote lo que le diría al cliente y busque un compañero en la clase para dramatizar una situación sobre el cáncer de piel, turnándose como el cliente y el cosmetólogo. ¿Qué técnicas persuasivas y hechos utilizó? ¿Qué aprendió de su compañero? Para que le sea más fácil tener esta conversación con un cliente en el futuro, asegúrese de anotar lo que funciona.

RELACIÓN DE CONCEPTOS

117. Identifique y una la regla mnemotécnica ABCDE de detección del melanoma con su descripción.

a. Bordes irregulares
b. Asimetría
c. Diámetro
d. Color
e. Evolución

_____ El lunar puede tener tonos de color bronceado, marrón o negro y, a veces, incluso parches de color rojo, azul o blanco.

_____ Una de las mitades del lunar no coincide con la otra.

_____ El lunar cambia. Puede oscurecerse o presentar variaciones de color y cambios en la forma o crecimiento; puede picar o doler.

_____ El lunar es dentado o irregular en los bordes.

_____ El lunar tiene más de 0,5 cm (0,25 in) de ancho (aunque los médicos ahora encuentran melanomas de menor tamaño).

Dermatitis de contacto

118. ¿Cuál es el trastorno de la piel relacionado con el trabajo más común entre los profesionales de la cosmetología? ¿Qué lo causa?

_____

_____

_____

119. ¿Cuáles son los dos tipos de dermatitis de contacto?

_____

_____

_____

VERDADERO O FALSO

Marque si las afirmaciones son verdaderas o falsas. En las afirmaciones falsas, explique el motivo.

120. Una vez que se establece la alergia a un producto, la persona afectada por la alergia (cosmetólogo o cliente) debe dejar de usar ese producto en particular hasta que desaparezcan los síntomas alérgicos. En los casos graves o crónicos, las personas afectadas deben consultar a un dermatólogo para realizarse pruebas de alergia.

    V   F   _____

121. El agua, los monómeros líquidos, la coloración y las soluciones para textura química son causas comunes de reacciones alérgicas debido a las exposiciones reiteradas.

    V   F   _____

122. La sensibilización es una reacción alérgica que aparece tras la exposición repetida a un producto o a una sustancia química.

    V   F   _____

123. La dermatitis de contacto alérgica (ACD) se produce cuando una persona presenta una alergia a un componente o a una sustancia química; suele producirse por un contacto único de la piel con la sustancia química.

    V   F   _____

124. Los lugares comunes para la dermatitis de contacto alérgica incluyen los dedos, las palmas y el dorso de las manos, el cuero cabelludo y su contorno, la frente y la línea del cuello, pero rara vez se ve en la cara y las mejillas.

V   F   _____

RESPUESTA CORTA

125. ¿Qué es la dermatitis de contacto irritante (ICD)? ¿En qué se diferencia de la dermatitis de contacto alérgica (ACD)?

_____

_____

_____

126. ¿Qué tipos de productos tienen el potencial de causar la dermatitis de contacto irritante?

_____

_____

_____

127. Describa los síntomas de la dermatitis de contacto.

_____

_____

_____

PREGUNTAS DE RESPUESTA MÚLTIPLE

128. La mejor forma de evitar ambos tipos de dermatitis de contacto profesional es usar guantes o _____ cuando se trabaja con sustancias químicas irritantes.

A) un traje de protección contra materiales peligrosos

B) implementos

C) mitones

D) una máscara protectora para el rostro

129. ¿Quién tiene más probabilidades de contraer dermatitis de contacto a través de productos exfoliantes y agentes secantes?

A) especialistas en el cuidado de uñas

B) cosmetólogos

C) esteticistas

D) Nadie, ya que los químicos de esos productos no causarán dermatitis de contacto.

130. ¿Quién tiene más probabilidades de contraer dermatitis de contacto por productos químicos como tintes de coloración, alisadores y soluciones para ondulación permanente?

A) especialistas en el cuidado de uñas

B) cosmetólogos

C) esteticistas

D) Nadie, ya que los químicos de esos productos no causarán dermatitis de contacto.

131. ¿Quién tiene más probabilidades de contraer dermatitis de contacto por productos como monómeros líquidos y polímeros en polvo?

A) especialistas en el cuidado de uñas

B) cosmetólogos

C) esteticistas

D) Nadie, ya que los químicos de esos productos no causarán dermatitis de contacto.

132. Aunque lavarse las manos es importante para prevenir la propagación de enfermedades, puede secar las manos y agrietar la piel, lo que permite la penetración de sustancias químicas irritantes y provoca una mayor irritación. ¿Cuál es una forma de equilibrar el lavado de manos con la necesidad de mantenerlas en buenas condiciones?

A) limitar el lavado de manos entre clientes

B) usar agua fría cuando se lava las manos

C) aplicar cremas protectoras para las manos después

D) remojar las manos en sales de Epsom una vez al día

133. ¿Cuál es una posible consecuencia de no mantener los mangos de los cepillos, los recipientes y las superficies de las mesas limpios y libres de productos, polvo y residuos?

A) El manejo repetido de dichos artículos en esa condición podría dar como resultado la suspensión de su licencia de cosmetología.

B) Si manipula de forma repetida estos artículos, se sobreexpondrá a ellos y presentará reacciones en la piel que, en algunos casos, podrían poner fin a su carrera en el ámbito de la belleza.

C) Es poco probable que manipule artículos sucios con mucha frecuencia, por lo que no es un motivo de preocupación.

D) Simplemente use guantes todo el tiempo y todo permanecerá limpio y sin polvo.

CONOCIMIENTOS Y LOGROS ACADÉMICOS

En el espacio siguiente, escriba notas sobre los puntos claves que aprendió en este capítulo. Comparta sus conocimientos con sus compañeros de clase y pregúnteles si sus notas les parecen útiles. Si es necesario, revise sus apuntes de clase tomando las ideas de sus compañeros que le parezcan buenas.

Conocimientos básicos:

_____

_____

_____

_____

_____

_____

_____

_____

Anote, por lo menos, tres cosas que haya aprendido desde que decidió ingresar a la escuela.

Logros académicos:

_____

_____

_____

_____

_____

_____

_____

_____

1. El órgano más grande del cuerpo es _____.

   A) el corazón

   B) la piel

   C) el hígado

   D) el cerebro

2. ¿Cuál de los siguientes enunciados sobre la piel es verdadero?

   A) Es la última defensa contra las agresiones ambientales.

   B) Es el órgano más pequeño del cuerpo.

   C) Protege el cuerpo contra organismos nocivos.

   D) Rara vez fomenta el control de la temperatura corporal.

3. Los cosmetólogos deben conocer muy bien los trastornos y las enfermedades de la piel porque _____.

   A) los trastornos y las infecciones de la piel siempre presentan situaciones de riesgo para la vida y necesitan mucha atención.

   B) los cosmetólogos deben dedicar toda su jornada laboral a servicios de cuidado de la piel y no a los servicios de cuidado del cabello.

   C) se necesita un conocimiento completo de la piel y de los posibles trastornos a la hora de recomendar a los clientes los preparados adecuados para el cuidado de la piel.

   D) se necesita conocer la estructura de la piel y los problemas cutáneos más frecuentes a la hora de prestar servicios de cuidado de la piel.

4. Identifique un enunciado verdadero sobre la práctica de la cosmetología en el contexto del estudio de las afecciones, los trastornos y las enfermedades de la piel.

   A) Los cosmetólogos deben evitar derivar a un cliente a un proveedor de atención médica si no están seguros de la gravedad de la afección cutánea del cliente.

   B) Los cosmetólogos deben elegir entre los servicios de cuidado del cabello y de la piel como centro de su práctica.

   C) Para gestionar una práctica segura, es imprescindible reconocer el momento en que los servicios de salón pueden realizarse con seguridad y en que la afección de la piel debe derivarse a un proveedor de atención médica.

   D) Rara vez se necesita un conocimiento exhaustivo de la piel y los posibles trastornos a la hora de recomendar a los clientes los preparados adecuados para el cuidado de la piel.

5. Las alteraciones estructurales de los tejidos debidas a lesiones o daños se conocen como _____.

   A) lunares

   B) milia

   C) comedones

   D) lesiones

continuación

6. Las lesiones que se encuentran en las fases iniciales de desarrollo o cambio se denominan
_____.

   A) lesiones secundarias

   B) lesiones primarias

   C) lesiones vasculares

   D) lesiones terciarias

7. ¿Cuál de los siguientes es un ejemplo de lesión primaria?

   A) una fisura

   B) una úlcera

   C) una costra

   D) una roncha

8. La reparación posoperatoria es un ejemplo de lesiones secundarias llamadas _____.

   A) máculas

   B) costras

   C) cicatrices

   D) escamas

9. Un comedón cerrado _____.

   A) también se conoce como punto negro

   B) es una protuberancia justo debajo de la superficie de la piel que aparece cuando el folículo no se expone al ambiente

   C) es un folículo piloso lleno de queratina y sebo

   D) suele ser de color marrón y aparece con mayor frecuencia en la zona T, que es el centro del rostro

10. Identifique una característica del trastorno de la piel llamado milia.

    A) En términos médicos, se los conoce como acné vulgar o acné simple.

    B) Son lesiones grandes, sobresalientes, en forma de bolsa y llenas de queratina.

    C) Aparecen cuando las escamas de la piel quedan atrapadas en pequeñas bolsas cerca de la superficie de la piel.

    D) Suelen aparecer en las cejas, la barba, el cuero cabelludo, el contorno del cuero cabelludo y los lados de la nariz.

continuación

11. _____ es una afección crónica que aparece principalmente en las mejillas y la nariz, y se caracteriza por el rubor (enrojecimiento); en algunos casos, los síntomas pueden evolucionar a brotes de tipo pustuloso que pueden parecer acné.

A) La milia

B) La anhidrosis

C) La telangiectasia

D) La rosácea

12. Identifique un enunciado correcto sobre la dermatitis seborreica.

A) Suele caracterizarse por el enrojecimiento, la descamación seca o grasa, la caspa persistente, la formación de costras o la picazón.

B) Produce una piel roja y escamosa que aparece detrás de las orejas y en los codos y las rodillas.

C) Con el fin de curarla, se pueden aplicar productos grasos para el cuidado de la piel.

D) Es extremadamente contagiosa.

13. ¿Cuál de los siguientes es un término generalizado para cualquier enfermedad inflamatoria de la piel?

A) anhidrosis

B) rosácea

C) dermatitis

D) milia

14. ¿Cuál de las siguientes es una característica del eccema?

A) Se caracteriza por lesiones exudativas.

B) Es extremadamente contagiosa.

C) Se trata de una infección ocular que puede deberse a un virus o una bacteria.

D) Implica una inflamación de moderada a grave, descamación y, en ocasiones, picazón intenso.

15. La conjuntivitis _____.

A) es una infección cutánea bacteriana y contagiosa caracterizada por lesiones exudativas

B) se caracteriza por la erupción de una sola vesícula o un grupo de vesículas sobre una base roja o inflamada

C) es una infección ocular que puede deberse a un virus o una bacteria

D) se caracteriza por una inflamación de moderada a grave, descamación y, en ocasiones, picazón intensa

continuación

16. Identifique una característica de la psoriasis.

    A) Es extremadamente contagiosa.

    B) Por lo general, se puede curar.

    C) Suele aparecer en el cuero cabelludo, las rodillas, el pecho, los codos y la zona lumbar.

    D) Se trata de un queratoma debido a la presión o la fricción repetida en cualquier parte de la piel.

17. La verruga, o lesión rugosa, es _____.

    A) el engrosamiento de la piel que se forma en las zonas de presión del pie

    B) una pequeña mancha o imperfección en la piel

    C) una enfermedad debida a la bacteria *estafilocócica*

    D) la hipertrofia de las papilas y la epidermis

18. _____, una enfermedad hereditaria de la piel, causa manchas y puntos hipopigmentados en la piel que suelen tener un aspecto blanco similar a la leche.

    A) El queratoma

    B) La psoriasis

    C) El impétigo

    D) El vitíligo

19. Los fundamentos del tratamiento del acné leve implican el uso de _____.

    A) productos de maquillaje y cuidado de la piel que son comedogénicos

    B) productos para el cuidado de la piel sin peróxido de benzoilo

    C) limpiadores faciales intensos que eliminan la grasa de la piel

    D) tratamientos exfoliantes suaves que eliminan con suavidad las células muertas de la piel

20. ¿Cuál de los siguientes enunciados sobre los factores extrínsecos que influyen en el envejecimiento de la piel es verdadero?

    A) El consumo de tabaco reduce la cantidad de radicales libres, que son moléculas inestables que provocan el envejecimiento bioquímico.

    B) Los factores extrínsecos son factores de envejecimiento de la piel que no se pueden controlar.

    C) Los profesionales del cuidado de la piel siempre deben desaconsejar el bronceado y la toma de sol, que contribuyen significativamente al cáncer de piel y al envejecimiento.

    D) El alcohol facilita la distribución de la nutrición en la piel y los tejidos del cuerpo.

21. Para reducir los daños del sol en la piel, _____.

    A) use camisas de algodón que ofrezcan un factor de protección ultravioleta (UPF) inferior a 7

    B) evite el uso de protectores solares con etiqueta de *amplio espectro*

    C) use solo protectores solares con etiqueta *a prueba de agua* o *de sudor*

    D) aplíquese protector solar en el cuerpo y use ropa protectora

22. Identifique un enunciado verdadero sobre el carcinoma espinocelular.

    A) Es menos grave que el carcinoma basocelular.

    B) Es la forma más peligrosa de cáncer de piel.

    C) Se caracteriza por la aparición de manchas negras y desiguales en la piel.

    D) Se caracteriza por la aparición de pápulas o nódulos escamosos de color rojo o rosa.

23. Recomiéndele al cliente que consulte a un dermatólogo para que le haga un diagnóstico y lo trate cuando observe que tiene _____.

    A) llagas que se curan con rapidez sin ningún tratamiento

    B) zonas escamosas recurrentes que pueden ser ásperas al tacto

    C) lentigos

    D) un nevus

24. Según la Sociedad Estadounidense del Cáncer, los profesionales deben utilizar la lista de comprobación del cáncer ABCDE para detectar signos de cambio en un lunar existente. ¿Cuál de los siguientes es un signo incluido en esta lista de comprobación?

    A) Una de las mitades del lunar coincide con la otra.

    B) El color del lunar es el mismo en todas partes.

    C) Los bordes del lunar son irregulares o mellados.

    D) El ancho del lunar es superior a 2,5 cm (0,1 in).

25. Para evitar la dermatitis de contacto, _____.

    A) utilice de forma repetida envases con productos en su interior con el fin de crear sensibilización

    B) no se humecte las manos con frecuencia

    C) lávese las manos con frecuencia sin utilizar cremas para las manos después del lavado

    D) use implementos o guantes cuando tenga que trabajar con productos químicos irritantes

¡finalizado!

Cap. 05: Estructura y crecimiento de las uñas

¿Por qué estudiar la estructura y el crecimiento de las uñas?

RESPUESTA CORTA

1. ¿Qué puede indicar la apariencia de las uñas de un cliente?

   _____

   _____

   _____

2. ¿Cuál es el objetivo general de todos los servicios de cuidado de las uñas?

   _____

   _____

   _____

3. ¿Cuáles son los tres motivos por los que los cosmetólogos deben estudiar y comprender bien la estructura y el crecimiento de las uñas?

_____

_____

_____

La unidad de la uña natural

VERDADERO O FALSO

Marque si las afirmaciones son verdaderas o falsas. En las afirmaciones falsas, explique el motivo.

4. Una uña normal y sana es firme, flexible y de color ligeramente rosado. La superficie es generalmente es lisa, sin manchas, divisiones ni surcos profundos.

   V   F   _____

5. Una uña no saludable es translúcida, y se ve el color rosado o beige del lecho ungueal.

   V   F   _____

6. El nombre técnico de la uña natural es granito.

   V   F   _____

7. La uña natural está compuesta principalmente por queratina, la proteína fibrosa que se encuentra en la piel y el cabello.

   V   F   _____

8. La queratina de las uñas naturales es menos duradera que la queratina del cabello y la piel.

   V   F   _____

9. La unidad de la uña natural incluye todas las partes del dedo desde la punta hasta la muñeca.

   V   F   _____

10. Describa con sus propias palabras las características de una uña natural sana.

_____

_____

_____

Estructuras de la uña

RESPUESTA CORTA

11. Enumere las nueve partes principales de la unidad de la uña natural.

_____

_____

_____

12. ¿Qué partes de la unidad de la uña natural forman el perioniquio?

_____

_____

_____

RELACIÓN DE CONCEPTOS

13. Relacione los términos del banco de palabras con su descripción. Algunas palabras se pueden usar más de una vez.

Banco de palabras: contornos de la uña, lámina ungueal, contorno lateral de la uña

_____ Pliegues de la piel que rodean la lámina ungueal

_____ También conocido como borde lateral

_____ La uña en sí misma

_____ Pliegue de la piel que se superpone al costado de la uña

_____ Forma los surcos en los costados de la uña

14. Haga un dibujo simple de un dedo de la mano o del pie e incluya la uña. Etiquete el hiponiquio, el paroniquio (contornos laterales de la uña) y los surcos de la uña.

PREGUNTAS DE RESPUESTA MÚLTIPLE

15. ¿Qué es el PNF, el colgajo de piel que se extiende desde el borde visible de la lámina ungueal hasta la primera articulación del dedo de la mano o del pie?

    A) un contorno parcial nuevo

    B) la base proximal de la uña

    C) el pliegue ungueal proximal

    D) el contorno principal más cercano

16. ¿Qué área cubre el PNF?

    A) la matriz

    B) la queratina

    C) la cuadrícula

    D) el escudo

17. El tejido del PNF se pliega debajo de sí mismo para crear un colgajo _____ que cubre y protege la matriz, una zona sensible.

    A) de tejido

    B) queratinizado

    C) elástico

    D) delgado

18. La matriz ungueal existe en el tejido ungueal proximal queratinizado; aquí es donde las células proliferan y se queratinizan para formar _____.

    A) los surcos de la uña

    B) los bordes laterales

    C) la lámina ungueal

    D) el lecho ungueal

19. Haga un boceto simple de un dedo de la mano o del pie e incluya la uña. En su dibujo, indique dónde está el PNF en relación con la matriz.

COMPLETE LOS ESPACIOS EN BLANCO

20. Complete las tres secciones siguientes según el banco de palabras. Algunas palabras se pueden usar más de una vez.

    Banco de palabras: lecho, matriz, punta, crece, ungueal, 100, queratina, libre, visible, unidad

    a. La lámina _____ es la _____ endurecida que se apoya sobre el _____ ungueal. Las

    células de la _____ crean las células de la lámina ungueal. Esta es la parte más _____

    y funcional de la _____ de la uña natural.

    b. A pesar de que la lámina ungueal parece una pieza sólida, en realidad, está formada por

    aproximadamente _____ capas de células de la uña. En la medida que _____, la lámina

    ungueal se desliza lentamente a través del _____ ungueal.

    c. El borde _____ es la parte de la lámina ungueal que se extiende sobre la _____ de los

    dedos de las manos o los pies.

RESPUESTA CORTA

21. La lámina ungueal es relativamente porosa al agua. ¿Qué quiere decir eso?

    _____

    _____

    _____

22. Aunque una uña sana puede parecer seca y dura, ¿cuánta agua contiene aproximadamente?

_____

_____

_____

23. Describa cómo el agua y la humedad del ambiente pueden afectar la uña.

_____

_____

_____

24. ¿Cuáles son dos formas en que un cosmetólogo puede ayudar a sus clientes a controlar el contenido de agua de las uñas?

_____

_____

_____

25. ¿Qué causa que el área debajo de la lámina ungueal tenga un color rosado? ¿En qué parte de la lámina ungueal se puede ver el color rosado?

_____

_____

_____

26. Como parte de piel viva en la estructura de la uña, ¿cuál es el papel del lecho ungueal?

_____

_____

_____

27. ¿Cuál es el nombre de la fina capa de tejido que ayuda a guiar la lámina ungueal a lo largo del lecho ungueal a medida que crece?

_____

_____

_____

28. Describa las características físicas del lecho ungueal en relación con la lámina ungueal.

_____

_____

_____

29. ¿El esmalte para uñas se aplica en la lámina ungueal o en el lecho?

_____

_____

_____

PREGUNTAS DE RESPUESTA MÚLTIPLE

30. ¿Cuál es el término para lo que hacen las células de la matriz a fin de especializarse, de modo que puedan realizar tareas específicas y, en última instancia, queratinizarse para formar la lámina ungueal?

A) diferenciarse

C) dividirse

B) reproducirse

D) duplicarse

31. ¿Cuál es el papel de los nervios, la linfa y los vasos sanguíneos del área de la matriz?

A) controlar el ritmo de formación de la lámina ungueal

B) nutrir las células de la matriz para que se mantengan saludables

C) brindar apoyo al lecho ungueal

D) ayudar a eliminar el exceso de células de la matriz o las deformadas

32. ¿Cuál es el término para la parte visible de color claro de la matriz que se extiende desde debajo de la piel viva hasta la base de la lámina ungueal?

   A) úvula

   B) punta lunar

   C) lúnula

   D) el puente

33. Si un cliente tuvo una lesión en la matriz, ¿cómo afectará las uñas?

   A) retraso en el crecimiento del lecho ungueal

   B) ningún efecto porque la lámina de la uña está queratinizada

   C) moretón amarillento en la lúnula

   D) un borde libre dañado

RESPUESTA CORTA

34. ¿Cuál es la función fundamental de la cutícula?

   _____

   _____

   _____

35. Describa la apariencia física de la cutícula y dónde se origina.

   _____

   _____

   _____

36. ¿Cómo forma la cutícula el sello entre el PNF y la lámina ungueal?

   _____

   _____

   _____

37. ¿Cuál es la diferencia entre los productos para la cutícula que se comercializan para los consumidores y los que están destinados a los cosmetólogos profesionales?

_____

_____

_____

VERDADERO O FALSO

Indique si estas afirmaciones son verdaderas o falsas. En las afirmaciones falsas, explique el motivo.

38. El eponiquio es la piel muerta debajo del PNF que se encuentra en la base de la lámina ungueal y que cubre la zona de la matriz; la cutícula es el tejido vivo adherido a la lámina ungueal.

    V   F   _____

39. El eponiquio es una sección delgada de tejido que se encuentra en la parte inferior del PNF. Tiene un grosor aproximado de 0,1 a 0,15 mm (de 0,004 a 0,006 in).

    V   F   _____

40. Solo dos capas de células troncales forman el eponiquio.

    V   F   _____

41. El eponiquio se extiende desde el borde anterior del pliegue ungueal proximal y se detiene en la matriz ungueal.

    V   F   _____

42. El PNF es la sección de piel sobre el eponiquio que cubre la matriz de la uña y la lámina ungueal.

    V   F   _____

43. Los cosmetólogos pueden empujar suavemente hacia atrás el PNF y, además, pueden cortar o recortar tejido vivo, incluido el PNF, incluso si esta piel parece seca y endurecida. Cortar cualquier parte del PNF o piel viva está dentro del ámbito de los servicios del cuidado de las uñas en la cosmetología.

    V   F   _____

44. Haga un dibujo de cerca de un dedo de la mano o del pie e incluya la lámina ungueal. En su dibujo, indique dónde está el eponiquio en relación con el área de la matriz, la cutícula y la lámina ungueal.

45. Enumere dos o tres preguntas que puede hacerse para determinar la diferencia entre la cutícula y el eponiquio de un cliente.

_____

_____

_____

46. Describa el hiponiquio e indique dónde se encuentra.

_____

_____

_____

47. ¿Por qué es especialmente importante tratar el hiponiquio con cuidado cuando se realizan servicios de cuidado de las uñas en clientes?

_____

_____

_____

DIBUJAR

48. Haga un dibujo simple del dedo de la mano y la uña, e indique dónde se encuentra el hiponiquio. (*Consejo:* Puede dibujarlo de manera que el espectador vea el dedo y la uña desde el costado, no desde arriba).

RESPUESTA CORTA

49. ¿Qué es un ligamento?

_____

_____

_____

50. ¿Qué dos partes de la estructura de la uña están conectadas al hueso subyacente por los ligamentos especializados?

_____

_____

_____

51. ¿Dónde se ubican los ligamentos especializados en la estructura de la uña?

_____

_____

_____

52. Use la siguiente lista de palabras para etiquetar las partes de la unidad de la uña natural.

Lúnula

Lámina ungueal (se usa dos veces)

Borde libre

Hiponiquio (se usa dos veces)

Lecho ungueal (se usa dos veces)

Matriz (se usa dos veces)

Eponiquio

PNF

Cutícula real

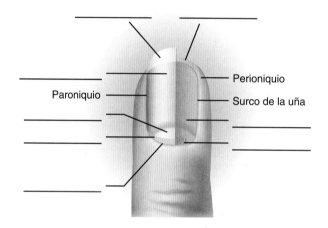

Paroniquio

Perioniquio

Surco de la uña

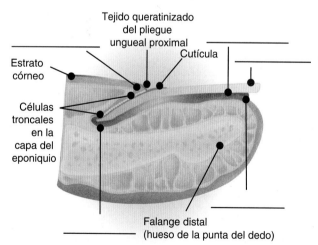

Tejido queratinizado del pliegue ungueal proximal

Cutícula

Estrato córneo

Células troncales en la capa del eponiquio

Falange distal (hueso de la punta del dedo)

Crecimiento de la uña

Complete las siguientes oraciones.

53. El crecimiento de la lámina ungueal se ve afectado por la _____, el ejercicio y la salud en general.

54. Una lámina ungueal sana crecerá en varias formas, según la _____ de la matriz.

55. El largo de la matriz determina el _____ de la lámina. Por ejemplo, una matriz más larga produce una lámina ungueal _____.

56. Una matriz muy _____ crea un borde _____ muy curvado.

57. Nada puede hacer que la lámina ungueal sea _____; esto requeriría que la matriz también fuera _____.

RESPUESTA CORTA

58. ¿Qué uña de los dedos de la mano crece más rápido? ¿Cuál crece más lento?

_____

_____

_____

59. ¿En qué época del año crece más rápido la lámina ungueal? ¿Y más lento?

_____

_____

_____

60. ¿Qué sucede con las tasas de crecimiento de las uñas en las personas mayores?

_____

_____

_____

61. ¿En qué se diferencia el crecimiento de las láminas ungueales de los pies del crecimiento de las láminas ungueales de las manos?

_____

_____

_____

62. ¿Cuál es la tasa promedio mensual de crecimiento de la lámina ungueal en adultos normales?

_____

_____

_____

63. ¿Cómo afecta el embarazo el crecimiento de las uñas? ¿Qué papel juegan las vitaminas prenatales?

_____

_____

_____

PREGUNTAS DE RESPUESTA MÚLTIPLE

64. ¿Qué puede hacer que cambie la forma o el grosor de la lámina ungueal?

A) daño o infección de la matriz

B) sobreexposición a la luz solar

C) la época del año

D) una lúnula debilitada

65. ¿Cuánto tiempo tarda normalmente en reemplazarse completamente la lámina ungueal de un dedo de la mano?

A) 2 a 3 meses

B) 4 a 6 semanas

C) 4 a 6 meses

D) 9 a 12 meses

66. ¿Cuánto tiempo tarda normalmente en reemplazarse completamente la lámina ungueal de un dedo del pie?

A) 2 a 3 meses

B) 4 a 6 semanas

C) 4 a 6 meses

D) 9 a 12 meses

67. Si las células de las uñas se producen con mayor rapidez, la lámina crecerá más _____.
La inversa también es válida.

A) pareja

C) rápidamente

B) despareja

D) lentamente

68. ¿Qué sucede si una pequeña parte de la matriz deja de producir células nuevas?

A) La lámina ungueal se vuelve más delgada y desarrolla un surco estrecho.

B) La lámina ungueal se vuelve más gruesa y desarrolla un surco estrecho.

C) La lámina ungueal se vuelve más delgada y desarrolla un color amarillento.

D) La lúnula desaparece.

RELACIÓN DE CONCEPTOS

69. Agregue el número correcto a la tabla para relacionar los términos siguientes con su definición.

_____ Cutícula	1.	El tejido muerto e incoloro que está unido a la lámina ungueal
_____ Hiponiquio	2.	La piel viva que se encuentra en la base de la lámina ungueal y que cubre el área de la matriz
_____ Surcos de la uña	3.	La parte más visible y funcional de la uña
_____ Lúnula	4.	Donde se forman las células de la lámina ungueal
_____ Contorno de las uñas	5.	Una banda resistente de tejido fibroso que conecta huesos o sostiene un órgano en su lugar
_____ Borde libre	6.	El color más suave muestra el verdadero color de la matriz
_____ Malformación de la uña	7.	Cortes o hendiduras en cada borde de la uña, sobre los cuales la uña se mueve a medida que crece
_____ Eponiquio	8.	Una capa fina de tejido que une la lámina ungueal y el lecho ungueal
_____ Matriz	9.	Piel normal que rodea la lámina ungueal
_____ Lecho ungueal	10.	La parte de la lámina ungueal que se extiende sobre la punta de los dedos de la mano
_____ Ligamento	11.	La parte de piel viva sobre la que se apoya la lámina ungueal
_____ Lámina ungueal	12.	La capa de piel levemente endurecida que yace debajo del borde libre de la lámina ungueal
_____ Epitelio base	13.	Cuando la uña tiene una forma anormal

CONOCIMIENTOS Y LOGROS ACADÉMICOS

En el espacio siguiente, escriba notas sobre los puntos claves que aprendió en este capítulo. Comparta sus conocimientos con sus compañeros de clase y pregúnteles si sus notas les parecen útiles. Si es necesario, revise sus apuntes de clase tomando las ideas de sus compañeros que le parezcan buenas.

Conocimientos básicos:

_____

_____

_____

_____

_____

_____

_____

_____

Anote, por lo menos, tres cosas que haya aprendido desde que decidió ingresar a la escuela.

Logros académicos:

_____

_____

_____

_____

_____

_____

_____

_____

1. Los cosmetólogos deben conocer muy bien la estructura y el crecimiento de las uñas porque
_____.

   A) son médicos especializados en una rama médica de la ciencia que implica el estudio de las uñas y su estructura

   B) deben poder diferenciar entre la cutícula de la uña y el eponiquio antes de prestar los servicios de uñas

   C) deben informar a los clientes qué partes de las uñas se afectarán como resultado de los servicios del cuidado de las uñas que se les ofrecen

   D) los ayudará a diagnosticar enfermedades de las uñas y recetar medicamentos y brindar tratamiento para tratarlas

2. Identifique un motivo por el que los cosmetólogos deben conocer la estructura y el crecimiento de las uñas.

   A) Comprender la estructura de las uñas ayuda a los cosmetólogos a diagnosticar y tratar las enfermedades poco frecuentes de las uñas.

   B) Los cosmetólogos se encargan de impartir los aspectos biológicos de la estructura de la uña al personal.

   C) Comprender la estructura y los ciclos de crecimiento de las uñas naturales preparará a los cosmetólogos para brindar servicios más avanzados de cuidado de las uñas.

   D) La cosmetología es la rama de la medicina que se ocupa de la unidad de la uña natural y sus partes principales.

3. La unidad de la uña natural incluye _____.

   A) todas las partes del dedo desde la punta hasta el segundo nudillo

   B) todas las partes del dedo desde la punta hasta el primer nudillo

   C) la lámina ungueal y el lecho ungueal, pero sin la cutícula

   D) solo la punta del dedo

4. En términos técnicos, la uña natural se llama_____.

   A) el hiponiquio

   B) cutícula

   C) lúnula

   D) lámina córnea

5. La unidad de la uña natural se compone principalmente de _____, que es la proteína en forma de fibra que se encuentra en la piel y el cabello.

   A) colágeno

   B) elastina

   C) melanina

   D) queratina

continuación

CAPÍTULO 05: ESTRUCTURA Y CRECIMIENTO DE LAS UÑAS

6. Identifique una característica de una uña sana.

   A) Es suave pero inflexible.

   B) Tiene un contenido de agua del 50 % al 75 %.

   C) Por lo general, su superficie tiene manchas y surcos profundos.

   D) Es translúcida, y se ve el color beige o rosado del lecho ungueal a través de ella.

7. El lecho ungueal, el pliegue ungueal, el eponiquio, el paroniquio y el hiponiquio se denominan colectivamente _____.

   A) cutícula   C) perioniquio

   B) epitelio base   D) lúnula

8. El _____ es todo el colgajo de piel que cubre la matriz, desde el borde visible de la lámina ungueal hasta la primera articulación del dedo de la mano o del pie.

   A) pliegue ungueal proximal (PNF) C) perioniquio

   B) epitelio base   D) contorno lateral de la uña

9. _____ es la sección de piel viva sobre la que se apoya la lámina ungueal cuando se extiende hacia el borde libre.

   A) La cutícula   C) La matriz ungueal

   B) El eponiquio   D) El lecho ungueal

10. ¿Cuál de los siguientes enunciados sobre la lámina ungueal es verdadero?

    A) Es la placa de queratina endurecida que se apoya sobre el lecho ungueal.

    B) Es la parte menos visible y funcional de la unidad de la uña.

    C) Se compone de melanocitos.

    D) Es resistente al agua.

11. _____ es una parte de la uña natural que contiene nervios, vasos sanguíneos y linfa para nutrir las células que se diferencian y se queratinizan para formar la lámina ungueal.

    A) La cutícula   C) El hiponiquio

    B) La matriz   D) El eponiquio

continuación

12. ¿Cuál de los siguientes enunciados describe mejor la lúnula?

    A) Es la fina capa de tejido entre la lámina ungueal y el lecho ungueal.

    B) Es el tejido incoloro e inerte unido a la lámina ungueal.

    C) Es la sección de la piel viva sobre la que se apoya la lámina ungueal cuando se extiende hacia el borde libre.

    D) Es la media luna blanquecina que se encuentra debajo de la base de la lámina ungueal.

13. Identifique una diferencia entre la cutícula y el eponiquio.

    A) La cutícula contiene nervios, vasos sanguíneos y linfa, mientras que el eponiquio no.

    B) La cutícula tiene un grosor de aproximadamente 0,1 mm a 0,15 mm (0,004 in a 0,006 in), mientras que el eponiquio tiene un grosor de aproximadamente 12,7 mm (0,5 in).

    C) La cutícula es el tejido muerto adherido a la lámina ungueal, mientras que el eponiquio es la piel viva que se encuentra debajo del pliegue ungueal proximal que se encuentra en la base de la lámina ungueal y que cubre la zona de la matriz.

    D) La cutícula es la parte visible de la matriz que se extiende por debajo de la piel viva, mientras que el eponiquio es la capa de piel ligeramente engrosada que se encuentra entre la yema del dedo y el borde libre de la lámina ungueal.

14. Identifique una función del hiponiquio.

    A) Forma una barrera protectora que impide que los microorganismos infecten el lecho ungueal.

    B) Ayuda a guiar la lámina ungueal a lo largo del lecho ungueal a medida que crece.

    C) Forma un sello importante entre el pliegue ungueal proximal y la lámina ungueal.

    D) Une el lecho ungueal y la matriz al hueso subyacente.

15. La banda resistente de tejido fibroso que une los huesos o mantiene un órgano en su lugar se llama _____.

    A) estrato córneo   C) colágeno

    B) ligamento   D) dermis

continuación →

16. ¿Cuál de los siguientes enunciados sobre el crecimiento de la lámina ungueal es verdadero?

    A) El crecimiento de la lámina ungueal se ve afectado por la nutrición, el ejercicio y la salud en general.

    B) La anchura, el grosor y la curvatura de la lámina ungueal son independientes de la anchura, la longitud y la curvatura de la matriz.

    C) La lámina ungueal sana comienza desde la lúnula y termina ligeramente antes de la punta del dedo.

    D) La lámina ungueal crece solo en forma de almendra.

17. ¿Cuál de las siguientes uñas crece más rápido?

    A) la uña del dedo medio   C) la uña del dedo meñique

    B) la uña del dedo pulgar   D) la uña del índice

18. ¿Cuál de los siguientes enunciados sobre la velocidad de crecimiento de las uñas es verdadero?

    A) La velocidad de crecimiento de las uñas suele disminuir con la edad.

    B) Las láminas ungueales crecen más rápido en invierno que en verano.

    C) Las láminas de las uñas de los pies crecen más rápido que las de las manos.

    D) La velocidad de crecimiento de las uñas disminuyen en gran medida durante el último trimestre del embarazo.

19. Por lo general, la sustitución completa de la lámina ungueal de una uña de la mano lleva alrededor de _____.

    A) dos a seis semanas   C) un año

    B) cuatro a seis meses   D) ocho meses

20. La matriz ungueal hace que la lámina ungueal presente una serie de surcos delgados porque _____.

    A) la velocidad de producción de nuevas células de la matriz mejora con la edad

    B) el eponiquio, que es el tejido muerto adherido a la lámina ungueal, aumenta con la edad y se acumula en la lámina ungueal

    C) partes de la matriz ungueal comienzan a reducir de manera permanente la producción de nuevas células como resultado del envejecimiento

    D) la matriz ungueal presenta estriaciones en la lámina ungueal, lo que, de manera inadvertida, forma surcos

continuación

21. ¿Cuál es el contenido de agua de una uña saludable?

    A) 5 a 10 por ciento

    B) 10 a 20 por ciento

    C) 15 a 25 por ciento

    D) 20 a 30 por ciento

22. En un adulto, el ritmo promedio de crecimiento de la lámina ungueal es de aproximadamente
    _____.

    A) 0,25 a 0,32 cm (de ⅒ a ⅛ in) por mes

    B) 1,3 a 1,9 cm (¼ a ½ in) por mes

    C) 1,3 a 1,9 cm (½ a ¾ in) por semana

    D) 0,32 a 0,42 cm (de ⅛ a ⅙ in) por semana

23. ¿Cuál de las siguientes opciones NO forma parte del perioniquio?

    A) el eponiquio

    B) la falange distal

    C) el hiponiquio

    D) el paroniquio

24. ¿Qué ocasiona una matriz más larga?

    A) una lámina ungueal más delgada

    B) surco de la uña

    C) crecimiento más rápido de las uñas

    D) una lámina ungueal más gruesa

25. ¿Cuál de las siguientes NO es una forma de uña natural?

    A) bellota

    B) almendrada

    C) oliva

    D) dátil

¡finalizado!

⚑ SEGUIMIENTO DE MI PROGRESO

Use este rastreador sencillo para registrar su progreso a medida que realiza las actividades de cada objetivo de aprendizaje.

COMPLETADO	CANT. DE RESPUESTAS CORRECTAS	OBJETIVO
☐	_____ /3	**OA 1:** Explicar por qué los cosmetólogos necesitan comprender los trastornos y las enfermedades de las uñas
☐	_____ /25	**OA 2:** Identificar las características no saludables de las uñas
☐	_____ /11	**OA 3:** Realizar un análisis de manos, uñas y piel del cliente
☐	_____ /1	**OA 4:** Describir el campo de acción de la licencia en relación con la estructura de la uña, los trastornos y las enfermedades

¿Por qué estudiar los trastornos y las enfermedades de las uñas?

RESPUESTA CORTA

1. ¿Cuáles son las tres razones principales por las que los cosmetólogos deben estudiar los trastornos y las enfermedades de las uñas?

_____

_____

_____

2. Indique dos ejemplos de afecciones que los cosmetólogos pueden tratar fácilmente en el salón de belleza.

_____

_____

_____

3. ¿Cuáles son las tres cosas que se espera que hagan los cosmetólogos y que requieren buen conocimiento de los trastornos y las enfermedades de las uñas?

_____

_____

_____

Uñas poco saludables

RESPUESTA CORTA

4. ¿Cuáles son las cuatro actividades de la práctica médica que usted, como cosmetólogo con licencia, tiene prohibido realizar?

_____

_____

_____

5. ¿Los cosmetólogos tienen permitido identificar si un cliente tiene una condición no saludable que le impida recibir los servicios del salón de belleza?

_____

_____

_____

6. ¿Los cosmetólogos tienen permitido identificar la enfermedad o el trastorno específicos que un cliente parece presentar?

_____

_____

_____

7. Cada fila representa un trastorno de las uñas. Falta información en cada fila. Complete la información que falta en cada fila y escriba "S" (si tiene permitido brindar servicio para este trastorno en el salón de belleza) o "N" (si no tiene permitido brindar servicio de salón).

TRASTORNO DE LAS UÑAS	DESCRIPCIÓN	CAUSA	SERVICIO DE SALÓN (S/N)
a. Líneas de Beau			
b. _____ DD Images/ Shutterstock.com	Manchas moradas oscuras		
c. _____ Pradit.Ph/ Shutterstock.com	Las uñas se tornan en varios colores		
d. Uñas quebradizas			
_____ FCG/Shutterstock.com		Piel seca y cortes pequeños.	
f. Leuconiquia			
g. _____ Dermatology11/Shutterstock.com		La causa es el aumento de células pigmentadas (melanocitos).	

TRASTORNO DE LAS UÑAS	DESCRIPCIÓN	CAUSA	SERVICIO DE SALÓN (S/N)
h. Pterigión ungueal			
i. Onicofagia			
j. _____		Las potenciales causas son factores hereditarios, lesiones en la matriz, uso excesivo de removedores de cutícula, agentes de limpieza potentes o técnicas de limado agresivas.	
k. _____	Una forma de la curvatura de la uña del borde libre que se marca excesivamente, por la que la uña puede enrollarse sobre sí misma o puede deformarse solo en un borde lateral		
l. Uña involuta, también conocida como uña plegada			
m. _____	Surcos longitudinales en la lámina ungueal		
n. _____	Aspecto de una pequeña astilla longitudinal debajo de la lámina ungueal		

Toa55/Shutterstock.com

VERDADERO O FALSO

Indique si las afirmaciones siguientes son verdaderas o falsas. Si algún enunciado es falso, explique por qué.

8. Un trastorno de las uñas es una afección de la uña, que puede ser hereditaria o producida por una lesión o enfermedad en la unidad de la uña.

   V   F   _____

9. Es raro que las personas experimenten uno de varios trastornos comunes de las uñas.

   V   F   _____

10. Puede ayudar a sus clientes con trastornos de las uñas al decirles que observó algo que podría ser una afección y derivarlos a un proveedor de atención médica.

    V   F   _____

11. No puede mejorar el aspecto de ciertas afecciones que identifique en las uñas de los clientes, aunque el problema sea cosmético y no una enfermedad o trastorno.

    V   F   _____

12. Además de un requisito de su licencia, también es su responsabilidad profesional saber qué uñas se pueden y no se pueden trabajar de manera segura en un salón de belleza.

    V   F   _____

13. Si la piel o una uña de un cliente están infectadas, inflamadas, lastimadas o hinchadas no debe recibir servicios del salón, a menos que la afección sea uñas encarnadas del pie.

    V   F   _____

14. ¿Qué práctica general permite reducir la propagación de infecciones de las uñas entre los clientes?

_____

_____

_____

15. ¿Qué debe hacer si descubre que sus clientes presentan reiteradas infecciones en las uñas?

_____

_____

_____

16. ¿Con qué frecuencia debe cambiar la solución desinfectante?

_____

_____

_____

17. Para evitar infecciones, ¿cómo debe manipular los implementos de metal, los implementos reutilizables y los artículos de un solo uso? Indique dos ejemplos de artículos de un solo uso.

_____

_____

_____

18. ¿Cómo se deben manipular las toallas y las superficies de las mesas para cada procedimiento?

_____

_____

_____

Marque si las afirmaciones son verdaderas o falsas. En las afirmaciones falsas, explique el motivo.

19. Es poco probable que haya enfermedades de las uñas en el salón de belleza.

    V   F   _____

20. Los signos de infección o inflamación incluyen heridas en la piel, enrojecimiento, dolor, hinchazón o pus.

    V   F   _____

21. Los clientes que presentan signos de infección o inflamación de la afección o la enfermedad de las uñas pueden recibir tratamiento o ser diagnosticados en el salón de belleza.

    V   F   _____

22. Si el cliente presenta una nota del médico en la que se explica qué enfermedad de las uñas tiene, usted podrá brindarle servicios de cuidado de las uñas.

    V   F   _____

23. Si bien no es primordial que conozca los nombres de todas las enfermedades de las uñas, sí es primordial que pueda identificar las afecciones.

    V   F   _____

24. La onicosis se refiere a toda deformidad o enfermedad de la uña natural.

    V   F   _____

DRAMATIZACIÓN

25. Es importante que todos los cosmetólogos sepan identificar las enfermedades de las uñas que no se pueden tratar en un salón de belleza. Para esta actividad, primero encontrará imágenes de las diferentes enfermedades y trastornos de las uñas de el libro de texto (tablas 6-1 y 6-2). En el reverso de cada imagen o en una hoja de papel, escriba la afección y si los cosmetólogos pueden realizar un servicio. Luego, trabaje con un compañero y alternen roles para interpretar a un cliente que tiene una de las afecciones de las imágenes y a un cosmetólogo que debe decidir si acepta o rechaza el servicio. ¿Qué consejos pueden ayudarle a recordar qué afecciones de las uñas son seguras y cuáles no, en particular, las que tienen un aspecto similar?

26. ¿Qué efecto tiene en la piel la exposición frecuente a jabones, solventes y sustancias similares?

A) La mantiene limpia.

B) Elimina los aceites naturales.

C) La irrita.

D) Contribuye a su fortaleza.

27. ¿Qué tipo de guantes se recomienda usar para protegerse las manos mientras trabaja como cosmetólogo con licencia?

A) De látex

B) De goma

C) De nitrilo

D) De poliéster

28. Si tiene dudas acerca de cómo manipular un producto en particular de forma segura, comuníquese con el fabricante del producto. También puede consultar el SDS del producto. ¿Qué significa la sigla SDS?

A) Folleto de diseño de seguridad

B) Fuente de datos única

C) Folleto informativo de seguridad

D) Suplemento de datos de seguridad

Análisis de manos, uñas y piel

RESPUESTA CORTA

29. ¿Cuáles son los objetivos de realizar un análisis de las manos, las uñas y la piel de los clientes?

30. ¿Cuáles son tres signos de infección?

31. ¿Cuál es el primer paso de un análisis de las manos, las uñas y la piel?

_____

_____

_____

32. ¿Cuáles son las cinco cosas que debe detectar a simple vista y con el tacto durante un análisis de las manos, las uñas y la piel?

_____

_____

_____

33. Cuando examina el nivel de humedad de la piel, ¿qué debe buscar?

_____

_____

_____

34. ¿Qué le indica la temperatura de la piel?

_____

_____

_____

35. Si la piel está enrojecida, ¿qué podría indicar?

_____

_____

_____

36. Cuando examina la sensibilidad al tacto, ¿qué quiere determinar?

_____

_____

_____

37. ¿Qué áreas específicas de la unidad de la uña debe observar durante el análisis?

_____

_____

_____

38. Una vez que haya completado el análisis, ¿qué información le brinda al cliente? Mencione cuatro puntos.

_____

_____

_____

DRAMATIZACIÓN

39. Para esta actividad, usted y un compañero se realizarán un análisis de manos, uñas y piel entre sí.

Antes de reunirse con su compañero, revise los pasos recomendados para el análisis en su libro y prepare una lista preliminar de preguntas específicas para hacerle al "cliente" (compañero) durante el análisis. Las preguntas deben estar diseñadas para obtener información específica sobre el cliente, como sus hábitos y estilo de vida, cambios recientes en la piel, uso de medicamentos y cuidados de las manos, uñas y piel que se realice en el hogar. Recuerde usar guantes cuando realice el análisis, como lo haría con cualquier cliente.

Mientras realiza el análisis, anote sus observaciones y las respuestas del cliente. Use estas observaciones y notas para preparar la parte final del análisis, en la que comparte los hallazgos con el cliente.

Después de compartir sus hallazgos y completar el análisis, tómense unos minutos para reflexionar sobre lo que aprendieron de la técnica de su compañero, qué salió bien, qué fue un desafío y cualquier cambio que crea que debería hacer en su enfoque para futuros análisis de manos, uñas y piel.

Campo de acción

INVESTIGACIÓN

40. Busque en internet el campo de acción de su licencia, que se encuentra en la sección Definiciones de las leyes o los estatutos de cosmetología de su país. Léalo con detenimiento y, mientras lo hace, piense dónde vive, si planea mudarse a otro país, qué servicios de cosmetología le interesa prestar cuando obtenga la licencia y cómo el campo de acción en su país podría afectar el curso de sus estudios. Luego, escriba cuatro o cinco oraciones para resumir el campo de acción específico que se aplica a su situación.

CONOCIMIENTOS Y LOGROS ACADÉMICOS

En el espacio siguiente, escriba notas sobre los puntos claves que aprendió en este capítulo. Comparta sus conocimientos con sus compañeros de clase y pregúnteles si sus notas les parecen útiles. Si es necesario, revise sus apuntes de clase tomando las ideas de sus compañeros que le parezcan buenas.

Conocimientos básicos:

_____

_____

_____

_____

_____

_____

_____

Anote, por lo menos, tres cosas que haya aprendido desde que decidió ingresar a la escuela.

Logros académicos:

_____

_____

_____

_____

_____

_____

_____

1. ¿Por qué los cosmetólogos deben conocer muy bien los trastornos y las enfermedades de las uñas?

   A) Los cosmetólogos deben ignorar las enfermedades que debe atender un proveedor de atención médica.

   B) Los cosmetólogos deben identificar toda afección en las uñas de los clientes y determinar si pueden tratarse en el salón.

   C) Los cosmetólogos deben informar a los clientes que padecen una enfermedad o trastorno específico de las uñas.

   D) Los cosmetólogos tienen licencia para diagnosticar, tratar, recetar ni trabajar en pieles ni uñas poco saludables.

2. Como cosmetólogo, debe _____.

   A) tener licencia para diagnosticar, tratar, recetar o trabajar en piel o uñas poco saludables

   B) informar a un cliente que padece una enfermedad o trastorno específico de las uñas

   C) identificar si un cliente tiene una afección que le impida recibir los servicios del salón

   D) mejorar el aspecto de determinadas afecciones de las uñas si el problema es una enfermedad o trastorno

3. ¿Cuál de los siguientes es un síntoma de un trastorno de las uñas llamado líneas de Beau?

   A) manchas oscuras de color púrpura, generalmente debidas a una pequeña lesión en el lecho ungueal

   B) una lámina ungueal blanca notablemente fina y más flexible de lo habitual

   C) depresiones que atraviesan la anchura de la lámina ungueal debido a la ralentización de la producción de células de la matriz

   D) piel dañada alrededor de la lámina ungueal, que suele estar en el eponiquio, que se parte o desgarra

4. ¿Cuál de las siguientes opciones se refiere a una lámina ungueal blanca notablemente fina y más flexible de lo habitual, que suele deberse a una mala alimentación, la herencia, una enfermedad interna, los medicamentos o un limado excesivo con un abrasivo.

   A) padrastros   C) psoriasis ungueal

   B) uñas quebradizas   D) onicofagia

5. ¿Cuál de los siguientes términos se refiere a las uñas desiguales y quebradizas que aparecen como una rugosidad en la superficie de la lámina ungueal, que se deben, posiblemente, a la herencia, la exposición excesiva a los removedores de la cutícula, las lesiones de la matriz, los agentes de limpieza potentes o las técnicas de limado agresivas?

   A) psoriasis ungueal   C) onicofagia

   B) hemorragia en astilla D) onicorresis

continuación

6. Los surcos longitudinales en la lámina ungueal que suelen ser el resultado del envejecimiento se denominan _____.

   A) uñas involutas

   B) uñas estriadas

   C) uñas pinzadas

   D) uñas quebradizas

7. De los siguientes signos, ¿cuál suele ser el más característico de la onicofagia?

   A) uñas desiguales y quebradizas que se manifiestan en forma de rugosidad de la superficie de la lámina ungueal

   B) uñas mordidas

   C) aumento de la curvatura de la uña del borde libre

   D) huecos en la superficie de la uña

8. De los siguientes síntomas, ¿cuál suele ser el más característico de la psoriasis ungueal?

   A) manchas blanquecinas decoloradas en las uñas, que suelen deberse a una pequeña lesión en la matriz ungueal

   B) huecos en la superficie de las uñas, onicólisis, asperezas y decoloraciones en el lecho ungueal de forma aleatoria o uniforme

   C) depresiones que atraviesan la anchura de la lámina ungueal debido a la ralentización de la producción de células de la matriz

   D) una lámina ungueal blanca notablemente fina y más flexible de lo habitual

9. Identifique un enunciado verdadero sobre el trastorno de las uñas llamado pterigión ungueal.

   A) El pterigión ungueal, que se puede curar con sesiones frecuentes de manicura, se refiere a las uñas mordidas.

   B) Los cosmetólogos nunca deben intentar tratar ni empujar el pterigión ungueal con ningún instrumento.

   C) Los síntomas del pterigión ungueal incluyen huecos en la superficie de la uña, aspereza y onicólisis.

   D) El pterigión ungueal se refiere al oscurecimiento significativo de las uñas debido al aumento de las células pigmentarias.

10. El daño de los capilares bajo la uña, debido a un traumatismo físico o a una lesión en el lecho ungueal, suele ser un signo de _____.

    A) onicorresis

    B) hemorragia en astilla

    C) pterigión ungueal

    D) psoriasis ungueal

continuación

11. Para reducir el riesgo de contagio de infecciones de las uñas entre los clientes, ¿qué deben hacer los cosmetólogos?

    A) Deben tomar atajos al limpiar y desinfectar para ahorrar tiempo.

    B) Deben volver a utilizar artículos, como los pulidores, las limas de uñas y los empujadores de madera.

    C) Si detectan síntomas asociados, deben informar a los clientes que padecen una enfermedad específica de las uñas.

    D) Deben mezclar siempre los desinfectantes según la etiqueta del producto, utilizarlos correctamente y seguir los pasos de aplicación y desinfección del puesto de trabajo.

12. Toda enfermedad o deformidad de la uña natural se conoce como _____.

    A) dermatitis   C) onicosis

    B) eccema   D) impétigo

13. La inflamación de la matriz y el desprendimiento de las uñas, resultante de una lesión o infección, se conoce como _____.

    A) impétigo   C) onicomicosis

    B) oniquia   D) paroniquia

14. La paroniquia se refiere a _____.

    A) la inflamación bacteriana de los tejidos que rodean la lámina ungueal, que produce pus, hinchazón y enrojecimiento

    B) las infecciones fúngicas de los pies, que se manifiestan como manchas rojas o descamación de la piel en la planta de los pies

    C) la separación de la lámina ungueal y el lecho ungueal, a menudo debido a lesiones o reacciones alérgicas

    D) las uñas encarnadas, es decir, aquellas que crecen hacia los lados del tejido que las rodea

15. De los siguientes síntomas, ¿cuál suele ser característico en una infección de las uñas causada por *Pseudomonas aeruginosa*?

    A) Manchas blanquecinas que pueden eliminarse de la superficie de la uña

    B) Una mancha de color amarillo verdoso que se vuelve más oscura en su fase avanzada

    C) Inflamación de la matriz y desprendimiento de las uñas

    D) Surcos longitudinales en la lámina ungueal

continuación

16. La inflamación grave de las uñas, en la que una protuberancia de tejido rojo crece desde el lecho ungueal hasta la lámina ungueal, se conoce como _____.

    A) tinea pedis

    B) hemorragia en astilla

    C) granuloma piogénico

    D) pterigión ungueal

17. La tinea pedis _____.

    A) se refiere a la inflamación bacteriana de los tejidos que rodean la lámina ungueal

    B) es el término médico para designar las infecciones fúngicas de los pies

    C) también se conoce como uña quebradiza

    D) se refiere a las uñas encarnadas, es decir, a aquellas que crecen hacia los lados del tejido que las rodea

18. La infección por hongos en la lámina ungueal, que consiste en manchas blanquecinas que pueden eliminarse de la superficie de la uña o en largas vetas blanquecinas o amarillentas pálidas dentro de la lámina ungueal, se denomina _____.

    A) tinea pedis

    B) onicocriptosis

    C) granuloma piogénico

    D) onicomicosis

19. Identifique un punto que los cosmetólogos deben tener en cuenta.

    A) La exposición frecuente a jabones, solventes y sustancias similares repone los aceites naturales de la piel.

    B) Los guantes de nitrilo son más propensos a causar reacciones alérgicas que los guantes de látex o de goma.

    C) Los gérmenes pueden ingresar al cuerpo a través de la piel lastimada y causar infecciones.

    D) La leuconiquia es un trastorno de las uñas que indica una enfermedad grave de estas.

20. Identifique el primer paso para realizar un análisis de manos, uñas y piel.

    A) revisar el estado y la longitud de las uñas del cliente

    B) limpiar las manos del cosmetólogo y del cliente

    C) palpar las manos del cliente y preguntar si siente dolor

    D) comprobar el nivel de humedad de la piel

continuación

21. De las siguientes situaciones, ¿cuál debe garantizar un cosmetólogo al realizar un análisis de manos, uñas y piel?

    A) La piel debe estar fría o caliente.

    B) Las uñas deben tener manchas blanquecinas, lo que indica que están sanas.

    C) La piel debe ser suave y flexible, y no tener signos de deshidratación ni descamación.

    D) Las uñas deben tener depresiones que atraviesen el ancho de la lámina ungueal.

22. En el contexto del análisis de la piel, lo más probable es que la piel fría indique que hay_____.

    A) una infección   C) una inflamación

    B) una mala circulación de la sangre   D) un mayor flujo sanguíneo

23. De las siguientes preguntas o afirmaciones, ¿cuál debe preguntar o declarar un cosmetólogo al analizar las manos, las uñas y la piel de un cliente?

    A) ¿Le han diagnosticado leuconiquia?

    B) Tiene una enfermedad de las uñas llamada onicomadesis, que se debe a una infección.

    C) ¿Toma medicamentos para la diabetes, la presión arterial alta o la quimioterapia?

    D) Tiene un dedo infectado, pero puede recurrir a los servicios de uñas.

24. En los Estados Unidos, los servicios de uñas se rigen por _____.

    A) las leyes de lesiones personales   C) las leyes de cosmetología

    B) las leyes de entretenimiento   D) las leyes de salud

25. En el contexto de las leyes de cosmetología en los Estados Unidos, ¿cuál de los siguientes enunciados es verdadero?

    A) En la mayoría de los estados, en la definición de manicura se incluye la eliminación del vello.

    B) Toda persona con licencia de cosmetología puede realizar un procedimiento que figure en cualquier licencia médica o de podología.

    C) Los servicios de belleza y los cosméticos afectan más el cuerpo que la apariencia.

    D) En algunos estados, una persona con licencia de cosmetología no puede realizar las tareas enumeradas en la definición de alguna otra licencia de ese estado a menos que tenga otra licencia.

¡finalizado!

SEGUIMIENTO DE MI PROGRESO

Use este rastreador sencillo para registrar su progreso a medida que realiza las actividades de cada objetivo de aprendizaje.

COMPLETADO	CANT. DE RESPUESTAS CORRECTAS	OBJETIVO
☐	_____/4	OA 1: Explicar la importancia de comprender las propiedades del cabello y del cuero cabelludo
☐	_____/7	OA 2: Describir las estructuras de la raíz del cabello y sus funciones
☐	_____/10	OA 3: Identificar las tres capas principales del tallo del cabello y sus funciones
☐	_____/26	OA 4: Explicar la composición química del cabello, incluida su formación y los elementos que le dan fuerza, elasticidad y color
☐	_____/28	OA 5: Comparar los diferentes factores que se consideran en un análisis del cuero cabelludo y el cabello
☐	_____/10	OA 6: Describir los tres tipos de cabello y los tres ciclos de crecimiento del cabello

¿Por qué estudiar las propiedades del cabello y el cuero cabelludo?

RESPUESTA CORTA

1. ¿Cuál es el primer paso para brindar servicios que protejan la salud y la integridad del cabello y el cuero cabelludo del cliente?

_____

_____

_____

2. ¿Por qué es importante entender cómo es la estructura del cabello y cómo los servicios químicos y de peluquería lo alteran el?

_____

_____

_____

3. ¿Qué le permitirá a usted, como cosmetólogo, hacer mejores recomendaciones de tratamientos contra la pérdida de cabello a sus clientes?

_____

_____

_____

4. Explique con sus propias palabras por qué es importante que un cosmetólogo estudie las propiedades del cabello y del cuero cabelludo. ¿Qué es lo más emocionante de comprender las propiedades del cabello y el cuero cabelludo?

_____

_____

_____

Estructura de la raíz del cabello

PREGUNTAS DE RESPUESTA MÚLTIPLE

5. ¿Qué significa la raíz griega "trichos" en el término *tricología*?

A) gusano

B) cabello

C) hebra de cabello

D) raíz

6. ¿Dónde se encuentra la raíz del cabello?

A) por encima de la epidermis

B) debajo de la epidermis

C) en las palmas de las manos y las plantas de los pies

D) solo en el cuero cabelludo

7. ¿Dónde se encuentra el tallo del cabello?

A) por encima de la epidermis

B) debajo de la epidermis

C) en las palmas de las manos y las plantas de los pies

D) solo en el cuero cabelludo

8. ¿A qué sistema del cuerpo pertenecen el cabello, la piel y las uñas?

   A) circulatorio

   B) nervioso

   C) integumentario

   D) glandular

9. Aunque el cabello ya no es necesario para aportar calor y protección, todavía afecta nuestra(s) _____ de manera significativa.

   A) personalidad

   B) temperatura corporal

   C) defensas

   D) psicología

RELACIÓN DE CONCEPTOS

10. Use el banco de palabras para relacionar las cinco estructuras principales de la raíz del cabello con sus descripciones. Cada estructura se utilizará dos veces.

    Banco de palabras: bulbo piloso, folículo piloso, glándulas sebáceas, músculo arrector pili, papilas dérmicas

    _____ La contracción de esta estructura hace que el cabello se erice, lo que produce "piel de gallina".

    _____ Se encuentra en la base del folículo piloso.

    _____ Contienen vasos sanguíneos que aportan los nutrientes para el crecimiento del cabello.

    _____ Estructura en forma de tubo en la piel o el cuero cabelludo que rodea la raíz del cabello y lo adhiere a la piel o al cuero cabelludo.

    _____ Produce una sustancia llamada sebo, también conocida como aceite, que lubrica el cabello y la piel.

    _____ Músculo involuntario de la dermis que se adhiere al folículo piloso.

    _____ Elevación cónica que se encuentra en la base del bulbo piloso.

    _____ Adherido al folículo piloso

    _____ Tiene forma de bulbo y contiene células vivas que forman la hebra de cabello.

    _____ No se encuentran en las palmas de las manos ni en las plantas de los pies.

11. Escriba las partes numeradas en la siguiente ilustración.

1. Raíz del cabello
2. Folículo piloso
3. Tallo del cabello
4. Bulbo piloso
5. Epidermis

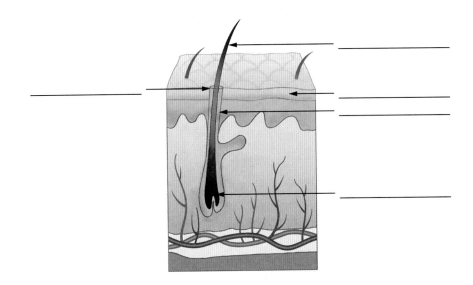

Estructura del tallo del cabello

VERDADERO O FALSO

Indique si las afirmaciones siguientes son verdaderas o falsas. En las afirmaciones falsas, explique el motivo.

12. El vello de la barba siempre tiene médula.

   V   F   _____

13. Todos los tipos de cabello tienen médula.

   V   F   _____

14. La cutícula del cabello es responsable de la fuerza, la elasticidad y el color del cabello.

    V   F   _____

15. La corteza es la capa de proteína fibrosa del cabello y contribuye con alrededor del 20 % del peso del cabello.

    V   F   _____

16. La cutícula del cabello es la capa más externa del cabello y está formada por células que se superponen, de forma similar a las tejas de un techo.

    V   F   _____

17. La corteza se conoce como el meollo o el núcleo del cabello.

    V   F   _____

18. La cutícula del cabello protege la corteza.

    V   F   _____

19. En el cabello saludable, la cutícula permanece plana, pero durante los servicios con productos químicos, se encogerá, lo que impedirá que los productos penetren en la corteza.

    V   F   _____

20. El tallo del cabello, también conocido como hebra de cabello o fibra capilar, es la parte viva del cabello que se extiende más allá de la piel o el cuero cabelludo.

    V   F   _____

21. Etiquete las partes numeradas del tallo del cabello que se ilustra a continuación.

1. Médula   2. Corteza   3. Cutícula

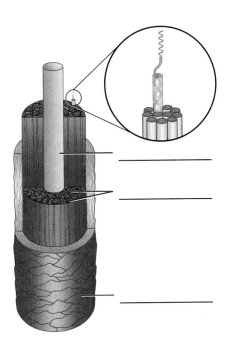

Composición química del cabello

22. ¿Cómo se llama la proteína fibrosa que constituye el 90 % del cabello? ¿Cuál es la composición del 10 % restante del cabello?

_____

_____

_____

23. ¿Dónde se encuentran las células vivas que se queratinizan para formar el cabello?

_____

_____

_____

24. ¿Cuáles son los cinco elementos COHNS que componen el cabello humano? Indique el porcentaje en que cada elemento se encuentra en una hebra de cabello típica.

_____

_____

_____

25. ¿Cómo se llaman las unidades básicas de las proteínas que componen el cabello?

_____

_____

_____

26. ¿Cómo se llama el enlace químico muy fuerte que une los aminoácidos extremo con extremo?

_____

_____

_____

27. Describa una cadena polipéptida.

_____

_____

_____

SECUENCIA

28. Enumere los siguientes pasos del proceso de queratinización desde el primero hasta el último.

_____ La hebra de cabello emerge del cuero cabelludo.

_____ Las células se mueven hacia arriba, pierden su núcleo y mueren.

_____ Las células maduran y se llenan de queratina.

_____ Las células de la hebra del cabello están completamente queratinizadas.

_____ Las células de la hebra del cabello están muertas.

29. Los enlaces laterales que se unen a través de las cadenas polipeptídicas en la corteza son responsables de la fuerza del cabello y su _____ .

    A) pigmento

    B) elasticidad

    C) ciclo de vida

    D) dirección

30. ¿Cuáles son los tres tipos de enlaces laterales?

    A) hidrógeno, carbono y bisulfuro

    B) hidrógeno, salino y nitrógeno

    C) hidrógeno, salino y bisulfuro

    D) hélice, salino y bisulfuro

31. Los enlaces de bisulfuro representan cerca de _____ de la resistencia total del cabello.

    A) ½

    B) ⅓

    C) ¼

    D) ¹⁄₁₀

32. ¿Cuál de los siguientes es un enlace físico débil?

    A) hidrógeno

    B) bisulfuro

    C) lateral

    D) extremo con extremo

33. ¿Cómo se puede romper un enlace de hidrógeno?

    A) durante el cepillado con vigor

    B) por un cambio en el pH, como la aplicación de soluciones alcalinas o ácidas fuertes

    C) por agua o calor, como durante el peinado húmedo y térmico

    D) No se puede romper.

34. ¿Cómo se puede romper un enlace salino?

    A) durante el cepillado con vigor

    B) por un cambio en el pH, como la aplicación de soluciones alcalinas o ácidas fuertes

    C) por agua o calor, como durante el peinado húmedo y térmico

    D) No se puede romper.

35. Un enlace de bisulfuro es un enlace lateral _____ fuerte.

    A) químico

    B) salino

    C) físico

    D) extremo con extremo

36. ¿Qué puede alterar los enlaces de bisulfuro?

    A) laca

    B) alisadores para el cabello

    C) acondicionadores térmicos

    D) agua

37. ¿Cuál de las siguientes *no* es una precaución recomendada antes de usar herramientas térmicas para peinar y garantizar la protección del cabello?

    A) usar productos de peinado con protección de calor

    B) elegir las herramientas térmicas correctas y usar su configuración recomendada

    C) probar las herramientas primero en su propio cabello

    D) hacer una investigación antes de comprar planchas para rizar y alisar

CREAR

38. Cree un conjunto de tarjetas didácticas a partir de las dos listas a continuación (anverso y reverso de la tarjeta) para evaluar las características de los diferentes enlaces laterales. Asegúrese de incluir la característica correcta con el enlace lateral correcto. Luego, pruébese con un compañero. Si desea que las tarjetas didácticas sean más desafiantes para usted o su compañero, puede agregar otras características, además de las que están en la lista.

Frente de la tarjeta TIPO DE ENLACE
bisulfuro
péptido
hidrógeno
salino

Dorso de la tarjeta CARACTERÍSTICA
• Roto por las soluciones para ondulación permanente
• Roto por los depilatorios químicos
• Enlace físico débil
• Enlace químico fuerte
• Roto por las soluciones ácidas o alcalinas
• Cuando se rompe, se puede volver a formar por aplicación de frío o secado
• Enlace químico muy fuerte
• Cuando se rompe, no se puede volver a formar
• Cuando se rompe, se puede volver a formar equilibrando el pH

39. Describa la melanina, el pigmento que da color al cabello natural. Especifique su ubicación y el nombre de las células a partir de las cuales se forma.

_____

_____

_____

40. ¿Cuáles son los dos tipos de melanina? Describa los pigmentos e identifique los colores del cabello en los que predomina cada uno.

_____

_____

_____

41. ¿Cómo distingue la industria de la belleza entre los términos *color del cabello* y *coloración*?

_____

_____

_____

42. ¿Cuál es la causa de las canas? ¿Cómo crecen las canas en comparación con el cabello pigmentado?

_____

_____

_____

JUEGO DE PALABRAS

43. Descifre la respuesta a cada pista a continuación.

	IOENDSOARTJ	Los cuatro tipos de patrones de ondulación son recto, ondulado, rizado y _____.
_____	PNATODRÓENDNACLUIÓ	Hace referencia al movimiento o la forma de la hebra de cabello. (3 palabras)
_____	ONAPL; ZIADRO	Cuanto más _____ sea el folículo piloso, más _____ será el cabello.
_____	ÉNGECTISA	Influye en los patrones de ondulación.

_____	NORDEDA	Forma de la sección transversal del cabello que da como resultado un cabello lacio.
_____	AOLAVAD	Forma de la sección transversal del cabello que da como resultado un cabello ondulado o rizado.
_____	ÍLIPTCLAE	Forma de la sección transversal del cabello que da como resultado un cabello ensortijado.
_____	RMHNAOOS	Pueden afectar el patrón de ondulación durante la vida de una persona.
_____	UMHCTANAET	Un tipo de producto recomendado para cabellos muy rizados (ensortijados), que evita roturas entre las torzadas y los bucles.
_____	EBOS	Sustancia cuya capacidad para lubricar e hidratar el cabello y el cuero cabelludo se ve afectada por la forma del folículo piloso.
_____	EDNESEANTRED	Otro tipo de solución recomendada para cabellos muy rizados (ensortijados), que evita roturas entre las torzadas y los bucles.
_____	OFÍCLULO	La parte de la estructura del cabello que determina la forma de la hebra.
_____	IDAROZ	Tipo de patrón de ondulación en el cabello que tiende a ser más seco.

VERDADERO O FALSO

Indique si las afirmaciones siguientes son verdaderas o falsas. En las afirmaciones falsas, explique el motivo.

44. Analizar el patrón de ondulación de un cliente es un componente importante del corte y peinado del cabello.

    V   F   _____

45. El patrón de ondulación es la única área de un análisis de cabello que analiza su fuerza y estado.

    V   F   _____

46. El patrón de ondulación es uniforme en toda la cabeza de una persona.

    V   F   _____

47. Todos los patrones de ondulación son posibles, independientemente de la genética.

    V   F   _____

Análisis del cabello y el cuero cabelludo

48. Relacione el tipo de textura del cabello con su descripción y recomendaciones de estilo. Cada textura se utilizará tres veces.

a. fina
b. media
c. gruesa

Tipo de textura   **Descripción o función**

_____ Diámetro más grande.

_____ No presenta problemas ni preocupaciones para el peinado.

_____ Puede ser seco o encrespado.

_____ Puede sentirse flojo o plano.

_____ Es el estándar con el que se comparan otras texturas del cabello.

_____ Puede procesarse más rápido durante los servicios químicos; requiere menos calor durante los servicios térmicos.

_____ Diámetro medio.

_____ Puede requerir productos químicos más fuertes; requiere temperaturas más altas durante los servicios térmicos.

_____ Diámetro más pequeño.

49. ¿Cuáles son los tres objetivos del análisis del cuero cabelludo y el cabello?

_____

_____

_____

50. Enumere tres afecciones del cabello y el cuero cabelludo que podrían impedirle realizar servicios en el cabello de un cliente.

_____

_____

_____

51. ¿Cuáles son los seis elementos que un cosmetólogo examina durante un análisis de cabello y cuero cabelludo?

_____

_____

_____

52. Describa el proceso de análisis de la textura del cabello de un cliente. En la descripción, explique cómo puede determinar si el cabello del cliente tiene textura fina, media o gruesa.

_____

_____

_____

PREGUNTAS DE RESPUESTA MÚLTIPLE

53. ¿Qué mide la densidad del cabello?

A) la cantidad de hebras de cabello individuales por centímetro cuadrado del cuero cabelludo.

B) la cantidad de hebras de cabello individuales por pulgada cuadrada del cuero cabelludo.

C) la cantidad promedio de hebras de cabello individuales por centímetro cuadrado del cuero cabelludo, según las muestras tomadas en cuatro puntos de la cabeza.

D) la cantidad promedio de hebras de cabello individuales por pulgada cuadrada del cuero cabelludo, según las muestras tomadas en cuatro puntos de la cabeza.

54. ¿Cuál es la densidad promedio del cabello?

A) aproximadamente, 2.200 cabellos por pulgada cuadrada, con un total de alrededor de 22.000 cabellos en el cuero cabelludo.

B) aproximadamente, 2.200 cabellos por centímetro cuadrado, con un total de alrededor de 22.000 cabellos en el cuero cabelludo.

C) aproximadamente, 2.200 cabellos por pulgada cuadrada, con un total de alrededor de 100.000 cabellos en el cuero cabelludo.

D) aproximadamente, 2.200 cabellos por centímetro cuadrado, con un total de alrededor de 100.000 cabellos en el cuero cabelludo.

55. Los rubios naturales suelen tener la densidad del cabello _____.

A) más baja

C) más liviana

B) más alta

D) más gruesa

56. Los pelirrojos naturales suelen tener la densidad del cabello _____.

A) más baja

C) más liviana

B) más alta

D) más gruesa

57. ¿Cuál de los siguientes enumera correctamente los colores naturales del cabello en orden de menor a mayor densidad?

A) rojo, negro, castaño, rubio

C) rubio, negro, castaño, rojo

B) rojo, rubio, negro, castaño

D) rubio, castaño, rojo, negro

RESPUESTA CORTA

58. ¿Qué debe examinar cuando analiza el cabello de un cliente para determinar su densidad? ¿Cómo determina si la densidad del cabello es fina (baja), media o gruesa (alta)?

_____

_____

_____

59. ¿Qué pasos debe seguir para analizar la porosidad del cabello de un cliente? ¿Qué características del cabello indicarán porosidad baja, media y alta?

_____

_____

_____

60. Use los términos del banco de palabras para completar los siguientes párrafos. Algunas palabras se pueden usar más de una vez.

> **Banco de palabras:** planas, baja, alta, procesamiento, alcalinas, humedad, levantar, porosidad, mayor, media, procesado en exceso, poroso, saturación, cutícula, procesan

a. La capacidad que tiene el cabello de absorber _____ se llama _____ del cabello. La porosidad está determinada por el estado de la capa de la _____ y por el grado de elevación de las "escamas" de la _____.

b. Si la _____ es muy saludable, las escamas son _____, lo que le da al cabello porosidad _____. Los servicios químicos que se realizan en cabellos con porosidad _____ requieren una solución que tenga alcalinidad _____ para _____ la cutícula y permitir que la _____ y el _____ ocurran de manera uniforme y completa.

c. Si la _____ se levanta en algunos lugares, se considera que el cabello tiene porosidad _____, pero el cabello sigue sano. En general, los servicios químicos se _____ como se espera.

d. Cuando el cabello ha sido _____ previamente, tendrá un aspecto dañado, seco, frágil y quebradizo, con una porosidad _____. Los servicios con productos químicos que se realizan en cabello _____ requieren soluciones menos _____, con un pH menor, para evitar el procesamiento excesivo y mayores daños.

VERDADERO O FALSO

Marque si las afirmaciones son verdaderas o falsas. En las afirmaciones falsas, explique el motivo.

61. Lo mejor es probar la elasticidad del cabello cuando está seco.

    V   F   _____

62. Al probar la elasticidad del cabello, debe verificar dos áreas de la cabeza (el contorno frontal del cuero cabelludo y la nuca) porque varía según el área.

    V   F   _____

63. La elasticidad del cabello es un indicador de su capacidad para estirarse y volver a su extensión original sin romperse.

    V   F   _____

64. El cabello seco con elasticidad media se estira hasta un 50 % de su extensión y vuelve al mismo largo sin romperse. El cabello húmedo se estira alrededor de un 20 % de su largo.

V   F   _____

65. La fuerza de los enlaces laterales en la corteza está directamente relacionada con la elasticidad del cabello.

V   F   _____

66. El cabello que tiene elasticidad baja puede requerir una solución con pH más bajo para evitar daños mayores y es posible que no soporte un patrón de rizo fuerte cuando se realizan servicios con productos químicos.

V   F   _____

67. Si el cabello se siente quebradizo y se rompe con facilidad, debe tomar precauciones frente a la alta elasticidad.

V   F   _____

RESPUESTA CORTA

68. ¿Cómo debe analizar la elasticidad del cabello de un cliente? ¿Cómo determina si el cabello de un cliente tiene elasticidad baja, media o alta?

_____

_____

_____

69. Cuando el cabello crece en un ángulo perpendicular o de 90 grados con respecto a la cabeza (o en una dirección recta desde la cabeza), ¿cuáles son los tres patrones de cabello posibles que podrían surgir?

_____

_____

_____

70. ¿Qué causa una división natural?

_____

_____

_____

71. ¿Cuál es el término para referirse al cabello que fluye en la misma dirección? ¿Qué lo causa?

_____

_____

_____

72. Mientras realiza el análisis del cabello de un cliente, nota que ha crecido en un patrón circular. ¿Qué término se usa para ello? ¿Qué lo causa?

_____

_____

_____

73. Si el cabello crece hacia arriba o en un ángulo diferente al de otros cabellos, se lo conoce como mechón parado. ¿En qué parte de la cabeza suelen encontrarse los mechones parados?

_____

_____

_____

RELACIÓN DE CONCEPTOS

74. Relacione cada frase con "cabello y cuero cabelludo secos" (S) o "cabello y cuero cabelludo grasos" (G), según la condición a la que se refiere.

_____ El lavado excesivo con champú y los cambios de clima pueden agravar este cabello.

_____ Las glándulas sebáceas hiperactivas son responsables de esta condición.

_____ Para este cabello, los cosmetólogos deben recomendar un champú que le devuelva el pH natural al cuero cabelludo.

_____ La falta de sebo puede hacer que este tipo de cabello luzca opaco y sin vida.

_____ Con este tipo de cabello, se deben evitar los productos que tienen alto contenido de alcohol.

_____ No confunda este tipo de cabello con un cabello demasiado poroso.

_____ Con este tipo de cabello, se deben evitar los productos agresivos para no empeorar su condición.

_____ Este tipo de cabello debe enjuagarse bien después del champú.

_____ Los productos para este tipo de cabello deben contener emolientes.

DRAMATIZACIÓN

75. Tómese un tiempo para investigar e identificar (1) cuatro posibles champús que usted, como cosmetólogo, recomendaría a un cliente que tiene cabello y cuero cabelludo secos y (2) cuatro champús que le recomendaría a alguien que tiene cabello y cuero cabelludo grasos de una gama de productos y precios. Siga el enlace del sitio web o use una hoja de papel para completar el cuadro y tener esta información bien organizada. Tenga en cuenta los beneficios que se anuncian para cada producto, así como los ingredientes específicos que ayudarían a estas condiciones.

    A continuación, con un compañero de clase, hagan el papel de un cosmetólogo y un cliente. El primer cliente debe describir su cabello y cuero cabelludo secos al cosmetólogo e incluir factores como el clima y las rutinas de cuidado del cabello. El cosmetólogo le explicará cómo podría favorecerle cada producto que investigaron. El cliente debe hacer preguntas y decidir cuál es el mejor producto en función del análisis. Luego, cambien de roles. En esta ocasión, la persona que hace de cliente tiene el cuero cabelludo graso y necesita recomendaciones para mejorar esta condición.

    El objetivo es simular una conversación realista (una que es muy probable que ocurra en cualquier salón), detectar dónde podría necesitar más información y aprender sobre los productos disponibles actualmente. Puede parecer incómodo al principio, pero si practica estas conversaciones con su compañero de clase ahora, estará más preparado para los clientes de la vida real.

> **+ BONIFICACIÓN**
>
> **Visite:** bonus.milady.com/cos-wbes/toc

TIPO DE CHAMPÚ	CABELLO SECO	CABELLO SECO	CABELLO SECO	CABELLO SECO	CABELLO GRASO	CABELLO GRASO	CABELLO GRASO	CABELLO GRASO
Nombre								
Textura del cabello								
Precio								
Beneficios								
Ingredientes específicos								

Crecimiento del cabello

CRUCIGRAMA

76. Complete el crucigrama usando las pistas provistas.

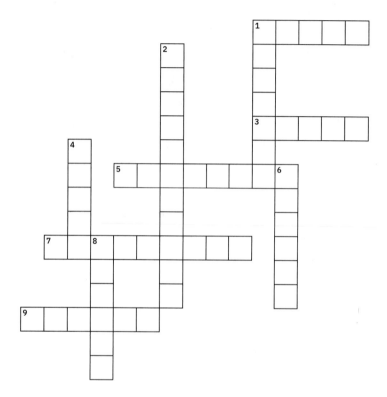

Vertical
1. El tipo de glándula que falta en los folículos que producen vello suave.
2. Una de las dos funciones principales del vello suave es ayudar a regular la _____ del cuerpo.
4. Cabello corporal corto, fino y sin pigmentar, que suele denominarse _____ de melocotón.
6. El vello suave puede aparecer en cualquier parte de la piel, excepto en las palmas de las manos, las plantas de los pies y los _____.
8. Vello corto y fino que cubre al feto y que, por lo general, se desprende a las pocas semanas del parto.

Horizontal
1. Una de las dos funciones principales del vello suave es ayudar a evaporar el _____.
3. Tipo de vello terminal que no está pigmentado.
5. Tipo de vello largo y pigmentado que se encuentra en el cuero cabelludo y el cuerpo.
7. Todos son capaces de producir vello suave o vello terminal, dependiendo de los genes, la edad y las hormonas.
9. El vello terminal es más grueso que el vello suave y puede o no tener _____.

JUEGO DE PALABRAS Y COINCIDENCIAS

77. A continuación, descifre los nombres de las fases de crecimiento del cabello. Luego, relaciónelos con sus características y descripciones. Cada fase se utilizará tres veces.

a. aengaán   b. geltoneá   c. gánaecta

_____ Marcada por la caída del cabello, una parte natural del ciclo de crecimiento del cabello. Se pierden de 50 a 100 cabellos por día.

_____ Breve periodo de transición entre las otras dos fases.

_____ Se conoce como la fase de crecimiento.

_____ El canal del folículo se encoge y se separa de las papilas dérmicas, el bulbo piloso desaparece y el extremo de la raíz encogido forma una maza redondeada.

_____ Un poco menos del 10 % del cabello del cuero cabelludo se encuentra en esta fase en cualquier momento y dura de tres a seis meses.

_____ La fase final del ciclo capilar, también conocida como fase de reposo.

_____ El 90 % del cabello del cuero cabelludo se encuentra en esta fase en cualquier momento. La última fase dura de dos a seis años (o hasta diez años).

_____ Las nuevas células se producen en el folículo más rápido que cualquier otra célula del cuerpo, con una tasa de crecimiento mensual promedio para el cabello sano del cuero cabelludo de aproximadamente 1,25 cm (0,5 in).

_____ Menos del 1 % del cabello del cuero cabelludo se encuentra en esta fase que dura entre una semana y dos en un momento determinado.

VERDADERO O FALSO

Indique si las afirmaciones siguientes son verdaderas o falsas. En las afirmaciones falsas, explique el motivo.

78. El masaje en el cuero cabelludo puede estimular la microcirculación sanguínea, que aporta nutrientes al folículo piloso.

    V   F   _____

79. Se ha demostrado científicamente que la estimulación o el masaje en el cuero cabelludo aumenten el crecimiento del cabello.

    V   F   _____

80. El minoxidil y la finasterida son los únicos tratamientos científicamente comprobados para ayudar a detener la caída del cabello y que pueda volver a crecer.

    V   F   _____

81. El minoxidil y la finasterida, ambos tratamientos para la caída del cabello, están pendientes de aprobación por parte de la Administración de Medicamentos y Alimentos (FDA).

    V   F   _____

82. Las canas son menos resistentes que el cabello pigmentado.

    V   F   _____

83. La genética determina la tasa de crecimiento del cabello.

    V   F   _____

84. Una vez que el cabello crece de 1 cm o 2 cm (0,2 in a 0,8 in) fuera de la piel, tendrá el mismo color que tenía antes de rasurarlo.

    V   F   _____

85. Afeitarse y cortarse el cabello hace que vuelva a crecer con una textura más áspera.

V   F   _____

CONOCIMIENTOS Y LOGROS ACADÉMICOS

En el espacio siguiente, escriba notas sobre los puntos claves que aprendió en este capítulo. Comparta sus conocimientos con sus compañeros de clase y pregúnteles si sus notas les parecen útiles. Si es necesario, revise sus apuntes de clase tomando las ideas de sus compañeros que le parezcan buenas.

Conocimientos básicos:

_____

_____

_____

_____

_____

_____

_____

Anote, por lo menos, tres cosas que haya aprendido desde que decidió ingresar a la escuela.

Logros académicos:

_____

_____

_____

_____

_____

_____

_____

1. Los cosmetólogos deben conocer muy bien las propiedades del cabello y del cuero cabelludo porque _____.

    A) son médicos especializados en una rama médica de la ciencia que implica el estudio del cabello y su estructura

    B) podrán brindar servicios más seguros e inteligentes si comprenden cómo se forma la estructura del cabello y cómo lo alteran los servicios de peluquería y químicos

    C) deben informar a los clientes qué partes del cabello se afectarán a causa de los servicios capilares a los que recurren

    D) tienen licencia para diagnosticar, tratar, recetar o trabajar en cabellos y cueros cabelludos poco saludables

2. ¿Cuál de las siguientes prácticas se refiere al estudio del cabello, con sus enfermedades y cuidados?

    A) hematología

    B) reumatología

    C) tricología

    D) podología

3. Identifique la parte del cabello que se encuentra debajo de la superficie de la epidermis.

    A) la raíz del cabello

    B) la corteza

    C) la cutícula del cabello

    D) el tallo del cabello

4. ¿Cuál de los siguientes enunciados sobre el bulbo piloso es verdadero?

    A) Es la parte viva del cabello que se encuentra por encima de la epidermis.

    B) Contiene células vivas que crean la hebra de cabello.

    C) Produce sebo que lubrica el cabello y la piel.

    D) Es la parte inerte del cabello adherida al tallo del cabello.

5. El _____ es un músculo involuntario de la dermis que se adhiere al folículo piloso.

    A) aductor largo

    B) deltoides

    C) arrector pili

    D) sóleo

continuación

6. Identifique un enunciado verdadero sobre la cutícula del cabello.

   A) Protege la corteza.

   B) Es la capa de proteína fibrosa del cabello.

   C) Contribuye a cerca del 90 % del peso del cabello.

   D) Forma parte de la raíz del cabello.

7. ¿Cuál de los siguientes enunciados corresponde a una función de la corteza?

   A) Contribuye al 50 % del peso del cabello.

   B) Es responsable de la fuerza, la elasticidad y el color del cabello.

   C) Contiene células vivas que crean la hebra de cabello.

   D) Produce sebo que lubrica el cabello y la piel.

8. _____ es la capa más interna que se encuentra en el cabello grueso y en el vello de la barba, y también se lo (la) conoce como médula o núcleo del cabello.

   A) El bulbo piloso   C) La médula

   B) La cutícula del cabello   D) La corteza

9. ¿Cuál de los siguientes enunciados describe mejor la queratinización?

   A) Es el proceso por el que las glándulas sebáceas fomentan la producción de queratina por parte de los melanocitos.

   B) Es el proceso por el que se determina el color de la piel de acuerdo con la cantidad de queratina en esta.

   C) Es el proceso por el que las células recién formadas en el bulbo piloso maduran, se llenan de queratina, se desplazan hacia arriba, pierden el núcleo y mueren.

   D) Es el proceso por el que el sebo, los lípidos, la queratina, el sudor y el agua forman una película hidrolipídica para proteger la piel de la desecación.

10. ¿Cuál de las siguientes opciones se refiere a los diminutos granos de pigmento de la corteza que dan el color natural al cabello?

    A) el colágeno   C) la queratina

    B) la elastina   D) la melanina

continuación

11. _____ del cabello se refiere a la cantidad de movimiento o forma de la hebra capilar.

   A) El patrón de crecimiento   C) La elasticidad

   B) El patrón de ondulación   D) La porosidad

12. _____ es el diámetro de una hebra de cabello.

   A) La textura del cabello   C) La porosidad del cabello

   B) La densidad del cabello   D) La elasticidad del cabello

13. Identifique una diferencia entre el cabello fino y el cabello grueso.

   A) Para el cabello fino, se deben utilizar productos químicos fuertes; para el cabello grueso, productos químicos relativamente más débiles.

   B) El cabello fino suele estar seco y encrespado, mientras que el cabello grueso suele ser liso y sin fuerza.

   C) El cabello fino tiene el menor diámetro; el cabello grueso, el mayor.

   D) En el caso del cabello fino, se debe aplicar más calor durante los servicios térmicos; en el caso del cabello, grueso, menos.

14. ¿Cuál de los siguientes colores de cabello suele tener la mayor densidad?

   A) rubio   C) negro

   B) castaño   D) rojo

15. ¿Cuál de los siguientes enunciados describe mejor la porosidad del cabello?

   A) Es la capacidad del cabello para estirarse y volver a su largo original sin quebrarse.

   B) Es el diámetro de una hebra de cabello.

   C) Mide la cantidad de hebras de cabello individuales en 2,54 cm (1 in) cuadrada del cuero cabelludo.

   D) Se refiere a la capacidad que tiene para absorber la humedad.

16. El cabello con porosidad _____ tiene una cutícula muy sana en la que las escamas quedan planas.

   A) baja   C) promedio

   B) media   D) alta

continuación

17. La capacidad del cabello para estirarse y volver a su largo original sin quebrarse se denomina _____.

   A) elasticidad

   C) porosidad

   B) densidad

   D) textura

18. Las personas con cabello y cuero cabelludo secos deben _____.

   A) lavarse el cabello con champú a menudo

   B) usar jabones y detergentes fuertes

   C) evitar usar productos que contengan emolientes

   D) evitar usar productos con alto contenido de alcohol

19. Las personas con cabello y cuero cabelludo grasos deben _____.

   A) utilizar un champú que cambie el valor del pH del cuero cabelludo a alrededor de 10

   B) enjuagarse muy bien el cabello después del lavarlo con champú

   C) usar productos que activen las glándulas sebáceas

   D) usar productos excesivamente agresivos, ya que pueden frenar la producción de aceite

20. En el contexto de los principales tipos de vello corporal, ¿cuál de los siguientes es el vello corporal corto, fino y sin pigmentar, que suele denominarse vello de melocotón?

   A) lanugo

   C) vello terminal

   B) vello suave

   D) vello del feto

21. En el contexto del ciclo de crecimiento del cabello, la fase _____ es la fase de crecimiento.

   A) de transición

   C) catágena

   B) telógena

   D) anágena

continuación

22. ¿Cuál de las siguientes situaciones se produce durante la fase anágena del ciclo de crecimiento del cabello?

A) El cabello se cae.

B) Se encoje el canal del folículo.

C) Se produce cabello nuevo.

D) Desaparece el bulbo piloso.

23. ¿Cuál de las siguientes situaciones se produce durante la fase catágena del ciclo de crecimiento del cabello?

A) El cabello se cae.

B) El canal del folículo se encoge y se desprende de las papilas dérmicas.

C) Se produce cabello nuevo.

D) Aparece el bulbo piloso, y la punta ensanchada de la raíz forma un palo redondeado.

24. ¿Cuál de los siguientes enunciados sobre la fase telógena del ciclo de crecimiento del cabello es verdadero?

A) Es la fase final del ciclo capilar.

B) Menos del 1 % del cabello del cuero cabelludo se encuentra en la fase telógena en todo momento.

C) Cerca del 90 % del cabello se encuentra en la fase telógena en todo momento.

D) Dura entre dos y seis años.

25. ¿Cuál de los siguientes enunciados representa un mito sobre el cabello?

A) Rasurar y cortar el cabello hace que vuelva a crecer más oscuro y grueso.

B) El masaje del cuero cabelludo puede estimular la microcirculación sanguínea.

C) Las canas son iguales a los cabellos pigmentados en cuanto a su textura.

D) La genética determina la tasa de crecimiento del cabello.

¡finalizado!

Cap. 08: Trastornos y enfermedades del cabello y el cuero cabelludo

SEGUIMIENTO DE MI PROGRESO

Use este rastreador sencillo para registrar su progreso a medida que realiza las actividades de cada objetivo de aprendizaje.

COMPLETADO	CANT. DE RESPUESTAS CORRECTAS	OBJETIVO
☐	_____/2	**OA 1:** Explicar la importancia de comprender los trastornos y enfermedades del cabello y del cuero cabelludo
☐	_____/8	**OA 2:** Explicar las causas de los tipos más comunes de pérdida de cabello
☐	_____/2	**OA 3:** Identificar los trastornos más comunes del cabello
☐	_____/14	**OA 4:** Identificar los trastornos más comunes del cuero cabelludo

¿Por qué estudiar los trastornos y enfermedades del cabello y el cuero cabelludo?

RESPUESTA CORTA

1. Con sus propias palabras, explique por qué cree que es importante que los cosmetólogos comprendan y conozcan bien los trastornos del cabello y el cuero cabelludo.

_____

_____

_____

2. A modo de complemento del texto, identifique dos posibles recursos que consultaría para obtener información sobre los trastornos del cabello y el cuero cabelludo, y explique por qué los eligió.

_____

_____

_____

Pérdida de cabello

RESPUESTA CORTA

3. Mencione tres factores internos y externos específicos que pueden afectar la salud del cabello.

_____

_____

_____

4. Imagine que uno de sus clientes le pregunta si los suplementos dietarios u otros cambios en el plan nutricional pueden ser una "solución rápida" para mejorar la salud del cabello. ¿Qué le responde?

_____

_____

_____

5. ¿Qué papel juegan los andrógenos y las hormonas tiroideas en la pérdida o la reducción del grosor del cabello?

_____

_____

_____

6. Mencione tres ejemplos de técnicas, procesos o herramientas de peinado que podrían obstaculizar el crecimiento del cabello.

_____

_____

_____

7. Relacione los tipos de alopecia enumerados a continuación con su descripción, características o imagen. El número entre paréntesis ( ) después de cada tipo indica cuántas veces se usa.

a. alopecia areata (4)

c. alopecia androgénica (6)

e. alopecia total (1)

b. alopecia (1)

d. alopecia universalis (1)

f. alopecia posparto (2)

Consejo de estudio: Una vez que haya completado correctamente esta actividad, la información de las coincidencias puede resultarle útil para crear un conjunto de tarjetas didácticas. Puede escribir los tipos de alopecia en el anverso de la tarjeta y sus características en el reverso. Úselas para evaluarse o trabajar con un compañero.

_____ La pérdida parcial o total del cabello de las zonas donde crece normalmente; los tipos comunes son androgénica, areata y posparto.

_____ Un tipo de este patrón de pérdida de cabello que se suele manifestar en forma de herradura.

_____ Pérdida temporal del cabello que ocurre de uno a cinco meses después del parto. Los ciclos de crecimiento del cabello se regulan en seis a doce meses.

_____ Causada por un trastorno autoinmune en el que el sistema inmunitario ataca el folículo piloso. Los glóbulos blancos detienen el crecimiento del cabello durante la fase anágena, lo que hace que el cabello entre en la fase telógena (de reposo).

_____ Se presenta en personas de todos los sexos, edades, razas y etnias, y suele comenzar en la infancia.

_____ Pérdida de cabello caracterizada por la miniaturización del cabello terminal y una fase anágena (crecimiento) más corta.

_____ Un tipo de este patrón de pérdida de cabello suele aparecer como una reducción difusa en la coronilla, la parte superior de la cabeza y el área de las sienes.

_____ Forma más avanzada de alopecia areata que implica la pérdida de cabello terminal en el cuerpo y el cuero cabelludo.

_____ Un ejemplo de este tipo de pérdida de cabello es más frecuente en mujeres después de la menopausia.

_____ Pérdida de cabello en parches redondos o de forma irregular.

_____ Puede afectar a cualquier persona y está provocada por la genética, la edad o los cambios hormonales.

_____ Cuando aumenta más de lo normal la cantidad de cabellos que entran a la etapa telógena (en reposo) después del embarazo, se produce la pérdida del cabello.

_____ Forma más avanzada de alopecia areata que implica la pérdida de cabello terminal en el cuero cabelludo.

_____ El cuero cabelludo con cabello suele tener una apariencia normal y no muestra signos evidentes de inflamación, trastorno de la piel ni enfermedad.

_____ Tipo común de pérdida de cabello; aproximadamente el 50 % de las personas experimentan algún grado de pérdida del cabello después de la pubertad y en la adolescencia.

ETIQUETADO

8. Etiquete cada imagen de alopecia que se muestra a continuación con su tipo.

   Consejo de estudio: Para tener una idea más completa de cómo se ve la alopecia en un cliente, busque varias imágenes en Internet y tómese un tiempo para estudiar los diferentes tipos y sus características.

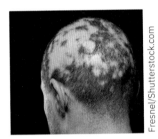 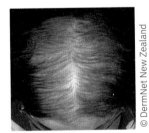 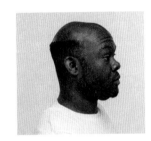

Fresnel/Shutterstock.com

© DermNet New Zealand

_____ _____ _____

DRAMATIZACIÓN

9. Como cosmetólogo, es probable que se encuentre con muchos clientes que experimentan pérdida o debilitamiento del cabello, por lo que estará en una posición única para guiarlos con su conocimiento y recursos sensibles en los que pueden confiar frente a una afección emocionalmente desafiante. Elabore un plan para poder tener una conversación efectiva, de apoyo e informativa con sus clientes sobre la pérdida del cabello. Lea cada paso, complete con datos específicos que sus clientes puedan encontrar útiles y responda las preguntas en una hoja de papel.

   1. Investigue y confirme su campo de acción con respecto a la orientación que usted puede prestar sobre la pérdida del cabello en su país. Escriba el enlace o resuma lo que dice.

   2. Revise los tipos de pérdida del cabello y las posibles causas. Tome algunas notas del texto u otra investigación.

   3. Investigue los productos y tratamientos actuales disponibles para la pérdida o el debilitamiento del cabello e identifique aquellos que están comprendidos en su campo de acción (p. ej., servicios de tramado del cabello, empresas locales de pelucas, suplementos dietarios) y los que no lo están (p. ej., últimas opciones médicas y quirúrgicas).

   4. Escriba tres o cuatro preguntas iniciales de investigación, además de posibles comentarios y preguntas de seguimiento que le gustaría hacerle a su cliente a fin de obtener la información que necesita para brindarle la orientación adecuada según sus inquietudes específicas sobre la pérdida del cabello. (p. ej., dieta, medicamentos/enfermedades, patrones hereditarios, estrés, productos para el cabello y rutinas de cuidado del cabello). Este paso es su oportunidad para perfeccionar su discurso y enfocarse en demostrar interés y sensibilidad hacia sus clientes.

5. Practique el guion con un compañero a fin de perfeccionar aún más su enfoque e intercambiar consejos y sugerencias para tener esta conversación con sus clientes en el futuro.

Consejo: Una vez que haya esbozado su plan para hablar sobre la pérdida del cabello con los clientes, puede escribirlo y tenerlo siempre a mano para referencia futura, de modo que pueda actualizarlo y hacer revisiones en función de cómo vayan sus conversaciones.

RELACIÓN DE CONCEPTOS

10. Relacione los tratamientos y las opciones para la caída del cabello con sus descripciones. Más de un tratamiento u opción puede coincidir con una descripción, así que asegúrese de indicar todos los que correspondan.

   a. Minoxidil
   b. Finasterida

   c. Opciones quirúrgicas
   d. Opciones no médicas

_____ Pelucas y tupés, con la orientación de un cosmetólogo.

_____ Trasplante de cabello, que consiste en la extracción de folículos pilosos de una o más áreas de la cabeza.

_____ Rogaine© es la marca más conocida de este tipo de tratamiento contra la caída del cabello.

_____ Estimula el crecimiento del cabello; ralentiza la tasa de pérdida de cabello.

_____ Más conveniente y eficaz que el minoxidil.

_____ Opciones permanentes.

_____ Puede causar defectos de nacimiento en un feto masculino, por lo que no se puede recetar a personas en edad fértil.

_____ Medicación tópica aplicada en el cuero cabelludo.

_____ Tramado y extensiones de cabello realizados por un cosmetólogo.

_____ Pueden pasar varios meses hasta ver algún cambio. Los beneficios desaparecen si la persona suspende el medicamento.

_____ Disponible en dos grados de intensidad distinta: al 2 % (solución regular) y al 5 % (solución extrapotente).

_____ Medicamentos recetados por vía oral.

Trastornos del cabello

11. Complete el crucigrama usando las pistas provistas.

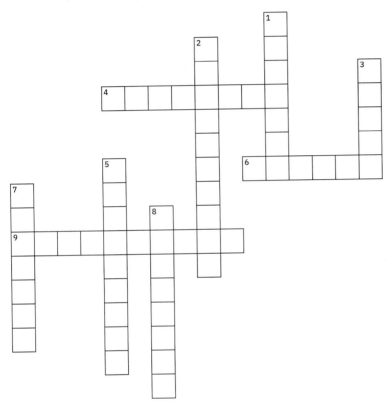

Vertical

1. Excepto por la falta de pigmento, las canas son exactamente _____ al cabello pigmentado.
2. Uno de dos tipos de canas; presentes desde el nacimiento.
3. El término técnico para el cabello gris o blanco.
5. Un tipo de canas congénitas presente en las personas que nacen sin pigmentación en la piel, el cabello y los ojos.
7. Una variedad de canas que se caracteriza por franjas con cabello gris y pigmentado a lo largo de la línea de la hebra del cabello.
8. Las canas son producto de la pérdida del _____ natural del cabello.

Horizontal

4. La fuente de pigmento del cabello y la piel.
6. Si es extremo, experimentar esto o tener una enfermedad puede contribuir al envejecimiento del cabello.
9. Uno de dos tipos de canas; cuando el folículo piloso produce menos melanina como resultado del envejecimiento y la genética.

12. Relacione los siguientes trastornos del cabello con sus descripciones.

a. Monilétrix
b. Fragilitas criniumis

c. Tricoptilosis
d. Hipertricosis

e. Hirsutismo
f. Tricorrexia nudosa

_____ Término técnico para las puntas partidas

_____ Término técnico para referirse al cabello nudoso

_____ Cabello que crece más largo y más grueso que lo normal

_____ Término técnico para el cabello arrosariado

_____ Crecimiento de vello corporal terminal en la cara y el pecho; afecta principalmente a las mujeres

_____ Término técnico para el cabello quebradizo

Trastornos del cuero cabelludo

RESPUESTA CORTA

13. ¿Cómo se llama el hongo que causa la pitiriasis, el término técnico para la caspa? Explique brevemente cómo causa la caspa y mencione otros tres factores que pueden afectar la caspa.

_____

_____

_____

14. ¿Qué tipo de agente (ingrediente) contienen los champús anticaspa? ¿Con qué frecuencia se deben usar para controlar la caspa?

_____

_____

_____

15. ¿La caspa es contagiosa?

_____

_____

_____

16. ¿En qué se parecen la caspa y el cuero cabelludo seco? ¿En qué se diferencian?

_____

_____

_____

17. ¿Cuáles son los dos tipos principales de caspa? Describa cada una brevemente.

_____

_____

_____

18. Como cosmetólogo, ¿qué debe hacer si nota que el cliente tiene dermatitis seborreica (caspa acompañada de enrojecimiento e inflamación que también suele aparecer en las cejas o la barba)?

_____

_____

_____

COMPLETE LOS ESPACIOS EN BLANCO

19. En la siguiente tabla, se enumeran las infecciones fúngicas y parasitarias y sus causas, síntomas, método de propagación y otras características. En cada fila, falta información sobre la infección en tres columnas. Complete la información que falta basándose en las pistas de las otras columnas.

NOMBRE DE LA INFECCIÓN	CAUSAS	SÍNTOMAS	MÉTODO DE PROPAGACIÓN	OTRAS CARACTERÍSTICAS NOTABLES
	Los ácaros llamados _Sarcoptes scabiei_ que ponen huevos dentro de la piel			Los ácaros no pueden vivir más de 24 a 48 horas sin un huésped.
Tinea favosa				Pueden causar cicatrices, donde no volverá a crecer el cabello.

NOMBRE DE LA INFECCIÓN	CAUSAS	SÍNTOMAS	MÉTODO DE PROPAGACIÓN	OTRAS CARACTERÍSTICAS NOTABLES
Tinea				Es el término técnica general para la tiña.
		Con una lupa, se pueden ver pequeñas liendres adheridas al cabello. El piojo adulto tiene el tamaño de una semilla de sésamo.		Se alimentan de sangre humana.
		En aspecto, es similar a la tinea capitis. La piel puede estar muy inflamada.		Afecta principalmente las áreas de la barba y el bigote del rostro.
			Contacto persona con persona a través de la piel y el cabello infectados, además de las bañeras, las piscinas y los artículos de uso personal sucios.	También se conoce como tiña del cuero cabelludo.

JUEGO DE PALABRAS Y ETIQUETADO

20. Descifre las siguientes palabras y úselas para etiquetar el trastorno del cuero cabelludo correcto. Un término no se utilizará.

a. Cuslpdeisoi pscitias _____

b. Ñtia vfsaoa _____

c. Enait saciipt _____

d. Aenit rbbaea _____

e. Istpiaisir _____

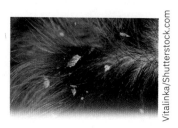
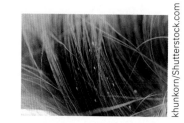
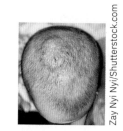
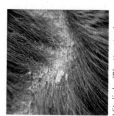

Vitalinka/Shutterstock.com

khunkorn/Shutterstock.com

Zay Nyi Nyi/Shutterstock.com

Vitalinka/Shutterstock.com

_____ _____ _____ _____

21. ¿Cuál de los siguientes *no* es un tipo de infección bacteriana del cuero cabelludo?

    A) foliculitis

    B) carbunco

    C) psoriasis

    D) forúnculo

22. Las infecciones bacterianas del cuero cabelludo son causadas por _____ o bacterias estafilococos.

    A) espirilos

    B) estreptococos

    C) bacilos

    D) tinea barbae

23. ¿Cuál es el término para referirse a una inflamación causada por vellos encarnados donde se extrae o rasura el vello?

    A) folliculitis capitis

    B) tinea barbae

    C) tinea folliculitis

    D) foliculitis de la barba

24. ¿Cómo se presentan los carbuncos en una persona?

    A) generalizados en una gran parte del cuerpo

    B) grupos de pequeñas protuberancias rojas o granos de cabeza blanca

    C) un grupo de forúnculos

    D) un solo forúnculo

25. ¿Cuál es otro término para denominar a un grano?

    A) forúnculo

    B) carbunco

    C) espinilla

    D) vesícula

26. Cuando presta servicios a los clientes, ¿cuál es la mejor manera de prevenir la propagación de infecciones bacterianas?

    A) usar guantes de nitrilo y una máscara facial

    B) solicitar una nota del médico de un cliente que confirme que no tiene infecciones

    C) poner en práctica de manera adecuada y consistente los procedimientos de limpieza y desinfección aprobados por el consejo estatal

    D) eliminar los residuos de clientes en una habitación privada con ventilación de alto grado

CONOCIMIENTOS Y LOGROS ACADÉMICOS

En el espacio siguiente, escriba notas sobre los puntos claves que aprendió en este capítulo. Comparta sus conocimientos con sus compañeros de clase y pregúnteles si sus notas les parecen útiles. Si es necesario, revise sus apuntes de clase tomando las ideas de sus compañeros que le parezcan buenas.

Conocimientos básicos:

_____

_____

_____

_____

_____

_____

_____

Anote, por lo menos, tres cosas que haya aprendido desde que decidió ingresar a la escuela.

Logros académicos:

_____

_____

_____

_____

_____

_____

1. Los cosmetólogos deben conocer muy bien los trastornos y las enfermedades del cabello y el cuero cabelludo porque _____.

   A) es su responsabilidad mejorar el aspecto de determinadas afecciones del cuero cabelludo que son trastornos médicos

   B) identificar las diferencias entre la pérdida habitual de cabello y la pérdida inusual de cabello les permite recomendar tratamientos contra la pérdida del cabello a los clientes.

   C) deben saber que las enfermedades que indican problemas de salud rara vez justifican la atención de un médico

   D) tienen licencia para diagnosticar, tratar, recetar o trabajar en cueros cabelludos poco saludables

2. ¿Por qué los cosmetólogos deben conocer muy bien los trastornos y las enfermedades del cabello y el cuero cabelludo?

   A) porque los cosmetólogos deben diferenciar entre la pérdida habitual de cabello y la pérdida inusual para tratar los trastornos del cabello y el cuero cabelludo

   B) porque los cosmetólogos deben realizar procedimientos que se enumeran en una licencia médica o una licencia de podología

   C) porque, entre sus obligaciones frente al control de infecciones, se incluye reconocer las enfermedades contagiosas del cuero cabelludo y el cabello, además de identificar cuándo debe rechazar a un cliente y derivarlo a un médico

   D) porque los cosmetólogos deben informar a los clientes que padecen una enfermedad o trastorno específico

3. ¿Cuál de los siguientes enunciados sobre la alopecia androgénica es verdadero?

   A) Es la caída del cabello caracterizada por una fase anágena extendida.

   B) También se conoce como alopecia areata.

   C) Es la caída del cabello caracterizada por la miniaturización del vello terminal.

   D) Se trata de una infección fúngica.

4. La alopecia areata es _____.

   A) la pérdida temporal del cabello después del embarazo

   B) conocida también como alopecia androgénica

   C) un trastorno autoinmune

   D) caracterizada por signos evidentes de inflamación del cuero cabelludo

5. _____ incluyen la testosterona; afectan las papilas dérmicas y la producción de queratinocitos, lo que provoca la miniaturización del folículo piloso y la reducción del crecimiento del cabello.

   A) Los estrógenos   C) Las hormonas tiroideas

   B) Los andrógenos   D) Las hormonas pancreáticas

continuación

6. ¿Cuál de los siguientes enunciados sobre los tratamientos contra la pérdida del cabello es verdadero?

    A) El minoxidil es un medicamento recetado por vía oral.

    B) El minoxidil se consigue en dos concentraciones diferentes: al 2 % y al 5 %.

    C) La administración de finasterida es menos efectiva y conveniente que el minoxidil.

    D) La finasterida se prescribe para personas en edad fértil.

7. ¿Cuál de los siguientes enunciados sobre el tratamiento contra la pérdida del cabello es correcto?

    A) Los cosmetólogos tienen licencia para realizar procedimientos quirúrgicos a modo de tratamientos contra la caída del cabello.

    B) Los cosmetólogos pueden ayudar a los clientes a determinar si la pérdida del cabello es típica o potencialmente preocupante.

    C) Los servicios de salón, como un *spa* para el cabello, son el único tratamiento comprobado contra la pérdida del cabello.

    D) Aconsejar a los clientes que enfrentan problemas de pérdida del cabello sobre cuándo buscar la ayuda de un proveedor de atención médica está fuera del campo de acción de los cosmetólogos.

8. Identifique un enunciado verdadero sobre las canas.

    A) Es el crecimiento de vello terminal en el cuerpo de una mujer en áreas que normalmente no tienen este tipo de vello.

    B) Las canas adquiridas están presentes desde el nacimiento.

    C) Es el término técnico que se utiliza para referirse al cabello gris o blanco, y su origen se debe a la pérdida del pigmento natural que posee el cabello.

    D) Las canas congénitas son resultado de la edad y la genética.

9. A medida que las personas envejecen, el folículo piloso produce menos melanina, lo que hace que el cabello se torne gris o blanco. Esto se denomina _____.

    A) canas adquiridas

    B) canas congénitas

    C) hipertricosis

    D) tricoptilosis

10. El cabello en franjas es _____.

    A) una afección en la que el cabello crece más largo o más grueso que lo normal

    B) el término técnico para las puntas abiertas

    C) una variedad de canas que se caracteriza por franjas con cabello gris y pigmentado a lo largo de la hebra de cabello

    D) caracterizado por la fragilidad y la formación de inflamaciones nodulares a lo largo del tallo del cabello

continuación

11. ¿Cuál de los siguientes enunciados sobre la hipertricosis es verdadero?

   A) Es una afección en la que el cabello crece más corto o más débil que lo normal.

   B) Es la pérdida de cabello caracterizada por la miniaturización del vello terminal y una fase anágena más corta.

   C) Se trata con métodos como la fotodepilación, la electrólisis y la depilación con láser.

   D) Se caracteriza por la fragilidad y la formación de inflamaciones nodulares a lo largo del tallo del cabello.

12. ¿Con qué término técnico se conoce a las puntas abiertas?

   A) monilétrix

   B) canas

   C) hirsutismo

   D) tricoptilosis

13. ¿Cuál es la única forma de tratar la tricoptilosis?

   A) suavizar el cabello con acondicionadores

   B) la depilación con cera

   C) depilación con azúcar

   D) cortar las puntas abiertas

14. ¿Cuál de los siguientes es un enunciado verdadero sobre la tricorrexia nudosa?

   A) La tricorrexia nudosa es una afección en la que el cabello crece más largo o más grueso que lo normal.

   B) La tricorrexia nudosa es causada por una mutación genética y no tiene un tratamiento reconocido.

   C) La tricorrexia nudosa cerca del cuero cabelludo suele ser consecuencia de los alisadores químicos o de una presión térmica excesiva.

   D) La tricorrexia nodosa cerca del cuero cabelludo es causada por un hongo que crece de manera natural llamado malassezia.

15. ¿Cuál de los siguientes enunciados sobre la monilétrix es correcto?

   A) Las personas con monilétrix tienen un crecimiento escaso del cabello.

   B) Las personas con monilétrix deben decolorarse el cabello.

   C) Hay varios tratamientos reconocidos contra la monilétrix.

   D) Monilétrix es el término técnico para las puntas del cabello abiertas.

continuación

16. La fragilitas crinium _____.

   A) se caracteriza por la fragilidad y la formación de inflamaciones nodulares a lo largo del tallo del cabello

   B) se suele tratar con electrólisis, fotodepilación, depilación con láser, rasurado, depilación con pinzas y depilatorios

   C) es causada por el uso excesivo de productos mecánicos y químicos, la exposición a los rayos UV y el hecho de tirar del cabello fuertemente en trenzas o colas de caballo

   D) es la pérdida del cabello caracterizada por la miniaturización del vello terminal y una fase anágena más corta

17. La pitiriasis se caracteriza por _____.

   A) manchas rojas en las aberturas de los folículos pilosos

   B) la fragilidad y la formación de inflamaciones nodulares a lo largo del tallo del cabello

   C) la producción excesiva y el desprendimiento de las células de la piel

   D) costras amarillas secas en el cuero cabelludo llamadas escútulas

18. Identifique un enunciado correcto sobre la caspa.

   A) No es contagiosa.

   B) El término técnico es fragilitas crinium.

   C) Es causada por un hongo dermatofito.

   D) No se puede controlar con champús anticaspa.

19. El término técnico para referirnos a la caspa clásica es _____, y se caracteriza por la irritación del cuero cabelludo, grandes escamas y picazón.

   A) hipertricosis   C) pitiriasis esteatoide

   B) pitiriasis simple de la cabeza   D) tricoptilosis

20. Identifique un enunciado correcto sobre la pitiriasis esteatoide.

   A) Cuando la pitiriasis esteatoide se acompaña de enrojecimiento e inflamación, se denomina pediculosis capitis.

   B) La pitiriasis esteatoide es extremadamente contagiosa.

   C) La pitiriasis esteatoide es un caso de caspa menos grave que la pitiriasis simple de la cabeza.

   D) Los cosmetólogos no deben prestar servicios a nadie que tenga pitiriasis esteatoide.

continuación

21. La tinea es _____.

    A) causada por un parásito

    B) el término técnico para la tiña

    C) una enfermedad sumamente contagiosa causada por ácaros llamados *Sarcoptes scabiei*

    D) una infestación del cabello y del cuero cabelludo con piojos

22. De los siguientes síntomas, ¿cuál suele ser el más característico de la sarna?

    A) costras amarillas en el cuero cabelludo, llamadas escútulas, que tienen un olor característico

    B) escamas y lesiones circulares dolorosas

    C) escamas grasosas o cerosas, mezcladas con sebo

    D) picazón intensa y una erupción que puede presentar ampollas y protuberancias que se asemejan al acné

23. Identifique un enunciado correcto sobre los piojos.

    A) Causan tinea barbae, que afecta principalmente las áreas de la barba y el bigote.

    B) Causan sarna, que es una afección sumamente contagiosa.

    C) Suelen vivir hasta cuatro días sin un huésped.

    D) Se transmiten principalmente por el contacto cabeza a cabeza con una persona infectada.

24. _____ es el término técnico para referirnos a un grano, y es una infección del tejido que rodea el folículo piloso.

    A) Un carbunco

    B) Un forúnculo

    C) Canas

    D) Hirsutismo

25. La foliculitis de la barba, también conocida como pseudofoliculitis de la barba, es _____.

    A) una infección de los folículos pilosos causada por piojos

    B) una inflamación de los folículos pilosos causada por el vello encarnado

    C) un tipo de carbuncos causado por estafilococos

    D) una inflamación del cuero cabelludo causada por malassezia

¡finalizado!

Cap. 09: Principios del diseño de peinados

¿Por qué estudiar diseño de peinados?

COMPLETE LOS ESPACIOS EN BLANCO

1. Complete las oraciones siguientes con palabras del banco de palabras.

    Banco de palabras: se mueve, recurso, hágalo usted mismo, enfaticen, educados, clientes, mejor, redes sociales, productos, expectativas, se mueve, servicio, minimicen, habilidad, técnica, juicio, reacciona, estilismo

    Como cosmetólogo, debe estudiar y comprender muy bien los principios del diseño de peinados para saber

    por qué un peinado en particular será o no la _____ opción para un cliente. También podrá aplicar

    los principios de diseño de peinados para ayudarle a lograr su visión de _____

Banco de palabras: se mueve, recurso, hágalo usted mismo, enfaticen, educados, clientes, mejor, redes sociales, productos, expectativas, se mueve, servicio, minimicen, habilidad, técnica, juicio, reacciona, estilismo

y cumplir con las _____ creativas de sus clientes. Tendrá habilidades para crear estilos que

_____ los mejores rasgos del cliente y _____ las áreas de preocupación.

Además, perfeccionar el ojo para el diseño y combinarlo con su experiencia _____ es más

importante que nunca con la prevalencia de las personas influyentes en las _____ consumidores

de contenido del tipo _____: y clientes que son cada vez más _____ sobre su cabello

y preferencias de _____. La educación formal en diseño de peinados le ayudará a comprender cómo

se ve, _____ y _____ el cabello al peinado; también le ayudará a desarrollar _____

y _____ artísticos, lo que lo diferenciará como un _____ de calidad porque estará

proporcionando un _____ de primer nivel para los _____ informados.

Filosofía del diseño

RESPUESTA CORTA

2. ¿Cuáles son los cinco pasos para desarrollar su propia filosofía de diseño?

_____

_____

_____

3. Antes de comenzar su plan de diseño para un cliente, ¿qué es lo primero que debe hacer?

_____

_____

_____

4. ¿Por qué es importante tomar riesgos calculados, es decir, salir de la zona de confort, a medida que perfecciona su filosofía de diseño? ¿Cuáles son las tres formas en que usted, como cosmetólogo, puede continuar evolucionando sus diseños?

_____

_____

_____

MAPA MENTAL

5. Los mapas mentales son un método utilizado para crear una representación visual de un grupo de ideas conectadas. En esta actividad, siga el enlace a continuación o use una hoja de papel para crear un mapa mental para sus fuentes personales de inspiración y creatividad. Comience el mapa con un círculo central que represente sus fuentes de ideas, creatividad e inspiración. En el círculo, escriba un encabezado que haga referencia a sus fuentes de ideas (p. ej., "Mi filosofía de diseño"). Desde ahí, diagrame las categorías en las que suele encontrar inspiración, como celebridades o personas influyentes en el mundo de la belleza, colores, patrones, naturaleza, arte, música o personas en la calle. Luego, piense en algunos ejemplos específicos de esas categorías de inspiración y agréguelos a su mapa mental. (Nota: Para ver un ejemplo de un mapa mental, consulte la Figura 1-10 en *Bases para el estándar de Milady*).

Ahora, piense en los patrones que observa y en lo que esto podría significar para su filosofía de diseño o cómo podría ser útil para perfeccionarla. Cuando sienta que el mapa mental está completo, escriba dos o tres oraciones que resuman lo que descubrió en este proceso y describa cómo cree que le ayudará a desarrollar su filosofía de diseño. Téngalo siempre con usted y edítelo a medida que avanza en la escuela de cosmetología y en la práctica.

+ BONIFICACIÓN

Visite: bonus.milady.com/cos-wbes/toc

Los cinco elementos del diseño de peinados

RESPUESTA CORTA

6. ¿Cuáles son los cinco elementos básicos del diseño de peinados?

_____

_____

_____

7. ¿Cuál es la relación entre forma y espacio en términos del diseño de peinados? ¿Cuáles son los cinco elementos que podrían ocupar el espacio en un diseño de peinados?

_____

_____

_____

8. ¿Cuál es el papel de la coloración en el diseño de peinados?

_____

_____

_____

INVESTIGACIÓN

9. Aunque las líneas de diseño han existido desde siempre, los estilos han cambiado. Para este proyecto, busque algunas imágenes de las líneas de diseño en peinados de finales de 1980 y principios de 1990 y péguelas junto al término correspondiente. Luego, mire las imágenes de las líneas de diseño del libro de texto en la tercera columna. ¿Podría decir que usan las mismas líneas, aunque los peinados sean diferentes?

LÍNEA DE DISEÑO	ESTILO DE LOS AÑOS 1980/1990	ESTILO ACTUAL
a. Horizontal		
b. Vertical		

LÍNEA DE DISEÑO	ESTILO DE LOS AÑOS 1980/1990	ESTILO ACTUAL
c. Diagonal		
d. Curva		
e. Perpendicular		
f. De transición		

Oladimeji Odunsi/Unsplash

10. Describa el efecto de los tipos básicos de líneas.

a. Líneas horizontales

_____

_____

_____

b. Líneas verticales

_____

_____

_____

c. Líneas diagonales

_____

_____

_____

d. Líneas curvas

_____

_____

_____

COMPLETE LOS ESPACIOS EN BLANCO

11. Complete los siguientes espacios en blanco explicando los elementos del diseño de peinados.

Color _____

Forma _____

Textura del diseño _____

Línea _____

Espacio _____

12. Relacione cada tipo de línea con su efecto o función en un diseño de peinados. Algunas líneas se pueden usar más de una vez.

   a. Líneas simples   c. Líneas perpendiculares   e. Líneas direccionales
   b. Líneas paralelas   d. Líneas de transición

Tipo de línea	El efecto o la función en el diseño de peinados
_____	Las mejores para clientes que requieren menos mantenimiento a la hora de peinarse.
_____	Suelen otorgar una apariencia que distingue y funciona perfectamente en clientes que pueden llevar un estilo fuerte.
_____	Ejemplos de este tipo de líneas se ven en el cabello rizado o con ondas.
_____	Líneas con un movimiento definido hacia adelante o hacia atrás.
_____	Se usan principalmente en diseños de un solo largo rectos o unidimensionales simples que usan extensiones de cabello humano o sintético.
_____	Suelen ser líneas curvas que se mezclan con las líneas horizontales o verticales, y las suavizan; se utilizan con frecuencia cuando se texturiza un corte de cabello y se aplica coloración y mezcla de colores.
_____	Líneas horizontales y verticales que se cruzan en un ángulo de 90 grados para crear un borde duro.
_____	Líneas repetidas en un peinado; pueden ser rectas o curvas. La repetición de líneas permite un diseño más interesante.

RESPUESTA CORTA

13. Describa una técnica específica para cambiar la textura del cabello de forma temporal.

_____

_____

_____

14. ¿Cómo se pueden utilizar los productos químicos para modificar la textura del cabello de forma permanente?

_____

_____

_____

15. Con tantas opciones de productos disponibles para redefinir la textura natural del cabello de forma temporal y crear diseños alternativos, ¿cómo piensa estar actualizado sobre las principales tendencias y productos disponibles?

_____

_____

_____

16. Explique por qué piensa que la coloración es importante para el cliente psicológicamente en la apariencia general de un diseño de peinado.

_____

_____

_____

17. ¿Cómo puede usar el color para crear un efecto audaz y dramático?

_____

_____

_____

18. En los diseños de peinados a continuación, use bolígrafos o lápices de colores para mostrar cómo se puede usar el color para crear lo siguiente:

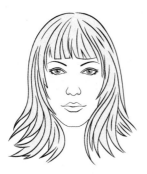 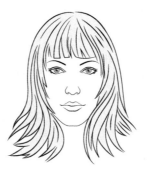 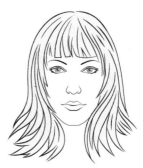

| **Dar volumen** | **Reducir volumen** | **Añadir dimensión/ profundidad** |

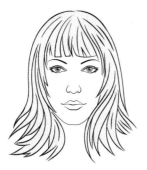 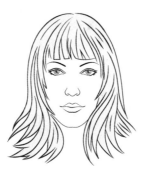

Crear una línea de atención   **Reducir el énfasis en un rasgo del cliente**

Los cinco principios del diseño de peinados

19. Como cosmetólogos, es importante entrenar el ojo artístico para reconocer los principios del arte y el diseño en distintas situaciones cotidianas de la realidad. Para esta actividad, use Internet o revistas, o tome sus propias fotos, para identificar cinco ejemplos de diseños en los que se hace un uso aceptable de la proporción y cinco ejemplos en los que el diseño parecer ignorar o abusar de los principios de la proporción. No observe a las personas. En cambio, observe cómo se usan, bien o mal, las proporciones en edificios, letreros, paisajes, calles, platos de comida o cualquier otra cosa en el mundo que lo rodea.

Una vez que tenga los ejemplos, estúdielos detenidamente y escriba un breve resumen de lo que le gusta o no le gusta del uso de la proporción en ellos. Haga sugerencias para mejorarlos.

20. Relacione los siguientes principios del arte y el diseño con su descripción.

a. proporción
b. balance

c. ritmo
d. énfasis

e. armonía

_____ El área a la cual primero se dirige la mirada, también se conoce como foco.

_____ Creación de unidad en un diseño; el más importante de los principios del arte.

_____ Establecer proporciones iguales o apropiadas para crear simetría.

_____ Una pulsación regular o el patrón de movimiento recurrente en un diseño.

_____ Relación comparativa entre una cosa y otra.

COMPLETE LOS ESPACIOS EN BLANCO

21. Complete las oraciones siguientes con palabras del banco de palabras.

Banco de palabras: alto, grandes, ondulación, más altas, mentón, más bajas, volumen, pequeña, proporciones, encima, más largo, anchos, desproporcionado, pequeñas, cabeza, cuerpo, curvas

La _____ se mide desde la parte superior hasta el _____ y se utiliza para establecer

las _____ de todo el _____.

Los clientes que tienen proporciones _____ y con mayor volumen se ven mejor con peinados de

largo medio o _____ con _____ más suaves.

Los peinados recortados por _____ de los hombros con patrones de _____ suaves

generalmente favorecen a las contexturas _____ y _____.

Por lo general, creará un peinado con mayor _____ para un cliente con caderas

_____ u hombros _____.

Si la persona es _____ y tiene un peinado _____, parecería _____.

22. ¿Cómo puede saber si el diseño de un peinado tiene equilibrio simétrico?

    _____

    _____

    _____

23. Explique cómo se logra el equilibrio en un diseño de peinados que podría considerarse asimétrico.

    _____

    _____

    _____

24. ¿A qué característica de un diseño hace referencia el principio de armonía? ¿Qué función cumple la armonía en un diseño?

    _____

    _____

    _____

25. ¿Qué elementos hacen que un peinado sea armonioso?

    _____

    _____

    _____

26. Enumere las cuatro características físicas de un cliente que se contemplan en un peinado artístico y adecuado (armonioso).

    _____

    _____

    _____

27.   ¿Cuál es su canción actual favorita? Indíquela aquí: _____

A continuación, reproduzca la canción varias veces y, mientras lo hace, dibuje un diseño de peinado inspirado en la canción. Considere el ritmo, el énfasis, el equilibrio y la armonía. Piense en aspectos como el color, la textura o los adornos. Cuando termine, comparta el boceto con un compañero de clase (sin decirle la canción) y pídale que describa los principios del diseño de peinados que observa. ¿La descripción coincide con la canción? ¿El estilo tiene armonía? A continuación, eche un vistazo al boceto de su compañero de clase e intente identificar los mismos aspectos del peinado. ¿Cuán acertadas fueron sus conjeturas?

Formas de la cabeza

RESPUESTA CORTA

28.   Mencione tres formas en las que conocer los puntos de referencia y las formas de la cabeza puede ayudarlo como cosmetólogo.

_____

_____

_____

ETIQUETAR

29.   Etiquete cada punto de referencia de la cabeza que se muestra a continuación. Algunos puntos de referencia se muestran dos veces, desde diferentes ángulos.

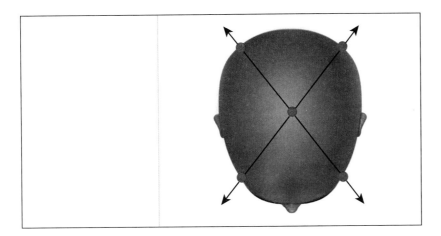

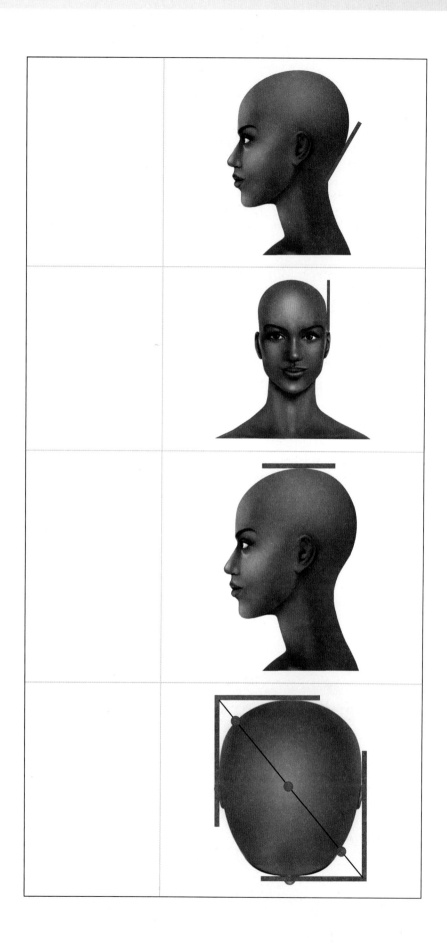

30. Relacione el punto de referencia con la indicación de cómo encontrarlo en la cabeza. Un punto de referencia se utilizará dos veces.

a. Surco parietal
b. Hueso occipital
c. Vértice
d. Cuatro esquinas

Punto de referencia Cómo ubicar el punto de referencia

_____ Toque la parte posterior del cráneo o coloque un peine plano contra la nuca y ubique el punto donde la cabeza se separa del peine.

_____ Una de las dos formas de encontrar este punto de referencia: haga dos líneas diagonales que crucen el vértice de la cabeza, que apuntarán directamente a la parte frontal y posterior.

_____ Podrá encontrarlo si coloca un peine plano en el lateral de la cabeza. Este punto de referencia se encuentra donde la cabeza empieza a curvarse alejándose del peine.

_____ Podrá encontrarlo si coloca un peine plano en la parte superior de la cabeza. El peine descansará en el punto más alto.

_____ Una de las dos formas de encontrar este punto de referencia: coloque dos peines planos sobre el costado y la parte posterior; la parte posterior se localiza en el punto donde convergen los dos peines.

31. Identifique las principales áreas de la cabeza.

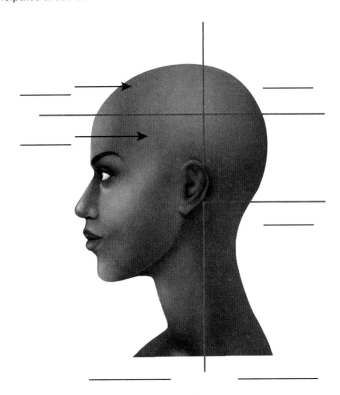

32. Relacione cada área de la cabeza con su descripción.

a. Parte superior   c. Parte frontal   e. Nuca   g. Área del flequillo
b. Costado   d. Coronilla   f. Parte posterior

Área de la cabeza   Cómo localizar el área/Tipo de cabello en el área

_____ Incluye todo el cabello de la parte posterior de la oreja hacia delante, debajo del surco parietal.

_____ Sección triangular que comienza en el vértice y termina en las esquinas frontales. Cuando se peina con su caída natural, no cae más allá de las esquinas exteriores de los ojos.

_____ Haga una división desde el vértice hasta detrás de la oreja para separar el cabello que cae naturalmente por delante de la oreja del que cae detrás de esta.

_____ Este cabello reposa sobre la forma de la cabeza.

_____ Haga una división o trace una línea desde el vértice hacia atrás de la oreja para localizar este área, que consiste en todo el cabello que cae naturalmente detrás de la oreja (*Consejo:* cuando identifica el frente, también identifica esta área).

_____ El área entre el vértice y la parte posterior del surco parietal. Puede presentar mechones parados o remolinos, por lo que es muy importante prestar especial atención a esta área al peinar y cortar.

_____ Parte trasera del cuello; el vello debajo del hueso occipital.

DIBUJAR

33. Dibuje un diagrama del área del flequillo vista desde la parte superior de la cabeza e identifique la parte posterior, el área del flequillo y los costados.

El tipo y la textura del cabello

34. Cuando escoge un peinado para un cliente, ¿cuáles son las dos consideraciones principales? Menciónelos e identifique sus tipos.

_____

_____

_____

35. En general, ¿cuántos patrones universales de rizos se reconocen? ¿Por qué es importante familiarizarse con estos patrones?

_____

_____

_____

36. Cuando escoge un peinado para un cliente, es importante considerar la relación ¿entre qué dos factores?

_____

_____

_____

37. ¿Cómo se mide la densidad del cabello? ¿Cómo se describe?

_____

_____

_____

38. Relacione las siguientes texturas del cabello con los consejos de peinado.

a. Cabello medio y ondulado
b. Cabello grueso y lacio
c. Cabello fino y rizado
d. Cabello fino y muy rizado

e. Cabello medio y rizado
f. Cabello medio y muy rizado
g. Cabello lacio y fino
h. Cabello fino y ondulado

i. Ensortijado/con textura afro
j. Cabello grueso y rizado
k. Cabello grueso y ondulado
l. Cabello medio y lacio

Tipo de cabello **Consejo de peinado**

_____ Los servicios con productos químicos pueden tardar más en procesarse.

_____ Retire algo de peso del interior con tijeras de textura.

_____ Reacciona bien al uso de rulos y peinados térmicos.

_____ Puede aparentar mayor volumen si se aplica calor y se realiza el corte y el peinado adecuados.

_____ Recomiende productos para realizar peinados o servicios químicos para lograr el estilo más favorecedor.

_____ Responde bien al secador a la plancha térmica.

_____ El corte de cabello muy corto es ideal para facilitar el peinado y minimizar el mantenimiento.

_____ Se recomienda usar productos que contengan hidratantes; se corta en seco.

_____ Responde bien a tratamientos con productos químicos y para alisado a base de queratina.

_____ Responde bien al corte con capas cortas, con estilos trenzados, rastas y torzadas.

_____ Si se deja al natural, proporciona una apariencia suave y romántica.

_____ Ofrece la mayor versatilidad para el peinado.

Los peinados y la forma del rostro

39. ¿Qué determina la forma del rostro? Describa cómo identificaría la forma del rostro de un cliente.

_____

_____

_____

40. ¿Cuáles son las siete formas faciales básicas?

_____

_____

_____

41. ¿Cuál sería una buena técnica para explicarle a un cliente cómo ciertos peinados son más adecuados para ciertas formas faciales?

_____

_____

_____

COMPLETE LOS ESPACIOS EN BLANCO

42. En el siguiente cuadro, hay una fila para cada tipo facial y columnas para hacer una descripción del contorno facial, el objetivo a la hora de crear un diseño de peinado para esa forma y una opción de peinado recomendada. Complete la tabla con la información que falta para cada fila.

FORMA FACIAL	DESCRIPCIÓN DEL CONTORNO FACIAL	OBJETIVO PARA LA FORMA FACIAL	ELECCIÓN DEL PEINADO
Con forma de corazón		Crear la ilusión de amplitud en la frente.	
	Ancho en las sienes, angosto en el tercio medio del rostro y cuadrado en la mandíbula.		Suavice el cabello alrededor de las sienes y la mandíbula acercando la forma o silueta a la forma de la cabeza. Para lograr volumen en el área situada entre las sienes y la mandíbula, añada amplitud en la zona alrededor de las orejas.

FORMA FACIAL	DESCRIPCIÓN DEL CONTORNO FACIAL	OBJETIVO PARA LA FORMA FACIAL	ELECCIÓN DEL PEINADO
Oblonga	Rostro alargado y angosto con mejillas hundidas.		
Ovalada		Puede usar cualquier peinado, a menos que existan otras consideraciones, como el uso de gafas, la longitud y la forma de la nariz o el perfil.	
	Contorno del cuero cabelludo y línea del mentón redondos; rostro ancho.	Rostro más delgado; la ilusión de un rostro alargado.	
Triangular		Crear la ilusión de amplitud en la frente.	
	Frente angosta, con la parte más ancha a la altura de los pómulos y el mentón angosto.		Aumente el volumen a lo largo de la línea de la mandíbula y de la frente, manteniendo el cabello pegado al contorno de la cabeza a la altura de la línea de los pómulos. Evite peinados que se levanten a la altura de las mejillas o que se alejen del contorno del cuero cabelludo en los lados cercanos al área de las orejas.

DRAMATIZACIÓN

43. Reúna tres o cuatro ejemplos de peinados que le gusten o encuentre interesantes de revistas, Internet o fotos que haya tomado con el teléfono. Agrúpese con un compañero de clase. Con un compañero, intercámbiense el papel de cliente y de cosmetólogo.

En el papel del cliente, muéstrele a su compañero, el cosmetólogo, los ejemplos de peinados que encontró. Pídale al cosmetólogo una opinión sobre cada peinado, cómo se vería con la forma de su rostro y si se lo recomendaría. Como cliente, muestre pasión por un peinado en particular y objete la recomendación del cosmetólogo (¡incluso puede fingir que tiene una forma de cabeza diferente!). El cosmetólogo le responderá con una descripción de las formas faciales y le explicará los posibles resultados de los distintos ejemplos de peinados con sensibilidad, conocimiento, confianza y persuasión tranquila. Si bien estas conversaciones pueden ser difíciles, son una buena práctica antes de comenzar a trabajar con clientes en un salón de belleza.

Perfiles y proporciones

44. Complete las oraciones siguientes con palabras del banco de palabras.

    Banco de palabras: únicas, ángulos, proporción, complementar, grande, favorecer, perfiles, pequeño

    En términos de _____ y proporciones, el diseño de un peinado debe verse bien desde todos los _____. Cada parte debe _____ las características físicas _____ del cliente. El estilo nunca debe ser demasiado _____ ni demasiado _____ respecto de la _____ corporal total del cliente. Principalmente, debe _____ las características generales del cliente.

RESPUESTA CORTA

45. ¿Qué significa el término *perfil* cuando se refiere al diseño de peinado?

    _____

    _____

    _____

46. ¿Por qué es importante tener cuidado con las divisiones del cabello?

    _____

    _____

    _____

RELACIÓN DE CONCEPTOS

47. Relacione cada una de las siguientes partes del rostro con su importancia para el cosmetólogo.

    a. Tercio inferior   b. Tercio superior   c. Tercio medio

    Perfil   **Descripción**

    _____ Equilibra los ojos y la nariz con el diseño del peinado.

    _____ Tenga en cuenta la forma de la mandíbula y el mentón.

    _____ Favorece la forma y el tamaño de la frente.

48. Etiquete cada imagen con el tipo de perfil que se muestra a continuación. Luego, complete una breve descripción de las recomendaciones de estilo para ese perfil.

TIPO DE PERFIL	IMAGEN	RECOMENDACIONES DE ESTILO

CREAR

49. Imagine que acaba de completar un análisis facial para un cliente que está listo para un peinado nuevo. Elija una característica facial de cada tercio del rostro (p. ej., frente estrecha, ojos juntos y mentón grande) para representar las características que identificó en el cliente. A continuación, diseñe un peinado que realzaría, favorecería o minimizaría las diversas características del cliente, según la información del texto y el crucigrama anterior. Esbócelo en una hoja de papel y escriba algunas oraciones para explicar sus elecciones de diseño.

RESPUESTA CORTA

50. ¿Cuáles son las tres formas diferentes en las que puede dividir el área del flequillo? Describa el efecto de cada una.

_____

_____

_____

51. Cuando recomienda un peinado a un cliente, ¿qué componentes específicos de los anteojos del cliente debe considerar?

_____

_____

_____

CRUCIGRAMA

52. Complete el crucigrama sobre consejos de estilo apropiados para los rasgos faciales del cliente.

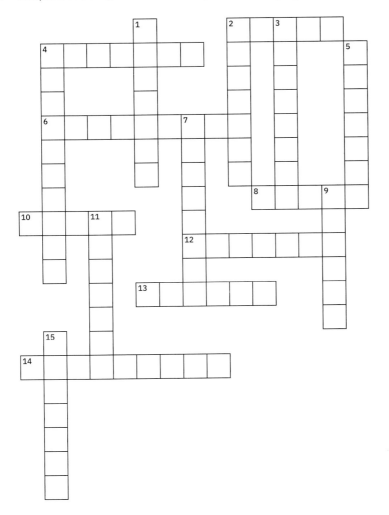

Horizontal

2. Lleve el cabello hacia delante sobre los lados de este tipo de frente.
4. Para los clientes que tienen este tipo de nariz, retire la parte superior del cabello de la frente para dar la ilusión de longitud.
6. Un ligero aclarado del cabello a la altura de las esquinas de estos ojos dará la ilusión de amplitud.
8. El cabello debe ser voluminoso y caer por debajo de este tipo de mandíbula para desviar la atención de ella.
10. Retire el cabello del rostro y use una raya al medio para contribuir a alargar y estrechar este tipo de nariz.
12. Aleje el cabello de la cara con este tipo de frente. Se pueden usar reflejos más claros en las sienes para crear la ilusión de ancho.
13. La longitud del cabello debe quedar por debajo o por encima de la línea de este tipo de mentón para evitar llamar la atención sobre él.
14. Para dar la sensación de longitud al rostro y hacer que estos ojos parezcan proporcionales, puede usar medio flequillo más alto.

Vertical

1. Use líneas rectas en la línea de la mandíbula para este tipo de mandíbula.
2. Con este tipo de nariz, elija un peinado en el que el cabello esté alejado del rostro para crear la ilusión de rasgos faciales más anchos.
3. Utilice líneas curvas a la altura de este tipo de mandíbula.
4. Con este tipo de nariz, lleve el cabello hacia delante a la altura de la frente y alrededor de la cara con suavidad.
5. Si el cliente lo desea, coloque flequillo sobre este tipo de frente con un volumen proyectado hacia fuera.
7. Los estilos asimétricos y descentrados favorecen este tipo de nariz.
9. Si el cliente lo desea, utilice flequillo con poco o ningún volumen para cubrir este tipo de frente.
11. Lleve el cabello hacia adelante en el área del mentón para este tipo de barbilla.
15. Lleve el cabello hacia arriba y hacia fuera del rostro a lo largo de este tipo de línea del mentón.

Complete cada espacio en blanco en los enunciados.

Banco de palabras: voluminosos, dramático, espesor, anchura, ovalados, altura, anchos, redondos, coronilla, laterales, centro, ojo, traseras, ovalada

53. Las rayas en zigzag se utilizan para crear un efecto _____.

54. Las divisiones de cabello al medio se usan para rostros _____, pero también pueden dar una

    apariencia _____ a los rostros _____ y _____.

55. Las divisiones _____ comienzan arriba del _____ del _____ izquierdo o derecho, y van

    hacia el frente del área de la _____.

56. Las divisiones _____ en diagonal crean la ilusión de _____ o _____ en un peinado, lo

    que las convierte en una excelente opción para peinados _____. También crean un _____ más

    uniforme en ambos lados de la división.

Patillas

57. Mencione los cuatro componentes qué deben tenerse en cuenta a la hora de determinar el largo y la forma más adecuados para las patillas de un cliente.

    _____

    _____

    _____

58. Describa cómo el tamaño y la ubicación de las orejas determinan si las patillas se consideran cortas, medianas o largas en relación con estas características.

    _____

    _____

    _____

59. ¿Cómo afectarán los rasgos faciales y la estructura de un cliente la apariencia del largo de las patillas? Dé un ejemplo.

_____

_____

_____

INVESTIGACIÓN

60. Use Internet, revistas o sus propias fotografías para buscar dos o tres ejemplos de diseños y estilos interesantes de patillas. Evalúelos según los principios de diseño que ha estudiando y determine si complementan a la persona de la imagen. Explique cómo siguen o ignoran las pautas para diseñar patillas. (*Consejo:* "patillas ensanchadas" y "patillas anchas" pueden ser términos de búsqueda útiles).

_____

_____

_____

CONOCIMIENTOS Y LOGROS ACADÉMICOS

En el espacio siguiente, escriba notas sobre los puntos claves que aprendió en este capítulo. Comparta sus conocimientos con sus compañeros de clase y pregúnteles si sus notas les parecen útiles. Si es necesario, revise sus apuntes de clase tomando las ideas de sus compañeros que le parezcan buenas.

Conocimientos básicos:

_____

_____

_____

_____

_____

_____

_____

Anote, por lo menos, tres cosas que haya aprendido desde que decidió ingresar a la escuela.

Logros académicos:

_____

_____

_____

_____

_____

_____

_____

1. Los cosmetólogos deben estudiar y conocer muy bien los principios del diseño del cabello porque _____.

   A) deben mejorar el aspecto de determinadas afecciones del cabello y del cuero cabelludo que son trastornos médicos

   B) gracias a los principios de diseño del cabello, podrán lograr su visión del peinado

   C) deben informar a los clientes cuáles son los principios de diseño del cabello antes de realizarles algún servicio

   D) tienen licencia para diagnosticar, tratar, recetar o trabajar en cabellos y cueros cabelludos poco saludables

2. Un(a) _____ incluye los objetivos, las metas y la planificación paso a paso en los que se enfocan los artistas para moldear su visión única en una obra de arte.

   A) línea de diseño

   B) perfil

   C) filosofía del diseño

   D) punto de referencia

3. ¿Con cuál de las siguientes pautas cree que podrá dar vida a un diseño y convertirse en un gran estilista?

   A) Nunca imagine el resultado antes de comenzar el diseño.

   B) En primer lugar, practique sus técnicas y su diseño previsto con un miembro del personal o con una persona que no sea el cliente.

   C) Limite los riesgos positivos y manténgase en su zona de confort.

   D) Decida qué herramientas son necesarias para lograr su diseño y asegúrese de tenerlas a mano y listas para usar.

4. ¿Cuál de los siguientes es uno de los cinco elementos básicos del diseño tridimensional del cabello?

   A) balance

   B) elasticidad

   C) ritmo

   D) color

5. En el contexto de los tipos de líneas de diseño, las líneas _____ contribuyen a la altura y al largo en el diseño del cabello.

   A) verticales

   B) diagonales

   C) horizontales

   D) curvas

continuación

6. En el contexto de los elementos básicos del diseño del cabello, identifique un enunciado verdadero sobre la forma.

    A) Se refiere a los patrones de ondulación direccionales o a la ilusión de movimiento del cabello.

    B) Es bidimensional, es decir, tiene longitud y anchura, pero no profundidad.

    C) También se denomina espacio.

    D) Es la masa o el contorno general de un peinado.

7. En el contexto de los elementos básicos del diseño del cabello, el (la) _____ es la zona que rodea la forma o el área que ocupa un peinado.

    A) espacio
    C) volumen

    B) masa
    D) textura del diseño

8. ¿Cuál de los siguientes términos se refiere a los patrones de ondulación direccional o a la ilusión de movimiento en el cabello?

    A) forma
    C) volumen

    B) textura del diseño
    D) línea de diseño

9. En el contexto de los principios del diseño del cabello, el (la) _____ es la relación comparativa entre una cosa y otra.

    A) proporción
    C) balance

    B) ritmo
    D) armonía

10. En el contexto de los principios del diseño del cabello, ¿cuál de los siguientes enunciados describe mejor el énfasis?

    A) Se relaciona con el establecimiento de proporciones iguales o adecuadas para crear simetría.

    B) Es el lugar al que se dirige el ojo antes de mirar el resto del diseño.

    C) Es una pulsación normal o un patrón de movimiento recurrente en un diseño.

    D) Se refiere a la unidad de un diseño, y es el principio artístico más importante.

continuación

11. ¿Cuál de los siguientes principios del diseño del cabello se refiere a la unidad de un diseño, y es el principio artístico más importante?

    A) balance

    B) proporción

    C) armonía

    D) ritmo

12. _____ de la cabeza, como las orejas, la línea de la mandíbula, el hueso occipital y el vértice, indican los cambios en la superficie de la cabeza.

    A) Los enlaces laterales

    B) Las líneas de diseño

    C) Los puntos de referencia

    D) Los folículos pilosos

13. En el contexto de los puntos de referencia estándar, _____ es la zona más ancha de la cabeza, que empieza en las sienes y termina en la parte inferior de la coronilla.

    A) el surco parietal

    B) el área de flequillo

    C) el hueso occipital

    D) el vértice

14. En el contexto de las zonas de la cabeza, ¿cuál de los siguientes enunciados describe mejor la coronilla?

    A) Es una sección triangular que comienza en el vértice y termina en las esquinas frontales.

    B) Es la zona situada entre el vértice y la parte posterior del surco parietal.

    C) Es el punto más alto en la parte superior de la cabeza.

    D) Es la parte posterior del cuello y la conforma el cabello que está debajo del hueso occipital.

15. Hay dos características esenciales que definen el tipo de cabello. Identifíquelas.

    A) patrones de crecimiento y porosidad del cabello

    B) porosidad del cabello y enlaces laterales

    C) patrón direccional y textura del cabello

    D) elasticidad y pigmento del cabello

continuación

16. En el contexto del tipo y la textura del cabello, un/a _____ es un rizo muy apretado.

   A) trenza

   B) rasta

   C) trenza en hilera

   D) bucle

17. En el contexto de los tipos de cabello, ¿cuál de las siguientes es una cualidad del cabello fino y lacio?

   A) Carece de cuerpo o volumen.

   B) Tiene una silueta extremadamente amplia.

   C) Es el más versátil a la hora de realizar peinados.

   D) Tiene la mayor elasticidad.

18. Identifique el tipo de cabello más versátil a la hora de realizar peinados.

   A) cabello medio y lacio

   B) cabello medio y ondulado

   C) cabello fino y muy rizado

   D) cabello grueso y rizado

19. Una buena manera de determinar la forma facial de un cliente es _____.

   A) comprender la estructura y el tipo de piel del rostro del cliente

   B) dividir el rostro en tres zonas: desde la frente hasta las cejas, desde las cejas hasta la punta de la nariz y desde la punta de la nariz hasta el mentón.

   C) identificar el surco parietal, que es el punto más alto de la parte superior de la cabeza

   D) dejar todo el cabello colgando alrededor del rostro para observarlo mejor

20. Identifique la forma del rostro que es alrededor de 1,5 veces más larga que su anchura a través de la ceja, tiene una frente que es apenas más ancha que el mentón y no tiene zonas que resalten visiblemente más que otras.

   A) forma facial ovalada

   B) forma facial redonda

   C) forma facial cuadrada

   D) forma facial triangular

continuación

21. ¿Cuál de los siguientes peinados es el más favorecedor para las formas de rostro oblongo?

    A) estilos de largo medio

    B) estilos hasta los hombros

    C) estilos hasta la cintura

    D) estilos hasta el mentón

22. Para equilibrar el rostro en forma de corazón, debe _____.

    A) peinar el cabello pegado a la cabeza y sin volumen

    B) evitar los flequillos

    C) disminuir gradualmente la anchura de la silueta mientras se peina el tercio medio de la forma en la zona de los pómulos

    D) mantener la silueta más estrecha en la zona de la mandíbula y el cuello

23. Identifique un enunciado verdadero sobre el perfil cóncavo.

    A) Se puede complementar al peinar con suavidad el cabello en el vértice con un movimiento hacia abajo.

    B) Presenta una frente y un mentón prominentes, y los demás rasgos hacia dentro.

    C) Se puede complementar con un peinado con rulos o un flequillo sobre la frente.

    D) Tiene una frente y un mentón hundidos.

24. En el contexto de las divisiones del cabello, una _____ es la división básica para las secciones del flequillo y da un equilibrio simétrico a los rasgos faciales.

    A) división central

    B) división diagonal

    C) división triangular

    D) división curva

25. A la hora de determinar el largo y la forma más adecuados para las patillas de un cliente, ¿cuál de los siguientes factores debe tenerse en cuenta?

    A) el tipo de melanina de su cabello

    B) los patrones de ondulación

    C) la porosidad y la elasticidad del cabello

    D) la forma del rostro, el crecimiento natural del cabello y el tamaño, y la ubicación de las orejas

¡finalizado!

Cap. 10: Preparación para el servicio de peluquería

🏳 SEGUIMIENTO DE MI PROGRESO

Use este rastreador sencillo para registrar su progreso a medida que realiza las actividades de cada objetivo de aprendizaje.

COMPLETADO	CANT. DE RESPUESTAS CORRECTAS	OBJETIVO
☐	_____ /7	**OA 1:** Explicar por qué los cosmetólogos necesitan comprender en profundidad la cobertura de los clientes, el cuidado básico del cuero cabelludo, el lavado con champú y el acondicionamiento
☐	_____ /8	**OA 2:** Explicar los beneficios del servicio de cuidado del cabello que consta de tres partes
☐	_____ /12	**OA 3:** Mencionar la información importante que debe recopilar sobre su cliente antes de realizar un servicio con champú y acondicionador o un masaje del cuero cabelludo
☐	_____ /9	**OA 4:** Demostrar el uso de capas adecuado para realizar un servicio básico de lavado con champú y acondicionador y para brindar un servicio químico
☐	_____ /9	**OA 5:** Describir cómo cepillar el cabello de forma adecuada y cómo el cepillado del cabello contribuye a un cuero cabelludo saludable
☐	_____ /13	**OA 6:** Describir los beneficios de un masaje en el cuero cabelludo durante un servicio de lavado con champú y acondicionador
☐	_____ /5	**OA 7:** Describir los tratamientos para las características normales a leves del cuero cabelludo
☐	_____ /31	**OA 8:** Describir los usos y los beneficios de los diversos tipos de champús
☐	_____ /22	**OA 9:** Resumir los usos y beneficios de los diversos tipos de acondicionadores

¿Por qué se debe estudiar la preparación para el servicio de peluquería?

COMPLETE LOS ESPACIOS EN BLANCO

Complete las oraciones siguientes con palabras del banco de palabras.

Banco de palabras: masaje en el cuero cabelludo, lealtad, lienzo, sebo, reputación, acumulación, enjuague, masajes, higiene, desechos, salón, acondicionamiento, cuero cabelludo, vitalidad, limpiar, alivio

1. La limpieza adecuada del cabello, el _____ y el _____ brindan un _____ limpio para el peinado y el acabado.

2. Para mantener una buena salud e _____, es esencial _____ y aplicar acondicionador en el

   cabello y _____.

3. Además de eliminar el exceso de _____, la suciedad, los _____ ambientales

   y la _____ de productos, un masaje suave en el cuero cabelludo genera _____ y

   _____.

4. Debe ofrecer _____ durante el proceso de lavado con champú o acondicionador, o ambos.

5. Realizar un _____ es una experiencia placentera y memorable que puede fomentar la

   _____ del cliente, la concurrencia frecuente al _____ y su _____ como estilista.

RESPUESTA CORTA

6. ¿Por qué se recomienda realizar tratamientos del cuero cabelludo en los intervalos indicados, aun en cueros cabelludos normales?

   _____

   _____

   _____

7. Enumere tres motivos por los cuales los cosmetólogos deben estudiar y comprender bien el cuidado del cuero cabelludo y el uso de champús y acondicionadores.

   _____

   _____

   _____

Procedimiento de servicio al cliente de tres partes

RESPUESTA CORTA

8. Con sus propias palabras, explique cómo pueden beneficiarse usted y los clientes por tener un proceso paso a paso de tres partes para sus servicios.

   _____

   _____

   _____

9. Relacione cada parte del proceso de servicio al cliente con su propósito. Es posible que deba usar las mismas partes más de una vez.

a. Procedimiento previo al servicio

b. Servicio

c. Procedimiento posterior al servicio

Parte del servicio	Función
_____	Ayudar al cliente en todo el proceso de programación y pago; cerrar el servicio ofreciendo nuevas fechas de reserva.
_____	Realizar el servicio que el cliente solicitó, como lavado con champú, corte de cabello, coloración o servicio con productos químicos.
_____	Ordenar los materiales y organizar la estación.
_____	Reunirse con el cliente y realizar una consulta eficaz con el cliente para obtener información sobre las expectativas del servicio.
_____	Asistir al cliente después de que se haya completado el procedimiento.
_____	Limpiar y desinfectar los implementos.
_____	Oportunidad de compartir recomendaciones de productos con el cliente con base en la consulta inicial.
_____	Oportunidad para hacer compras minoristas de atención domiciliaria.

10. Enumere los siguientes procedimientos previos al servicio en la secuencia en que deben efectuarse. El primero y el último se completaron a modo de ejemplo.

_____ Revise el cronograma.

____1____ Use guantes.

_____ Reciba al cliente.

_____ Limpie las herramientas.

___19___ Realice la consulta.

_____ Enjuague y seque las herramientas.

_____ Elimine las distracciones.

_____ Sumerja los implementos en solución desinfectante registrada en la EPA.

_____ Limpie y desinfecte la estación.

_____ Retire los implementos.

_____ Acompañe al cliente a la estación de trabajo.

_____ Guarde los implementos.

_____ Quítese los guantes y lávese las manos.

_____ Llene el recipiente para desinfección.

_____ Recoja los implementos para llevarlos a su estación.

_____ Revise el formulario de admisión y la ficha de registro de servicios (para los clientes que regresan). Tenga un formulario de admisión listo para los clientes nuevos.

_____ Prepárese y atienda sus necesidades personales antes de que llegue el cliente.

_____ Lávese las manos.

_____ Despeje su mente.

RESPUESTA CORTA

11. Cuando recibe al cliente durante el procedimiento previo al servicio, ¿cuáles son los tres gestos que puede hacer para establecer una relación con él?

_____

_____

_____

12. Antes de que llegue el cliente, ¿qué debe recordar mientras toma algunas respiraciones para relajarse?

_____

_____

_____

13. ¿Por qué es importante atender sus necesidades personales antes de que llegue el cliente?

_____

_____

_____

14. Justo antes de que el cliente se vaya, ¿cuáles son las tres cosas que debería decirle?

_____

_____

_____

SECUENCIA

15. Enumere los siguientes procedimientos posteriores al servicio en la secuencia en que deben efectuarse.

_____ Registre la información en el formulario de admisión y en la ficha de servicios.

_____ Prepare la estación para el próximo cliente.

_____ Agradezca cliente.

_____ Aconseje al cliente acerca del mantenimiento en el hogar.

_____ Limpie y desinfecte las herramientas y los implementos.

_____ Programe la próxima cita.

_____ Determine si el cliente está satisfecho.

_____ Póngase los guantes.

_____ Acompañe al cliente hasta la recepción, facture el servicio y recomiende productos.

Consulta con el cliente

Marque si las siguientes afirmaciones son verdaderas o falsas. En las afirmaciones falsas, explique el motivo.

16. Es apropiado preguntarle al cliente si los servicios de lavado con champú y acondicionador le resultaron placenteros.

    V   F   _____

17. Está prohibido preguntarle al cliente si está tomando medicamentos contraindicados para recibir un servicio de lavado con champú húmedo o un masaje en el cuero cabelludo.

    V   F   _____

18. La respuesta que le dé el cliente cuando le pregunte sobre la última vez que se lavó el cabello (o con qué frecuencia lo hace) le dará la opción de rechazar el servicio.

    V   F   _____

19. Para retirar las extensiones o los peinados protectores, es importante desenredar el cabello correctamente antes del servicio de lavado con champú. Una vez que el cabello esté desenredado, puede usar un champú de limpieza profunda para eliminar la acumulación.

    V   F   _____

20. Debe preguntarle al cliente si ha usando algún tratamiento natural no profesional, como aceite de coco, aceite de oliva o manteca de karité, para poder determinar si realmente necesita un lavado con champú o tratamiento.

    V   F   _____

21. En ocasiones, el médico de un cliente podría indicar que se utilice un champú seco por cuestiones de salud.

    V   F   _____

22. Como usted es un profesional con experiencia, está mejor calificado que el cliente para determinar la temperatura ideal del agua para los servicios de lavado con champú y acondicionador.

    V   F   _____

23. Por incómodo que sea, debe preguntarle al cliente si alguna vez ha tenido experiencias negativas o preocupantes con los servicios de lavado con champú y acondicionador.

V   F   _____

24. Tiene la obligación de preguntarle al cliente si tiene problemas de cuello u otras cuestiones de salud que podrían agravarse durante los servicios de lavado con champú, acondicionamiento o masajes.

V   F   _____

RESPUESTA CORTA

25. ¿Cuáles son las dos formas en las que puede tener una buena vista del cuero cabelludo?

_____

_____

_____

26. ¿Para qué se hace el análisis del cuero cabelludo?

_____

_____

_____

27. ¿Cuáles son las cinco afecciones del cuero cabelludo por las que debe rechazar el servicio y sugerirle al cliente que vaya al médico?

_____

_____

_____

Cubrimiento profesional

28. Complete las siguientes oraciones.

    Antes de cubrir a un cliente, asegúrese de hacer lo siguiente:

    - Use una _____ protectora para el cuello, un papel de seda absorbente o _____ que se estira

      para ajustarse cómodamente alrededor del cuello del cliente, o una _____ entre el cuello del cliente

      y la banda de la capa para asegurar la _____ del cliente.

    - Antes de colocar la capa sobre el cliente, verifique que esté _____.

    - Pídale al cliente que se _____ las _____ y los anteojos, y que _____ todos los artículos

      personales como prefiera.

    - Para _____ como profesional, si el cliente decide no quitarse las _____,

      _____ sobre el _____ de perder sus _____ o que se dañen durante el servicio.

29. ¿Cuáles son los dos posibles resultados de un cubrimiento inadecuado? ¿Qué debe hacer si el cliente experimenta estos resultados?

    _____

    _____

    _____

30. ¿Por qué el cubrimiento profesional es un aspecto importante de cada servicio?

    _____

    _____

    _____

31. ¿Qué otro término se utiliza para referirse al cubrimiento para lavado con champú?

_____

_____

_____

32. Mencione los tres tipos de cubrimiento que se usan en el salón.

_____

_____

_____

33. ¿Qué tipo de material se utiliza para una capa para el lavado con champú?

_____

_____

_____

34. Describa una capa para corte y peinado.

_____

_____

_____

35. Mencione tres ejemplos de servicios que requieren un cubrimiento para servicios con productos químicos. ¿En qué momento del servicio se retira la capa para servicios químicos?

_____

_____

_____

36. Ordene los siguientes pasos de cubrimiento para lavado con champú del 1 al 10, comenzando por el primero.

_____ Coloque una toalla, doblada a lo largo y en diagonal, sobre los hombros del cliente y cruce los extremos debajo del mentón.

_____ Coloque una capa para lavado con champú sobre la toalla y amárrela en la parte posterior.

_____ Retire la capa para el lavado con champú y las toallas. Coloque las toallas en el lugar de lavado designado.

_____ Continúe con el servicio programado.

_____ Proceda con el servicio de lavado con champú.

_____ Pida al cliente que se siente cómodamente en el sillón. Si es necesario, doble el cuello de la ropa del cliente hacia adentro.

_____ Acompáñelo de vuelta a la estación de trabajo.

_____ Coloque otra toalla sobre la capa y amárrela por delante cruzando las puntas por debajo.

_____ Asegúrese de que el cliente esté cómodo en el sillón de peluquería. Use la segunda toalla de la capa original para secar el cabello por completo. Sujete el cabello largo con una pinza de modo que no estorbe.

_____ Colóquele al cliente una banda para el cuello. Coloque una capa para corte de cabello o para peinar sobre la banda para el cuello y amárrela. Doble la banda para el cuello hacia abajo sobre la capa para que esta no toque la piel.

Cepillado del cabello

37. Enumere tres beneficios de un correcto cepillado del cabello.

_____

_____

_____

38. ¿En qué se diferencian las recomendaciones para cepillar texturas de cabello lacio a ondulado antes de lavar con champú de aquellas para patrones de rizo más apretado?

_____

_____

_____

39. ¿Cuál es el riesgo para el cliente si no desenreda ni cepilla el cabello rizado o texturizado antes de lavar con champú?

_____

_____

_____

40. Mencione los cuatro casos en los que se debe evitar el cepillado, el masaje o el tratamiento del cuero cabelludo.

_____

_____

_____

41. ¿Qué tipo de cerda se recomienda para cepillar texturas de cabello lacio a ondulado? ¿Por qué?

_____

_____

_____

42. Mencione los cuatro tipos de cepillos que se pueden usar para desenredar el cabello.

_____

_____

_____

43. Mencione dos alternativas al uso de cepillos para desenredar el cabello.

_____

_____

_____

44. A continuación, identifique cada implemento de cepillado y desenredado.

CNOMBRE	IMPLEMENTO
	Konstantin-Dmitriev/Shutterstock.com

45. Ordene los siguientes pasos para cepillar el cabello del 1 al 12, comenzando por el primero.

_____ Para cabellos lacios u ondulados, use la parte delantera del peine para separar el cabello con una raya al medio. Para el cabello ensortijado, desenrede con los dedos; luego, realice el lavado con champú y acondicionador.

_____ Cubra al cliente para el lavado con champú.

_____ Sostenga el cabello entre el pulgar y el resto de los dedos de la mano no dominante.

_____ Pídale al cliente que se quite todas las joyas, los anteojos y los adornos para el cabello y que los guarde en un lugar seguro.

_____ Rote el cepillo girando levemente la muñeca y recorra con las cerdas todo el largo del tallo del cabello.

_____ Con la mano dominante, coloque el cepillo con las cerdas hacia abajo sobre el cabello cerca del cuero cabelludo.

_____ Pídale al cliente que tome asiento y ayúdelo a colocarse en una posición cómoda.

_____ Repita el cepillado tres veces en cada sección de cabello.

_____ A continuación, subdivida el cabello 2,5 cm (1 in) desde el contorno del cuero cabelludo hasta la coronilla. Para las texturas 4a a 4c, es posible que deba torcer y trenzar las secciones a medida que las desenreda.

_____ Continúe hasta haber cepillado toda la cabeza.

_____ Para cabellos muy ondulados o ensortijados, use la parte delantera del peine para separar el cabello con una raya al medio.

_____ Para confirmar que puede continuar con el servicio, examine que no haya abrasiones ni contraindicaciones en el cuero cabelludo. Si hay contraindicaciones en el cuero cabelludo, debe rechazar el servicio.

Masajes para el cuero cabelludo

VERDADERO O FALSO

Marque si las afirmaciones son verdaderas o falsas. En las afirmaciones falsas, explique el motivo.

46. El masaje es un método de manipulación del cuero cabelludo que consiste en frotarlo, amasarlo o acariciarlo con las manos. El golpeteo también forma parte de un masaje en el cuero cabelludo.

    V   F   _____

47. Los beneficios del masaje en el cuero cabelludo incluyen disminuir la microcirculación del cuero cabelludo y calmar la tensión.

V   F   _____

48. El requisito básico para un cuero cabelludo sano es la limpieza.

V   F   _____

49. Se recomienda realizar masajes en el cuero cabelludo para relajarlo, pero, en determinadas condiciones, también sirven para tratar algunas afecciones del cuero cabelludo, como la resequedad, la descamación mínima, el exceso de grasitud y la tensión.

V   F   _____

50. De acuerdo con las necesidades del cliente, debe considerar usar las uñas de las manos para tocar, raspar ligeramente o rascar con suavidad el cuero cabelludo durante el masaje.

V   F   _____

51. Cuando realiza un masaje durante el servicio de masaje del lavado con acondicionador, el producto se distribuye por todo el cabello, seguido de los movimientos de masaje, lo que permite que el acondicionador penetre de manera más uniforme, mejore la microcirculación del cuero cabelludo, relaje el cuero cabelludo y el cuello y restaure el cabello a un estado más equilibrado.

V   F   _____

52. A medida que desarrolla su técnica de masaje, debe comenzar a incorporar movimientos rígidos y mecánicos durante todo el servicio para demostrar sus habilidades y confianza.

V   F   _____

53. Para evitar los enredos durante el servicio, debe asegurarse de manipular el cuero cabelludo y no el cabello.

V   F   _____

RELACIÓN DE CONCEPTOS

54. Indique si cada descripción se relaciona con la técnica de *effleurage* (E) o de *petrissage* (P).

¿*Effleurage* (E) o *petrissage* (P)?	Descripción
_____	Se suele realizar con las yemas de los dedos en movimientos de adelante hacia atrás.
_____	Se utiliza con mayor frecuencia para masajes en el cuero cabelludo.
_____	La finalidad es facilitar la relajación muscular.

_____ Consiste en realizar movimientos circulares suaves con las manos.

_____ Consiste en empujar y amasar con mucho cuidado el cuero cabelludo con las palmas, los dedos y los pulgares.

_____ Se realiza de forma suave y rítmica para estimular la microcirculación y aportar nutrientes al cuero cabelludo y que el cliente se relaje.

_____ Suele utilizarse en un masaje terapéutico para aflojar las células muertas del cuero cabelludo.

RESPUESTA CORTA

55. Mientras realiza un masaje en el cuero cabelludo a un cliente, ¿qué debe recomendarle que haga? ¿Cuánto debe durar un masaje en el cuero cabelludo?

_____

_____

_____

56. Durante el servicio de masaje del lavado con acondicionador, ¿por qué podría pedirle a un cliente que se ubique en el lavatorio de champú?

_____

_____

_____

SECUENCIA

57. Ordene los pasos del masaje en el cuero cabelludo del 1 al 8, comenzando por el primero. Los pasos 2 y 3 se completaron a modo de ejemplo.

_____ Retome el paso 21 del Procedimiento 10-5: Lavado con champú y acondicionador si realiza un acondicionamiento profundo o el paso 22 si está listo para enjuagar el cabello.

_____ Sostenga la parte posterior de la cabeza del cliente con la mano izquierda. Ubique el pulgar extendido y los dedos de la mano derecha sobre la frente del cliente. Mueva la mano suave y firmemente hacia arriba hasta 2,5 cm (1 in) más allá del contorno del cuero cabelludo. Repita cuatro veces.

_____ Tome el mentón del cliente con la mano izquierda. Ubique la mano derecha en la base del cráneo y rote la cabeza suavemente. Invierta la posición de las manos y repita.

_____ Vuelva a ubicar las puntas de los dedos a cada lado de la cabeza del cliente, esta vez a 2,5 cm (1 in) de donde ubicó las puntas de los dedos en el paso anterior. Deslice las manos con firmeza hacia arriba, extendiendo las puntas de los dedos hasta que se encuentren en la parte superior de la cabeza. Rote y mueva el cuero cabelludo del cliente. Repita cuatro veces.

_____ Ubique las palmas de las manos firmemente contra el cuero cabelludo del cliente. Ascienda por el cuero cabelludo con un movimiento de rotación, primero con las manos ubicadas arriba de las orejas del cliente, luego, con las manos colocadas en la parte anterior y posterior de la cabeza.

_____ Ubique las puntas de los dedos a cada lado de la cabeza del cliente. Deslice las manos con firmeza hacia arriba, extendiendo las puntas de los dedos hasta que se encuentren en la parte superior de la cabeza. Repita cuatro veces.

_____ Repita el movimiento anterior en toda la cabeza y hacia la nuca.

_____ Coloque los dedos de ambas manos en la frente del cliente. Haga un masaje alrededor del contorno del cuero cabelludo con movimientos ascendentes y rotatorios. Si el cabello tiene con mucha textura, no realice movimientos circulares para evitar enredos. Haga movimientos de roce suaves.

DRAMATIZACIÓN

58. Con un compañero de clase, practique las técnicas de masaje _effleurage_ y _petrissage_ en el cuero cabelludo, pero no diga la técnica que está aplicando. Cuando hayan completado los masajes, cada compañero debe adivinar qué técnica se usó. Si adivina correctamente, pregúntele cómo supo qué tipo era. Si estaba equivocado, hable sobre lo que lo llevó a esa respuesta.

Tratamientos para el cuero cabelludo

RESPUESTA CORTA

59. ¿Cuáles son las dos claves para crear un entorno ideal para un cabello y cuero cabelludo sanos?

_____

_____

_____

60. Describa el papel de los exfoliantes para el cuero cabelludo y mencione dos de sus ingredientes típicos.

_____

_____

_____

61. Mencione al menos tres precauciones que se deben tomar al exfoliar el cuero cabelludo.

_____

_____

_____

RELACIÓN DE CONCEPTOS

62. Relacione el tipo de tratamiento del cuero cabelludo con la definición correspondiente. Cada tipo se utilizará cuatro veces.

a. Cuero cabelludo normal
b. Cabello y cuero cabelludo secos

c. Cabello y cuero cabelludo grasosos
d. Anticaspa

Tipo de tratamiento del cuero cabelludo   **Descripción**

_____ El propósito es mantener un cuero cabelludo limpio y saludable.

_____ Puede ser el resultado de una exfoliación excesiva del cuero cabelludo.

_____ Los productos que se utilizan para estos tratamientos también resecan el cabello, por lo que deben combinarse con un acondicionador capilar profundo a fin de restaurar la humedad.

_____ Debe utilizarse cuando existe una deficiencia en la oleosidad natural del cuero cabelludo y del cabello.

_____ Manipule el cuero cabelludo con una técnica de amasado para reducir el sebo endurecido que se acumula en los poros.

_____ Puede verse afectado por los cambios climáticos, por lo que estos clientes obtienen beneficios al realizarse un tratamiento del cuero cabelludo con cada cambio de estación.

_____ Los champús, acondicionadores y lociones tópicas recomendadas para este tratamiento contienen agentes antimicóticos.

_____ El vaporizador para el cuero cabelludo, que se asemeja a un secador de pie, puede usarse para restaurar el equilibrio de humedad del cabello, también es una herramienta eficaz para suavizar el cabello con texturas más apretadas y poder desenredarlo.

_____ Suele consistir en un cepillado suave del área de la raíz en cabellos con textura lacia a ondulada.

_____ No se recomienda realizar el cepillado previo con este tratamiento porque se corre el riesgo de sobreestimular los problemas delicados del cuero cabelludo.

_____ Tratamiento contra el exceso de grasa causado por la hiperactividad de las glándulas sebáceas.

_____ Los factores ambientales, los productos químicos y la textura del cabello pueden contribuir a esta afección.

_____ Se usa para una afección causada por un hongo llamado malassezia que se asienta en el cuero cabelludo y causa sequedad, picazón y malestar.

_____ El tratamiento suele incluir un masaje en el cuero cabelludo que dura hasta 10 minutos para relajarlo y mejorar su vitalidad.

_____ Se recomienda usar un champú de limpieza profunda durante el paso de lavado con acondicionador.

_____ Elija preparados para el cuero cabelludo que contengan ingredientes humectantes y emolientes.

CREAR

63. Piense en un masaje o tratamiento para el cuero cabelludo que usted o alguien que conozca haya experimentado. ¿Cómo fue? ¿Lo disfrutó? Escriba uno o dos párrafos breves para describir el masaje y el tratamiento del cuero cabelludo *ideales* que le gustaría recibir. Sea específico respecto de las afecciones que le gustaría tratar, las consideraciones especiales según sus necesidades, los productos de tratamiento que prefiere, la duración, la atmósfera, etc. Si lo desea, puede buscar en Internet más información sobre la variedad de equipos, productos y tipos de tratamientos y masajes para el cuero cabelludo disponibles. Mencione aquellos que le atraen mientras diseña su tratamiento ideal para el cuero cabelludo.

Tipos de champú

VERDADERO O FALSO

Indique si las afirmaciones siguientes son verdaderas o falsas. En las afirmaciones falsas, explique el motivo.

64. El cabello debe lavarse con champú con la frecuencia necesaria para mantener el cabello y el cuero cabelludo en buenas condiciones.

   V   F   _____

65. El servicio de lavado con champú es una buena oportunidad para controlar que el cabello y el cuero cabelludo están correctamente limpios y nutridos, pero no es el mejor momento para educar al cliente sobre la importancia del cuidado del cabello en el hogar ni para sugerir productos para el cuidado del cabello de uso doméstico.

   V   F   _____

66. El exceso de lavado con champú estimula la secreción grasosa u oleosa (sebo) que lubrica la piel y mantiene la suavidad del cabello.

   V   F   _____

67. Como regla general, el cabello graso debe lavarse con mayor frecuencia que el normal o seco.

   V   F   _____

COMPLETE LOS ESPACIOS EN BLANCO

Complete las oraciones siguientes con palabras del banco de palabras. Algunas palabras se pueden usar más de una vez.

> **Banco de palabras:** surfactante(s), calcio, cabello, lipofílica, perfumes, grasas, humectantes, agua, hidrófila, impurezas

68. Al _____ desionizada, se le han eliminado las _____ (como iones de _____, magnesio y otros metales) que harían inestable un producto.

69. Un _____ es un agente superficial activo o de limpieza. Cada molécula _____ tiene dos extremos: una cabeza hidrófila, o que atrae el _____, y una cola lipofílica, o que atrae las _____.

70. Durante la aplicación de champú, se crea un efecto de equilibrio cuando la cabeza _____ atrae el agua y la cola _____ atrae las grasas y hace que los aceites, la suciedad y los depósitos se acumulen en pequeñas partículas que pueden ser arrastradas por el _____ y enjuagadas del _____.

71. Las fórmulas de champú contienen _____, _____ y otros ingredientes, como _____, aceites, proteínas, agentes espumantes y _____.

RESPUESTA CORTA

72. ¿Qué mide la escala del pH?

   _____

   _____

   _____

73. Etiquete la siguiente escala del pH con los números correctos en los extremos y en el centro. Luego, agregue una línea en la que el pH coincida más con el pH del cabello.

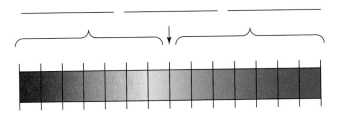

74. ¿Qué indica una calificación de pH más alta sobre un champú?

_____

_____

_____

75. ¿Qué tipo de champú (un poco más alcalino o un poco más ácido) coincide más con el pH ideal del cabello?

_____

_____

_____

76. Mencione dos posibles efectos de usar un champú con pH alto.

_____

_____

_____

77. Relacione cada tipo de agua (dura o blanda) con su descripción. Los tipos se usarán más de una vez.

Tipo de agua   **Descripción**

_____ Contiene minerales que disminuyen la capacidad del jabón o champú para producir espuma.

_____ Permite que el jabón y el champú hagan espuma copiosamente; se prefiere para el lavado con champú.

_____ De lluvia o tratada químicamente.

_____ Puede cambiar los resultados del servicio de coloración del cabello.

_____ Contiene pequeñas cantidades de minerales.

_____ Agua de pozo.

RESPUESTA CORTA

78. ¿Cuál es el papel del agua en la industria de la cosmetología? ¿Por qué es importante conocer el tipo de agua que hay en su salón?

_____

_____

_____

79. ¿Cómo puede saber qué tipo de agua hay en su salón?

_____

_____

_____

ESTUDIO DE CASO

80. Para esta actividad, necesitará agua blanda y dura disponibles. Utilice diferentes tipos de agua y un producto de champú profesional. Compare la capacidad de formación de espuma del producto, su capacidad de limpieza y la apariencia del cabello después del servicio en distintas muestras de cabello (p. ej., cabello natural, teñido, alisado y con permanente). Anote los resultados en los espacios en blanco.

_____

_____

_____

81. Relacione cada tipo de champú con su uso.

	CHAMPÚ	FUNCIÓN
_____	Champús con pH balanceado	a. Contienen ingredientes especiales que son muy eficaces para reducir la caspa o aliviar otras afecciones del cuero cabelludo.
_____	Champús humectantes	b. Eliminan el exceso de grasa y, a su vez, evitan que el cabello se seque.
_____	Champús medicados	c. Diseñados para que el cabello luzca suave y brillante.
_____	Champús de limpieza profunda	d. Se utilizan para iluminar, agregar un toque de color y eliminar tonos no deseados.
_____	Champús equilibrantes	e. Soluciones especiales para realces del cabello.
_____	Champús seco o en polvo	f. Equilibrados con el pH de la piel y del cabello.
_____	Champús para realzar el color	g. Limpian el cabello sin usar agua y jabón.
_____	Champús para postizos y pelucas	h. Se usan cuando la acumulación de producto es evidente, después de nadar y antes de cualquier servicio químico.
_____	Champús veganos	i. Son ideales para los clientes que viven en zonas con clima más seco y tienen cabello rizado o quebradizo.
_____	Champús para cabello debilitado	j. Ayudan a fortalecer temporalmente el cabello mientras lo limpian. Están fabricados con moléculas de proteína artificiales que se adhieren a la proteína natural del cabello.
_____	Champús fortalecedores	k. Contienen ingredientes que mejoran el volumen y dan la ilusión de volumen y densidad adicional al cabello, además de fomentar un ambiente limpio para el crecimiento saludable del cabello.
_____	Champús con proteínas de queratina agregadas	l. Aportan fuerza al cabello débil, dañado o quebradizo.
_____	Champús a base de aceite	m. Se fabrican para que sean agentes de humectación compatibles con el cabello y las fuentes de agua blanda; son suaves con la coloración artificial del cabello y son beneficiosos para mantener los aceites naturales del cabello.
_____	Champús libres de sulfatos	n. Suelen ser para los clientes interesados en tomar decisiones por motivos ambientales, éticos, dietéticos o de estilo de vida.

COMPLETE LOS ESPACIOS EN BLANCO

82. Complete las oraciones siguientes con palabras del banco de palabras. No se usarán todas las palabras que aparecen en el banco de palabras.

Banco de palabras: abierto, suavidad, antes, más cálida, opacidad, enjuagar, presión, dureza, después, cerrar, vitalidad, temperatura, brillo, químicos, durante, más fría

Siempre recuerde controlar la _____ y la _____ del agua _____ y

_____ el servicio profesional. El agua tibia, _____, es adecuada para _____

el champú y los productos _____. El agua _____ funciona bien para _____ la

cutícula después del servicio, lo que ayuda a agregar _____ y _____ al cabello.

RESPUESTA CORTA

83. ¿Cuál es el producto para el cuidado del cabello que más se compra?

_____

_____

_____

84. Con la gran variedad de tipos de champú y de cabello, ¿cuál es la clave para seleccionar un producto adecuado para su cliente?

_____

_____

_____

85. ¿Qué determina la eficacia de los nuevos champús (y acondicionadores) que depositan color verdadero y que están diseñados para agregar pigmentos ricos al cabello y refrescar el color del cabello entre servicios?

_____

_____

_____

86. Indique dos motivos por los que se podría usar un champú seco.

_____

_____

_____

87. Si se desea prevenir la resequedad y el daño del cabello durante la limpieza, ¿cuál es el nivel de pH ideal para los champús?

_____

_____

_____

88. Mencione un riesgo de usar un champú con proteína de queratina añadida.

_____

_____

_____

89. ¿Qué tienen de especial los ingredientes utilizados en los champús veganos?

_____

_____

_____

INVESTIGACIÓN

90. Busque en Internet o visite una tienda para identificar tres o cuatro champús veganos. Revise los ingredientes y familiarícese con lo que los diferencia de otros champús. En una hoja de papel, haga una lista de los ingredientes veganos más comunes. Responda las siguientes preguntas en pocas oraciones:

¿Usaría un champú vegano? De hacerlo, ¿cuál elegiría y por qué?

Si ya usa un champú vegano, explique por qué lo hace.

Si no usa (o no usaría) un champú vegano, ¿por qué elige otro tipo de champú?

CRUCIGRAMA

91. Complete el siguiente crucigrama basado en los tipos de champú. (*Consejo:* La palabra *champú* no se usará en ninguna respuesta).

Horizontal

4. Los champús con proteínas de _____ agregadas sirven para fortalecer temporalmente el cabello durante el lavado.
6. Este champú también se llama champú neutralizante y puede hacer que el cabello seco esté más seco.
7. Este champú está formulado con un pH de 7 o superior y es bueno para usar después de nadar.
10. Este champú aporta fuerza al cabello débil, dañado y quebradizo.
11. También se conocen como champús sin jabón; estos champús sin _____ están formulados con poca o ninguna base alcalina.

Vertical

1. Este champú es mejor para el cabello rizado y quebradizo.
2. Este champú ayuda a aliviar las afecciones del cuero cabelludo, incluida la caspa.
3. Este champú deja el cabello suave y brillante, y suele contener biotina.
5. Este champú puede ayudar a neutralizar los tonos amarillos no deseados en el cabello. (3 palabras)
8. Este champú es ideal para las personas que quieren evitar todos los productos de origen animal y suele ser de origen vegetal.
9. Este tipo de champú viene en forma de aerosol.

RESPUESTA CORTA

92. Si el cliente tiene una discapacidad o está en silla de ruedas, ¿cómo debe realizar el servicio de lavado con champú?

_____

_____

_____

93. ¿Cuál es la mejor forma de atender a un cliente que tiene una discapacidad de comunicación?

_____

_____

_____

94. ¿Cuáles son las tres mejores prácticas para educar al cliente sobre los productos que usa durante el servicio?

_____

_____

_____

Tipos de acondicionadores

COMPLETE LOS ESPACIOS EN BLANCO

95. Los _____ depositan proteínas o humectantes para ayudar a restaurar la fuerza del cabello, hidratarlo, darle cuerpo o protegerlo contra el posible resquebrajamiento.

96. Un _____ está diseñado para penetrar la corteza y reforzar el tallo del cabello desde adentro, a fin de reconstruirlo temporalmente.

97. Los tratamientos _____ son mezclas químicas de proteínas concentradas e humectantes intensivos.

RESPUESTA CORTA

98. ¿Cuáles son los cuatro tipos básicos de acondicionadores?

_____

_____

_____

99. ¿Qué son los humectantes?

_____

_____

_____

100. ¿Por qué a menudo se le agrega silicona a los acondicionadores?

_____

_____

_____

101. Explique la función de los acondicionadores.

_____

_____

_____

102. Enumere y describa cuatro agentes acondicionadores adicionales con los que se debe familiarizar.

_____

_____

_____

PREGUNTAS DE RESPUESTA MÚLTIPLE

103. ¿Con cuál de los productos siguientes se beneficiaría más un cliente que tiene cabello grueso y muy rizado?

A) champú para otorgar volumen

B) tratamientos humectantes y con proteínas

C) protectores térmicos en aerosol

D) champú con acidez/pH balanceados

104. ¿Con cuál de los siguientes productos se beneficiaría más un cliente que tiene cabello fino y lacio?

A) acondicionador sin enjuague

B) enjuague final

C) tratamientos humectantes

D) champú para otorgar volumen

Marque si las siguientes afirmaciones son verdaderas o falsas. En las afirmaciones falsas, explique el motivo.

105. Los ácidos grasos de los aceites pueden reemplazar la falta de lípidos naturales en el cabello y ayudar a evitar la opacidad.

    V   F   _____

106. Los tratamientos con aceite son ideales para el cuero cabelludo y el cabello secos.

    V   F   _____

107. Los aceites, como el aceite de oliva, el aceite de coco y la manteca de ucuuba, pueden usarse de forma natural o encontrarse en productos profesionales.

    V   F   _____

108. No es aconsejable agregar aceites esenciales a un tratamiento con aceites porque genera una oleosidad excesiva y anula el tratamiento.

    V   F   _____

109. Uno de los riesgos de usar tratamientos con aceites es que el uso excesivo de aceite puede provocar el bloqueo de los folículos pilosos y una acumulación excesiva de producto en el cuero cabelludo, lo que podría promover el cabello seco.

    V   F   _____

RESPUESTA CORTA

110. ¿A qué hace referencia el término *lavado sin champú*?

    _____

    _____

    _____

111. ¿Para qué tipo de cabello es más adecuado el lavado sin champú?

    _____

    _____

    _____

112. En la comunidad del cabello natural y en el mercado del cabello rizado, ¿cuál suele ser la base para la limpieza semanal?

_____

_____

_____

113. Explique por qué no se recomienda utilizar el lavado sin champú de forma exclusiva para lavar el cabello.

_____

_____

_____

114. Mencione dos posibles desventajas de usar el método de lavado sin champú en exceso.

_____

_____

_____

115. Indique otros dos términos para referirnos al tratamiento acondicionador profundo.

_____

_____

_____

116. ¿Por qué elegiría usar una máscara para el cabello en un cliente?

_____

_____

_____

CONOCIMIENTOS Y LOGROS ACADÉMICOS

En el espacio siguiente, escriba notas sobre los puntos claves que aprendió en este capítulo. Comparta sus conocimientos con sus compañeros de clase y pregúnteles si sus notas les parecen útiles. Si es necesario, revise sus apuntes de clase tomando las ideas de sus compañeros que le parezcan buenas.

Conocimientos básicos:

_____

_____

_____

_____

_____

_____

_____

_____

Anote, por lo menos, tres cosas que haya aprendido desde que decidió ingresar a la escuela.

Logros académicos:

_____

_____

_____

_____

_____

_____

_____

_____

1. El cosmetólogo debe estudiar y conocer muy bien el cuidado del cuero cabelludo, el lavado con champú y la aplicación de acondicionador en todo tipo de cabellos porque _____.

   A) el servicio de lavado con champú es la última oportunidad para establecer la postura del cosmetólogo como profesional que atiende las necesidades específicas de los clientes

   B) puede recomendar a los clientes los mejores preparados y servicios al conocer la categoría del producto

   C) debe mejorar el aspecto de determinadas afecciones del cuero cabelludo que son trastornos médicos

   D) debe tener licencia para diagnosticar, tratar, recetar o trabajar en el cuero cabelludo poco saludable

2. Identifique un enunciado verdadero sobre el procedimiento de cuidado del cabello previo al servicio.

   A) Se trata de un plan organizado, paso a paso, para llevar a cabo el servicio solicitado por el cliente.

   B) Se trata de un plan organizado, paso a paso, para atender a su cliente una vez finalizado el procedimiento.

   C) Es el momento de realizar una consulta eficaz con el cliente para obtener información sobre las expectativas del servicio.

   D) Con este, puede ofrecer nuevas fechas de reserva y compras minoristas de atención domiciliaria para cerrar el servicio.

3. Identifique un enunciado correcto sobre el procedimiento de cuidado del cabello previo del servicio.

   A) Se trata de un plan organizado, paso a paso, para atender a su cliente una vez finalizado el servicio solicitado.

   B) Se trata de un plan organizado, paso a paso, para llevar a cabo el servicio solicitado por el cliente.

   C) Es el momento de armar los materiales, organizar su puesto y reunirse con su cliente.

   D) Es el momento de realizar una consulta eficaz con el cliente para obtener información sobre las expectativas del servicio.

4. ¿Cuál de los siguientes enunciados sobre el procedimiento de cuidado del cabello posterior al servicio es verdadero?

   A) Se trata de un plan organizado, paso a paso, para llevar a cabo el servicio solicitado por el cliente.

   B) Detalla la ayuda a su cliente en el proceso de programación de citas y pago.

   C) Se trata de un plan organizado, paso a paso, para limpiar y desinfectar los implementos.

   D) Es el momento de realizar una consulta eficaz con el cliente para obtener información sobre las expectativas del servicio.

continuación

5. ¿Cuál es el primer paso para quitar las extensiones o los peinados protectores?

   A) utilizar un champú de limpieza profunda para eliminar la acumulación

   B) desenredar el cabello correctamente antes del servicio de lavado con champú

   C) utilizar un champú o acondicionador para mantener el cabello sano

   D) dar un masaje en el cuero cabelludo con aceite de coco, aceite de oliva o manteca de karité

6. Identifique el segundo paso para quitar las extensiones o los peinados protectores.

   A) utilizar un acondicionador para mantener el cabello sano

   B) masajear el cuero cabelludo

   C) utilizar un champú de limpieza profunda para eliminar la acumulación

   D) desenredar el cabello correctamente

7. ¿Con cuál de las siguientes preguntas puede determinar si un cliente necesita un tratamiento o un lavado con champú de limpieza profunda?

   A) ¿Toma algún medicamento que contraindique algún servicio de lavado con champú o un masaje en el cuero cabelludo?

   B) ¿Cuándo fue la última vez que se lavó con champú? ¿Con qué frecuencia lo hace?

   C) ¿Se ha aplicado algún tratamiento natural no profesional, como aceite de coco, aceite de oliva o manteca de karité?

   D) Hace poco, ¿se ha quitado complementos capilares como trenzas, cintas, extensiones con técnica de fusión o extensiones cosidas en toda la cabeza?

8. El cubrimiento para lavado con champú _____.

   A) se utiliza para brindar servicios o tratamientos químicos

   B) se utiliza para la coloración del cabello y la ondulación permanente

   C) se suele conocer como cubrimiento para servicios húmedos

   D) se suele conocer como cubrimiento para peinado

9. Identifique un enunciado verdadero sobre el cubrimiento para corte o peinado.

   A) Se suele conocer como cubrimiento para servicios húmedos.

   B) Se utiliza para brindar servicios o tratamientos químicos, como la coloración del cabello y la ondulación permanente.

   C) Implica el uso de una capa que tiene una banda de papel para el cuello más pequeña, lo que permite una caída natural del cabello.

   D) Se realiza con una capa de plástico para el lavado con champú.

continuación

10. El cubrimiento para servicios con productos químicos _____.

    A) también se conoce como cubrimiento para corte

    B) se realiza con una capa de plástico para el lavado con champú

    C) se utiliza para brindar tratamientos, como la coloración del cabello y la ondulación permanente

    D) se utiliza cuando un cliente está en el salón esperando recibir un servicio de lavado con champú y peinado

11. El cepillado del cabello debe _____.

    A) realizarse antes de los servicios de decoloración

    B) realizarse después de un servicio de coloración semipermanente o permanente para eliminar el polvo, la suciedad y la acumulación de laca para el cabello

    C) evitarse antes de un servicio químico aunque el fabricante recomiende el lavado con champú antes del servicio

    D) evitarse si el cuero cabelludo está irritado

12. ¿Cuál de los siguientes enunciados sobre el cepillado del cabello es verdadero?

    A) Para las texturas de cabello ondulado, antes de masajear el cuero cabelludo, deben evitarse los cepillos con cerdas naturales.

    B) Los cepillos de panel con cerdas de goma se utilizan mucho para desenredar el cabello húmedo.

    C) Cepillar el cabello correctamente disminuye la microcirculación del cuero cabelludo.

    D) Al realizar un tratamiento del cuero cabelludo, el cepillado debe sobreestimularlo.

13. ¿Cuál de los siguientes enunciados sobre el masaje del cuero cabelludo es verdadero?

    A) Reduce la microcirculación del cuero cabelludo.

    B) Aumenta la tensión del cuero cabelludo.

    C) Se trata de un método de manipulación del cuero cabelludo mediante golpes, amasados, fricciones o movimientos suaves con las manos.

    D) Por lo general, para realizarlo, se manipula el cuero cabelludo y el cabello en simultáneo durante todo el servicio.

14. En el contexto de un masaje del cuero cabelludo, el *effleurage* _____.

    A) suele utilizarse en un masaje terapéutico para aflojar las células muertas del cuero cabelludo

    B) consiste en empujar y amasar con mucho cuidado el cuero cabelludo con las palmas y los dedos

    C) consiste en realizar movimientos circulares suaves con las manos

    D) se suele realizar con las yemas de los dedos en movimientos de atrás hacia adelante

continuación

15.   El masaje de *petrissage* del cuero cabelludo _____.

    A) consiste en realizar movimientos circulares suaves con las manos

    B) consiste en empujar y amasar con mucho cuidado el cuero cabelludo con las palmas, los dedos y los pulgares de la mano

    C) rara vez se utiliza en un masaje terapéutico

    D) se suele realizar con las yemas de los dedos en movimientos de adelante hacia atrás

16.   Al utilizar las técnicas de *effleurage* o *petrissage* para masajear el cuero cabelludo, _____.

    A) toque y rasque el cuero cabelludo con las uñas de las manos

    B) aplique una fuerte presión con las yemas de los dedos

    C) comience los movimientos suaves en el contorno del cuero cabelludo

    D) disuada al cliente de respirar profundamente

17.   Con el tratamiento normal del cuero cabelludo, se pretende _____.

    A) disminuir la microcirculación del cuero cabelludo

    B) reponer el sebo endurecido en los poros del cuero cabelludo

    C) fomentar el crecimiento de malassezia para controlar la caspa

    D) mantener el cuero cabelludo limpio y sano

18.   Se debe utilizar un tratamiento para el cabello y el cuero cabelludo secos cuando hay _____.

    A) un exceso de grasa causado por la hiperactividad de las glándulas sebáceas

    B) una deficiencia de los aceites naturales del cuero cabelludo y del cabello

    C) caspa en el cuero cabelludo

    D) sebo endurecido acumulado en los poros del cuero cabelludo

19.   Se debe utilizar un tratamiento para el cabello y el cuero cabelludo grasos cuando hay _____.

    A) caspa en el cuero cabelludo

    B) una deficiencia de los aceites naturales del cuero cabelludo y del cabello

    C) un exceso de grasa causado por la hiperactividad de las glándulas sebáceas

    D) escasez de humectación en el cabello, sobre todo en cabellos secos y quebradizos

continuación

20. Identifique una pauta asociada a los tratamientos anticaspa.

    A) Evite recomendar otros tratamientos de salón.

    B) Evite cepillar el cabello antes de un tratamiento anticaspa.

    C) Evite recomendar el uso habitual de productos anticaspa para el cuidado en el hogar.

    D) Evite utilizar champús anticaspa que contengan menta como parte de un tratamiento anticaspa.

21. En la mayoría de los champús, _____ suele ser el primer componente de la lista, lo que indica que es el principal.

    A) surfactante

    B) agua

    C) humectante

    D) agente espumante

22. ¿Cuál de los siguientes enunciados sobre los champús es verdadero?

    A) Cuanto menos alcalino sea un champú, más fuerte y astringente será.

    B) El agua dura contiene minerales que aumentan la capacidad de hacer espuma del champú.

    C) El champú levemente ácido se ajusta al pH ideal del cabello.

    D) El agua fría, en lugar de caliente y tibia, es adecuada para enjuagar el champú.

23. Identifique un enunciado correcto sobre los champús humectantes.

    A) Se crean mediante la combinación de la base surfactante con pigmentos de coloración directa.

    B) No mejoran el manejo del cabello.

    C) No eliminan tanto el color artificial del cabello.

    D) Limpian el cabello sin necesidad de agua ni jabón.

24. ¿Cuál de los siguientes enunciados sobre los acondicionadores sin enjuague es verdadero?

    A) Deben enjuagarse muy bien.

    B) Restauran las proteínas y la humedad, pero necesitan más tiempo de procesamiento o la aplicación de calor.

    C) A veces se denominan acondicionadores diarios.

    D) Se crean con un bajo peso molecular para evitar apelmazar el cabello.

25. _____, que suele encontrarse en forma de crema, suaviza y mejora la salud del cuero cabelludo y contiene componentes humectantes y emolientes.

    A) El protector térmico en aerosol

    B) El acondicionador para el cuero cabelludo

    C) La loción medicada para el cuero cabelludo

    D) La loción astringente para el cuero cabelludo

¡finalizado!

Destrezas prácticas

La autoevaluación regular le permite mejorar sus habilidades técnicas y alcanzar el éxito. Después de realizar cada procedimiento, revise los pasos en el libro de texto y califíquese como "Competente" o "Necesita mejorar". Escriba comentarios sobre las áreas de éxito y las áreas a mejorar. Calificarse a uno mismo permite identificar las fortalezas y las debilidades con el fin de desarrollar su propio plan de mejora.

PRÁCTICA	COMPETENTE	NECESITA MEJORAR	COMENTARIOS
PROCEDIMIENTO 10-1: PROCEDIMIENTO PREVIO AL SERVICIO			
Limpieza y desinfección			
Preparación básica de la estación			
Preparación del estilista			
Llegada del cliente			
Duración			
PROCEDIMIENTO 10-2: PROCEDIMIENTO POSTERIOR AL SERVICIO			
Asesoramiento al cliente y recomendación de productos			
Programación de la siguiente cita del cliente y agradecimiento			
Preparación del área y los implementos de trabajo para atender al siguiente cliente			
Duración			
PROCEDIMIENTO 10-3: CUBRIMIENTO DEL CLIENTE			
Preparación			
Procedimiento			
Duración			
PROCEDIMIENTO 10-4: CEPILLADO Y DESENREDADO DEL CABELLO			
Preparación			
Procedimiento			
Duración			
PROCEDIMIENTO 10-5: LAVADO CON CHAMPÚ Y ACONDICIONADOR			
Preparación			
Procedimiento			
Duración			
PROCEDIMIENTO 10-6: MASAJE EN EL CUERO CABELLUDO			
Preparación			
Procedimiento			
Duración			

Cap. 11: El corte de cabello

⚑ **SEGUIMIENTO DE MI PROGRESO**

Use este rastreador sencillo para registrar su progreso a medida que realiza las actividades de cada objetivo de aprendizaje.

COMPLETADO	CANT. DE RESPUESTAS CORRECTAS	OBJETIVO
☐	_____ /2	**OA 1:** Explicar por qué los cosmetólogos deben comprender bien el corte de cabello
☐	_____ /28	**OA 2:** Definir el corte de cabello en términos de líneas, secciones, ángulos, elevación, ángulo de los dedos, secciones de guía y cambio de la dirección natural
☐	_____ /14	**OA 3:** Describir la función que cumplen el patrón de crecimiento, la densidad, la textura y el patrón de ondulación en la determinación del comportamiento del cabello
☐	_____ /28	**OA 4:** Demostrar y explicar los usos de las diversas tijeras para cortar el cabello
☐	_____ /6	**OA 5:** Demostrar cómo sujetar con eficacia las tijeras para cortar el cabello
☐	_____ /19	**OA 6:** Demostrar y explicar los usos de las diversas herramientas para el corte de cabello
☐	_____ /6	**OA 7:** Demostrar tres posiciones del cuerpo que garanticen una postura más saludable mientras se realiza un corte de cabello
☐	_____ /7	**OA 8:** Enumerar cuatro estrategias que permitan lograr una seguridad adecuada en el corte de cabello
☐	_____ /3	**OA 9:** Explicar las técnicas generales para cualquier corte de cabello
☐	_____ /36	**OA 10:** Realizar los cuatro cortes básicos
☐	_____ /19	**OA 11:** Resumir las técnicas de corte de cabello rizado, flequillo, corte con navaja, corte de deslizamiento y corte de tijera sobre peine
☐	_____ /10	**OA 12:** Explicar tres técnicas de texturización diferentes realizadas con tijeras
☐	_____ /12	**OA 13:** Explicar los estilos y las técnicas de corte con maquinilla

¿Por qué se debe aprender a cortar el cabello?

RESPUESTA CORTA

1. Además de usar las habilidades profesionales y artísticas para realizar un corte de cabello preciso para un cliente, ¿de qué tres formas puede ayudarlo a tener éxito la aplicación de un plan sistemático?

_____

_____

_____

2. ¿Cuáles son las cuatro razones por las que los cosmetólogos deben estudiar y conocer muy bien el corte de cabello?

_____

_____

_____

Creación de líneas, secciones y ángulos

COMPLETE LOS ESPACIOS EN BLANCO

Complete los espacios en blanco de los enunciados.

3. Las dos líneas básicas que se utilizan en el corte de cabello son _____ y _____.

4. Un _____ es lo que brinda al cabello _____ y _____.

5. Todos los cortes constan de _____, _____ y _____.

6. Una _____ es una marca continua y delgada que se usa como guía.

7. La _____ es la zona de trabajo en la que se separa el cabello antes de cortarlo.

RESPUESTA CORTA

8. ¿Cuáles son las dos técnicas de corte de cabello en las que se utilizan líneas diagonales para crear ángulos? Descríbalas brevemente.

_____

_____

_____

9. Describa de que forma crean movimiento las líneas diagonales hacia adelante y hacia atrás.

_____

_____

_____

10. Relacione cada tipo de línea recta con su descripción.

    a. Horizontal   b. Vertical   c. Diagonal

    Tipo de línea recta   **Descripción**

    _____ Dirigen la vista de un lado a otro.

    _____ Tienen una dirección inclinada o en declive.

    _____ Son paralelas al piso y relativas al horizonte.

    _____ Hay dos tipos de estas líneas: hacia adelante y hacia atrás.

    _____ Eliminan el peso para crear cortes escalonados o en capas; se usan con elevaciones mayores.

    _____ Líneas entre las horizontales y verticales.

    _____ Generan peso, crean cortes de un solo largo y baja elevación.

    _____ Descritas en términos de arriba y abajo.

ETIQUETADO

11. Designe los tres tipos de líneas rectas ilustradas en la siguiente figura.

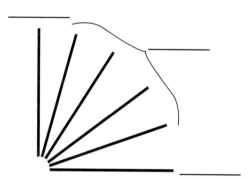

12. En cada imagen que se muestra a continuación, dibuje el tipo de línea que representa. Luego, nombre la línea.

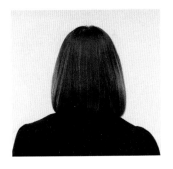   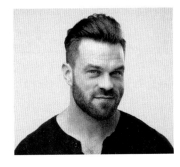   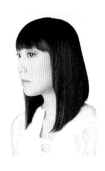

_____   _____   _____

RESPUESTA CORTA

13. Describa qué es una raya (o división del cabello) y explique cómo se utiliza al realizar un corte de cabello.

_____

_____

_____

14. Enumere los cuatro tipos de secciones que se utilizan en los cortes de cabello.

_____

_____

_____

COMPLETE LOS ESPACIOS EN BLANCO

15. Para completar el siguiente cuadro, rellene los espacios en blanco y dibuje las secciones directamente sobre las imágenes.

TIPO DE SECCIÓN	DESCRIPCIÓN	DIBUJO
En herradura	Separa la cabeza en el _____ hasta por debajo de la _____	

TIPO DE SECCIÓN	DESCRIPCIÓN	DIBUJO
Perfil	Centro de la _____ al centro de la _____; facilita la sub_____	
_____	También conocida como una sección con forma de tarta; gira desde un punto central; se utiliza para el corte en capas y escalonamiento	
_____	Se realiza de oreja a oreja y divide la cabeza desde la parte frontal hasta la parte posterior por detrás del vértice en la coronilla	

RESPUESTA CORTA

16. Hay otros dos términos para referirse a una *elevación*. ¿Cuáles son?

_____

_____

_____

17. Defina el escalonamiento en relación con el corte de cabello.

_____

_____

_____

18. ¿Qué cortes de cabello requieren elevación?

_____

_____

_____

19. ¿Por qué se recomienda cortar el cabello, especialmente el rizado, un poco más largo?

_____

_____

_____

DIBUJAR

20. Dibuje las elevaciones con líneas que sugieran los grados de cada tipo de elevación.

Elevación a 0 grados	Elevación a 45 grados	Elevación a 90 grados	Elevación a 180 grados

RESPUESTA CORTA

21. ¿Qué es el ángulo de los dedos?

_____

_____

_____

22. Indique otros cuatro términos que se usan para referirse al *ángulo de los dedos*.

_____

_____

_____

23. Identifique cada tipo de ángulo de los dedos que se muestra a continuación.

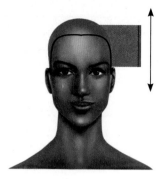 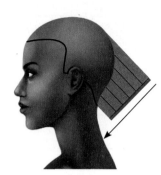 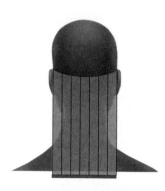

_____   _____   _____

RELACIÓN DE CONCEPTOS

24. Relacione los términos de sección guía de cabello con su descripción. Algunos términos se pueden usar más de una vez.

a. Sección guía del cabello
b. Perímetro

c. Interna
d. Para cortes rectos

e. Para cortes escalonados

Término

_____

_____

_____

_____

_____

_____

_____

_____

_____

_____

_____

Descripción

La línea exterior del peinado.

Uno de los dos tipos de sección guía

También se conoce como sección guía móvil

No se mueve

También se la conoce como guía

Uno de los dos tipos de sección guía

La línea interior o interna del corte

Se emplea para cortes rectos (de un solo largo) y en cortes con cambio de la dirección natural del cabello con el fin de aumentar la longitud o el peso del cabello

Acompaña su movimiento a medida que avanza en el corte de cabello

Subsección de cabello que determina el largo que se dará al corte

Se crea tomando una pequeña parte de la subsección anterior y moviéndola a la siguiente posición, o subsección, donde se convierte en una nueva sección guía

_____ Las otras secciones se peinan de acuerdo con
esta sección de guía y se cortan con el mismo
ángulo y largo

_____ Se utiliza para crear cortes escalonados o en capas

_____ Suele ser la primera sección que se corta cuando
se crea un estilo

25. Describa la elevación, la línea de corte y las secciones guía que se muestran en cada una de las siguientes
imágenes. Luego, para cada imagen, encuentre en Internet o revistas un ejemplo de un corte de cabello real
que esté terminado y que comprenda las técnicas de corte de cabello que se ilustran a continuación; pegue
esas imágenes en la tercera fila.

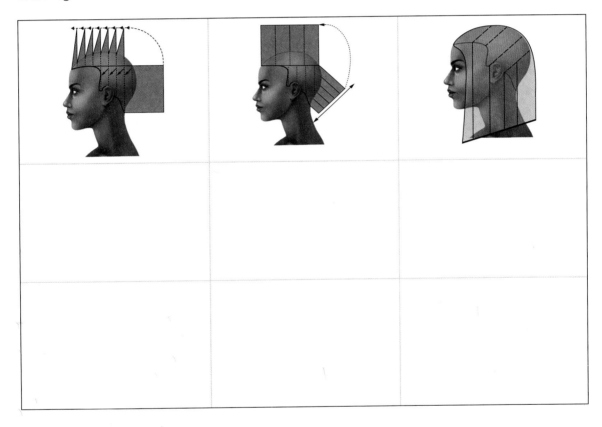

RESPUESTA CORTA

26. ¿Qué es el cambio de la dirección natural del cabello y para qué se utiliza?

_____

_____

_____

27. Suponga que realiza un corte en capas y desea que el cabello quede más largo hacia delante. ¿De qué manera utilizaría el cambio de la dirección natural del cabello? ¿Qué pasaría si creara capas más cortas alrededor del rostro y más largas en la nuca?

_____

_____

_____

DIBUJAR

28. Sobre la ilustración que se presenta a continuación del contorno de una cabeza, dibuje de qué forma cambiaría la dirección natural del cabello para obtener un estilo en capas largas.

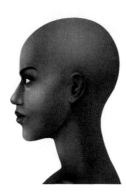

ESTUDIO DE CASO

29. Como estilista profesional, tendrá muchos clientes que le mostrarán fotos de peinados como referencias. Por tanto, le será muy útil aprender a evaluar un estilo y determinar cómo se logró. Teniendo esto en cuenta, busque cortes en varias revistas y elija tres que le atraigan. Péguelos en la columna izquierda de la siguiente tabla. En la columna derecha, dibuje o explique las técnicas, los ángulos y las elevaciones que utilizaría para crear el corte y estilo.

PEGUE LA IMAGEN AQUÍ	Procedimiento:
PEGUE LA IMAGEN AQUÍ	Procedimiento:
PEGUE LA IMAGEN AQUÍ	Procedimiento:

30. Busque cinco fotografías de cortes de cabello diferentes. Para cada fotografía, escriba una descripción de las técnicas que cree que se usaron para crear el estilo. Para las descripciones, asegúrese de usar la terminología que estudió en este capítulo, por ejemplo, tipos sección guía (para cortes escalonados/para cortes rectos), grado de elevación, cambio de la dirección natural del cabello y sección. Si es necesario, dibuje líneas o agregue sombreado a la foto para ilustrar mejor las áreas que está describiendo.

   Cuando termine de analizar los cortes de cabello, forme grupo con un compañero de clase para intercambiar las fotografías y sus descripciones. Evalúen entre ustedes si el análisis de cada corte de cabello es preciso. Si no está de acuerdo, explique por qué y siéntase libre de demostrar las técnicas (cambio de la dirección natural del cabello, seccionado, ángulos de los dedos, etc.) en sus propios cabellos, ¡sin cortárselos!

Análisis del cabello

RESPUESTA CORTA

31. ¿Cuáles son las cuatro características del cabello que determinan su comportamiento?

   _____

   _____

   _____

COMPLETE LOS ESPACIOS EN BLANCO

Complete las siguientes oraciones.

   Banco de palabras: perímetro, natural, cuello, coronilla, seque, flequillo, demasiada, acortarse

32. El contorno del cuero cabelludo, la _____ y el _____ son las zonas en las que solemos encontrar

   fuertes patrones de crecimiento.

33. El contorno del cuero cabelludo es el cabello que crece en el _____ del rostro, alrededor de las orejas

   y en el _____.

34. Si utiliza _____ tensión al cortar áreas que tienen patrones de crecimiento fuertes u obvios, estas áreas

   pueden _____ cuando el cabello se _____, porque caerá en su posición _____ .

Marque si las afirmaciones siguientes son verdaderas o falsas. En las afirmaciones falsas, explique el motivo.

35. La densidad del cabello suele describirse como fina, media o espesa.

   V   F   _____

36. Los patrones de ondulación y rizos se clasifican en letras y números del 1A al 4C, donde la tensión del rizo va de la A a la C.

   V   F   _____

37. Puede parecer que hay menos volumen en los cabellos rizados y ensortijados con densidad fina/baja.

   V   F   _____

38. La cantidad de cabello en una subsección no debería afectar su capacidad para ver la sección guía y controlar el cabello.

   V   F   _____

39. Los conceptos del patrón de rizo y textura se refieren a lo mismo.

   V   F   _____

COMPLETE LOS ESPACIOS EN BLANCO

40. Como cosmetólogo, es importante recomendar cortes de cabello que funcionen bien con la textura y densidad del cabello del cliente. En el siguiente cuadro se muestra una combinación de textura y densidad del cabello de una persona y un tipo de corte. ¿Recomendaría al cliente con esa combinación hacerse el corte de cabello que se indica?

TEXTURA DEL CABELLO + DENSIDAD	TIPO DE CORTE DE CABELLO	¿LO RECOMENDARÍA? (SÍ/NO)
Media + Fina	Corte escalonado	
Fina + Gruesa	Puntas rectas con texturización	
Gruesa + Fina	Corte con navaja para quitar peso	
Media + Gruesa	Cualquier forma, siempre que no haya texturización	
Gruesa + Media	Mantener largo, cortar sin navaja	
Fina + Fina	Capas largas con mayor texturización	
Media + Media	Capas largas con cierta texturización	
Gruesa + Gruesa	Muy corto, corte con navaja	
Fina + Media	Corte recto con poca elevación	

41. Cuando el cabello está sano, ¿cuál es la textura más resistente? Nombre una recomendación para protegerlo.

_____

_____

_____

42. ¿Cuáles son las tres precauciones que se deben tomar al manipular cabello fino? ¿Qué características físicas del cabello fino hacen que sea necesario implementarle un tratamiento cuidadoso?

_____

_____

_____

ETIQUETADO

43. Identifique cada tipo de rizo o patrón de ondulación que se muestra a continuación con su categoría de número y letra, y con la descripción del banco de palabras. (*Consejo:* La diferencia entre 3A y 3B es ínfima, así que preste mucha atención). Luego, recorra el aula en busca de compañeros de clase que tengan cada tipo de patrón de rizo.

Banco de palabras: lacio, ondulado, rizos en espiral, muy rizado

Imagen									
Número/Letra									
Descripción									

44. Haga coincidir cada patrón de ondulación o de rizo del cuadro anterior con las consideraciones especiales que hay que tener en cada caso para realizar el corte de cabello.

Categoría del patrón de ondulación o de rizo   **Consideraciones especiales**

_____ Es necesario secarlo con secador antes de cortar para tener en cuenta el encogimiento.

_____ No suele encogerse ni retroceder al peinarse para cortar el cabello en húmedo.

_____ Es posible que necesite conocer cómo suele llevar el cliente su cabello a la hora de elegir un estilo, en especial si lo usa rizado.

_____ Suele ser sencillo de cortar, ya sea húmedo o seco.

_____ Es posible que deba alisarlo o peinarlo térmicamente antes de cortar debido a la tensión del patrón de rizo.

_____ Es posible que sea necesario cortarlo en seco para visualizar su forma real.

Tijeras para corte de cabello

45. ¿Cuáles son las tres diferencias entre las tijeras moldeadas y las forjadas?

_____

_____

_____

46. ¿Por qué es importante conocer el calibre de dureza Rockwell de las tijeras de peluquería?

_____

_____

_____

47. En sus propias palabras, describa de forma breve la diferencia entre los términos *tijeras de peluquería* y *tijeras* en relación con el corte de cabello.

_____

_____

_____

ETIQUETADO

48. Nombre las partes de la tijera en la siguiente ilustración. Luego, describa para qué funciona cada pieza en el siguiente cuadro.

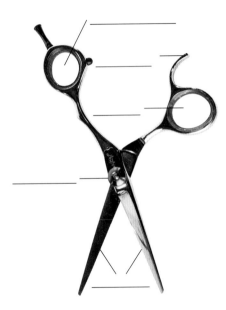

Parte de la tijera	Descripción
Perilla de ajuste	_____
Área de pivote y ajuste	_____
Soporte para el dedo	_____
Perilla de ajuste	_____
Orificio para el dedo anular	_____
Borde cortante	_____
Orificio para el pulgar	_____
Soporte para el dedo	_____

49. Relacione cada longitud de cuchilla con sus características y funciones. Puede usar la misma longitud más de una vez.

Banco de palabras: corta, media, larga

Longitud de la cuchilla	Características y funciones
_____	Ideal para una variedad de técnicas de corte, incluido el corte de líneas largas en cabellos rectos, el corte al ras de la piel, el corte de deslizamiento o desfilado y el corte en el perímetro del rostro.
_____	Ideal para perfeccionar el corte de cabello, en especial los cortos.
_____	Longitud de cuchilla universal estándar.
_____	Bueno para técnicas generales de corte e ideal para cortes de precisión entre los dedos.
_____	Recomendada para las técnicas sobre peine y el corte de forma libre en cabellos más rizados.
_____	Ideal para cortar secciones pequeñas más cortas, realizar trabajos de detalle alrededor de las orejas y el contorno de cuero cabelludo, y hacer despunte.

RESPUESTA CORTA

50. Enumere las tareas de mantenimiento que hay que realizar a diario en las tijeras de peluquería.

_____

_____

_____

51. Describa el proceso de limpieza y lubricación para esta tarea de mantenimiento (1) diaria y (2) semanal.

_____

_____

_____

52. ¿Qué sucede si la tensión de las tijeras es demasiado floja o demasiado apretada?

_____

_____

_____

53. ¿Cómo puede corroborar si es necesario ajustar la tensión?

_____

_____

_____

54. ¿Por qué debe tener cuidado al utilizar cuchillas que se extienden más allá de su dedo medio?

_____

_____

_____

55. ¿Cuáles son las longitudes de las tijeras largas, cortas y medias? Escríbalas a continuación tanto en pulgadas como en centímetros. (*Consejo:* Una pulgada equivale a unos 2,5 centímetros).

_____

_____

_____

56. ¿Cuál es el propósito de las tijeras para texturizar?

_____

_____

_____

57. ¿Cuáles son los tres aspectos que se deben considerar al comprar tijeras?

_____

_____

_____

58. ¿Cuáles son las diferencias entre una tijera para diestros y una para zurdos? ¿Cómo se puede convertir una tijera para diestros en una para zurdos?

_____

_____

_____

59. ¿Qué indica el número de dientes en una tijera para texturizar?

_____

_____

_____

60. ¿Qué efectos generan las técnicas de texturizado en cabellos con patrones ondulados o rizados?

_____

_____

_____

RELACIÓN DE CONCEPTOS

61. Asocie las diferentes tijeras para texturizar que se muestran a continuación. Luego, identifique para qué se usa cada una.

a. Tijeras de entresacar
b. Tijeras para texturizar

c. Tijeras de volumen
d. Tijeras para armonizar

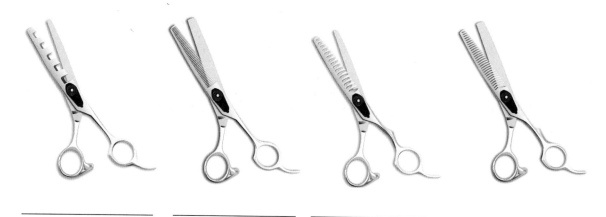

_____   _____   _____   _____

62. Al comprar tijeras, ¿cuál es la función del conjunto de anillos protectores (o del sistema de adaptadores para dedo)?

_____

_____

_____

63. ¿Cuál es el diseño de mango más ergonómico?

_____

_____

_____

64. ¿Cuáles son las cinco pautas que es necesario considerar al elegir las tijeras profesionales de peluquería?

_____

_____

_____

INVESTIGACIÓN

65. A continuación, realizará una investigación sobre sus propias tijeras de corte de cabello. Explore en Internet o en los catálogos de productos de belleza o consulte con un profesional de corte de cabello, e identifique tres tipos de tijeras diferentes que crea que son la mejor opción para usted. Averigüe dónde comprarlas, el costo, la longitud y el estilo de la cuchilla, el diseño del mango, el tipo de acero y las recomendaciones de uso. Asegúrese de verificar si posee un sistema personalizado de adaptadores para dedo, un kit de mantenimiento o aceite de corte, o un plan de garantía, e incluya cualquier otra característica que considere importante. Diríjase al sitio web que se indica a continuación para registrar sus hallazgos en la tabla o escriba algunas oraciones sobre cuál tijera compraría y por qué en una hoja de papel.

> **+ BONIFICACIÓN**
>
> **Visite:** bonus.milady.com/cos-wbes/toc

66. Relacione cada filo de la cuchilla con su descripción. Algunas cuchillas se pueden usar más de una vez.

a. Semiconvexo   b. Convexo   c. Sesgado

Tipo de filo de cuchilla   **Descripción**

_____ Borde muy afilado; sumamente silencioso y suave; se desliza con facilidad por el cabello.

_____ Más afilado que los bordes sesgados pero más estrecho.

_____ No es suave; puede ser ruidoso; tiene un agarre más fuerte en el cabello.

_____ El cabello no se desliza por las cuchillas.

_____ El mejor filo general para el estilista profesional.

_____ Duradero; ideal para peluqueros principiantes.

_____ Ideal para tijera sobre peine; bueno para el corte de cabello en seco (no para el corte de deslizamiento).

_____ Excelente para todo tipo de técnicas de corte, incluido el corte de deslizamiento.

_____ Excelente para el corte en seco y el corte con efecto en punta.

RESPUESTA CORTA

67. Enumere los cuatro componentes que determinan el ajuste correcto de las tijeras a la mano.

_____

_____

_____

68. ¿Por qué no es recomendable compartir tijeras con un colega?

_____

_____

_____

69. ¿Con qué tipo de diseño de mango se garantiza la colocación correcta de los dedos en la tijera?

_____

_____

_____

70. ¿Qué se demuestra en la imagen a continuación?

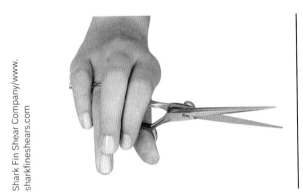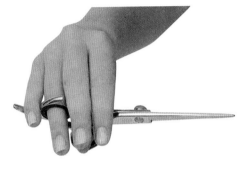

Shark Fin Shear Company/www.
sharkfineshears.com

_____

_____

_____

PREGUNTAS DE RESPUESTA MÚLTIPLE

71. ¿Cuál de las siguientes opciones *no* describe a una tijera bien ajustada?

A) El orificio para el dedo anular descansa entre el primer y el segundo nudillo.

B) El orificio para el pulgar descansa en el nudillo o sobre él.

C) Su cutícula debe estar centrada debajo del centro del anillo protector del pulgar.

D) Puede haber un poco de espacio adicional entre el dedo y el orificio para el dedo.

72. Si las tijeras están bien ajustadas, ¿dónde debe descansar el dedo meñique?

A) en el apoyo para el dedo

B) en el agujero para el dedo anular

C) por encima del área de la cutícula

D) envuelto alrededor del anillo protector del pulgar

Sostener la tijera y el peine

73. ¿Por qué es importante sujetar de forma correcta las tijeras?

_____

_____

_____

74. Al sostener las tijeras y el peine, ¿qué función desempeña la mano de corte? ¿Qué otro término se utiliza para denominar a la mano de corte?

_____

_____

_____

75. Al sostener las tijeras y el peine, ¿qué función desempeña la mano de sostén?

_____

_____

_____

76. Durante el proceso de corte de cabello, ¿cuál es el objetivo de sostener el peine y las tijeras al mismo tiempo?

_____

_____

_____

SECUENCIA

77. Enumere de 1 a 3, de principio a fin, los pasos de la técnica de tijera en la palma de la mano.

_____ Doble los dedos para "guardar" las tijeras en la palma de la mano, lo que las mantiene cerradas mientras peina o divide el cabello.

_____ Sostenga el peine entre los dedos pulgar, índice y medio, mientras sostiene las tijeras al mismo tiempo.

_____ Retire el pulgar del ojal, dejando el anular en el ojal correspondiente y el meñique en el apoyo.

78. Enumere de 1 a 4, de principio a fin, los pasos de la técnica para cambiar de mano el peine.

_____ Coloque el peine entre el pulgar y el índice de su mano no dominante (la mano que sostiene la subsección).

_____ Corrobore que sus dedos estén en la posición de corte correcta.

_____ Corte la subsección.

_____ Peine una subsección hacia su lugar.

Herramientas de corte

RESPUESTA CORTA

79. Enumere tres diferencias entre cortar con tijeras y cortar con navaja.

_____

_____

_____

80. ¿Dónde define la guía para el corte con navaja, en comparación con el corte con tijeras?

_____

_____

_____

81. ¿Qué sucede si utiliza una navaja sobre cabello seco?

_____

_____

_____

82. Enumere los cinco consejos de seguridad para cortar el cabello con navaja.

_____

_____

_____

RELACIÓN DE CONCEPTOS

83. Relacione las herramientas para cortar el cabello con sus descripciones. Las herramientas se utilizarán, al menos, una vez.

a. Navajas de corte
b. Maquinillas
c. Cortadoras

d. Horquillas para dividir en secciones
e. Peines de dientes anchos
f. Peines de cola

g. Peines de barbero
h. Peines de estilo o para corte de cabello

Herramienta de corte   **Descripción**

_____ Versión más pequeña de las maquinillas.

_____ Su extremo estrecho permite que las tijeras, las maquinillas o las cortadoras se acerquen mucho a la cabeza.

_____ Se utilizan principalmente para desenredar y son ideales para cabellos texturizados y alisados.

_____ Se utilizan fundamentalmente para obtener un efecto más suave en las puntas del cabello.

_____ También se los conoce como peines multiusos y se utilizan para la mayoría de los procedimientos de corte de cabello.

_____ Se pueden usar sin protectores para afeitar el cabello hasta el cuero cabelludo (al ras) o con protectores de corte de distintas longitudes.

_____ Se utiliza fundamentalmente para seccionar y subseccionar el cabello.

_____ Se utilizan de dos tipos: de dientes o mariposa y pico de pato

_____ Se utilizan principalmente en cortes de cabello corto, cortos con efecto en punta, grafilados y rapados.

_____ De 15 a 20 centímetros (6 a 8 pulgadas) de largo; tienen dientes finos en un extremo y dientes más anchos en el otro.

_____ Se utiliza principalmente para desfilados cortos en la nuca y los costados cuando se utiliza la técnica de tijeras sobre el peine.

_____ Se utilizan principalmente para eliminar el vello indeseado de la línea del cuello y alrededor de las orejas para crear contornos nítidos; suelen utilizarse en cortes bien cortos.

84. Describa cómo sujetar la navaja para cada uno de los métodos que se muestran a continuación.

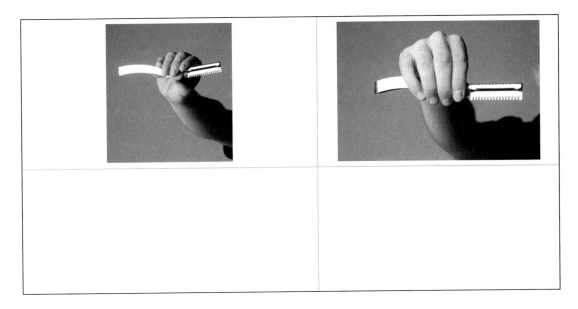

VERDADERO O FALSO

85. Los dientes más anchos proporcionan más tensión al peinar el cabello.

   V   F   _____

86. Un peine de dientes anchos puede ser ideal para el cabello texturizado.

   V   F   _____

87. Los dientes finos de un peine se utilizan para peinar y dividir el cabello.

   V   F   _____

88. Los dientes más finos de un peine son útiles cuando se corta alrededor de las orejas, cuando se trata de contornos del cuero cabelludo problemáticos debido a la dirección del crecimiento y cuando se corta cabello denso y ondulado.

   V   F   _____

89. Asocie el tipo de tensión, mínima o máxima, con su descripción.

Tipo de tensión   **Descripción**

_____ Se usa alrededor de las orejas y en contornos del cuero cabelludo con fuertes patrones de crecimiento.

_____ Se logra peinando la sección recta y tirando levemente del cabello.

_____ Se utiliza para cabello lacio cuando se busca obtener una línea precisa.

_____ Se utiliza al cortar el cabello en seco para dar forma.

_____ Consiste en peinar el cabello y mantener la sección recta sin tirar de él.

VERDADERO O FALSO

Indique si las afirmaciones siguientes son verdaderas o falsas. En las afirmaciones falsas, explique el motivo.

90. Puede utilizar maquinillas con protectores de longitud para eliminar el vello por completo (ideal para cortar con prolijidad alrededor del cuello y las orejas).

V   F   _____

91. Las maquinillas se pueden utilizar sin protectores de longitud, para dar efecto en punta al contorno del cuero cabelludo de longitudes extremadamente cortas a longitudes más largas, mediante la técnica de la maquinilla sobre peine.

V   F   _____

92. La técnica de maquinilla sobre peine es completamente diferente de la de tijera sobre peine porque las maquinillas se mueven de abajo hacia arriba.

V   F   _____

RESPUESTA CORTA

93. ¿Qué tipo de motor prefiere la mayoría de los barberos? ¿Por qué?

_____

_____

_____

94. ¿Qué tipo de motor de maquinilla es mejor para los estilistas que solo usan maquinillas unas pocas veces a la semana? ¿Por qué?

_____

_____

_____

RELACIÓN DE CONCEPTOS

95. Relacione cada herramienta utilizada en los cortes con maquinilla con su descripción o función. Cada herramienta se utilizará, al menos, una vez.

a. Cuchillas de la maquinilla
b. Accesorios protectores de maquinillas

c. Tijera para corte de cabello
d. Tijeras de entresacar

Herramienta para corte con maquinilla **Descripción**

_____ Pueden acoplarse a la maquinilla con un sencillo diseño a presión.

_____ Le permite cortar todo el cabello de manera uniforme a una longitud exacta entre 1,6 milímetros (¹⁄₁₆ de pulgada) y 31,7 milímetros (1,25 pulgadas); cuanto más bajo es el número, más corto es el cabello.

_____ Son excelentes para reducir el volumen y armonizar una zona con otra.

_____ Se utilizan principalmente para reducir el largo y detallar el corte.

_____ Versiones desmontables utilizadas en lugar de protectores de maquinilla.

_____ Intercambiables; se encuentran en una gran variedad de estilos, tamaños y longitudes.

RESPUESTA CORTA

96. ¿En qué parte de la cabeza se suele utilizar el clásico peine de barbero? ¿Por qué?

_____

_____

_____

97. ¿Para qué se utilizan los dientes más finos y espaciados de un peine normal para corte?

_____

_____

_____

Cortadora

ETIQUETADO

98. En cada una de las imágenes que se muestran a continuación, describa cómo se usa la cortadora.

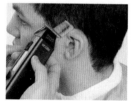 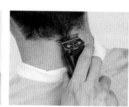 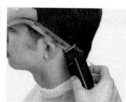 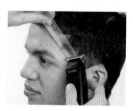

_____ _____ _____ _____ _____

RESPUESTA CORTA

99. Además de utilizarse para cortes de cabello, ¿cuáles son otros usos de las maquinillas y cortadoras?

_____

_____

_____

100. ¿Qué es una cortadora para hacer diseños? ¿Cuál es su mejor uso?

_____

_____

_____

101. ¿Cuál es una alternativa al uso de un peine con cortadora para recortar la barba?

_____

_____

_____

102. Describa cómo realizar el mantenimiento de las maquinillas y cortadoras.

_____

_____

_____

ETIQUETADO

103. En cada una de las imágenes que se muestran a continuación, nombre la técnica que se utiliza para recortar el vello facial.

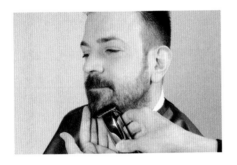
_____

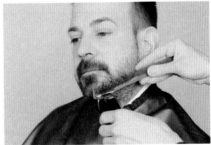
_____

Demostrar la postura y las posiciones corporales correctas

RESPUESTA CORTA

104. ¿Cuáles son los tres beneficios de mantener una buena posición corporal durante la realización de un corte de cabello?

_____

_____

_____

105. ¿Una buena postura le sirve para evitar qué problemas?

_____

_____

_____

106. Además de mantener una buena postura y posición corporal, ¿cuáles son otras dos precauciones que puede tomar mientras realiza cortes de cabello para evitar sufrir problemas en su cuerpo?

_____

_____

_____

107. ¿De qué tres formas puede asegurarse mantener una buena posición corporal al cortar el cabello?

_____

_____

_____

108. Describa brevemente cómo centrar su peso cuando (1) trabaja, (2) está de pie y (3) sentado.

_____

_____

_____

109. ¿Cómo puede ayudarle el posicionamiento correcto y ergonómico de sus manos durante un corte de cabello?

_____

_____

_____

110. ¿Cuál es el corte de cabello en el que cortaría por debajo de los dedos?

_____

_____

_____

Seguridad en el corte

111. Enumere brevemente las cuatro estrategias generales de seguridad que se deben seguir a la hora de cortar el cabello. ¿Qué otras dos formas existen para prevenir accidentes?

_____

_____

_____

112. Al cortar el cabello de pie, ¿de qué manera puede aliviar la fatiga de las rodillas y piernas?

_____

_____

_____

INVESTIGACIÓN

113. Según el texto, la ley exige que, en algunos países, los cosmetólogos usen zapatos cerrados en el salón de belleza. ¿En su país, se requiere que use zapatos cerrados? Navegue en Internet o vaya a la biblioteca para obtener más información sobre los requisitos de seguridad en su país relacionados con el corte de cabello. Tome nota de las fuentes que utilizó para sus respuestas, así puede mantenerse actualizado sobre las leyes de seguridad en su país.

Técnicas para cortar el cabello

RESPUESTA CORTA

114. Enumere los cuatro cortes básicos.

_____

_____

_____

115. Defina la línea de peso.

_____

_____

_____

116. ¿Cuántos cortes de cabello puede crear con los cuatro tipos básicos?

_____

_____

_____

RELACIÓN DE CONCEPTOS

117. Relacione cada tipo básico de corte de cabello con su descripción. Cada tipo se utilizará, al menos, una vez.

a. Recto
b. Escalonado

c. En capas
d. En capas largas

Tipo básico de corte	Descripción
_____	No presenta elevación ni cambio de la dirección natural del cabello.
_____	En comparación con un corte escalonado, este corte tiene menos peso y las puntas parecen más separadas.
_____	La elevación más común es la de 45°.
_____	Se corta a una elevación de 90° y luego se cambia la dirección natural para mantener la longitud y el peso en el perímetro, lo que da como resultado una elevación de la longitud y el peso de 0° (en caída natural) a 180° cuando se cambia la dirección natural.
_____	Aumento de peso lento o inmediato que se origina por cortar el cabello con tensión.
_____	Al crear este corte para cabello fino, utilice una guía para cortes rectos en el perfil central y diríjala hacia la sección central con una elevación alta.
_____	El cabello se corta a elevaciones mayores, en general, a 90°.
_____	El estilo que se obtiene tiene capas más cortas arriba y cada vez más largas hacia el perímetro.
_____	Presenta un aumento visual de peso y las puntas del cabello parecen estar en picos.
_____	Se corta con una guía para cortes rectos; todo el cabello llega a un solo nivel colgante y forma una línea de peso.

118. Identifique el tipo de corte de cabello básico que se muestra en las siguientes fotografías.

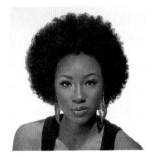 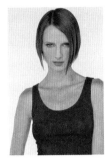 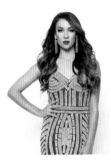 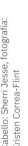 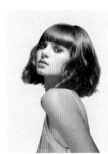

Cabello: Sherri Jesse, fotografía: Kristen Correa-Flint

Cabello: Gareth Palmer; fotografía: Kristen Correa-Flint

_____ _____ _____ _____

VERDADERO O FALSO

Indique si las afirmaciones siguientes son verdaderas o falsas. En las afirmaciones falsas, explique el motivo.

119. Es esencial entender cómo se comporta y encoje el cabello rizado cuando se corta y se seca.

   V   F   _____

120. Al tomar decisiones de corte sobre cabello con un patrón de rizos, no es necesario tener en cuenta la densidad y textura; solo debe concentrarse en la forma del rostro del cliente y el resultado que desea obtener.

   V   F   _____

COLLAGE

121. En Internet, el texto y revistas, busque representaciones de los cuatro cortes de cabello básicos (recto, escalonado, en capas y en capas largas) hechos sobre cabello liso, ondulado, rizado y ensortijado. ¿En qué aspectos se ven diferentes? Conserve estas imágenes para recordar que incluso un corte de cabello básico puede verse muy diferente según el patrón de rizos de un cliente.

122. Para cada afirmación, indique si se debe hacer o no al realizar cortes de cabello en clientes que tienen patrones de cabello rizado.

    ¿Se debe hacer o no? Al realizar cortes de cabello en clientes que tienen cabello rizado

    _____ Dejarlo más largo.

    _____ Estirar el cabello a medida que lo corta.

    _____ Usar mínima tensión o los dientes anchos del peine al cortar.

    _____ Utilizar una navaja sobre el cabello rizado que sea fino o esté dañado.

    _____ Elevar menos que cuando se trabaja con cabello lacio para lograr ángulos fuertes.

    _____ Cortar el cabello texturizado cuando está seco.

    _____ Mantener la humedad constante del cabello al cortarlo en húmedo.

    _____ Cortar el cabello rizado más corto de lo deseado.

RESPUESTA CORTA

123. ¿Por qué es importante familiarizarse con los productos apropiados para el cabello rizado?

    _____

    _____

    _____

124. ¿Qué dos técnicas puede utilizar en lugar de una navaja para eliminar el volumen y peso del cabello rizado?

    _____

    _____

    _____

125. ¿Qué es el "big chop"? ¿Cuáles son las tres preguntas que puede hacerle a un cliente que considera hacer la transición?

    _____

    _____

    _____

126. Para este ejercicio, son necesarias muestras de cabello lacio, ondulado, rizado y ensortijado. Tome cada muestra y, sin agregar ninguna tensión, mida su longitud de arriba a la punta. Luego, humedezca cada muestra de cabello como lo haría si estuviera realizando un servicio de champú y vuelva a medirlas. ¿Cuál es la diferencia? Complete la siguiente tabla y observe si sus resultados coinciden con la guía de encogimiento del libro de texto.

Puede obtener el porcentaje de encogimiento de la siguiente manera:

1. Divida el largo cuando está seco por el largo cuando está húmedo.

2. Reste ese número de 1.

3. Multiplique el resultado por 100.

Por ejemplo, si la longitud cuando está seco es de 15 centímetros (6 pulgadas) y cuando está mojado es de 25 centímetros (10 pulgadas), entonces divida 15/25 (6/10) = 0,6. Luego, reste 1 − 0,6 = 0,4. Por último, multiplique 0,4 × 100 = 40, y eso es un 40 por ciento de encogimiento.

TIPO DE CABELLO	LONGITUD SECO	LONGITUD HÚMEDO	% DE ENCOGIMIENTO	% DE ENCOGIMIENTO EN EL LIBRO DE TEXTO
Lacio				0 %
Ondulado				1–20 %
Rizado				20–50 %
Ensortijado				50–90 %

127. Indique si las siguientes afirmaciones representan algo que se debe o no se debe hacer al realizar un corte de cabello.

¿Se debe hacer o no? Al realizar cortes de cabello

_____ Presupuestar según el estilo de corte de cabello, no el género de la persona.

_____ Utilizar el espejo para ver la elevación.

_____ Trabajar con la sección de guía del cabello.

_____ Utilizar una subsección grande.

_____ Controlar el corte con particiones cruzadas.

_____ Reducir el tamaño de la subsección antes de realizar el corte, si no puede ver la guía.

_____ Reemplazar la cuchilla durante el corte con texturas de cabello grueso.

_____ Hacer girar al cliente de costado para poder ver un lado en el espejo mientras trabaja en el otro.

_____ Decir "corte de mujer" o "corte de varón".

_____ Asegurarse de que las líneas y secciones estén prolijas y equilibradas.

_____ Colocar una cantidad uniforme de cabello en cada subsección.

_____ Pararse frente al cliente para revisar siempre que ambos lados queden uniformes.

COMPLETE LOS ESPACIOS EN BLANCO

Complete las siguientes oraciones.

128. _____ consiste en dividir el mismo corte de cabello de forma opuesta a la que

lo _____ , para verificar la precisión de la _____ y _____ .

129. Mantenga una tensión _____ con los dientes _____ del _____

y no _____ de la subsección con demasiada _____ .

130. Al seleccionar un estilo para el cliente, tenga en cuenta el _____ existente porque puede

dar la ilusión de _____ , _____ o brillo.

ETIQUETADO

131. Identifique el tipo específico de corte recto que se muestra en las siguientes imágenes.

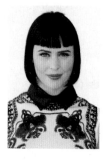 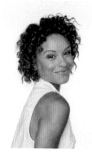 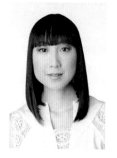 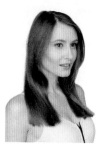

_____   _____   _____   _____

132. Numere del 1 al 12 los pasos principales del procedimiento para realizar un corte recto. Hay un paso ya numerado.

___9___ Una vez que haya finalizado el corte de cabello, comience en la parte posterior central y peine desde el cuero cabelludo hasta las puntas. Asegúrese de que el cabello esté a 0° sin elevación.

_____ Divida una sección desde la parte frontal del contorno del cuero cabelludo hasta la nuca.

_____ Separe el cabello en el centro y utilice la nariz como punto de referencia.

_____ Coloque el peine en la parte superior de la oreja y seccione directamente hacia la oreja opuesta. Ahora debería haber cuatro cuadrantes con las dos secciones posteriores desde la parte superior de la oreja hasta la nuca.

_____ Cree la sección de guía.

_____ Continúe agregando subsecciones de 1,27 a 6,35 cm (½ a ¼ in) hasta completar los dos cuadrantes traseros.

_____ a. Seque el cabello para el peinado final: si el cabello se va a peinar de forma rizada, agregue el producto de peinado, aplíquelo por todo el cabello con las manos y séquelo con un difusor.
b. Seque el cabello para el peinado final: si va a peinar el cabello de forma lisa, séquelo con secador para que quede lacio y suave.

_____ Desde el cuadrante trasero izquierdo, cree una sección horizontal o con forma de herradura de 1,27 a 6,35 cm (½ a ¼ in) de izquierda a derecha.

_____ Hacia el cuadrante frontal derecho, continúe realizando subsecciones de 1,27 a 6,35 cm (½ a ¼ in) mediante el corte horizontal con el uso de la guía anterior del cuadrante posterior derecho.

_____ Una vez que el cabello esté seco, verifique visualmente si hay una línea horizontal alrededor de la cabeza y corte con prolijidad la línea del perímetro según sea necesario.

_____ Diríjase al cuadrante delantero izquierdo y repita los pasos usando secciones horizontales o con forma de herradura a lo largo de todo el corte.

_____ Párese frente a su cliente y, a partir del cuero cabelludo, mida lentamente el lado derecho e izquierdo del corte de cabello.

133. Enumere tres preguntas o indicaciones para formular en una consulta con el cliente que considera un corte recto de cabello.

_____

_____

_____

134. Hasta que se familiarice y se sienta más cómodo realizando cortes rectos, ¿qué otras preguntas le gustaría hacerle a un cliente que considera hacerse este tipo de corte?

_____

_____

_____

COMPLETE LOS ESPACIOS EN BLANCO

135. Para cada tema que se menciona a continuación, proporcione un consejo específicamente relacionado con la realización de cortes rectos.

Tema	Consejo para cortes rectos
Peinado de las secciones	_____
Patrones de rizo	_____
Tensión	_____
Patrón de crecimiento natural	_____
Orejas	_____
Humectación del cabello: corte de cabello húmedo	_____
Coronilla y contorno del cuero cabelludo	_____

ETIQUETADO

136. Identifique el tipo específico de corte escalonado que se muestra en las siguientes imágenes.

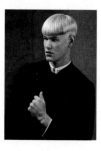 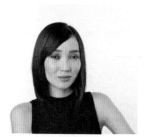 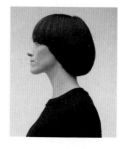 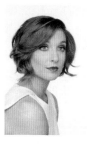

_____   _____   _____   _____

137. Numere del 1 al 14 los pasos generales del procedimiento para realizar un corte escalonado. Hay un paso ya numerado.

_____ Seccione el cabello desde el contorno del cuero cabelludo frontal hasta el vértice.

_____ Separe el cabello en el centro y utilice la nariz como punto de referencia.

_____ Pase al cuadrante trasero y peine toda la parte trasera en su caída natural desde la coronilla hasta la nuca.

____8____ Repita la realización de secciones de guía de 1,27 a 6,35 cm (½ a ¼ in) con subsecciones horizontales o con forma de herradura, seguidas de una línea de corte vertical.

_____ Complete las áreas de la coronilla, el occipital y la nuca. Siga cortando con subsecciones verticales de 0,63 a 1,25 cm (¼ a ½ in) hasta que toda la parte posterior de la nuca, el occipital y la coronilla se hayan cortado a 45°. Cuando se completen estas secciones, pase a las dos secciones anteriores.

_____ Seccione desde el vértice hasta detrás de las orejas y asegure los cuadrantes derecho e izquierdo con clips.

_____ Corte en un ángulo de 45° con una línea vertical. Una vez que se establece la sección guía para cortes escalonados, el resto del cabello se cortará en un ángulo de 45° con una línea vertical.

_____ Revise el cabello vertical u horizontalmente a una elevación de 45°.

_____ Seque el cabello para verificar la precisión de la línea en el espejo y, de esta manera, garantizar el escalonamiento de la longitud.

    a. Si se va a peinar el cabello lacio, séquelo con secador para que quede liso y suave, y vuelva a revisar las líneas y los ángulos con un ángulo horizontal o vertical.

    b. Cuando seque el cabello rizado, utilice un difusor y verifique de manera visual el equilibrio de la línea con su espejo.

_____ Seccione de forma horizontal, de izquierda a derecha, y corte sin elevación; utilice la primera subsección horizontal o con forma de herradura de 0,63 a 1,25 cm (¼ a ½ in) para crear una guía.

_____ Muévase hacia el lado derecho de la cabeza y comience con las subsecciones horizontales o con forma de herradura. Siga la guía anterior desde atrás para peinar el cabello desde el cuero cabelludo hasta las puntas. Siga cortando el cabello con subsecciones verticales.

_____ Corte la longitud deseada sin elevación con una línea de corte horizontal. La herramienta de corte y el peine deben estar en posición horizontal al cortar la guía.

_____ Observe los lados derecho e izquierdo y realice los ajustes correspondientes. Párese frente a su cliente y, a partir del cuero cabelludo, mida lentamente los lados derecho e izquierdo del corte de cabello, y realice los ajustes correspondientes.

_____ Continúe cortando cada sección en un ángulo de 45°. Una vez que la guía se empareje con la sección cortada anterior/posteriormente, utilice la guía de la parte inferior para continuar con el corte de cabello a 45°. Repita este proceso en el costado izquierdo de la cabeza.

138. Enumere tres preguntas o indicaciones para formular en una consulta con el cliente que considera un corte escalonado de cabello.

_____

_____

_____

139. Hasta que se familiarice y se sienta más cómodo realizando cortes escalonados, ¿qué otras preguntas le gustaría hacerle a un cliente que considera hacerse este tipo de corte?

_____

_____

_____

COMPLETE LOS ESPACIOS EN BLANCO

140. Para cada tema que se menciona a continuación, proporcione un consejo específicamente relacionado con la realización de cortes escalonados.

Tema	Consejos para cortes escalonados
Cabello fino y delgado	_____
Línea de cuello	_____
Texturas gruesas y cabello rizado	_____
Tensión	_____
Cabello con densidad media	_____

ETIQUETADO

141. Identifique el tipo de corte en capas uniformes que se muestra en las siguientes imágenes.

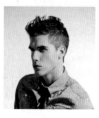 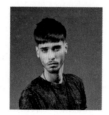 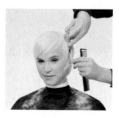

_____   _____   _____

142. Numere del 1 al 12 los pasos generales del procedimiento para realizar un corte en capas uniformes. Hay un paso ya numerado.

_____5_____ Comience por realizar subsecciones de 3,75 cm (1½ in) desde el primer cuadrante. Corte el cabello con la navaja a 90°. En ese momento, trabaje desde el centro del primer cuadrante hacia el costado y, luego, de vuelta al centro hacia el lado opuesto.

_____ Tome las tijeras y, con la técnica palma a palma o de corte excesivo, comience a cortar el segundo cuadrante en el centro de la espalda.

_____ Pase al cuarto cuadrante y continúe cortando subsecciones verticales de 1,25 cm (½ in) o menos. Repita en el quinto cuadrante.

_____ Comience por crear una sección de guía de 0°. Luego, la navaja se puede colocar sobre los dedos medio e índice. Siga creando la sección de guía.

_____ Una vez que el cabello esté seco, revise en el espejo. Mida cada cuadrante de la cabeza en un ángulo de 90°. Si la nuca mide 15 cm (6 in), todo el corte de cabello debe medir lo mismo cuando se extienda a 90°.

_____ Cuando llegue a la parte superior de la oreja, el primer cuadrante se habrá completado. Los cuadrantes restantes se cortarán con las tijeras.

_____ Comience en el área de la nuca, establezca su guía usando una navaja con protector. Cree una sección horizontal o en forma de herradura, de izquierda a derecha, de 0,63 a 1,25 cm (¼ a ½ in).

_____ Una vez establecida la guía, sosténgala en un ángulo de 90° y mida la longitud del cabello.

_____ Con las capas interiores completas, utilice la nariz como referencia y seccione el cabello hacia abajo del centro con una elevación de cero grados para asegurarse de que todo el exterior esté parejo.

_____ Utilice los dedos índice y medio para guiar el cabello y siga cortándolo con las subsecciones verticales en un ángulo de 90°.

_____ Pase al tercer cuadrante y continúe cortando a medida que avanza hacia el centro de la sección frontal, sosteniendo el cabello en un ángulo de 90° para completar esta sección.

_____ Siga la guía con una elevación cero y una línea de corte horizontal, trabajando desde el centro hacia la oreja izquierda y, luego, desde el centro hacia la oreja derecha.

143. Enumere tres preguntas o indicaciones para formular en una consulta con el cliente que considera un corte en capas uniformes de cabello.

_____

_____

_____

144. Hasta que se familiarice y se sienta más cómodo realizando cortes en capas uniformes, ¿qué otras preguntas le gustaría hacerle a un cliente que considera hacerse este tipo de corte?

_____

_____

_____

145. ¿Cómo crearía un corte enmarañado?

_____

_____

_____

DIBUJAR

146. En las imágenes de cabeza y contornos de perfil que se brindan a continuación, dibuje su versión de un diseño de corte en capas largas terminado para un cliente con cabello ondulado y para un cliente con cabello rizado. (Si prefiere dibujar un corte enmarañado para cabello ondulado o rizado, indíquelo en sus dibujos). Haga sus dibujos tan detallados y específicos como sea posible para resaltar las capas e incluya todas las etiquetas, líneas más gruesas o flechas que crea que ayudarán a enfatizar las características de los cortes en capas largas.

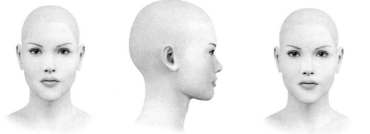

Corte en capas largas para cabellos ondulados   Corte en capas largas para cabellos rizados

RESPUESTA CORTA

147. Enumere tres preguntas o indicaciones para formular en una consulta con el cliente que considera un corte en capas largas de cabello.

_____

_____

_____

148. Hasta que se familiarice y se sienta más cómodo realizando cortes en capas largas, ¿qué otras preguntas le gustaría hacerle a un cliente que considera hacerse este tipo de corte?

_____

_____

_____

COMPLETE LOS ESPACIOS EN BLANCO

149. Para cada tema que se menciona a continuación, proporcione un consejo específicamente relacionado con la realización de cortes en capas largas.

Tema	Consejos para cortes en capas largas
Textura del cabello gruesa	_____
Densidad del cabello fina	_____
Cabello largo que cae por debajo de los omóplatos	_____
Densidad del cabello media/gruesa	_____
Formas de capas largas con densidad en la parte inferior	_____

Más allá de las técnicas básicas de corte de cabello

RESPUESTA CORTA

150. ¿Por qué es importante evaluar el patrón de ondulación o rizos del cliente antes de realizar las técnicas que van más allá de los cortes básicos?

_____

_____

_____

151. ¿Cuáles son las tres posibles consecuencias de no evaluar el patrón de ondulación o rizos del cliente?

_____

_____

_____

VERDADERO O FALSO

Indique si las afirmaciones siguientes son verdaderas o falsas. En las afirmaciones falsas, explique el motivo.

152. El término _flequillo_ significa lo mismo que _fleco_.

V   F   _____

153. Cuando corte el flequillo, asegúrese de que el cabello esté húmedo o completamente seco.

V   F   _____

154. Para determinar dónde comienza el área del flequillo, debe colocar un peine en la parte superior de la cabeza de modo que el centro del peine quede equilibrado en el vértice; comienza donde el peine deja la cabeza frente al vértice.

V   F   _____

155. Cuando peina el cabello y lo prepara para cortar el flequillo, debe usar una tensión media a máxima.

V   F   _____

156. La cantidad de cabello y las secciones necesarias para el flequillo dependen únicamente del ancho de la cabeza del cliente.

V   F   _____

157. Si los ojos del cliente están cerrados y el área de las cejas, relajada, en su posición natural de descanso, usted obtendrá mejores resultados, y el cliente estará más cómodo.

V   F   _____

158. ¿Cuál es la posible consecuencia de trabajar con cabello que se encuentra fuera de la distribución natural al crear o modelar el flequillo?

_____

_____

_____

159. ¿Cuáles son las recomendaciones para cortar el flequillo en clientes que tienen remolinos rebeldes o contorno facial bajo del cuero cabelludo?

_____

_____

_____

RELACIÓN DE CONCEPTOS

160. Asocie el flequillo con la descripción o imagen correspondiente. Algunas descripciones se adaptan a dos tipos de flequillo; todos los tipos se utilizarán, al menos, una vez.

a. Asimétrico
b. Peinado hacia el costado
c. Versátil
d. Rizado
e. Cuadrado

Tipo de flequillo

Descripción o imagen

_____ Se usa principalmente en cabellos de longitud media a larga; funciona muy bien para clientes con raya al costado natural.

_____ Para crearlo, tome una sección triangular en la parte superior de la cabeza; forme dos o tres subsecciones horizontales, cree la longitud deseada en el centro y agregue una ligera longitud en ambas esquinas.

_____ Está diseñado para todos los tipos de largo; proporciona presencia y puede variar de sutil a audaz.

_____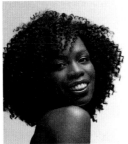

_____ Para crearlo, utilice tijeras o una navaja (como un flequillo asimétrico, pero más largo) para partir de la raya al costado natural y tome secciones verticales de 90° para crear una guía para corte recto y cambiar la dirección natural hacia la guía.

_____

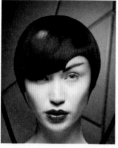

Eli Mancha

_____ Los mechones enroscados y el despunte pueden agregar textura y volumen a este tipo de cabello; también se puede cortar en seco.

_____ Diseñado para todas las longitudes de cabello; se puede usar de cualquier lado.

_____ Se crea con tijeras y se puede usar definido o suave.

_____ Se crea con tijeras, seleccionando una sección triangular desplazada y cambiando la dirección natural de cada sección a la sección guía para cortes rectos.

_____

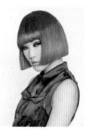

Cabello: Courtney Von Burge;
fotografía: Kristen Correa-Flint

_____

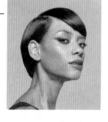

_____ Para crearlo, utilice un triángulo estándar para seccionar el área del flequillo; luego, cree subsecciones horizontales y la guía usando tensión cero; cuando termine, seque y verifique la línea para asegurarse de que esté equilibrado.

_____

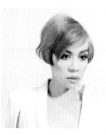

Cabello: Teddy Button;
fotografía: Kristen Correa-Flint

161. Explique qué es el corte de deslizamiento.

_____

_____

_____

162. Nombre cuatro razones para utilizar el corte de deslizamiento.

_____

_____

_____

163. ¿Cuánta humedad debe tener el cabello cuando se le realiza un corte de deslizamiento?

_____

_____

_____

164. ¿Cuál es el objetivo de cortar en la curva?

_____

_____

_____

SECUENCIA

165. Numere, del 1 al 4, los pasos principales de la técnica de tijera sobre peine.

_____ Coloque los dientes del peine en el contorno del cuero cabelludo de manera que los dientes formen un ángulo con respecto a la cabeza.

_____ Párese directamente frente a la sección sobre la que esté trabajando. La zona de corte debe quedar a la altura de los ojos.

_____ A medida que se acerca a la zona que esté armonizando, aleje el peine de la cabeza para evitar cortar el largo (peso).

_____ Con la cuchilla fija de la tijera paralela al dorso del peine, mueva el peine hacia arriba de la cabeza, abriendo y cerrando continuamente la cuchilla móvil de forma suave y rápida.

166. Describa brevemente la técnica de tijera sobre peine para cortar el cabello.

_____

_____

_____

167. ¿Debería usar la técnica de tijera sobre peine en el cabello húmedo o seco? ¿Por qué?

_____

_____

_____

168. ¿Por qué se recomienda cortar con un ritmo parejo cuando se utiliza la técnica de tijera sobre peine?

_____

_____

_____

Texturizado

VERDADERO O FALSO

Marque si las afirmaciones siguientes son verdaderas o falsas. En las afirmaciones falsas, explique el motivo.

169. Texturizar es el proceso de eliminar el exceso de volumen mientras se acorta la longitud; también se usa para dar efecto dentro del largo del cabello, lo que provoca efectos ralos o puntiagudos.

    V   F   _____

170. Las técnicas para texturizar también pueden agregar o reducir volumen, hacer que el cabello se mueva o armonizar una zona con otra.

    V   F   _____

171. No es necesario verificar el patrón de rizos del cliente antes de texturizar.

V   F   _____

RESPUESTA CORTA

172. Describa cómo quitar peso y dar efecto en punta con una navaja.

_____

_____

_____

173. Cuando se aplica la técnica de deslizamiento con una navaja, ¿cómo afectan los movimientos verticales y horizontales la cantidad de vello que se elimina?

_____

_____

_____

174. Describa el método básico en que se usan las tijeras de entresacar para eliminar volumen o peso. ¿Qué debe hacer en longitudes más largas?

_____

_____

_____

175. ¿Cuáles son las precauciones o consejos útiles a la hora de utilizar tijeras de entresacar para eliminar volumen o peso en texturas del cabello gruesas? ¿Cortes rectos? ¿Cabello rizado?

_____

_____

_____

176. Asocie los tipos de técnicas para texturizar con tijeras con sus descripciones e imágenes. Cada tipo se utilizará tres veces.

a. despunte
b. entresacado

c. entresacado a mano alzada
d. desfilado

e. técnica de deslizamiento
f. tallado

Tipo de técnica para texturizar con tijeras

Descripciones e imágenes

_____

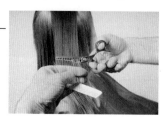

_____ Esto se puede hacer con el cabello húmedo para eliminar el largo sosteniendo el cabello y girando la muñeca de modo que las puntas de las tijeras apunten hacia las puntas del cabello seco. Esta técnica se realiza para suavizar la línea, quitar peso y crear un efecto continuo.

_____

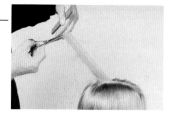

_____ Por lo general, esta técnica se utiliza en el interior de la sección en lugar de en las puntas.

_____ Una versión de la técnica de deslizamiento que crea una separación visual en el cabello; funciona mejor en cabello corto, de 4 a 7,5 centímetros (1,5 a 3 pulgadas) de largo.

_____ Una técnica que elimina el peso y agrega movimiento a los largos del cabello.

_____ Otra versión del despunte, que se realiza con tijeras rectas o de entresacado; es un método más agresivo que crea un efecto de mayor volumen.

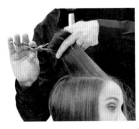

_____ También conocido como desfilado, es el proceso de reducir volumen del cabello a largos escalonados con tijeras.

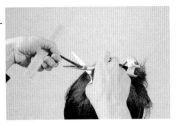

_____ Utiliza las puntas de las tijeras en las puntas del cabello para crear un borde discontinuo.

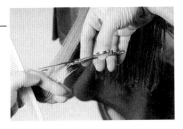

_____ Recorta partes del cabello a intervalos irregulares. Funciona bien en cabello rizado, donde se desea eliminar algo de densidad.

_____ Para ejecutar esta técnica, coloque la cuchilla fija dentro del cabello y déjela descansar sobre el cuero cabelludo. Mueva las tijeras a través del cabello, abriéndolas con suavidad y cerrándolas de forma parcial mientras se mueve.

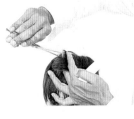

_____ El mechón de cabello se corta mediante un movimiento deslizante de tijeras con las cuchillas parcialmente abiertas. Se utiliza para reducir volumen y crear movimiento.

_____ Esta técnica consiste en colocar las puntas de las tijeras a unos 5 centímetros (2 pulgadas) de las puntas. Cierre las tijeras mientras las mueve rápidamente hacia los extremos.

_____ Para esta técnica, abra en abanico la sección de cabello que desea cortar y nunca cierre la tijera por completo.

177. Asocie los tipos de técnicas para texturizar con navaja con sus descripciones e imágenes. Cada tipo se utilizará tres veces.

   a. Técnica de deslizamiento a mano alzada con navaja en las puntas
   b. Navaja sobre peine
   c. Rotación de la navaja

Tipo de técnica para texturizar con navaja

Descripciones e imágenes

_____ Para esta técnica, sujete las puntas de un pequeño mechón de cabello con las yemas de los dedos y aplique la técnica de deslizamiento en un lado hacia los dedos.

_____ Se utiliza principalmente para cortes de cabello más cortos y es excelente para reducir el área de la nuca o suavizar las líneas de peso.

_____

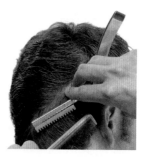

_____ Para ejecutar esta técnica, haga movimientos pequeños y suaves en la superficie del cabello con la navaja y deslice el peine hacia abajo mientras desliza la navaja hacia abajo.

_____ Se utiliza en las puntas del cabello para obtener un perímetro más suave o crear separación en toda la forma.

_____

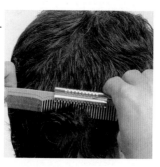

_____ Es muy similar a la técnica de navaja sobre peine, excepto por que hay que hacer pequeños movimientos circulares, lo que ayuda a suavizar la textura del área y da dirección al corte de cabello.

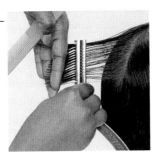

Coloque la navaja sobre la superficie del cabello y permita que el peine siga la navaja a través del área que acaba de cortar.

ETIQUETADO

178. A continuación, se muestran tres cortes de cabello básicos y las formas de mejorarlo mediante la texturización. Etiquete cada una.

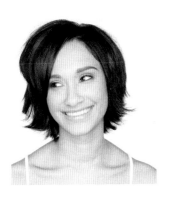

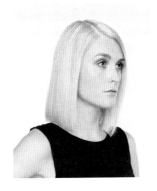

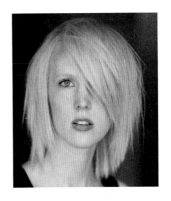

_____

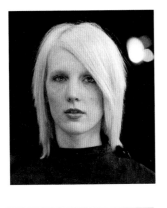

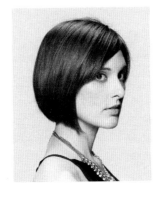

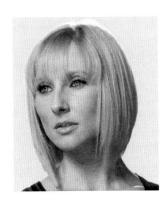

_____

Técnicas básicas con maquinilla

179. ¿Qué le permite hacer con el cabello la técnica de maquinilla sobre peine y qué tipo de corte de cabello puede crear con ella?

_____

_____

_____

180. Compare la técnica de maquinilla sobre peine con la de tijera sobre peine.

_____

_____

_____

SECUENCIA

181. Numere, del 1 al 4, los pasos principales para implementar la técnica de maquinilla sobre peine.

_____ Sostenga el peine recto y corte el largo sobre él, moviendo las maquinillas de derecha a izquierda (si es zurdo, mueva las maquinillas de izquierda a derecha).

_____ Si bien los movimientos deben ser fluidos, recuerde detenerse momentáneamente para cortar la sección. Retire el peine del cabello y comience de nuevo el movimiento, usando la sección anteriormente cortada como su sección guía. Continúe cortando cabeza arriba para obtener el peso o largo.

_____ Primero, coloque los dientes del peine dentro del contorno del cuero cabelludo y luego gire el peine de manera que los dientes formen un ángulo con respecto a la cabeza. Trabaje siempre en contra del patrón de crecimiento del cabello para asegurarse de que el cabello se levante de la cabeza y se corte parejo.

_____ Párese directamente frente a la sección sobre la que esté trabajando. La zona de corte debe quedar a la altura de los ojos.

182. Mencione cinco preguntas para formular en una consulta con el cliente cuando vaya a realizar un corte con maquinilla.

_____

_____

_____

183. ¿Qué dos preguntas haría durante una consulta con el cliente cuando vaya a realizar un rebajado? ¿Qué otras preguntas haría mientras se familiariza con este tipo de corte?

_____

_____

_____

VERDADERO O FALSO

Marque si las afirmaciones siguientes son verdaderas o falsas. En las afirmaciones falsas, explique el motivo.

184. Al utilizar maquinillas, la distancia entre el peine y el cuero cabelludo determina la cantidad de cabello que se cortará.

    V   F   _____

185. La técnica de rebajado combina el arte con el conocimiento de las herramientas para lograr los mejores resultados.

    V   F   _____

186. El rebajado es un corte en punta en el que el cabello pasa de un largo al siguiente, lo que crea un aspecto difuminado con líneas suaves.

    V   F   _____

187. Un rebajado al ras es cuando corta el cabello hasta la piel desnuda.

    V   F   _____

188. No hay necesidad de examinar el patrón de rizos del cabello y la dirección de crecimiento antes de realizar un corte con maquinilla porque las maquinillas son lo suficientemente poderosas para compensar esas variaciones.

    V   F   _____

189. En el corte en línea, se forman líneas rectas o ángulos marcados en el contorno natural del cuero cabelludo con maquinillas o cortadoras, para cambiarle el aspecto actual.

    V   F   _____

190. Agrúpese con un compañero de clase para simular una consulta de estilo sobre algún tipo de corte de maquinilla. Túrnense para interpretar el papel del estilista y del cliente.

    • Cuando actúe como estilista, use las preguntas del texto y cualquier otra que crea que sería útil mientras aprende estas técnicas.

    • Cuando actúe como cliente, intente proporcionar respuestas desafiantes o inesperadas a las preguntas de su compañero de clase.

    • Cada situación debe terminar con el estilista haciendo una recomendación profesional y describiendo en detalle cómo realizará el corte de cabello con maquinilla en función de su consulta con el cliente.

CONOCIMIENTOS Y LOGROS ACADÉMICOS

En el espacio siguiente, escriba notas sobre los puntos claves que aprendió en este capítulo. Comparta sus conocimientos con sus compañeros de clase y pregúnteles si sus notas les parecen útiles. Si es necesario, revise sus apuntes de clase tomando las ideas de sus compañeros que le parezcan buenas.

Conocimientos básicos:

_____

_____

_____

_____

_____

_____

_____

_____

Anote, por lo menos, tres cosas que haya aprendido desde que decidió ingresar a la escuela.

Logros académicos:

_____

_____

_____

_____

_____

_____

_____

_____

1. Identifique un motivo por el que los cosmetólogos deben estudiar y comprender bien el corte de cabello.

    A) porque cortar el cabello es la habilidad básica sobre la que se crean todos los diseños de peinados

    B) porque tienen licencia para diagnosticar, tratar, recetar o trabajar en el cabello dañado y realizar cualquier servicio requerido en el proceso

    C) porque los servicios de corte de cabello están incluidos en una licencia de podología y una de las principales responsabilidades de los cosmetólogos es realizar los procedimientos que figuran en una licencia de podología

    D) porque deben informar a los clientes sobre las partes del cabello que se verán afectadas por el corte

2. ¿Cuál de las siguientes opciones se refiere al área de trabajo en la que se separa el cabello antes de cortarlo?

    A) una capa

    C) una sección

    B) un ángulo

    D) un perímetro

3. El grado en que una subsección de cabello se levanta de la cabeza cuando se corta se conoce como _____.

    A) la posición de corte

    C) el ángulo de los dedos

    B) cambio de dirección natural

    D) elevación

4. ¿Cuál de las siguientes situaciones se produce cuando un peluquero peina el cabello y lo aleja de su posición natural de caída, en lugar de hacerlo recto desde la cabeza, para aumentar el largo del diseño?

    A) levantamiento

    C) proyección

    B) cambio de dirección natural

    D) escalonamiento

5. En el contexto del corte de cabello, la densidad del cabello determina _____.

    A) la dirección en la que crece el cabello desde el cuero cabelludo

    B) si el cabello es fino, medio o grueso

    C) el tamaño y la cantidad de subsecciones necesarias para completar un corte

    D) la cantidad de movimiento el cabello

continuación

6. Identifique una pauta que debe seguir para cuidar las tijeras y mantenerlas en excelente forma.

   A) Afile las tijeras en un ciclo de tres a seis meses o cada vez que el técnico de afilado acuda al salón.

   B) Limpie exhaustivamente la parte interna de las cuchillas de la tijera con un paño o toalla suaves empapados con aceite para tijeras, después de atender a cada cliente.

   C) Después de desinfectar las tijeras con agua y jabón, desármelas aflojando el tornillo para secar el área.

   D) Ponga aceite para tijeras directamente debajo de la perilla de ajuste una vez por semana.

7. Identifique un enunciado verdadero sobre las tijeras para texturizar.

   A) Se utilizan principalmente para crear bordes más uniformes.

   B) También se conocen como tijeras giratorias o curvas.

   C) Se emplean principalmente para quitar volumen al cabello.

   D) Solo son adecuadas para un peluquero zurdo.

8. ¿Cuál de las siguientes opciones es una ventaja de sujetar las tijeras con la palma de la mano?

   A) Permite al estilista sostener el peine y las tijeras al mismo tiempo.

   B) Mantiene abiertas las puntas de las tijeras.

   C) Disminuye la tensión en el dedo meñique mientras se peina el cabello.

   D) Permite que los peluqueros descansen su mano de corte.

9. Cuando trabaje con una navaja, _____.

   A) las puntas se cortan en ángulo y la línea no es recta

   B) las puntas del cabello se cortan rectas

   C) la guía suele estar debajo de los dedos

   D) solo es posible cortar líneas horizontales o verticales, no líneas diagonales

10. _____ es la presión que se aplica al peinar y sujetar una subsección del cabello, y que se crea al estirar la subsección o tirar de ella.

    A) tensión

    B) levantamiento

    C) escalonamiento

    D) cambio de dirección natural

continuación →

11. ¿Cuál de las siguientes opciones es una función de las cortadoras?

    A) Se utilizan principalmente para obtener un efecto más suave en las puntas del cabello.

    B) Se utilizan principalmente para crear un efecto en punta.

    C) Se utilizan para cortar con prolijidad el vello que crece en el cuello debajo de la línea del diseño.

    D) Se utilizan principalmente para seccionar y subdividir el cabello.

12. Identifique una pauta que debe seguir para mantener una postura y posición corporal adecuadas cuando trabaja.

    A) Cuando esté de pie, estire las rodillas en vez de flexionarlas levemente.

    B) Cuando esté sentado, mantenga ambos pies colgando en lugar de en el suelo.

    C) Conserve su peso corporal centrado y firme.

    D) Flexione la cintura si necesita inclinarse un poco hacia un lado o hacia el otro.

13. Cuando el corte se realiza con una línea de corte vertical o diagonal, ¿cuál de las siguientes opciones representa la mejor manera de mantener el control de una subsección, especialmente en lo que respecta a la elevación y al cambio de la dirección natural?

    A) corte palma a palma

    B) corte por debajo de los dedos

    C) corte en la parte interior de los nudillos

    D) corte sobre los dedos

14. ¿Cuál de las siguientes opciones representa una medida de seguridad que debe tomar para evitar lesionar a su cliente durante un servicio de corte?

    A) Tenga mucho cuidado de no cortar por accidente la piel del cliente cuando corte alrededor de las orejas.

    B) Nunca guarde la navaja en la palma de la mano al peinar o dividir el cabello.

    C) No corte más allá del primer nudillo cuando use la técnica de palma a palma.

    D) Mantenga las puntas de las tijeras abiertas en todo momento.

15. Identifique una estrategia para cortar el cabello con seguridad.

    A) Para utilizar una navaja, aprenda sin un protector.

    B) No corte más allá del primer nudillo, al cortar por debajo de los dedos.

    C) Nunca guarde las tijeras en la palma de la mano al peinar o dividir el cabello.

    D) Deseche las cuchillas usadas en un recipiente a prueba de perforación.

continuación

16. Identifique un enunciado verdadero sobre un corte recto.

   A) Se realiza con una guía de corte escalonado.

   B) El cabello se corta con elevación y cambio de la dirección natural.

   C) Es lo mejor para los tipos de cabello grueso y resistente.

   D) Todo el cabello termina en un nivel de largo y forma una línea de peso.

17. Para las técnicas básicas de corte de cabello, el corte _____ es una acumulación inmediata o lenta de peso causada por el corte de cabello con tensión, elevación baja o media, o cambio de la dirección natural.

   A) escalonado

   B) paje

   C) recto

   D) en capas

18. Un corte _____ se logra cortando el cabello con elevación o cambio de la dirección natural; el cabello se corta a mayor elevación, en general, a 90 grados.

   A) en capas

   B) recto

   C) de un solo largo

   D) escalonado

19. En un corte _____, el cabello se corta con una elevación de 90 grados y, luego, se le cambia la dirección natural para mantener la longitud y el peso en el perímetro.

   A) paje

   B) recto

   C) en capas largas

   D) escalonado

20. ¿Qué pautas debe seguir cuando corta flequillos?

   A) Evite cortar el flequillo a los clientes con remolinos o contornos faciales del cuero cabelludo altos.

   B) Cuando corte flequillos, asegúrese de que el cabello esté húmedo o completamente seco.

   C) Nunca corte más allá del área del flequillo si está armonizando en los lados.

   D) Cuando peine y se prepare para cortar flequillos, utilice tensión en lugar del realce natural del cabello.

21. El término _____ se refiere a dónde y cómo se mueve el cabello por la cabeza.

   A) proyección

   B) tensión

   C) distribución

   D) elevación

continuación

22. ¿Cuál de los siguientes métodos representa un método de corte en capas del cabello en el que los dedos y las tijeras se deslizan por el borde del cabello para disminuir el largo?

A) técnica de deslizamiento

C) texturización

B) corte de deslizamiento

D) despunte

23. ¿Cuál de los siguientes términos se refiere al proceso de eliminar el exceso de volumen sin acortar el largo del cabello?

A) desfilar

C) escalonamiento

B) levantamiento

D) texturización

24. _____ es una técnica de texturización que se realiza en las puntas del cabello con la ayuda de las puntas de las tijeras para crear un borde discontinuo.

A) El despunte

C) El desfilado

B) El tallado

D) La técnica de deslizamiento a mano alzada

25. En el contexto de las técnicas básicas de la maquinilla, un(a) _____ es un corte de cabello en punta en el que el cabello pasa de un largo al siguiente, lo que crea un aspecto difuminado sin líneas definidas.

A) corte sin elevación

C) capa

B) corte rebajado

D) corte en línea

¡finalizado!

Destrezas prácticas

Lista de verificación de autoevaluación

La autoevaluación regular le permite mejorar sus habilidades técnicas y alcanzar el éxito. Después de realizar cada procedimiento, revise los pasos en el libro de texto y califíquese como "Competente" o "Necesita mejorar". Escriba comentarios sobre las áreas de éxito y las áreas a mejorar. Calificarse a uno mismo permite identificar las fortalezas y las debilidades con el fin de desarrollar su propio plan de mejora.

PRÁCTICA	COMPETENTE	NECESITA MEJORAR	COMENTARIOS
PROCEDIMIENTO 11-1 CORTE RECTO			
Preparación			
Procedimiento			
Posterior al servicio			
Duración			
PROCEDIMIENTO 11-2 CORTE ESCALONADO			
Preparación			
Procedimiento			
Posterior al servicio			
Duración			
PROCEDIMIENTO 11-3 CORTE EN CAPAS UNIFORMES			
Preparación			
Procedimiento			
Posterior al servicio			
Duración			
PROCEDIMIENTO 11–4 CORTE EN CAPAS LARGAS			
Preparación			
Procedimiento			
Posterior al servicio			
Duración			
PROCEDIMIENTO 11-5 CORTE BÁSICO CON MAQUINILLA			
Preparación			
Procedimiento			
Posterior al servicio			
Duración			
PROCEDIMIENTO 11-6 REBAJADO CON EFECTO EN PUNTA SOBRE CABELLO LACIO			
Preparación			
Procedimiento			
Posterior al servicio			
Duración			
PROCEDIMIENTO 11-7 REBAJADO CLÁSICO EN CABELLO RIZADO			
Preparación			
Procedimiento			
Posterior al servicio			
Duración			

SEGUIMIENTO DE MI PROGRESO

Use este rastreador sencillo para registrar su progreso a medida que realiza las actividades de cada objetivo de aprendizaje.

COMPLETADO	CANT. DE RESPUESTAS CORRECTAS	OBJETIVO
☐	_____/4	**OA 1:** Explicar la peluquería profesional y cómo puede mejorar su carrera en el ámbito de la belleza
☐	_____/7	**OA 2:** Detallar los pasos para llevar a cabo una consulta de peluquería eficaz
☐	_____/10	**OA 3:** Describir cepillos, peines e implementos profesionales para el cabello y sus usos específicos
☐	_____/24	**OA 4:** Identificar los diferentes tipos de productos para peinar y sus diversos usos
☐	_____/25	**OA 5:** Explicar las características y ventajas de los secadores de cabello profesionales y las precauciones de seguridad que se deben tomar al utilizarlos
☐	_____/36	**OA 6:** Describir los diferentes tipos de planchas térmicas que utilizan los profesionales del salón, incluidas las precauciones de seguridad que se deben tomar al usarlas, y demostrar las técnicas de rizado y alisado
☐	_____/24	**OA 7:** Analizar el planchado térmico según el tipo de herramientas, productos y procedimientos
☐	_____/20	**OA 8:** Describir y demostrar peinados con textura natural
☐	_____/17	**OA 9:** Describir y realizar técnicas de cardado y de formación de rizos
☐	_____/34	**OA 10:** Explicar los diferentes tipos de fijaciones en húmedo y demostrar cómo realizarlas
☐	_____/10	**OA 11:** Describir la importancia de la preparación, la división en secciones, la sujeción con horquillas y el equilibrio del recogido, y crear dos peinados recogidos fundamentales para el cabello largo

¿Por qué estudiar peluquería?

RESPUESTA CORTA

1. ¿Por qué es importante que, como estilista, comprenda el movimiento del cabello natural?

_____

_____

_____

2. Explique lo que significa el término *peluquería natural*.

    _____

    _____

    _____

3. Como cosmetólogo, ¿qué responsabilidad tiene respecto de los clientes en relación con estar actualizado sobre las tendencias actuales del cabello y los estilos modernos?

    _____

    _____

    _____

REFLEXIÓN

4. A continuación, se enumeran los ocho motivos por los que los cosmetólogos deben tener un conocimiento profundo de la peluquería. A medida que los repasa, propóngaselos como miniobjetivos para inspirar el aprendizaje. Vuelva a escribir cada motivo para estudiar la peluquería como una meta personal. Después de reflexionar o investigar un poco, incluya una o dos formas específicas en las que piensa alcanzar ese objetivo. Se incluye un ejemplo para el primer motivo. Por último, como fuente de inspiración, reúnase con un compañero de clase para repasar los miniobjetivos de cada uno y analicen brevemente sus planes para alcanzarlos.

MOTIVO ORIGINAL PARA ESTUDIAR PELUQUERÍA	MOTIVO EN VERSIÓN DE MINIOBJETIVO	QUÉ PUEDO HACER PARA LOGRAR EL MINIOBJETIVO
1. La peluquería es una destreza importante y básica que le permitirá demostrar su creatividad y ofrecerle a la persona el resultado específico que ella desea.	Ejemplo: Quiero dominar los conceptos básicos del peinado para poder ser creativo y cumplir o superar las expectativas y los pedidos de peinados de mis clientes.	Ejemplo: (1) Voy a reunir a cinco amigos o familiares que estén dispuestos a dejarme practicar peinados con ellos durante este capítulo. (2) Me concentraré en mis habilidades para escuchar y así poder prestar *verdadera* atención a lo que mis clientes quieren y llevarlo a la práctica.
2. Los clientes cuentan con que usted les ayude a conocer su cabello y les enseñe a peinarlo para tener una variedad de opciones, según el estilo de vida y la moda que sigan.		
3. Los profesionales de la cosmetología tienen que estar preparados para trabajar con todo tipo de cabello y saber peinarlo.		

MOTIVO ORIGINAL PARA ESTUDIAR PELUQUERÍA	MOTIVO EN VERSIÓN DE MINIOBJETIVO	QUÉ PUEDO HACER PARA LOGRAR EL MINIOBJETIVO
4. Las técnicas de peinado y las recomendaciones de productos siempre deben enfocarse en la textura específica del cabello del cliente.		
5. Los clientes acuden a usted en busca de peinados para ocasiones especiales.		
6. Gracias a sus habilidades de peluquería, los clientes podrán ser tan modernos como deseen.		
7. Dominar habilidades de peluquería es lo que lo convierte en un verdadero profesional.		
8. Aprender técnicas básicas de corte y peinado es el primer paso para ser especialista en bodas o participar en sesiones de fotos y trabajos editoriales.		

Consulta de peluquería

RESPUESTA CORTA

5. ¿Cuál es la diferencia entre el lavado sin champú y el tratamiento combinado del cabello?

_____

_____

_____

6. Durante la consulta, ¿qué preguntas específicas le haría a un cliente que tiene cabello rizado, dañado o teñido?

_____

_____

_____

7. Durante la consulta, ¿qué preguntas específicas sobre su rutina de cuidado le haría a un cliente que tiene cabello rizado o ensortijado?

_____

_____

_____

RELACIÓN DE CONCEPTOS

8. Relacione las cualidades que debe examinar durante el análisis del cabello y el cuero cabelludo con la descripción de lo que está buscando.

a. Diámetro
b. Sensación
c. Patrón

d. Densidad
e. Condición
f. Longitud

g. Porosidad/elasticidad
h. Estado del cuero cabelludo

CALIDAD DEL CABELLO O CUERO CABELLUDO	QUÉ ESTÁ BUSCANDO
_____	¿El cabello tiene el largo suficiente para realizar el peinado deseado?
_____	Reconocer si el cabello se siente grasoso, seco, duro, suave, áspero o sedoso al tacto.
_____	Determinar si el cabello es liso, ondulado, rizado o ensortijado.
_____	¿El cuero cabelludo está sano y bien cuidado? ¿Se observan enfermedades del cuero cabelludo, como alopecia, seborrea, eccema y psoriasis?
_____	¿Qué tan bien absorbe y retiene la humedad el cabello? ¿Qué tan bien parece conservar un peinado el cabello?
_____	¿El cabello es grueso, mediano o delgado?
_____	¿El cabello está dañado? ¿Presenta resquebrajamiento? En clientes que usaron peinados trenzados, revise el contorno del cuero cabelludo para ver si sufren alopecia por tracción causada por excesivos tirones, trenzas de extensión muy apretadas, rastas o tramados cosidos y trenzados con firmeza.
_____	¿Hay áreas donde el cabello es fino?

9. Complete las oraciones siguientes con palabras del banco de palabras. Cada palabra se utilizará una vez.

   Banco de palabras: peinado rápido, rizado, mantenimiento, semanal, peinados, natural, rastas, mantienen, estándar, peinado, protectores

   Cuando tiene un cliente que busca un peinado _____, tiene que hacerle las preguntas de consulta _____ y, además, preguntas sobre su rutina diaria/_____ de _____, del cabello régimen de _____ del cabello _____/ensortijado, y determinaciones de corte de cabello y estilo. Esto le ayudará a determinar qué estilos son los más adecuados y se _____ mejor, como peinados para cabellos rizados o ensortijados (_____), trenzas, peinados _____, _____ o _____ con textura natural.

DRAMATIZACIÓN

10. Reúnase con un compañero de clase para practicar las técnicas de consulta con el cliente que tiene un peinado natural. El tono de su conversación debe ser seguro, auténtico y bien informado. Se turnarán para desempeñar el papel de estilista y de cliente. Cuando terminen, discutirán sugerencias para mejorar. Antes de reunirse para esta actividad, prepárese de forma independiente para cada rol. Familiarícese con las 10 preguntas sobre el régimen de cuidado del cabello natural en el hogar de su libro de texto y prepare posibles respuestas a las preguntas desde la perspectiva del estilista y del cliente. Busque una foto de un peinado natural que le gustaría que el estilista creara para usted, indique por qué le gusta y use estos motivos para iniciar la consulta.

ESTUDIO DE CASO

11. Imagine que un cliente le dice que irá al baile de graduación en un mes y que le gustaría que cree un peinado para él, uno que lo favorezca, lo haga sentir hermoso, dure toda la noche de baile e impresione a sus amigos. Está emocionado por contribuir a la velada especial y sabe que podría generarle algunos negocios de referencia para otros servicios de ocasiones especiales. ¿Cómo planificaría el peinado perfecto para el cliente? A continuación, escriba un breve párrafo al respecto.

   _____

   _____

   _____

Cepillos, peines e implementos

RELACIÓN DE CONCEPTOS

12. Relacione cada tipo de cepillo con su descripción o función. Cada cepillo se utilizará al menos una vez.

a. Ventilado
b. Para bordes
c. Para cabello húmedo y seco

d. Para peinar
e. De paleta
f. Para aseo ovalado

g. Redondo
h. Para desenredar
i. De cardado

Tipo de cepillo	Descripción o función
_____	Cepillos pequeños con cerdas de nailon o pelo de jabalí para crear cabello recién nacido después de aplicar el control de bordes.
_____	Tiene una cabeza semicircular con una almohadilla de goma para amortiguación y agarre; suele tener nueve filas de filamentos de nailon con punta redonda.
_____	Tiene una combinación de cerdas de jabalí y filamentos de nailon; las cerdas de jabalí ayudan a distribuir los aceites del cuero cabelludo y peinar la cutícula, mientras que los filamentos de nailon ayudan a que las cerdas penetren suavemente en el cabello.
_____	Cerdas finas de nailon y naturales, y una cola para dividir el cabello con una fila angosta de cerdas, filamentos o ambos.
_____	Tiene una almohadilla neumática (amortiguada por aire) y se deslizan por el cabello húmedo para desenredar y renovar los peinados entre lavados con champú.
_____	La base cilíndrica puede ser de madera, de metal o de cerámica; las cerdas pueden ser de nailon, de jabalí o una combinación de ambos.
_____	Las versiones de primera línea son resistentes al calor, antiestáticos e ideales para peinar cortes de cabello de precisión porque proporcionan cualquier tipo de peinado controlado mientras alisan el cabello; permite lograr un estilo de secado escalonado que aporta suavidad al cabello y curvatura en las puntas.
_____	Acelera los tiempos de secado debido a sus cabezales y filamentos de gran separación; crea estilos más naturales porque no fuerza al cabello a adoptar una forma específica.
_____	Es ideal para cabellos de largo medio o más largos y para peinados suaves y chatos; se puede utilizar en todos los patrones de ondulación para suavizar la capa de la cutícula del cabello muy texturizado.
_____	Ayuda a reducir la presión sobre el cabello y el cuero cabelludo y minimiza el daño y la formación de puntas abiertas.
_____	Está diseñado para tizar con cepillo el cabello; los lados de las puntas del cepillo son ideales para alisar la superficie del cabello en el peinado terminado.

_____ Tiene una base grande y plana con una almohadilla neumática (amortiguada por aire); algunos tienen cerdas de nailon con punta de bola y patrones de filamentos escalonados para mejorar el agarre del cabello y evitar que se enganche.

_____ Es adecuado para el cabello fino a medio; logra peinados lisos y planos con cabello muy texturizado.

_____ Está disponible en diferentes diámetros; las versiones más pequeñas pueden rizar el cabello; los cepillos grandes suelen alisar, agregar volumen y biselar las puntas del cabello.

RESPUESTA CORTA

13. Mencione tres cosas que debe observar en los cepillos dañados.

_____

_____

_____

14. Mencione tres cualidades que debe tener un cepillo profesional.

_____

_____

_____

15. ¿Para qué sirven los peines y las peinetas?

_____

_____

_____

16. ¿Por qué es importante usar solo peines y peinetas profesionales de primera calidad?

_____

_____

_____

17. Complete el siguiente cuadro con la información que falta, ya sea el tipo de peine o peineta, o su descripción.

TIPO DE PEINE O PEINETA	DESCRIPCIÓN O FUNCIÓN	IMAGEN
	Una herramienta que se usa para terminar un peinado y crear diferentes estilos; está disponible en diferentes longitudes, tamaños, materiales y variaciones de dientes. Aquellos con dientes más cortos y más separados eliminarán menos rizos que un peine lateral con dientes más largos.	
De cola		
Peineta		
	También conocidos como peines para todo uso, peinan finamente cada sección de corte y disponen el cabello. Es ideal para formar ondas con los dedos, desenredado, raya y seccionado el cabello, peinados húmedos y peinados térmico.	
De cardado		
	Tienen excelentes habilidades para peinar y arreglar: la peineta puede levantar y separar los rizos, mientras que los dientes son ideales para crear terminaciones suaves.	
De dientes anchos		

18. Trabaje con dos o tres compañeros de clase que tengan diferentes longitudes y tipos de cabello y practique seccionar el cabello con varios tipos de pinzas y tenazas. Si puede, pruebe las técnicas en cabello húmedo *y* seco.

¿Algunos sujetan el cabello mejor que otros? ¿Cuáles? ¿Qué piensan sus "clientes" de la sensación de las pinzas y tenazas? Practique hasta que (1) se sienta cómodo sabiendo qué pinza o tenaza usar en qué tipo de cabello y (2) sus "clientes" confirmen que las pinzas se sienten seguras y no los lastiman.

19. ¿Para qué se usan las tenazas livianas?

_____

_____

_____

20. ¿Qué tipo de cabello requiere pinzas resistentes?

_____

_____

_____

21. Describa las tenazas para dividir en secciones y para qué se usan.

_____

_____

_____

Productos para realizar peinados

RESPUESTA CORTA

22. Mencione los tres factores generales que un estilista debe considerar en el momento de elegir un producto de peinado para aplicarle a un cliente.

_____

_____

_____

23. ¿Cuál es el rango de fijación que un producto de peinado podría tener en el cabello?

_____

_____

_____

24. ¿Cuál es la principal diferencia entre la pomada y el control de bordes?

_____

_____

_____

25. Describa brevemente la química del uso de laca para el cabello.

_____

_____

_____

26. Proporcione tres ejemplos de aceites naturales que se usan como productos para peinar.

_____

_____

_____

RELACIÓN DE CONCEPTOS

27. Relacione cada tipo de producto para peinar con su descripción. Cada tipo se utilizará, al menos, una vez.

a. Laca
b. Aceite de brillo
c. Aceite natural/aceite para peinar
d. Loción para peinar

e. Crema para peinar
f. Gel
g. Espuma
h. Loción fijadora
i. Espuma fijadora

j. Voluminizador
k. Suero
l. Control de bordes
m. Pomada

Tipo de producto para peinar

Descripción

_____ Aceite que da un aspecto luminoso al cabello durante y después del peinado; se puede utilizar en todo tipo de cabello y viene en muchas variedades, desde latas de aerosol hasta botellas con atomizador.

_____ Suaviza y controla el cabello fino en el perímetro del rostro (también conocido como cabello recién nacido); brinda fijación y un acabado elegante.

_____ Suele ofrecer una fijación entre baja y media, con un brillo de aspecto natural y *frizz* mínimo.

_____ Una versión ligera y batida de la loción fijadora que se usa para la fijación del cabello mojado, ya sea con rulos, ondulación con los dedos, bigudíes, torzadas con dos hebras, trenzas, rizos ensortijados, envolturas y modelados; brinda acabados suaves y elegantes en el cabello texturizado para definir rizos y, a su vez, incorporar control y brillo.

_____ Producto para peinar liviano, ligero y batido que se parece a la espuma de afeitar y que proporciona cuerpo y volumen moderados al cabello.

_____ También se lo conoce como *spray* de brillo.

_____ Lubricante que aporta brillo y lustre al cabello; deriva de materiales orgánicos.

_____ Agrega volumen, especialmente en la base, cuando el cabello mojado se seca con secador.

_____ Se usa en cabellos muy texturizados o alisados con químicos.

_____ Producto de peinado con consistencia cremosa; sin alcohol; permite una fijación ligera con un efecto natural.

_____ También se conoce como "rociador"; viene en varias fórmulas y niveles de fijación que sirven en las diversas etapas del peinado.

_____ Producto para peinar grasoso, ceroso o aceitoso que le da al cabello una apariencia brillante y sedosa o un acabado mate; mantienen el cabello en su lugar mediante una fijación ligera o fuerte.

_____ Líquido de secado rápido que se aplica en el cabello con un atomizador.

_____ También conocido como silicona; agrega brillo y lustre al cabello, y, a la vez, crea una definición de textura.

_____ Preparado espeso para peinados que suele venir en tubo, botella o en un contenedor más grande y logra una fijación firme.

_____ También conocido como "mousse".

_____ Solución líquida concentrada que fija el cabello; se puede diluir en agua para obtener una fijación más suave.

28. ¿De qué herramientas protegen el cabello los protectores de calor? Mencione tres ejemplos.

_____

_____

_____

29. ¿En qué momento del servicio de peinado se suelen aplicar protectores de calor al cabello? ¿Se aplican sobre el cabello seco, húmedo o mojado?

_____

_____

_____

30. ¿Se suelen encontrar los protectores de calor en otros productos para peinar?

_____

_____

_____

31. Proporcione tres ejemplos de distintas composiciones de los productos para peinar con secador.

_____

_____

_____

32. Indique al menos cinco formas en que el uso adecuado de los productos para peinar con secador permiten que usted y el cliente logren sus objetivos.

_____

_____

_____

33. En el texto, se recomienda que los estilistas tengan a mano, al menos, tres tipos diferentes de productos para peinar con secador para las distintas texturas de cabello y los objetivos de estilo. Para este ejercicio, busque en Internet o en catálogos de artículos de belleza tres ejemplos de productos para peinar con secador que serían aptos para una variedad de tipos de cabello y peinados. Use el libro de ejercicios, una hoja de papel o siga el enlace de la tabla para registrar sus hallazgos. Cuando haya terminado la investigación, escriba una o dos oraciones explicando por qué identificó estos tres productos para agregarlos a su kit de herramientas de estilista.

+ BONIFICACIÓN
Visite: bonus.milady.com/cos-wbes/toc

	PRODUCTO PARA PEINAR CON SECADOR 1	PRODUCTO PARA PEINAR CON SECADOR 2	PRODUCTO PARA PEINAR CON SECADOR 3
Nombre o marca del producto			
Tamaño			
Costo			
Fuente (tienda o sitio web)			
¿Para qué tipo o textura de cabello es adecuado?			
Beneficios promocionados			
Instrucciones de uso			
Método de aplicación o composición (por ejemplo, atomizador o líquido)			

34. Ordene los pasos para aplicar el champú seco del 1 al 5.

_____ Cepille el cabello para eliminar el exceso de producto.

_____ Masajee las raíces para estimular una mayor absorción.

_____ Aplique champú seco en el área de la raíz sobre el cabello seco y, luego, hasta donde termina la línea de aceite natural.

_____ Seque las raíces con secador.

_____ Espere hasta 10 minutos para que el polvo pueda absorber el aceite.

Marque si las afirmaciones siguientes son verdaderas o falsas. En las afirmaciones falsas, explique el motivo.

35. Los champús secos se pueden usar como potenciadores del estilo para agregar textura y volumen al cabello.

    V   F   _____

36. Las lacas le permiten rociar el cabello y, luego, moverlo durante la fase de secado.

    V   F   _____

37. La laca de modelado suele envasarse en forma de aerosol.

    V   F   _____

38. Después de secar el cabello con secador y antes o después de plancharlo, puede mejorar el peinado usando los dedos para levantar el cabello, agregar una textura notoria, aumentar el movimiento u obtener resultados más definidos.

    V   F   _____

39. Las lacas de acabado solo se usan para fijar el peinado terminado mediante la aplicación del producto seleccionado en capas ligeras hasta alcanzar el nivel de fijación deseado.

    V   F   _____

RESPUESTA CORTA

40. Describa las características físicas de la pomada.

    _____

    _____

    _____

41. ¿En qué momento del servicio de peluquería se aplican las pomadas? ¿Cuánto suele durar la pomada en un peinado?

    _____

    _____

    _____

42. Describa cómo se pueden usar las pomadas para crear textura. ¿Qué otros tipos de estilos se pueden usar para crear?

_____

_____

_____

RELACIÓN DE CONCEPTOS

43. Relacione cada tipo de pomada con la definición correspondiente.

a. Pomada de cera para el cabello

b. Pomada a base de agua

c. Pomada híbrida

d. Pomada de arcilla

e. Pomada de pasta para el cabello

Tipo de pomada   **Descripción**

_____ Soluble en agua.

_____ Es ideal para crear todos los estilos estructurados.

_____ Buena opción para crear peinados desprolijos o detalles texturizados menos estructurados.

_____ Tiene un factor de fijación medio y un factor de brillo de bajo a moderado.

_____ Popularizada por los "greasers" (grasientos), un movimiento cultural rebelde en la década de 1950; se utilizaba para hacer peinados con jopos, copetes y estilo *jellyroll*.

_____ Es ideal para moldear jopos y copetes tipo *rockabilly,* y peinados con rayas al costado marcadas.

_____ Consistencia bastante rígida que se ablanda al tacto; se aplica con facilidad al cabello.

_____ Está formulada a base de agua y aceite.

_____ Fácil de lavar con champú; disponible en fórmulas de fijación blanda, media y dura.

RESPUESTA CORTA

44. Mientras peina al cliente, ¿puede contarle qué productos le aplica y por qué los eligió? ¿Por qué sí o por qué no?

_____

_____

_____

45. ¿Por qué debería hacer recomendaciones de cuidado en el hogar a sus clientes, tanto consejos de peinado como productos profesionales?

_____

_____

_____

Secadores de cabello

RESPUESTA CORTA

46. ¿Cuáles son las dos formas principales en las que se puede usar el secador de cabello?

_____

_____

_____

47. Mencione tres peinados que se suelen secar con secadores de pie.

_____

_____

_____

48. Además de secar ciertos peinados, ¿cuáles son otros dos posibles usos de los secadores de pie?

_____

_____

_____

49. ¿Qué puede hacer un secador de mano que no puede hacer un secador de pie? ¿Por qué no?

_____

_____

_____

50. ¿Por qué es importante realizar una investigación exhaustiva antes de seleccionar un secador de cabello u otras herramientas térmicas, como las planchas para peinar? Proporcione un ejemplo de una afirmación que se suele hacer sobre las características de estas herramientas.

_____

_____

_____

VERDADERO O FALSO

Indique si las afirmaciones siguientes son verdaderas o falsas. En las afirmaciones falsas, explique el motivo.

51. La potencia de la velocidad del aire y el calor de un secador tienen muy poca influencia en su capacidad para trabajar más rápido o más fácilmente sin dañar el cabello, por lo que esta es una consideración menor para decidir qué comprar.

    V   F   _____

52. Aunque pueda parecer costoso, la compra de una herramienta profesional, como un secador, debe verse como una inversión en su trabajo, no como un gasto.

    V   F   _____

53. Cuando elija un secador, la longitud del cilindro es una consideración importante, en especial, si sostiene el cilindro con frecuencia cuando lo usa.

    V   F   _____

54. Los secadores en extremo ruidosos pueden causar fatiga física y mental; su uso a largo plazo puede provocar diversos grados de pérdida auditiva.

    V   F   _____

55. Los secadores fabricados para que los consumidores los usen en casa son más baratos y, por lo tanto, una buena alternativa a las versiones de nivel profesional: duran lo mismo, funcionan igual de bien, son seguros para uso intensivo y secan y peinan con la misma velocidad y efecto.

    V   F   _____

56. El fácil mantenimiento de un secador es una consideración importante al elegir uno porque se sabe que los filtros obstruidos reducen el flujo de aire, disminuyen el tiempo de secado y acortan la vida útil del motor.

    V   F   _____

COMPLETE LOS ESPACIOS EN BLANCO

57. Complete las oraciones siguientes con palabras del banco de palabras. Cada palabra se utilizará una vez.

> **Banco de palabras:** equilibrado, estudie, presión, mano, sostenga, muñeca, use, comerciales, pesado, secando, tiendas

Uno de los varios consejos a tener en cuenta al comprar un secador es que lo _____ , lo _____

y _____ sus características y beneficios. Dos lugares para probar los secadores son en _____

profesionales y en ferias _____. Para probar el secador, sosténgalo en la _____, como si

estuviera _____ cabello. Pregúntese: ¿Se siente _____? ¿Está haciendo _____ en mi

_____? ¿Me resulta demasiado _____?

RESPUESTA CORTA

58. Cuando compra un secador de cabello específico, ¿qué debe determinar en términos de lo que un fabricante podría hacer por uno?

_____

_____

_____

59. Describa lo que puede hacer un difusor.

_____

_____

_____

60. ¿Por qué usaría peinetas y peines alisadores con el secador?

_____

_____

_____

61. Complete la tabla con las descripciones (que pueden ser una comparación, en algunos casos) de las características de cada tipo de motor de secador. Ya se le ha proporcionado uno a modo de ejemplo.

CARACTERÍSTICA DEL MOTOR	MOTOR DE CA	MOTOR DE CC	MOTOR DE CE
Nivel de ruido			
Costo			
Enchufe de seguridad ACLI			
Cable			
Vida útil	Vida útil de hasta 1200 horas.	Tiene una vida útil promedio de hasta 700 horas.	Vida útil significativamente más larga que los motores de CA o CC
Peso			
Velocidad del aire/salida de calor			

VERDADERO O FALSO

Indique si las afirmaciones siguientes son verdaderas o falsas. En las afirmaciones falsas, explique el motivo.

62. Debe secar parcialmente el cabello con una toalla antes de secarlo con secador para acelerar el tiempo de secado.

    V   F   _____

63. Siempre dirija el aire caliente lejos del cuero cabelludo del cliente para evitar quemarlo.

    V   F   _____

64. Sostenga el secador quieto cuando seque una sección, excepto cuando use el botón de aire frío.

    V   F   _____

65. Cuando use el secador, dirija el aire caliente desde el cuero cabelludo hacia las puntas del cabello para alisar la cutícula y evitar que se despeine, así como también para lograr una superficie del cabello lisa y brillante.

    V   F   _____

66. ¿Qué tipo de tensión se recomienda para alisar el cabello con secador?

_____

_____

_____

67. ¿Sobre qué tres tipos de cabello debe evitar aplicar tensión? En cambio, ¿qué debería hacer?

_____

_____

_____

68. Mientras usa el secador, ¿dónde coloca la boquilla? ¿Por qué? Indique dos motivos.

_____

_____

_____

69. ¿Cómo puede usar el secador para lograr más volumen en la raíz? ¿Y menos volumen?

_____

_____

_____

SECUENCIA

70. Ordene del 1 al 8 los pasos del procedimiento para secar el cabello lacio u ondulado y lograr el volumen máximo.

_____ Cree el peinado que desea desde abajo, trabajando desde la nuca hacia la coronilla. Asegure el cabello con pinzas sobre el área en la que está trabajando.

_____ Al mismo tiempo que realice movimientos en la dirección deseada, dirija el flujo del aire hacia la parte superior del cepillo y las puntas del cabello. Seque con un ángulo de 45° a 90° para crear volumen.

_____ Colóquele al cliente una banda limpia para el cuello y una capa de corte o de peinado.

_____ Repita este procedimiento en toda la cabeza, dirigiendo el cabello de los lados hacia atrás o hacia delante. El área del flequillo puede secarse sobre la frente o lejos del rostro.

_____ Aplique *mousse*, aerosol voluminizador o gel flexible.

_____ Trabaje por secciones, levantándolas y secándolas y, una vez que estén secas, cepíllelas en la dirección deseada.

_____ Mientras gira el cepillo hacia abajo y lo aleja del cuero cabelludo, permita que el cepillo tome una sección de cabello y comience a secar.

_____ Con un cepillo de paleta o uno clásico para peinar, distribuya el cabello hasta lograr la forma deseada.

Planchas térmicas

RESPUESTA CORTA

71. Mencione dos nombres para referirse al proceso de uso de planchas térmicas.

_____

_____

_____

72. ¿Cómo se manipula el mango de la base de apoyo?

_____

_____

_____

73. Mencione las cuatro formas en que se usan las planchas térmicas.

_____

_____

_____

74. Indique los cuatro tipos básicos de planchas térmicas.

_____

_____

_____

ETIQUETADO

75. Identifique las partes básicas de una rizadoras típica.

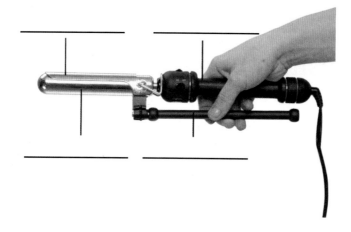

RESPUESTA CORTA

76. ¿Cuáles son los dos tipos de planchas tipo pinza?

_____

_____

_____

77. ¿Cuál es la fuente de calor para cada clase de plancha tipo pinza?

_____

_____

_____

78. ¿Cuáles son algunos de los tipos de rizos que puede crear con las planchas tipo pinza?

_____

_____

_____

VERDADERO O FALSO

Marque si las afirmaciones siguientes son verdaderas o falsas. En las afirmaciones falsas, explique el motivo.

79. La buclera tipo Marcel es el tipo de plancha que más suelen utilizar las personas.

   V   F   _____

80. Un gran porcentaje de estilistas que ya utilizaban rizadores antes de asistir a los cursos de belleza suelen utilizarlos para diversos objetivos de peinado en el entorno del salón de belleza.

   V   F   _____

81. Los rizadores cuentan con una abrazadera con resorte controlada por el dedo índice y la palma.

   V   F   _____

82. Cuando use un rizador en cabello corto, debe insertar un peine resistente al calor justo en el cuero cabelludo para protegerlo de quemaduras; luego, sujete la plancha sobre la base de nacimiento del rizo y gírela en el lugar.

   V   F   _____

RESPUESTA CORTA

83. ¿Para qué tipo de cabello algunos estilistas prefieren usar las bucleras tipo Marcel convencionales?

_____

_____

_____

84. ¿Cuál es otro término para referirse a las bucleras tipo Marcel?

_____

_____

_____

85. Describa los mangos de una buclera tipo Marcel.

_____

_____

_____

86. Describa cómo comenzar el procedimiento para crear rizos con ondas estilo Hollywood, incluida la parte de la cabeza, la dirección de la plancha y el tamaño recomendado de la subsección.

_____

_____

_____

87. ¿Qué es la técnica de "girar y sostener"? ¿Cómo se usa para crear rizos con ondas estilo Hollywood?

_____

_____

_____

88. ¿Qué tipo de cepillo o peine debe usar para terminar un peinado con ondas estilo Hollywood? ¿Con qué patrón peina o cepilla el cabello cuando termina este peinado?

_____

_____

_____

89. ¿Qué tipo de plancha es mejor para los rizos desordenados y playeros? ¿Por qué?

_____

_____

_____

ETIQUETADO

90. Para cada método de uso de una buclera tipo Marcel caliente, indique si se debe hacer o no.

¿SE DEBE HACER O NO?	CUANDO SE USA UNA BUCLERA TIPO MARCEL CALIENTE
	Deseche la tira o la cubierta probada.
	Use la mano o coloque la plancha cerca de la boca o el rostro para medir la temperatura.
	Al acercarse a la base de la sección, inserte un peine resistente a la temperatura entre el cuero cabelludo y el cilindro de la plancha.
	Pídale al cliente que se sujete la oreja hacia abajo si se está trabajando en el contorno del cuero cabelludo.
	Presione el cabello contra la base de apoyo.
	Cree subsecciones que sean del mismo diámetro o más pequeñas que el cilindro del rizador.
	Toque el cabello o la plancha una vez que el cabello se introduzca en la varilla y base de apoyo.
	Peine el cabello desde el cuero cabelludo hasta las puntas, abriendo y cerrando la buclera tipo Marcel mientras introduce el cabello en ella.

SECUENCIA

91. Ordene del 1 al 5 los pasos para garantizar una sesión de peinado suave con una plancha.

_____ Si el cabello mide más de 30 cm (12 in) o es muy rizado o grueso, divídalo en dos secciones diferentes (por ejemplo, desde la raíz hasta 15 cm [6 in] de largo y 15 cm [6 in] hasta 30 cm [12 in]).

_____ Tome secciones que sean lo suficientemente pequeñas como para poder controlar el cabello y que se calienten de manera uniforme en todas partes.

_____ Una vez que todas las secciones estén suaves, deslice la plancha desde la raíz hasta las puntas, hasta que quede uniformemente suave.

_____ Cepille el cabello, sujete ligeramente la plancha alrededor de la sección y baje suavemente a lo largo del tallo del cabello hasta las puntas.

_____ Peine o cepille en profundidad y realice dos pasadas con la plancha desde la raíz hasta las puntas para calentar el cabello.

Marque si las afirmaciones siguientes son verdaderas o falsas. En las afirmaciones falsas, explique el motivo.

92. Además, las placas de las planchas profesionales están recubiertas con cerámica, turmalina o titanio, que garantizan un deslizamiento suave y sin tirones.

    V   F   _____

93. El método de guía es cuando se desplaza la plancha rápidamente en varias secciones del cabello.

    V   F   _____

94. Para obtener los mejores resultados, aplique la tenaza rizadora en secciones anchas y gruesas de cabello.

    V   F   _____

95. La principal diferencia entre las tenazas rizadoras y las planchas planas es que las primeras crean un patrón en zigzag o dientes de sierra en el cabello.

    V   F   _____

96. Evite aplicar un aerosol para peinar antes de ondular el cabello, ya que interferirá con la eficacia de la tenaza rizadora.

    V   F   _____

RESPUESTA CORTA

97. ¿Dónde deben dejarse las planchas calientes para que se enfríen? ¿Por qué?

    _____

    _____

    _____

98. ¿Cómo puede determinar con seguridad si una plancha térmica está demasiado caliente para usarla?

    _____

    _____

    _____

99. ¿De qué materiales deben estar hechos los peines si se usan en peinados térmicos?

_____

_____

_____

100. ¿Por qué deben evitarse las planchas recubiertas de titanio para el cabello fino, dañado o frágil?

_____

_____

_____

COMPLETE LOS ESPACIOS EN BLANCO

101. En su revista preferida o en línea, busque imágenes que representen distintas texturas del diseño creadas con herramientas para peinar. Péguelas en los espacios provistos a continuación o en otro trozo de papel. Luego, explique brevemente qué herramientas de peinado se pueden usar para recrear el estilo.

ESTILO DE CABELLO	EXPLICACIÓN

ETÍQUETADO

102. Identifique cada tipo de accesorio o herramienta térmica para peinar que se muestra a continuación.

ACCESORIO O HERRAMIENTA TÉRMICA PARA PEINAR	IMAGEN

103. En el siguiente termómetro, indique la temperatura recomendada y el tipo de textura del cabello (enumerados en el banco de palabras) que se puede peinar con una plancha a esa temperatura.

Banco de palabras: grueso y ensortijado, fino, frágil, medio, grueso

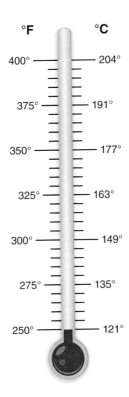

°F   °C

400° ——— 204°

375° ——— 191°

350° ——— 177°

325° ——— 163°

300° ——— 149°

275° ——— 135°

250° ——— 121°

SECUENCIA

104. Ordene del 1 al 5 los pasos para limpiar una plancha térmica.

_____ Si está caliente, deje que se enfríe a temperatura ambiente.

_____ Seque el cilindro o las placas con un paño seco y absorbente.

_____ Frote el paño húmedo sobre el cilindro o las placas de la plancha varias veces hasta que se elimine la capa.

_____ Desenchufe la plancha.

_____ Con un atomizador, humedezca ligeramente un paño con agua o alcohol.

105. Relacione el tipo de plancha térmica, eléctrica (E) o no eléctrica (NE), con la descripción del proceso de desinfección correspondiente. Algunas descripciones se aplicarán a los dos tipos de plancha térmica.

Tipo de plancha térmica

Descripción del proceso de desinfección

_____ Limpie con jabón o detergente y agua.

_____ Desinfecte con un producto autorizado por la EPA, ya sea en formato líquido o con aspersor, que tenga una solución bactericida, fungicida y viricida comprobada, de acuerdo con las instrucciones del fabricante.

_____ Se debe desinfectar.

_____ Séquela completamente con una toalla de papel nueva (limpia).

_____ Retire todos los restos de suciedad visibles.

_____ Sumérjala completamente en una solución desinfectante registrada en la Agencia de Protección Ambiental (EPA) de los Estados Unidos y que tenga agentes bactericida, fungicida y viricida comprobados, de acuerdo con las instrucciones del fabricante.

REFLEXIÓN

106. Ahora que ha practicado los procedimientos de peinado con plancha térmica, piense en lo que sabía sobre el uso de esas herramientas antes de comenzar esta sección en comparación con lo que ha estudiado. Escriba algunas oraciones a modo de reflexión sobre lo que hace muy bien y lo que le cuesta de las distintas técnicas de planchado térmico: tipo Marcel, para alisar, rizador, plancha de varita y tenaza rizadora. ¿Cómo puede lograr una demostración perfecta para el examen?

Cuando termine, reúnase con un compañero de clase y comenten sus respuestas. Busque oportunidades para llenar los espacios vacíos de los demás y ayudarse mutuamente a dominar las técnicas del planchado térmico.

Planchado térmico

VERDADERO O FALSO

Indique si las afirmaciones siguientes son verdaderas o falsas. En las afirmaciones falsas, explique el motivo.

107. Los peines térmicos suelen utilizarse en cabellos muy texturizados, tanto para el acabado final como para llegar a los bordes alrededor del contorno del cuero cabelludo, lugar que no suele alcanzar la plancha.

V   F   _____

108. Para las personas que tienen cabello rizado o ensortijado, una forma permanente de alisado del cabello, conocida como planchado térmico, puede ser la forma ideal de tener un cabello lacio.

V   F   _____

109. Para agregar servicios de planchado a su menú, necesitará educación, capacitación, práctica y experiencia en el uso correcto del peine térmico.

V   F   _____

RELACIÓN DE CONCEPTOS

110. Relacione cada tipo de planchado térmico (suave, mediano o intenso) con su descripción. Cada tipo se utilizará, al menos, una vez.

Tipo de planchado térmico   **Descripción**

_____ Elimina entre el 60 y 75 % del rizado.

_____ Se pasa el peine térmico una vez en cada lado del cabello.

_____ Elimina el 100 % del rizado.

_____ Se pasa el peine térmico una vez en cada lado del cabello, ejerciendo un poco más de presión.

_____ También llamado planchado doble, es una de las dos técnicas utilizadas para lograr este tipo de planchado y se logra pasando primero una plancha térmica caliente por el cabello.

_____ Elimina entre el 50 y 60 % del rizado.

_____ Una de las dos técnicas utilizadas para lograr este tipo de planchado, que consiste en aplicar el peine térmico dos veces en cada lado del cabello.

RESPUESTA CORTA

111. ¿Cuánto dura el planchado térmico del cabello?

_____

_____

_____

112. ¿Por qué tendría que hacer un retoque de base para un peinado planchado entre servicios completos?

_____

_____

_____

113. Cuando realiza un planchado suave, ¿qué tamaño de subsecciones debe hacer para el cabello de textura media con densidad media? ¿Para el cabello grueso con mayor densidad? ¿Y para el cabello débil o fino con poca densidad?

_____

_____

_____

COMPLETE LOS ESPACIOS EN BLANCO

Complete las oraciones siguientes con palabras del banco de palabras. Algunas palabras se pueden usar más de una vez.

Banco de palabras: cepillo, acero, eléctricos, dientes, peine, grasa, calentador, papel, altos/bajos, carbón, gas, enfríe, aceite, termostato, hollín, encendido/apagado, fuego

114. Existen dos tipos de peines térmicos _____: con un interruptor de _____ o con un(a)

_____ que indica grados de calor _____.

115. Los peines térmicos normales pueden funcionar con electricidad o calentarse en calentadores

_____ o a _____. Cuando use un calentador a _____, apunte los

_____ hacia arriba y mantenga el mango alejado del _____.

116. Después de calentar el _____ a la temperatura adecuada, pruébelo sobre un_____.

Si se chamusca, espere a que el _____ se _____ un poco antes de aplicarlo sobre

el cabello.

117. Los dientes del _____ se pueden limpiar con un pequeño _____ de alambre

para eliminar el _____ o la acumulación de _____. Elimine el _____

o el _____, que tiene la apariencia de un polvo negro, de las planchas calentadas con un

_____ con una lana de _____.

118. ¿Qué debe aplicar si desea preparar el cabello de un cliente para un tratamiento de planchado?

_____

_____

_____

119. ¿Cuáles son las tres razones por las que las quemaduras causadas por una herramienta térmica son peligrosas? ¿Qué debe aplicar de inmediato en caso de una quemadura en el cuero cabelludo?

_____

_____

_____

ESTUDIO DE CASO

120. Mediante Internet o un catálogo de productos de belleza o la visita a una tienda de productos de belleza, familiarícese con la variedad de aceites y cremas térmicas disponibles. Identifique dos cremas de planchado y dos aceites de planchado que le interesen. Use el libro de ejercicios, una hoja de papel o siga el enlace a una tabla para registrar sus hallazgos y, así, tener una guía de referencia rápida cuando llegue el momento de reunir los productos para los servicios de planchado térmico.

Cuando haya terminado con su investigación, escriba una o dos oraciones explicando por qué eligió estos productos en lugar de otros que rechazó.

+ BONIFICACIÓN

Visite: bonus.milady.com/cos-wbes/toc

CARACTERÍSTICAS DE LOS ACEITES Y CREMAS PARA REALIZAR PLANCHADO TÉRMICO	ACEITE DE PLANCHADO 1	ACEITE DE PLANCHADO 2	CREMA DE PLANCHADO 1	CREMA DE PLANCHADO 2
Nombre/marca				
Fuente (tienda/sitio web)				
Método de aplicación				
Opciones de tamaño				
Costo				
Características promocionadas				
Instrucciones de uso				
Precauciones				

121. Mencione seis consejos o precauciones específicamente relacionados con la temperatura al realizar servicios de planchado térmico.

_____

_____

_____

122. Mencione una alternativa al uso de herramientas de planchado térmico para alisar el cabello que tiene una textura fina.

_____

_____

_____

123. Mencione dos formas de prevenir la liberación de vapor del cabello durante los tratamientos de planchado térmico.

_____

_____

_____

124. ¿Qué tipo de peine puede usar en lugar de planchar el cabello corto en las sienes y la nuca?

_____

_____

_____

125. ¿Cuál es la clave para garantizar la seguridad general del cliente y la salud del cabello cuando realiza un servicio de planchado térmico?

_____

_____

_____

126. Relacione cada tipo de cabello con las medidas de seguridad y las precauciones aplicables al planchado de ese tipo de cabello.

a. Cabello fino
b. Cabello, fino y corto
c. Cabello grueso

d. Cabello rizado
    o ensortijado
e. Cabello aclarado

f. Cabello teñido
g. Cabello canoso

Tipo de cabello especial	**Medidas de seguridad y precauciones para el planchado térmico**
_____	Debido a la construcción compacta de las células de la cutícula, este tipo de cabello requiere más calor y presión que otros.
_____	Es posible que sea necesario realizar un tratamiento acondicionador previo y posterior en el cabello teñido, según la extensión del daño.
_____	Puede ser más difícil de alisar. Para obtener buenos resultados, utilice el peine térmico moderadamente caliente y aplique presión suave. Evite el calor excesivo porque puede causar decoloración o resquebrajaduras.
_____	No se recomienda nunca.
_____	Tenga especial cuidado en el contorno del cuero cabelludo. El peine térmico no debe estar demasiado caliente porque el cabello se quemará fácilmente.
_____	Aplique suficiente presión para que el cabello se mantenga liso.
_____	Evite utilizar un peine térmico a alta temperatura o aplicar demasiada presión; considere la posibilidad de planchar a temperatura alta si la forma del rizo no es muy texturizada. Para impedir el resquebrajamiento del cabello, aplique menos presión en las puntas.

RESPUESTA CORTA

127. ¿Cómo puede protegerse cuando está aprendiendo a usar un peine caliente?

_____

_____

_____

128. ¿Cómo se alisa el cabello con la parte de atrás del peine?

_____

_____

_____

129. Si el cabello es fino a medio, ¿cuántas veces debe pasar el peine por una sección? ¿Y si el cabello es grueso o muy texturizado?

_____

_____

_____

SECUENCIA

130. Ordene del 1 al 7 los pasos principales para el planchado térmico.

_____ Use los dientes del peine térmico para separar y controlar el cabello; use la parte posterior del peine para alisar el cabello.

_____ Divida el cabello en pequeñas secciones. Cada sección debe ocupar solo la mitad del ancho del peine térmico.

_____ Mueva el peine térmico por el cabello y el perímetro (los bordes) con la tensión recomendada, como se describe en este capítulo. Finalice el peinado con la herramienta térmica de su elección.

_____ Lave y seque el cabello. Aplique un producto protector de calor. Luego, aplique ligeramente un aceite o crema para alisar.

_____ Peine la sección con un peine normal para asegurarse de que el cabello esté lo más suave posible y no esté enredado.

_____ Caliente el peine térmico a la temperatura deseada; luego, pruébelo en un paño o tejido blanco. Si la tela se decolora (se chamusca), deje que el peine se enfríe durante unos segundos y vuelva a probar.

_____ Utilice el peine térmico lo más cerca posible del cuero cabelludo, pero sin correr el riesgo de dañarlo. Los dientes deben apuntar hacia abajo y la parte posterior del peine debe estar hacia arriba.

Peluquería natural

SECUENCIA

131. Ordene del 1 al 11 los pasos en el procedimiento para crear un peinado natural usando el método de ensortijado. Se completó un paso a modo de ejemplo.

_____3_____ Aplique acondicionador sin enjuague de peso medio o crema de preparación sobre el cabello mojado.

_____ Aplique una espuma o gel para peinar.

_____ Seque y peine el cabello según el largo.

_____ Use un cepillo desenredante para estirar los rizos ensortijados; luego, pase los dedos por el cabello.

_____ Junte y separe el cabello abriendo y cerrando los dedos. No toque, peine con los dedos ni manipule los rizos ensortijados luego de disponerlos. Deben secarse por completo para evitar el encrespamiento.

_____ Haga que el cliente se siente derecho. Debe desenredar el cabello con un peine de dientes anchos o un cepillo desenredante, según el largo y la textura del cabello.

_____ Colóquele al cliente una banda limpia para el cuello y una capa de corte o de peinado.

_____ Aplique la crema que define o mejora los rizos para texturas ensortijadas y muy ensortijadas y pase el producto por todas partes.

_____ Enrolle el cabello con la palma de la mano o con los dedos hasta que vea una definición completa del enrollado en toda la cabeza.

_____ Con el cliente reclinado en la silla de lavado, limpie y acondicione el cabello.

_____ Seque ligeramente el cabello alrededor del escote con una toalla.

132. Relacione cada tipo de textura del cabello con la descripción de los productos que mejor se adaptan a él.

a. Todas las texturas
b. Texturas onduladas y rizadas

c. Texturas muy rizadas a ensortijadas
d. Texturas muy ensortijadas a afro/altamente texturizadas

Tipo de textura del cabello

Producto

_____ Productos ligeros a base de agua y cremas ligeras humectantes.

_____ Productos de hidratación intensa con mantecas y aceites esenciales.

_____ Productos hidratantes y humectantes, a base de agua (H_2O).

_____ Combinación de productos a base de agua y productos humectantes con aceites vegetales o esenciales.

133. Relacione los tipos de fijaciones y estilos de textura natural con sus descripciones.

a. Nudo bantú o nudo nubio
b. Nudos bantú hacia afuera

c. Fijación con desarmado de trenzas
d. Torzada chata

e. Ondas de belleza
f. Fijación con bigudíes en espiral

Fijaciones y estilos con textura natural

Descripción

_____ Este peinado implica el trenzado individual o el trenzado en hilera del cabello, ya sea húmedo o seco; luego, se abre la trenza para crear un efecto rizado en zigzag de textura sobre textura con volumen agregado.

_____ El cabello se retuerce en dos hebras o se enrolla en espiral y se envuelve alrededor de sí mismo para hacer el nudo y se asegura con pasadores o bandas elásticas.

_____ El cabello se envuelve alrededor de un bigudí vertical que se gira con un movimiento espiralado. El cabello debe secarse por completo o, de lo contrario, el peinado parecerá crespo.

_____ Una vez que secas, se desenroscan y se abren para crear una textura ondulada.

_____ Los nudos se abren y se sueltan para crear rizos enrulados y en base completa.

_____ El cabello de toda la cabeza se divide en varias hileras. Cada sección se divide en dos subsecciones que se enroscan y entretejen para que queden planas sobre el cuero cabelludo.

134. ¿Para qué se utiliza la esponja a la hora de crear peinados rizados o ensortijados?

_____

_____

_____

135. ¿Cómo se utiliza la esponja en la técnica de la esponja?

_____

_____

_____

136. ¿Cómo se crean las torzadas en espiral con la técnica de ensortijado con los dedos? ¿Y con la técnica de ensortijado?

_____

_____

_____

137. ¿Qué técnica de ensortijado también se utiliza para comenzar a formar rastas?

_____

_____

_____

138. ¿Cuál es el procedimiento para el ensortijado hacia afuera? Describa el resultado.

_____

_____

_____

139. ¿Qué otro nombre reciben los peinados con torzadas?

_____

_____

_____

140. ¿Cuál es el objetivo cuando comienza un peinado con torzadas en el cabello húmedo?

_____

_____

_____

141. ¿Qué es un peinado con torzada hacia afuera? ¿Qué resultado tiene?

_____

_____

_____

COMPLETE LOS ESPACIOS EN BLANCO

Complete las oraciones siguientes con palabras del banco de palabras. Cada palabra se utilizará una vez.

Banco de palabras: afro, en casa, botánicos, mantequilla, cortar, encrespadas, contorno del cuero cabelludo, hidraten, sin enjuague, mantenimiento, aceites, enroscado excesivo, pomada, regular, repararlas, coserlas, vapor, vitaminas, semanas

142. Una vez comenzado el proceso de formación de rastas, el estilista debe recomendar al cliente que visite

el salón para realizarse el _____ básico de las rastas (limpieza, acondicionamiento con

_____ y retorcimiento), al menos, cada dos o tres _____.

143. Los estilistas deben asesorar a los clientes sobre el mantenimiento _____ entre cada visita al

salón. Esto incluye indicarles que _____ las rastas con un acondicionador _____

líquido en aerosol, que humecten el cuero cabelludo y las rastas con aerosoles de _____

esenciales a diario o según se necesite, y que vuelvan a torzar las rastas _____ en el

_____ según sea necesario con mantequilla para rastas, que es una _____ cremosa

hecha de aceites _____, _____ de karité y _____.

144. Cuando las rastas no recibieron un cuidado _____ o tratamientos de vapor con aceite

y acondicionamiento, tienen un _____ o están muy tensionadas, se vuelven débiles, delgadas

y es necesario _____, por lo general, envolviendo cabello humano con textura _____ alrededor de toda la rasta o el área que necesita reparación. Las reparaciones alternativas incluyen quitarlas y volver a _____ en una base trenzada individual, o _____ las zonas débiles y empezar de nuevo.

VERDADERO O FALSO

Indique si las afirmaciones siguientes son verdaderas o falsas. En las afirmaciones falsas, explique el motivo.

145. Los rizos ensortijados nubios y los peinados ensortijados hacia afuera duran de dos a tres meses y pueden comenzar a formar rastas con facilidad en el cabello si no se peinan antes de los cuatro meses.

    V   F   _____

146. Como parte del cuidado posterior del cliente, peine los rizos ensortijados nubios, lávelos con champú y haga tratamientos de vapor con acondicionadores para mantener el cabello y el cuero cabelludo saludables.

    V   F   _____

147. Los clientes deben volver a enroscar las rastas encrespadas alrededor del contorno del cuero cabelludo con un acondicionador sin enjuague.

    V   F   _____

148. Otro cuidado posterior del cliente incluye recomendarles a los clientes que envuelvan las rastas para dormir con una bufanda o gorro muy grande de satén o seda para ayudar a evitar que se rompan, se sequen o que se les peguen pelusas.

    V   F   _____

149. Después de que las rastas hayan crecido hasta alrededor de 12,5 cm (5 in), se pueden peinar en trenzas, nudos bantú, trenzas en hilera, torzadas planas o torzadas.

    V   F   _____

150. Relacione las cuatro formas de elaborar rastas con sus descripciones. Cada método se utilizará al menos una vez.

a. Técnica de ensortijado con peine

b. Método de enrollado con la palma

c. Trenzas o extensiones
d. Método Sisterloc

Método para elaborar rastas	Descripción
_____	Es más suave para el cabello y se utiliza en todas las etapas naturales de la formación de rastas; este método aprovecha la habilidad natural del cabello para formar bucles.
_____	Método de entrelazamiento que sirve para cualquier tipo de cabello texturado, ya fuere lacio, alisado, ondulado, rizado, con bucles o altamente texturado, usando una herramienta especial para lograr una rasta individual.
_____	Este método es muy eficaz durante las primeras etapas del rizado rasta, cuando el bucle aún está abierto.
_____	Ofrece la opción de agregar una fibra de cabello sintético, fibra de cabello humano o hilo para formar las rastas.
_____	Consiste en aplicar gel en las subsecciones humedecidas, colocar la porción de cabello entre las palmas de ambas manos y enrollarla en el sentido de las agujas del reloj o en el sentido contrario, formando la rasta completa con cada revolución a medida que desciende por el tallo.
_____	Consiste en seccionar el cabello según el tamaño de rasta deseado y trenzar el cabello hasta las puntas.
_____	Consiste en colocar el peine sobre el cuero cabelludo y, con un movimiento giratorio, hacer espirales con el cabello hasta formar un rizo.

Comprensión y creación de rizos

151. Relacione los términos sobre rizos con sus descripciones. Cada término se utilizará dos veces.

a. Base

b. Tallo

c. Rizo

Términos sobre rizos	Descripción
_____	Una base es el panel de cabello en el cual se coloca el rulo o el cilindro.
_____	El cabello que se envuelve para formar un círculo completo, lo que determina el tamaño de la onda o el rizo.

_____ Afecta el volumen.

_____ Proporciona la dirección y la movilidad del cabello.

_____ También conocido como bigudí circular.

_____ El cabello entre el cuero cabelludo y el primer giro del cabello.

ETIQUETADO

152. Identifique las partes del rizo.

RESPUESTA CORTA

153. ¿Qué relación determina la forma del rizo?

_____

_____

_____

154. ¿Cuáles son las tres formas de rizo?

_____

_____

_____

155. ¿Qué forma de rizo crea una vuelta?

_____

_____

_____

156.   ¿Qué forma de rizo crea una vuelta y media?

_____

_____

_____

157.   ¿Qué forma de rizo crea dos vueltas y media?

_____

_____

_____

RELACIÓN DE CONCEPTOS

158.   Relacione el giro del rizo con la forma del rizo resultante.

GIRO DEL RIZO	FORMA DE RIZO RESULTANTE	RESPUESTA
a.		
b.		
c.		

159. Complete el cuadro a continuación, incluya un boceto de cada patrón de rizo específico.

PATRÓN DEL RIZO	IDEAL PARA	DESCRIPCIÓN	BOCETO DEL PATRÓN DE RIZO
Rizo en espiral			
		Crea una apariencia acabada girando las puntas del cabello por debajo o por encima con un rizador	
		Crea volumen y movimiento mediante la formación de rizos desde la raíz hasta las puntas	
Onda			

DRAMATIZACIÓN

160. Cree un ejemplo de cada tipo de base de rizo mediante un maniquí y rulos. Tome una fotografía de cada tipo de base para mostrar (1) el cabello en la posición adecuada para el tipo de base deseado y (2) el rizo resultante.

Muéstrele las fotos a un compañero e identifiquen los tipos de base en las fotografías de cada uno. ¿Qué tan precisos fueron?

RESPUESTA CORTA

161. ¿Qué otros términos se utilizan para referirse al tizado con peine?

_____

_____

_____

162. ¿Qué otro término se usa para referirse al tizado con cepillo?

_____

_____

_____

163. ¿Para qué sirve el tizado con peine? ¿Y el tizado con cepillo?

_____

_____

_____

164. Mencione dos efectos que puede crear con cardado direccional, ya sea con peine o con cepillo?

_____

_____

_____

RELACIÓN DE CONCEPTOS

165. Relacione los tipos de base de rizo con sus descripciones.

a. Base de volumen   c. Media base
b. Base completa   d. Fuera de la base

**Tipo de base
de rizo**   **Descripción**

_____ Sostenga el mechón sobre la cabeza (90°) y enrolle el cabello en forma descendente.

_____ Envuelva el cabello ejerciendo una tensión media.

_____ Sostenga el mechón de cabello en un ángulo de 135°.

_____ Sostenga el mechón de cabello a 45° de la base y enróllelo hacia abajo.

_____ Logra el menor volumen.

_____ Se coloca muy alto en la base para máxima elevación y volumen.

_____ Sostenga el mechón de cabello en un ángulo de 125°.

_____ Se crea al colocar la herramienta de peinado completamente fuera de la base.

_____ Se crea al apoyar una mitad de la herramienta de peinado sobre la base y la otra mitad por detrás de ella.

_____ Envuelva el mechón alrededor del cilindro ejerciendo una tensión media.

_____ Logra un volumen medio.

_____ Se asientan en el centro de la base, lo que genera rizos intensos con volumen completo.

SECUENCIA

166. Ordene del 1 al 6 los pasos para realizar la técnica de tizado con peine.

_____ Suavice el cabello. Para suavizar el cabello tizado, sostenga los dientes del peine a 45° en dirección opuesta a usted y muévalo con delicadeza sobre la superficie del cabello.

_____ Empuje el peine hacia abajo. Empuje el peine con suavidad y firmeza hacia el cuero cabelludo. Repita este paso y trabaje la sección hasta lograr el volumen deseado.

_____ Seccione el cabello. Comience en el frente y levante una sección de cabello de no más de 2,5 cm (1 in) de espesor y no más de 5 a 7,5 cm (2 a 3 in) de ancho.

_____ Cree una superficie acolchada. Si desea crear una superficie mullida (base), la tercera vez que inserte el peine, aplique el mismo movimiento de deslizamiento, pero empuje con firmeza el cabello hacia el cuero cabelludo. Retire el peine del cabello.

_____ Inserte el peine. Introduzca los dientes finos del peine en el cabello a una profundidad de cerca de 2,5 cm (1 in) del cuero cabelludo. Sostenga tensionado el cabello en que realiza el cardado.

_____ Repita para lograr volumen. Repita el proceso y trabaje el mechón hasta lograr el volumen deseado.

RESPUESTA CORTA

167. Con sus propias palabras, enumere los cinco pasos para tizar con cepillo.

_____

_____

_____

Fijación en húmedo

168. ¿Qué ancho debe tener la sección del cabello cuando se prepara para enrollarlo?

_____

_____

_____

169. ¿Qué se aplica al cabello antes de enrollarlo para lograr la cantidad de fijación fuerte necesaria?

_____

_____

_____

170. ¿Por dónde comienza a enrollar y hasta dónde llega?

_____

_____

_____

171. De acuerdo con el procedimiento para realizar arreglo con cabello mojado con rulos que se describe en el texto (Procedimiento 12-14), ¿qué debe evitar cuando enrolle el cabello en el rulo?

_____

_____

_____

172. ¿Qué son los rizos cilíndricos?

_____

_____

_____

173. En la actualidad, ¿cuál es el arreglo con rulos que más se usa?

_____

_____

_____

174. ¿Qué diferencia hay entre peinar un arreglo con cabello mojado o seco? ¿Para qué se usan los arreglos con cabello seco?

_____

_____

_____

ETIQUETADO

175. Identifique el tipo de fijación direccional con rulos representado y describa cuál es su objetivo.

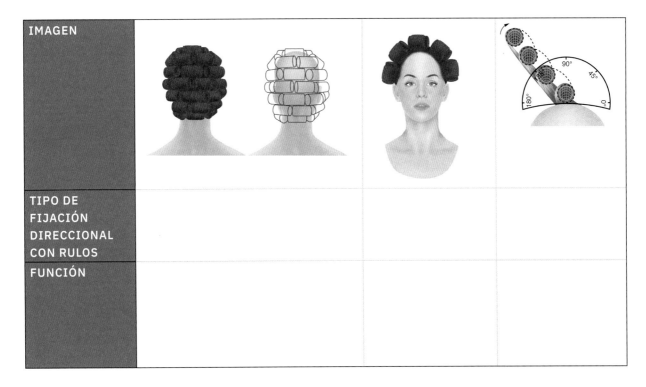

IMAGEN				
TIPO DE FIJACIÓN DIRECCIONAL CON RULOS				
FUNCIÓN				

176. Complete las oraciones siguientes con palabras del banco de palabras. Cada palabra se utilizará una vez.

Banco de palabras: *glamour*, curvatura, peine, modernos, dedos, retro, loción

Para crear ondas con los dedos, use sus _____, un _____ para peinar y

_____ o espuma para peinar y darle forma al cabello en un patrón en S. Las ondas con los dedos

aportan detalles de _____ únicos y formas para diseños _____ que se pueden utilizar

para crear peinados _____. Aprender a crearlos le enseñará cómo mover y dirigir el cabello

y peinarlo según la _____ de la cabeza.

RESPUESTA CORTA

177. ¿Qué es la loción para ondular con los dedos y para qué sirve?

_____

_____

_____

178. Mencione dos formas de mantener el cabello flexible a medida que avanza en su diseño de ondas con los dedos.

_____

_____

_____

179. ¿Cuáles son los tres tipos de técnicas de moldeado del cabello?

_____

_____

_____

180. ¿En qué tipo de cabello se realiza el moldeado?

_____

_____

_____

181. Describa el procedimiento para realizar un molde texturizado.

_____

_____

_____

SECUENCIA

182. Ordene del 1 al 9 los pasos para realizar un molde plano básico.

_____ Proceda con la realización de un servicio térmico para peinar como desee.

_____ Coloque tiras para el cabello (tiras para envolver) alrededor de la circunferencia de la cabeza.

_____ Asegure las tiras para el cabello atándolas o enroscándolas.

_____ Deje que el cabello se seque por completo.

_____ Cuando el cabello esté parcialmente seco, retire las tiras.

_____ Extienda cada sección de manera chata, trabajando desde la nuca hasta la parte superior de la cabeza, mientras extiende cada sección sobre la última sección.

_____ Coloque a su cliente debajo de un secador de pie.

_____ Cree la división lateral; luego, comience en el área de la nuca con espuma fijadora.

_____ Peine todo el cabello para liberar el "moldeado".

ETIQUETADO

183. Etiquete el tipo de envoltura según la información proporcionada.

Tipo de envoltura	_____	_____	_____	_____
Descripción		Se utiliza un secador de cabello, una plancha para alisar y "envoltura plástica".	Se realiza en cabello virgen muy texturizado; se utilizan rulos para estirar el patrón de rizos.	Grandes rulos en la coronilla y el vértice; el resto del cabello se envuelve alrededor de la cabeza.	

184. Relacione cada tipo de técnica de envoltura de cabello con su descripción o propósito. Cada tipo se utilizará, al menos, una vez.

a. Envoltura con volumen
b. Envoltura con rulos

c. Envoltura con secado
d. Envoltura doobie

e. Alisado de seda

Envoltura de cabello	Descripción
_____	Ideal para cabellos virgen muy texturizados, de preferencia, cabellos con rizos sueltos, ondulados o que no requieren alisado con una plancha.
_____	Todos los clientes pueden usarla como mantenimiento nocturno.
_____	Para clientes a los que les gusta la suavidad de una envoltura, pero prefieren más volumen en todo el peinado.
_____	Se realiza en cabello virgen muy texturizado: todos los patrones de ondulación y rizado pueden beneficiarse de este procedimiento si se desea un cabello lacio.
_____	Comience por colocar rulos en toda la cabeza con espuma de fijación.
_____	Aplique un protector térmico y una pequeña cantidad de crema para alisar sobre el cabello antes de fijarlo en un patrón recto mediante rulos gigantes.
_____	Se utiliza para lograr volumen o altura.
_____	Envuelva el cabello alrededor de la cabeza siguiendo los mismos pasos que para una envoltura en húmedo; si el cabello es demasiado corto para permanecer en esta posición por sí solo, use pinzas pico de pato que mantendrán el cabello en su lugar hasta que quede envuelto por completo y asegurado.
_____	Ideal para cabellos naturalmente lisos, ondulados o alisados.
_____	Para peinarlo, utilice un cepillo redondo con cerdas de jabalí y un secador para alisar primero el área de la base del cabello.
_____	Se utilizan rulos para estirar el patrón de rizos y un secador y un cepillo redondo para alisar el cabello.
_____	Retire los rulos y utilice un cepillo o peine con cerdas de jabalí para realizar una envoltura en seco, que consiste en disponer el cabello con firmeza alrededor del contorno de la cabeza.
_____	Comience por aplicar acondicionador sin enjuague y protector térmico al cabello del cliente; seque con secador según las técnicas de planchado térmico; para terminar el alisado de seda, envuelva el cabello con la envoltura doobie en seco y cubra de forma segura toda la cabeza con una envoltura plástica.
_____	Peine el cabello según la dirección en que se envuelve hasta que todo el cabello quede suelto; use un peine lateral para distribuir el cabello según el aspecto final deseado y aplique un brillo ligero o en aerosol para terminar el peinado.

185. ¿Qué tipo de rizos se crean con los rizos con horquillas?

_____

_____

_____

186. ¿Cómo deben colocarse los rizos con horquillas para aprovecharlos al máximo?

_____

_____

_____

187. ¿En qué tipos de cabello se pueden usar los rizos con horquillas?

_____

_____

_____

188. ¿Qué es el modelado en términos de rizos con horquillas?

_____

_____

_____

189. ¿En qué parte del modelado debería comenzar con los rizos con horquillas?

_____

_____

_____

190. ¿Qué tipos de ondas y rizos se crean con los rizos con horquillas de centro abierto?

_____

_____

_____

191. Describa las ondas y los rizos producidos con los rizos de centro cerrado.

_____

_____

_____

192. ¿Qué sucede si haces rizos con horquillas con las puntas fuera del rizo?

_____

_____

_____

RELACIÓN DE CONCEPTOS

193. Relacione cada tipo de rizo con horquillas con su descripción.

a. Rizo sin tallo   b. Rizo de medio tallo   c. Rizo de tallo completo

**Tipo de rizo
con horquillas**   **Descripción**

_____ Permite un movimiento medio.

_____ El rizo se ubica completamente fuera de la base.

_____ Aporta buen control del cabello.

_____ Produce un rizo apretado, firme y duradero.

_____ Permite la mayor movilidad; otorga tanta libertad como lo permita la longitud de la raíz.

_____ Una mitad del rizo (círculo) se ubica fuera de la base.

_____ Permite una movilidad mínima.

_____ Se utiliza para brindar al cabello una dirección sólida y definida.

_____ Se coloca directamente en la base del rizo.

ETIQUETADO

194. Etiquete el gráfico dibujando o esbozando un rizo con horquillas de centro abierto y un rizo con horquillas de centro cerrado. Luego, dibuje las ondas resultantes para cada tipo.

Tipo de rizo con horquillas	Rizo con horquillas de centro abierto	Rizo con horquillas de centro cerrado
Dibujo de un rizo con horquillas		
Dibujo de la onda resultante		

COMPLETE LOS ESPACIOS EN BLANCO

Complete las siguientes oraciones.

195. El resultado final de un rizo con horquillas determina la _____ de la raíz.

196. Los términos *rizos en sentido de las agujas del reloj* y *rizos en sentido contrario a las agujas del reloj* describen

la _____ de los rizos con horquillas. Los rizos que se forman en la _____ dirección

del movimiento de las agujas del reloj son rizos en sentido de las agujas del reloj. Los rizos formados en la

dirección _____ son rizos en sentido contrario a las agujas del reloj.

ETIQUETADO

197. Identifique cada tipo de base de rizo con horquillas que se representa a continuación.

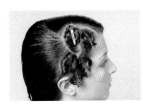 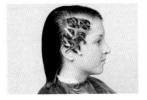 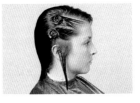

Brindan buena dirección y se pueden utilizar en el contorno del cuero cabelludo o en la nuca.	Se recomiendan para el contorno frontal o facial del cuero cabelludo, a fin de evitar interrupciones o separaciones en el peinado terminado.	Adecuados para peinados rizados sin demasiado volumen o elevación.	Se suelen recomendar para el contorno lateral frontal del cuero cabelludo, a fin de lograr un efecto delicado y erguido.

198. Relacione cada técnica de rizo con horquillas con su descripción. Cada técnica se utilizará al menos una vez.

a. Alistonado
b. Rizos tallados

c. Ondas con rizos con horquillas

d. Rizos de cresta
e. Ondas salteadas

Técnica de rizo con horquillas | **Descripción**

_____ Se crean extremos controlados y compactados; por lo tanto, los peinados de rizo con horquillas tienen acabados más precisos.

_____ Rizos con horquillas a los que se les da el efecto de modelado y se forman sin levantar el cabello de la cabeza.

_____ Se utilizan dos hileras de rizos de cresta que crean un patrón de ondulación firme, con líneas bien definidas entre las ondas.

_____ Implica forzar el cabello entre el pulgar y la parte posterior del peine para crear tensión.

_____ Rizos con horquillas que se colocan justo detrás o debajo de una cresta para formar una onda.

_____ Utilice dos hileras de rizos con horquillas: ubique una en el sentido de las agujas del reloj y la segunda en el sentido opuesto.

_____ También se conocen como rizos esculpidos.

_____ Esta técnica representa una combinación de ondulación con los dedos y rizos con horquillas.

199. ¿Cuál es la diferencia entre un rizo de barril y un rizo creado con un rulo?

_____

_____

_____

200. ¿Qué otro nombre reciben los rizos en cascada? ¿Qué efecto tienen en el diseño del peinado?

_____

_____

_____

201. ¿Qué determina la cantidad de altura al peinar los rizos con horquillas?

_____

_____

_____

Peinados para ocasiones especiales

202. Describa qué es un peinado para ocasiones especiales o recogido.

_____

_____

_____

203. ¿Qué es un medio recogido? ¿Qué otro nombre recibe?

_____

_____

_____

204. ¿Cuáles son los cinco puntos clave que debe tener en cuenta con los peinados para ocasiones especiales?

_____

_____

_____

205. ¿Cuál es la base del nudo moño?

_____

_____

_____

206. Antes de peinarlo en moño, ¿cómo debe preparar un cabello muy lacio y sedoso?

_____

_____

_____

207. Si el cabello del cliente es extremadamente rizado, mencione dos formas de trabajarlo en un moño.

_____

_____

_____

208. Mencione dos maneras de formar un rodete.

_____

_____

_____

RELACIÓN DE CONCEPTOS

209. Relacione cada tipo de recogido básico con su descripción.

a. Cola de caballo b. El moño francés

Recogido básico	**Descripción**
_____	Peinado clásico que ha sido popular desde la década de 1950; también llamado torzada francesa o rollo francés.
_____	Es la base del moño, el rodete y el nudo, entre otros diseños.
_____	En este estilo, se puede usar cabello de relleno para soporte, también conocido como almohadilla o formas
_____	Es el peinado más común debido a su versatilidad.
_____	Estilo elegante que puede adaptarse a cualquier cliente; por ejemplo, se puede ubicar de forma vertical, horizontal o diagonal y también puede ser abierto o cerrado, ajustado o suelto, pequeño o grande.
_____	Puede tener un estilo informal, clásico o moderno.
_____	Puede incluirlo como un componente de un estilo recogido combinado.
_____	Se puede ubicar en distintas partes de la cabeza.

210. Ordene del 1 al 10 los pasos para crear un moño según el Procedimiento 12-19 del texto. Se ha numerado un paso a modo de ejemplo.

_____ Aplique el producto de peinado adecuado para sostener. Seque el cabello con secador y un cepillo para obtener un acabado liso y brillante.

____4____ Realice una cola de caballo baja en la nuca. Asegure la cola de caballo con una liga elástica, manteniendo el cabello tan suave como sea posible. Use el costado de las cerdas del cepillo para suavizar el cabello.

_____ Tome la sección restante en la parte delantera, cepíllela con un barrido lateral y, luego, envuélvala alrededor del moño. Finalice con una laca fuerte para el cabello. Agregue flores o adornos si lo desea.

_____ Inserte dos pasadores dentro de la liga elástica y ábralos, uno en cada extremo de la liga. Inserte un pasador en la base de la cola de caballo. Estire la liga y enróllela alrededor de la base de la cola de caballo. Coloque el segundo pasador en la base. Asegure los dos pasadores entre sí.

_____ Abra ambos lados en abanico extendiendo el moño con los dedos. Asegúrelo con horquillas insertadas cerca de la cabeza. Utilice pasadores si se necesita más sujeción.

_____ Separe una pequeña sección de cabello de debajo de la cola de caballo y enróllela alrededor de la misma para cubrir la liga; asegúrela por debajo con un pasador.

_____ Prepare al cliente con una capa para peinado o corte y una banda para el cuello.

_____ Suavice la cola de caballo y sosténgala con una mano; luego, empiece a tizar con cepillo por debajo de la cola de caballo con la otra mano. Con cuidado, suavice la capa externa de la cola de caballo con los costados de las cerdas luego de tizar con cepillo.

_____ Separe el cabello del lado deseado. En el lado pesado, cree una sección radial desde la parte posterior de la parte lateral hasta la parte posterior de la oreja.

_____ Enrolle el cabello por debajo y hacia la cabeza para formar el moño. Fije con pasadores los lados inferiores derecho e izquierdo del moño.

211. Ahora que ha practicado la creación de diversos peinados (estilos de textura natural, peinados con el cabello húmedo, peinados provocativos, rizos, estilos para ocasiones especiales, etc.), ¡es hora de hacer su propio diseño!

Primero, enumere las características que planea incorporar en el diseño. ¿Incluirá rizos con horquillas, cardado, un moño?

Luego, dibuje las características significativas del diseño y cómo las logrará (p. ej., comenzar con el cabello seco, seccionar de una manera en particular, usar rizos sin base).

Por último, practique el diseño en un maniquí; recuerde tomar fotos de antes y después.

Cuando haya terminado, dedique unos minutos a reflexionar sobre el diseño. ¿Qué le gusta de él? ¿Qué podría haber hecho mejor? ¿Qué deberá hacer primero en el momento de probar un nuevo diseño de peinado en un cliente?

CONOCIMIENTOS Y LOGROS ACADÉMICOS

En el espacio siguiente, escriba notas sobre los puntos claves que aprendió en este capítulo. Comparta sus conocimientos con sus compañeros de clase y pregúnteles si sus notas les parecen útiles. Si es necesario, revise sus apuntes de clase tomando las ideas de sus compañeros que le parezcan buenas.

Conocimientos básicos:

_____

_____

_____

_____

_____

_____

_____

Anote, por lo menos, tres cosas que haya aprendido desde que decidió ingresar a la escuela.

Logros académicos:

_____

_____

_____

_____

_____

_____

_____

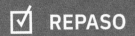

1. Identifique un motivo por el que los cosmetólogos deben estudiar y comprender bien los peinados.

   A) porque los servicios de peinado están incluidos en una licencia de podología y una de las principales responsabilidades de los cosmetólogos es realizar los procedimientos que figuran en una licencia de podología

   B) porque deben a informar a los clientes sobre las partes del cabello que se verán afectadas por el peinado

   C) porque la peluquería es una destreza importante y básica que le permitirá demostrar su creatividad y ofrecerle a la persona el resultado específico que ella desea

   D) porque tienen licencia para diagnosticar, tratar, recetar o trabajar en el cabello dañado y realizar cualquier servicio requerido en el proceso

2. Como cosmetólogo, ¿cuál de las siguientes opciones es la acción más probable durante una consulta de peluquería natural?

   A) Determinar si un posible cliente podrá pagar un servicio de peluquería.

   B) Corroborar si el cliente acepta el uso de una cucharilla.

   C) Realizar un análisis detallado del cuero cabelludo y del cabello.

   D) Preparar las herramientas que se requerirán durante el servicio de peluquería.

3. Una vez que conozca la rutina de cuidado en el hogar del cliente durante una consulta, puede darle instrucciones para preservar los peinados naturales con _____, que se refiere al uso de técnicas de peinado con textura, generalmente realizadas por la noche, y al cubrimiento del cabello con un gorro o pañuelo de satén o seda para preservar un estilo texturizado duradero.

   A) formación de collar   C) depilación con azúcar

   B) tratamiento combinado del cabello   D) lavado sin champú

4. En el contexto de los tipos de cepillos para el cabello, identifique un enunciado verdadero sobre los cepillos ventilados.

   A) Crean estilos más naturales porque no fuerzan al cabello a adoptar una forma específica.

   B) Son el cepillo ideal para peinados suaves y chatos.

   C) Están diseñados para tizar con cepillo el cabello.

   D) Se utilizan para suavizar los bordes y crear cabello recién nacido después de aplicar el control de bordes.

continuación

5. En el contexto de las herramientas de peluquería, las _____ se utilizan para asegurar el cabello largo.

   A) peinetas

   B) pinzas pico de pato

   C) pinzas mariposa

   D) pinzas cocodrilo

6. ¿Cuál de los siguientes es un producto para peinar que le da un lustre suave y brillo al cabello mientras desarrolla una definición de textura?

   A) aerosol

   B) *mousse*

   C) suero

   D) espuma fijadora

7. En el contexto de los productos para peinar, _____ es un producto grasoso, ceroso o aceitoso que le da al cabello una apariencia brillante y sedosa o un acabado mate, y mantiene el cabello en su lugar mediante una fijación ligera o fuerte.

   A) el aerosol

   B) la pomada

   C) la espuma

   D) el *mousse*

8. La técnica de secar y peinar el cabello húmedo en una sola operación de principio a fin se denomina _____.

   A) planchado térmico

   B) enredado

   C) peinado con secador

   D) templado

9. ¿Qué pauta debe seguir cuando trabaja con secadores?

   A) Antes de secar el cabello con secador, nunca seque parcial ni completamente con una toalla para evitar que se estire demasiado y se dañe.

   B) Cuando trabaje con cabello tratado químicamente o dañado, evite cualquier tensión "peinando" el cabello con un cepillo.

   C) Nunca mueva el secador hacia adelante y hacia atrás de forma constante, a menos que esté usando el botón de aire frío.

   D) Siempre dirija el aire caliente lejos del cuero cabelludo del cliente para evitar quemarlo.

10. En el contexto de las partes de una plancha térmica, el/la _____ es el broche o la abrazadera que presiona el cabello contra la varilla.

    A) base

    B) pata

    C) base de apoyo

    D) barril

continuación

11. Identifique el tipo de plancha más usada por las personas.

    A) la plancha sin pinza

    C) la plancha de varita

    B) la plancha para alisar

    D) el rizador

12. Identifique un enunciado verdadero sobre las planchas profesionales.

    A) Las placas de las planchas profesionales están recubiertas por materiales muy pulidos, como el titanio, la turmalina o la cerámica, que garantizan un deslizamiento suave y sin tirones.

    B) Cuenta con una tenaza con resorte que se controla con el dedo pulgar.

    C) Los bordes de la placa siempre están biselados para curvar apenas las puntas del cabello.

    D) El usuario puede controlar de forma manual la presión que ejercen las pinzas.

13. Identifique una pauta que debe seguir al peinar el cabello con una plancha térmica.

    A) Use peines de metal en lugar de peines de plástico cuando peine el cabello.

    B) Para probar la temperatura de la plancha térmica, utilícela en una toalla o pañuelo de algodón blanco durante cinco segundos antes de colocarla sobre el cabello.

    C) Utilice solo peines de acetato de celulosa para servicios de rizado térmico puesto que no son inflamables.

    D) Cuando esté rizando u ondulando cabello en la base de la cabeza, nunca coloque un peine entre el cuero cabelludo y la plancha térmica.

14. _____ es una técnica por la cual se plancha el cabello para eliminar entre el 50 % y el 60 % de los rizos aplicando el peine de planchado térmico una vez en cada lado del cabello.

    A) Planchado mediano

    C) Planchado suave

    B) Planchado doble

    D) Planchado intenso

15. Identifique una regla para planchar el cabello.

    A) Recomiende utilizar máscaras de tratamiento acondicionador dos veces al día para ayudar a fortalecer e hidratar el cabello y el cuero cabelludo.

    B) Considere usar una plancha a temperatura alta en lugar de un peine térmico para cabello de textura fina.

    C) Utilice un peine moderadamente frío para alisar el cabello corto en la sien y nuca.

    D) Ajuste la temperatura del peine térmico a la textura y condición del cabello del cliente.

continuación →

16. Identifique una diferencia entre el método de ensortijado y el método de rizado.

    A) A diferencia del método de ensortijado, el método de rizado se puede crear con un cepillo para desenredar, un peine de dientes anchos y la palma y los dedos de la mano.

    B) El método de ensortijado se crea con técnicas de enrollado de palma y de dedos, mientras que el método de rizado se crea con técnicas de rastrillado y apretujado.

    C) A diferencia del método de rizado, el método de ensortijado se puede aplicar a texturas ensortijadas sueltas y sedosas.

    D) El método de ensortijado se utiliza en estilos recortados y cortos, mientras que el método de rizado se aplica en cabellos ondulados y rizados cuyo largo llega a la altura del mentón o más.

17. _____ es un tipo de arreglo texturado natural y un peinado en el que el cabello se retuerce en dos hebras o se enrolla en espiral, se envuelve alrededor de sí mismo para hacer un nudo y se asegura con pasadores o bandas elásticas.

    A) Torzadas planas

    B) Ondas de belleza

    C) Nudos bantú

    D) Trenzas en hilera

18. Las _____ son redes separadas de cabello rizado con textura que se entrelazan y entretejen entre sí.

    A) Trenzas

    B) Trenzas en hilera

    C) Rastas

    D) Trenzas comunes

19. _____ es una técnica que se utiliza para formar una superficie acolchada blanda o para combinar dos o más patrones de rizos juntos para obtener un peinado uniforme y parejo.

    A) Tizar con peine

    B) Enmarañado

    C) Tizar con cepillo

    D) Enlazado francés

20. Entre los siguientes tipos de fijación del cabello, ¿cuál proporciona el rizo y la sujeción más fuertes?

    A) envolver los rulos en cabello mojado sin tensión

    B) envolver los rulos en cabello seco con tensión

    C) envolver los rulos en cabello seco sin tensión

    D) envolver los rulos en cabello mojado con tensión

continuación

21.   _____ es una técnica de fijación que se realiza en cabellos muy cortos a largo medio con alisado químico a modo de preparación para un servicio térmico.

   A) La formación de collar

   B) El alistonado

   C) El moldeado del cabello

   D) El planchado del cabello

22.   En el contexto del movimiento de los rizos, el rizo _____ se ubica completamente fuera de la base y permite el máximo movimiento.

   A) de medio tallo

   B) de raíz intermedia

   C) de tallo largo o completo

   D) sin tallo

23.   ¿Cuál de las siguientes se describe como una sección del cabello que se moldea en un movimiento circular, preparándolo para formar rizos?

   A) tallo

   B) ondulación

   C) base

   D) modelado

24.   En el contexto de los rizos con horquillas, que son especialmente efectivos para agregar volumen al cabello, los rizos _____ son rizos con horquillas con grandes aberturas centrales que se sujetan a la cabeza en forma vertical sobre una base rectangular.

   A) en cascada

   B) verticales

   C) de barril

   D) de cresta

25.   En el contexto de los peinados básicos que son la base de todo recogido, un(a) _____ es el peinado más utilizado por su versatilidad y es la base de rodetes, moños y nudos.

   A) trenza espina de pescado

   B) moño francés

   C) cola de caballo

   D) trenza en hilera

¡finalizado!

La autoevaluación regular le permite mejorar sus habilidades técnicas y alcanzar el éxito. Después de realizar cada procedimiento, revise los pasos en el libro de texto y califíquese como "Competente" o "Necesita mejorar". Escriba comentarios sobre las áreas de éxito y las áreas a mejorar. Calificarse a uno mismo permite identificar las fortalezas y las debilidades con el fin de desarrollar su propio plan de mejora.

PRÁCTICA	COMPETENTE	NECESITA MEJORAR	COMENTARIOS
PROCEDIMIENTO 12-1 PREPARACIÓN DEL CABELLO PARA PEINAR			
Preparación			
Procedimiento			
Duración			
PROCEDIMIENTO 12-2 SECADO DEL CABELLO MUY TEXTURIZADO ANTES DE REALIZAR UNA FIJACIÓN TÉRMICA			
Preparación			
Procedimiento			
Posterior al servicio			
Duración			
PROCEDIMIENTO 12-3 SECADO Y FIJACIÓN TÉRMICA PARA OBTENER UN CABELLO CON CUERPO Y SUAVE			
Preparación			
Procedimiento			
Posterior al servicio			
Duración			
PROCEDIMIENTO 12-4 SECADO CON SECADOR DEL CABELLO CORTO RIZADO EN SU PATRÓN DE ONDULACIÓN NATURAL			
Preparación			
Procedimiento			
Posterior al servicio			
Duración			
PROCEDIMIENTO 12-5 UTILIZACIÓN DE UN DIFUSOR PARA SECAR EL CABELLO RIZADO EN SU PATRÓN DE ONDULACIÓN NATURAL			
Preparación			
Procedimiento			
Posterior al servicio			
Duración			
PROCEDIMIENTO 12-6 SECADO CON SECADOR DE CABELLO LISO U ONDULADO CON MÁXIMO VOLUMEN			
Preparación			
Procedimiento			
Posterior al servicio			
Duración			
PROCEDIMIENTO 12-7 SECADO CON SECADOR DEL CABELLO RECTO O LARGO EN CAPAS, LACIO U ONDULADO, PARA CREAR UN ESTILO LISO UN ESTILO LISO			
Preparación			
Procedimiento			
Posterior al servicio			
Duración			

Destrezas prácticas

PRÁCTICA	COMPETENTE	NECESITA MEJORAR	COMENTARIOS
PROCEDIMIENTO 12-8 MANIPULACIONES DE UNA BUCLERA TIPO MARCEL (RIZADO TÉRMICO)			
Preparación			
Procedimiento			
Posterior al servicio			
Duración			
PROCEDIMIENTO 12-9 ONDAS TIPO HOLLYWOOD (ONDULACIÓN TÉRMICA)			
Preparación			
Procedimiento			
Posterior al servicio			
Duración			
PROCEDIMIENTO 12-10 MÉTODOS DE RIZADO Y ENSORTIJADO			
Preparación			
Procedimiento			
Posterior al servicio			
Duración			
PROCEDIMIENTO 12-11 TORZADA CON DOBLE HEBRA			
Preparación			
Procedimiento			
Posterior al servicio			
Duración			
PROCEDIMIENTO 12-12 TÉCNICA DE ENSORTIJADO CON PEINE: NUDOS NUBIOSE INICIO DE RASTAS			
Preparación			
Procedimiento			
Posterior al servicio			
Duración			
PROCEDIMIENTO 12-13 CONSERVACIÓN Y ARREGLO DE RASTAS			
Preparación			
Procedimiento			
Posterior al servicio			
Duración			
PROCEDIMIENTO 12-14 FIJACIÓN EN HÚMEDO CON RULOS			
Preparación			
Procedimiento			
Posterior al servicio			
Duración			

Lista de verificación de autoevaluación

PRÁCTICA	COMPETENTE	NECESITA MEJORAR	COMENTARIOS
PROCEDIMIENTO 12-15 ONDULACIÓN HORIZONTAL CON LOS DEDOS			
Preparación			
Procedimiento			
Posterior al servicio			
Duración			
PROCEDIMIENTO 12-16 ENVOLTURA DE CABELLO EN CABELLO GRUESO Y ENSORTIJADO			
Preparación			
Procedimiento			
Posterior al servicio			
Duración			
PROCEDIMIENTO 12-17 RIZADO DE CABELLO CORTO ALISADO			
Preparación			
Procedimiento			
Posterior al servicio			
Duración			
PROCEDIMIENTO 12-18 ALISADO DE SEDA			
Preparación			
Procedimiento			
Posterior al servicio			
Duración			
PROCEDIMIENTO 12-19 MOÑO			
Preparación			
Procedimiento			
Posterior al servicio			
Duración			
PROCEDIMIENTO 12-20 RECOGIDO CON MOÑO RIZADO			
Preparación			
Procedimiento			
Posterior al servicio			
Duración			
PROCEDIMIENTO 12-21 TORZADA O MOÑO FRANCÉS			
Preparación			
Procedimiento			
Posterior al servicio			
Duración			

Cap. 13 : Trenzas y extensiones trenzadas

⚑ SEGUIMIENTO DE MI PROGRESO

Use este rastreador sencillo para registrar su progreso a medida que realiza las actividades de cada objetivo de aprendizaje.

COMPLETADO	CANT. DE RESPUESTAS CORRECTAS	OBJETIVO
☐	_____/2	**OA 1:** Explicar las ventajas de aprender trenzados básicos y peinados con extensiones trenzadas
☐	_____/15	**OA 2:** Explicar los salones de trenzado y la consulta de trenzado
☐	_____/8	**OA 3:** Describir cómo se usa cada una de las herramientas y materiales para trenzar y hacer extensiones
☐	_____/30	**OA 4:** Describir los seis tipos de técnicas de trenzado fundamentales: cordel, espina de pescado, halo, invisible, simple y en hilera

¿Por qué se recomienda estudiar sobre trenzas y extensiones trenzadas?

RESPUESTA CORTA

1. ¿Cuáles son las tres razones por las que los cosmetólogos deben estudiar y comprender bien la importancia de las trenzas y de los peinados con extensiones trenzadas?

_____

_____

_____

2. ¿Dónde se originó el trenzado?

_____

_____

_____

Salones de trenzado

3. Describa la peluquería natural, tal como se practica en los salones de trenzado.

   _____

   _____

   _____

4. ¿De qué dos maneras lo puede ayudar como estilista tener la capacidad de ofrecer a sus clientes diferentes peinados con trenzas?

   _____

   _____

   _____

5. ¿Dónde se encuentran típicamente los salones de trenzado en los Estados Unidos?

   _____

   _____

   _____

6. ¿Cuáles son las tres áreas específicas e importantes que debe evaluar durante la consulta con el cliente para el trenzado, además de las que se evalúan durante una consulta general de peluquería?

   _____

   _____

   _____

7. ¿Cuáles son los tres objetivos de realizar una consulta con el cliente?

   _____

   _____

   _____

8. Incluso si un cliente sabe exactamente qué tipo de peinado con trenzas quiere, ¿cuál es la responsabilidad del trenzador/estilista respecto de guiar al cliente durante la consulta?

_____

_____

_____

VERDADERO O FALSO

Indique si las afirmaciones siguientes son verdaderas o falsas. En las afirmaciones falsas, explique el motivo.

9. La mayoría de los peinados trenzados se pueden lograr en alrededor de una hora.

   V   F   _____

10. Los peinados trenzados más complejos no son peinados desechables que puedan deshacerse con solo cepillar el cabello.

   V   F   _____

11. Con el cuidado adecuado, un diseño de cabello trenzado puede durar de una a dos semanas.

   V   F   _____

12. Se busca que el cliente no rechace el trabajo y exija que le deshagan las trenzas, porque estos peinados complejos requieren una alta inversión, tanto por parte del cliente como del estilista.

   V   F   _____

13. Si un cliente quiere un peinado con trenzas, no es necesario que llene un formulario de admisión del cliente durante la consulta inicial porque no se utilizarán productos químicos en este tipo de peinados naturales.

   V   F   _____

14. Realizar una consulta exhaustiva y detallada con los clientes es la mejor manera de evitar la falta de comunicación y garantizar un resultado positivo.

   V   F   _____

COMPLETE LOS ESPACIOS EN BLANCO

Complete las siguientes oraciones.

15. Durante la consulta, revise el cuero cabelludo para ver si el cliente tiene la enfermedad de _____ u otro tipo de pérdida de cabello excesiva, activa o anormal.

16. Como el cabello alrededor del _____ es generalmente más delgado y fino, no elija nunca un peinado que tire del folículo piloso o que ejerza una _____ excesiva en esta u otra área _____.

17. No ofrezca servicios de trenzado a un cliente con cabello dañado para evitar estresar aún más el _____ piloso.

INVESTIGACIÓN

18. Póngase en contacto con diferentes salones de su zona y realice entrevistas formulando las siguientes preguntas. Registre la información a continuación.

    • Información de contacto de salones:

    Salón 1: _____

    Salón 2: _____

    Salón 3: _____

    • ¿Su salón brinda el servicio de trenzado y extensiones con trenzas?

    Salón 1: _____

    Salón 2: _____

    Salón 3: _____

    • Si la respuesta fue afirmativa, ¿qué servicios de trenzado ofrece?

    Salón 1: _____

    Salón 2: _____

    Salón 3: _____

    • ¿Qué tipos de trenzas son las más populares en su salón?

    Salón 1: _____

    Salón 2: _____

    Salón 3: _____

- ¿Cuál es el tiempo promedio que tardan sus estilistas en terminar las trenzas en hilera en toda la cabeza?

  Salón 1: _____

  Salón 2: _____

  Salón 3: _____

- ¿Qué precios cobra su salón por los servicios de trenzado?

  Salón 1: _____

  Salón 2: _____

  Salón 3: _____

- ¿Tiene algún consejo para los nuevos profesionales recién egresados respecto de brindar estos servicios?

  Salón 1: _____

  Salón 2: _____

  Salón 3: _____

Herramientas y materiales para realizar trenzas y extensiones

ETIQUETADO

19. Identifique cada una de las herramientas asociadas con la realización de los servicios de trenzado que se muestran a continuación.

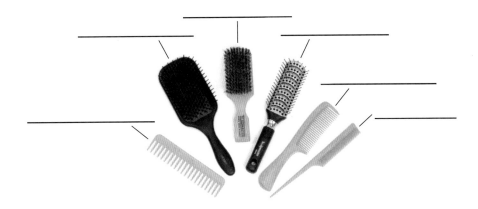

20. Relacione cada herramienta utilizada para trenzas y extensiones con su descripción o función. Cada herramienta se utilizará una vez.

a. Secador de pie
b. Cepillo de nailon suave combinado con cerdas de jabalí
c. Rastrillo
d. Vaporizador
e. Cepillo ventilado

f. Bandas elásticas pequeñas
g. Cepillo de cerdas de jabalí
h. Paleta
i. Peine de dos dientes
j. Pinzas largas
k. Peine de dientes anchos
l. Peine de cola

m. Pinzas pequeñas y de mariposa
n. Secador de cabello con boquilla con peine
o. Cepillo de paleta cuadrado o desenredante

Herramienta para trenzas o extensiones

Descripción o función

_____ Se utilizan para asegurar las puntas del cabello.

_____ Opción para cabello fino y suave, especialmente alrededor del contorno del cuero cabelludo, y para alisar, envolver o moldear el cabello texturizado mojado.

_____ Excelente para diseñar divisiones, seccionar segmentos grandes de cabello, abrir y deshacer trenzas.

_____ Se utilizan para separar el cabello en secciones grandes.

_____ Se utilizan para separar y sujetar el cabello en secciones grandes o pequeñas.

_____ Tabla con dientes finos verticales para peinar extensiones de cabello humano que se utiliza para desenredar o armonizar colores y mechas.

_____ Elimina el exceso de humedad antes de secar el cabello con secador.

_____ Los dientes espaciados más grandes permiten que el cabello texturizado pase entre las filas de dientes sin que se dañe.

_____ Sirve para deshacer los nudos y desenredar el cabello corto, texturizado y el cabello largo, lacio, ondulado y rizado.

_____ Desenreda suavemente cabello húmedo y ondulado, o seco y rizado, así como extensiones de cabello humano.

_____ Almohadilla de cuero plana con dientes finos muy juntos que sirve para comprimir las extensiones de cabello humano.

_____ Hidrata y acondiciona profundamente el cabello con vapor de agua.

_____ Afloja el patrón de rizos en el cabello texturizado para peinados trenzados y seca, estira y suaviza el cabello texturizado.

_____ Se utiliza para separar el cabello; excelente para cabello rizado mojado.

_____ Es ideal para estimular el cuero cabelludo, alisar el cabello texturizado seco y eliminar la suciedad y las pelusas de las rastas.

21. Mediante búsquedas en Internet, catálogos de tiendas de artículos de belleza o publicaciones de la industria de la cosmetología, busque diferentes tipos de extensiones de cabello que podría usar con sus clientes con trenzas: Remy, Kanekalon®, pelo de yak, nailon, rayón y otras ofertas naturales o sintéticas que encuentre.

    Luego, use el cuadro a continuación, una hoja de papel separada, o siga el enlace para enumerar sus recursos y crear una guía de referencia rápida para usar la próxima vez que esté buscando productos de trenzado y extensiones. A su vez, tener lista esta información le ayudará a convertirse en un recurso para sus clientes de trenzado.

+ BONIFICACIÓN

Visite: bonus.milady.com/cos-wbes/toc

PRODUCTO	COSTO	COLORES	VENTAJAS/ DESVENTAJAS	PEINADO TRENZADO
Remy				
Kanekalon®				
Pelo de yak				
Nailon				
Rayón				
Otros				

RESPUESTA CORTA

22. ¿Cuáles son los tres tipos comunes de cabello que se usan en las extensiones de cabello?

_____

_____

_____

23. ¿Qué tipo de fibra es la "mejor opción" para las extensiones de cabello?

_____

_____

_____

24. ¿Cuáles son cinco ejemplos de fibras sintéticas que se utilizan en extensiones?

_____

_____

_____

25. Describa Kanekalon®.

_____

_____

_____

Trenzado del cabello

RESPUESTA CORTA

26. ¿Cuál es el primer paso para el trenzado?

_____

_____

_____

27. ¿Cuáles son los beneficios de secar el cabello con secador? ¿Qué longitud se beneficia más del secado con secador?

_____

_____

_____

28. ¿Cuál es el principal beneficio de colocar a un cliente debajo del secador para secar el cabello? ¿Cuánto tiempo se tarda?

_____

_____

_____

29. Complete las oraciones siguientes con palabras del banco de palabras. Hay algunas palabras de más.

Banco de palabras: crema, encrespado, húmedo, seco, cera, espuma, lacio, texturizado, rígido, pomada, cuero cabelludo, encogimiento, flexible, rotura, resquebrajamiento.

Es mejor trenzar el cabello _____ cuando está _____ para prevenir

_____ y tensión excesiva del _____. Si está realizando un peinado trenzado

que requiere que el cabello de su cliente esté _____, aplique _____ o

_____ para rizos y deje un margen para _____ al trenzar. Para el cabello

_____, cubra el cabello muy ligeramente con _____, _____,

o *spray* texturizador, de modo que quede más _____.

30. Identifique el tipo de trenzado fundamental que se muestra en cada imagen a continuación.

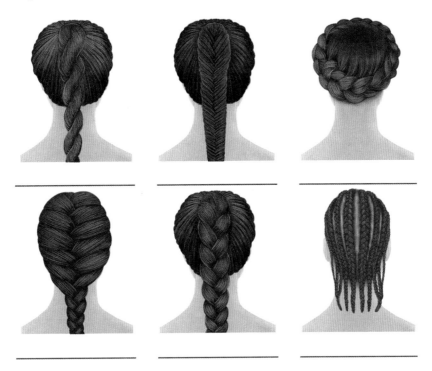

31. Relacione los tipos de trenzas fundamentales con sus descripciones. Cada tipo se utilizará dos veces.

a. Trenza cordel
b. Espina de pescado

c. Halo
d. Invisible

e. Simple
f. Trenzas en hilera

Trenzas fundamentales   **Descripción**

_____ Se logra mejor en un cabello sin capas y que por lo menos llegue hasta la altura de los hombros.

_____ Se puede hacer sobre o fuera del cuero cabelludo, con o sin extensiones; ideal para cabello largo; también funciona en cabello más corto con capas largas.

_____ Hileras estrechas de trenzas visibles pegadas al cuero cabelludo; se crean con una técnica de trabajo sobre el cuero cabelludo de trenza de tres hebras.

_____ Se crea con dos hebras que se enroscan entre sí; se toma y agrega cabello a ambos lados antes de enroscar el lado derecho sobre el izquierdo.

_____ También conocidas como trenzas comunes o trenzas visibles, trenzas afro o trenzas individuales.

_____ La parte superior de la coronilla se deja suave y lisa, mientras que las trenzas en hilera se sujetan con pasadores alrededor de la cabeza para crear el efecto.

_____ Cuelgan libremente, con o sin extensiones; se pueden realizar tanto con la técnica bajo la mano como sobre la mano; se pueden utilizar con todas las texturas de cabello de varias maneras.

_____ Dos o tres trenzas en hilera largas, simples, invertidas y gruesas creadas alrededor de la cabeza; las trenzas largas extendidas luego se levantan y se sujetan con pasadores alrededor de la cabeza.

_____ Se puede hacer en cabello de un solo largo, así como en cabello largo en capas.

_____ Se utiliza la técnica de recogida sobre la mano.

_____ También se conocen como trenzas en fila.

_____ Trenza simple de dos hebras en la que el cabello se toma desde los lados y se agrega a las hebras cuando se entrecruzan.

CREAR

32. ¡Es hora de practicar algunas trenzas! Con arcilla, plastilina (puede hacer la suya propia), o incluso algo como masa de pan si le gusta hornear, practique las seis trenzas fundamentales anteriores (cordel, espina de pescado, halo, invisible, simple y en hilera). Enrolle varias "hebras" de cabello y piense cuántas hebras necesita para hacer trenzas con la técnica de recogido, cómo se ven las trenzas cuando cada hebra tiene

un grosor diferente y los diferentes estilos de trenzas apretadas y sueltas usando la misma técnica. Tome algunas notas a continuación. Por último, diseñe una trenza de su elección (como una trenza simple de seis hebras) y considere cómo dominar las trenzas fundamentales puede permitirle crear nuevos diseños y expresar su creatividad.

33. ¿Qué es un peinado protector? ¿Cómo preservan la salud del cabello los peinados protectores?

_____

_____

_____

34. Si está creando una trenza invisible para un cliente cuyo cabello es lacio y en capas, ¿qué puede hacer para ayudar a mantener las hebras más cortas en su lugar?

_____

_____

_____

35. ¿Cuáles son las cuatro formas en las que se pueden formar divisiones o subsecciones al crear trenzas afro simples? ¿Qué determina la división?

_____

_____

_____

36. ¿Por qué debería mostrar las fibras para extensiones al cliente durante el paso de consulta?

_____

_____

_____

37. Explique cómo usar una paleta para preparar las fibras para extensiones, a fin de facilitar el acceso a ellas a la hora de integrarlas en la trenza de su cliente.

_____

_____

_____

DIBUJAR

Complete las siguientes oraciones. Luego, dibuje los tres pasos de cada técnica de trenzado como se describe. El primero es a modo de ejemplo.

38. La técnica _____ es una técnica de trenzado, en la que la sección _____ pasa por debajo de la hebra del medio y la sección _____ pasa por debajo de la hebra del medio.

39. La técnica _____ es una técnica de trenzado en la que la sección _____ pasa por arriba de la del medio y la otra sección _____ pasa por arriba de la del medio.

VERDADERO O FALSO

Indique si las afirmaciones siguientes son verdaderas o falsas. En las afirmaciones falsas, explique el motivo.

40. Para crear un pequeño nudo invisible al realizar trenzas simples con extensiones de cabello humano, debería enrollar una pequeña hebra de cabello alrededor de la trenza formando un bucle y tirar de la hebra de cabello a través del bucle.

    V   F   _____

41. Un método alternativo para incorporar extensiones de cabello en una trenza simple es continuar trenzando mucho más allá de la longitud de cabello deseada y asegurar la trenza con una banda elástica.

    V   F   _____

42. Para sujetar las puntas de las fibras sintéticas y que queden curvas o en espiral, enrolle las puntas de las trenzas con un bigudí rizador y, luego, sumerja todas las puntas enrolladas en agua caliente entre 10 y 15 minutos.

    V   F   _____

43. Otros acabados opcionales para las puntas, como chamuscado con plancha de cerámica o pistola de calor (herramienta de pegamento de queratina en caliente que se utiliza para tejido por fusión), se consideran métodos avanzados, pero no requieren de capacitación especial.

    V   F   _____

RESPUESTA CORTA

44. ¿Cuál es la clave para crear trenzas en hilera hermosas?

    _____

    _____

    _____

45. ¿De qué tres maneras específicas practicar trenzas en hilera en un maniquí le ayudará a mejorar su técnica?

    _____

    _____

    _____

46. ¿Por qué es importante aplicar la tensión y la cantidad correctas de material de extensión cuando se usa el método de engrosamiento para crear trenzas en hilera?

    _____

    _____

    _____

47. ¿Cuáles son los beneficios de usar el método de engrosamiento para crear trenzas en hilera con extensiones, a pesar de que lleva más tiempo que el trenzado tradicional?

_____

_____

_____

RELACIÓN DE CONCEPTOS

48. Relacione cada forma facial con el peinado con trenzas o técnica de trenzado que sea más apropiado o favorecedor.

a. Ovalada
b. Alargada

c. Redonda
d. Cuadrada

e. Forma de corazón
f. Triangular

Forma facial　　　　　**Peinado con trenzas favorecedor**

_____ Necesita un peinado con mayor volumen en los costados.

_____ Se puede minimizar si se realizan trenzas más largas para enmarcar la cara.

_____ Lleve al menos algunas trenzas hacia adelante para crear la ilusión de que la línea del mentón es más angosta.

_____ La mayoría de los peinados trenzados se adaptan bien a esta forma.

_____ Utilice flequillos o trenzas cruzadas por la frente.

_____ Le queda bien un peinado con altura, por ejemplo, uno con trenzas que se juntan bien arriba y se sujetan debajo de la coronilla, por atrás.

REFLEXIÓN

49. Busque en YouTube o en las redes sociales de su peluquero favorito, y mire tres videos que demuestren una técnica diferente de trenzado o extensión que aprendió en este capítulo. El siguiente enlace brinda acceso a un cuadro que guiará su experiencia de visualización y reflexiones. Mientras mira los videos, piense en cómo, como cosmetólogo, puede usar estas habilidades fundamentales de trenzado y extensión para crear el peinado perfecto para cualquier cliente: agregar color, diseñar recogidos para eventos especiales, *looks* diarios o algo completamente nuevo. Tome notas mientras mira. ¿Qué similitudes y diferencias observa en el video en comparación con sus estudios? ¿Es esta una técnica de trenzado o extensión que desearía realizar para un cliente? Explique.

+ BONIFICACIÓN

Visite: bonus.milady.com/cos-wbes/toc

50. Para cada forma facial que se muestra a continuación, diseñe un peinado con trenzas favorecedor o un recogido trenzado. Dibuje directamente en los contornos faciales provistos. Para inspirarse, mire revistas, Internet o incluso fotos que haya tomado o en las que haya aparecido. Use colores, flechas, etc., para señalar cualquier función o efecto especial. Además, siéntase libre de dibujar un primer plano de cualquier detalle importante o un área particular de su diseño.

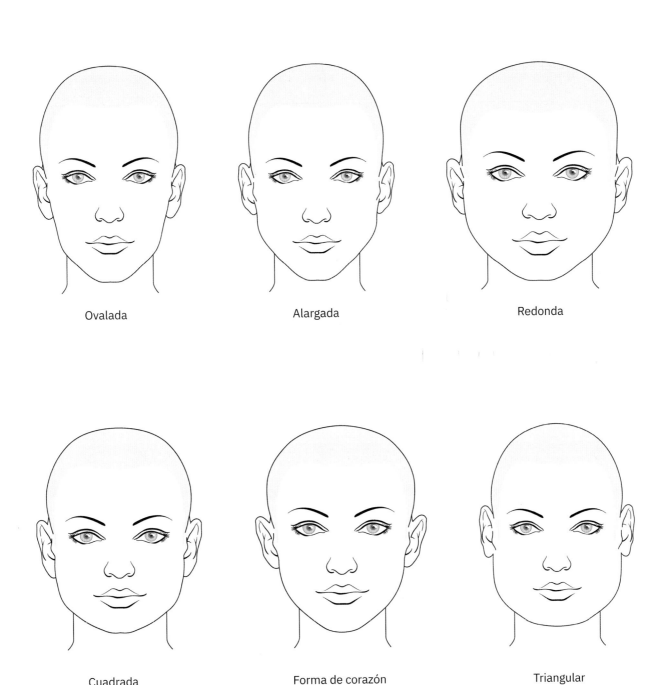

Ovalada	Alargada	Redonda
Cuadrada	Forma de corazón	Triangular

51. Describa qué es el trenzado de árbol y explique en qué se diferencia de otras técnicas utilizadas para agregar cabello.

_____

_____

_____

52. ¿Cuáles son los dos métodos principales para aplicar extensiones de rastas?

_____

_____

_____

53. ¿Qué tipo de fibra se considera mejor para las extensiones de rastas?

_____

_____

_____

54. ¿Qué es "falso" en las rastas falsas?

_____

_____

_____

55. ¿Cómo se colocan las rastas falsas?

_____

_____

_____

CONOCIMIENTOS Y LOGROS ACADÉMICOS

En el espacio siguiente, escriba notas sobre los puntos claves que aprendió en este capítulo. Comparta sus conocimientos con sus compañeros de clase y pregúnteles si sus notas les parecen útiles. Si es necesario, revise sus apuntes de clase tomando las ideas de sus compañeros que le parezcan buenas.

Conocimientos básicos:

_____

_____

_____

_____

_____

_____

_____

_____

Anote, por lo menos, tres cosas que haya aprendido desde que decidió ingresar a la escuela.

Logros académicos:

_____

_____

_____

_____

_____

_____

_____

1. ¿Cuál de las siguientes es la mejor manera de evitar problemas de comunicación con los clientes y garantizar un resultado positivo?

   A) dar a los clientes un folleto con instrucciones para un servicio.

   B) pedir a los clientes que firmen un formulario de admisión de clientes.

   C) ofrecer a los clientes una consulta detallada y exhaustiva.

   D) pedir a los clientes que firmen una ficha de registro de servicios.

2. En las consultas por servicios de trenzado, se deben tener en cuenta tres factores específicos. Identifique uno de ellos.

   A) Analizar si un posible cliente podrá pagar un servicio de trenzado.

   B) Corroborar si el cliente acepta el uso de una cucharilla.

   C) Prestar especial atención al tipo de cabello, la textura y la configuración del rizo.

   D) Preparar las herramientas que se requerirán durante el servicio de trenzado.

3. Durante una consulta de trenzado, los estilistas siempre deben revisar el cuero cabelludo en busca de _____, que significa una pérdida de cabello activa, excesiva o anormal.

   A) hirsutismo

   B) pitiriasis

   C) alopecia

   D) hipertricosis

4. ¿Cuál de las siguientes herramientas es mejor para estimular el cuero cabelludo?

   A) peine de dos dientes

   B) cepillo para desenredar

   C) peine de cola

   D) cepillo de cerdas de jabalí

5. Identifique la herramienta que desenreda suavemente cabello seco y rizado, o húmedo y ondulado, así como extensiones de cabello humano.

   A) cepillo de cerdas de jabalí

   B) peine de cola

   C) cepillo ventilado

   D) cepillo de cerdas de jabalí

continuación

6. Los/las _____ se crean con cabello sintético prefabricado que se agrega a trenzas individuales o trenzas en hilera.

   A) Rastas falsas

   B) Nudos bantú

   C) Trenzas cordel

   D) Nudos nubios

7. ¿Cuál de las siguientes herramientas es excelente para abrir y deshacer trenzas, diseñar divisiones y seccionar segmentos grandes de cabello?

   A) cepillo para desenredar

   B) cepillo ventilado

   C) peine de cola

   D) cepillo de cerdas naturales

8. Identifique un enunciado verdadero sobre el cepillo ventilado.

   A) Se debe utilizar para desenredar suavemente cabello seco y rizado, o húmedo y ondulado, así como extensiones de cabello humano.

   B) Por lo general, se usa para levantar y dividir el cabello texturizado.

   C) Debe usarse para diseñar divisiones, y abrir y deshacer trenzas.

   D) Por lo general, se utiliza para cortar secciones grandes.

9. ¿Cuál de los siguientes se usa para hidratar y acondicionar profundamente el cabello con vapor de agua?

   A) baño de parafina

   B) secador de cabello con boquilla con peine

   C) vaporizador

   D) difusor

10. ¿Cuál de los siguientes enunciados sobre las pinzas largas es verdadero?

    A) Se utilizan para sujetar las puntas del cabello.

    B) Se utilizan para separar el cabello en secciones grandes.

    C) Se utilizan para crear acabados y formas.

    D) Son excelentes para seccionar pequeños segmentos de cabello.

continuación

11. Identifique un enunciado verdadero sobre el secador de pie.

A) Es mejor para estimular el cuero cabelludo antes de realizar un servicio de cabello.

B) Se utiliza para secar por completo peinados trenzados y terminarlos.

C) Es altamente ineficaz para el acabado en seco de peinados con rastas, texturizados o trenzados.

D) Hidrata y acondiciona profundamente el cabello con vapor de agua.

12. ¿Cuál de las siguientes es una tabla con dientes finos verticales para peinar extensiones de cabello humano?

A) paleta

B) cucharilla

C) rastrillo

D) alicate

13. Un/una _____ consta de almohadillas de piel planas, con dientes finos muy juntos, que sirve para comprimir las extensiones de cabello humano.

A) paleta

B) alicate para cabello

C) rastrillo

D) cucharilla

14. ¿Cuál de las siguientes es una fibra sintética de excelente calidad, muy resistente al calor y fabricada específicamente para peinados trenzados?

A) cabello Remy

B) cabello virgen

C) Kanekalon®

D) angora

15. ¿Cuál de las siguientes es la forma más rápida y efectiva de preparar el cabello para un servicio de trenzado, ya que suavizará el cabello y lo hará más fácil de peinar y dividir en secciones?

A) secado con secador

B) vaporización

C) secado al aire

D) enroscado de cabello

continuación

16. ¿Cuál de los siguientes es un consejo útil que debe seguir antes, durante o después de trenzar el cabello de un cliente?

    A) Usar un peine para rizo rasta/torzada en lugar de un peine de dientes anchos.

    B) Secar el cabello con una toalla después del lavado con champú, sin tensar ni frotar.

    C) Comenzar a peinar el cabello en el centro del cuero cabelludo y moverse suavemente hacia las puntas de las hebras de cabello.

    D) Evitar el uso de pomadas o sueros en el cabello trenzado.

17. La trenza _____ se crea con dos hebras de cabello que se enroscan entre sí.

    A) halo

    B) simple

    C) cordel

    D) visible

18. ¿Cuál de las siguientes es una trenza simple de dos hebras en la que el cabello se toma desde los lados y se agrega a las hebras cuando se entrecruzan?

    A) trenza cordel

    B) trenza espina de pescado

    C) trenza halo

    D) trenza afro

19. Las trenzas _____ son dos o tres trenzas en hilera largas, simples, invertidas y gruesas creadas alrededor de la cabeza.

    A) Halo

    B) Afro

    C) Cordel

    D) Espina de pescado

20. ¿Cuál de las siguientes afirmaciones es cierta sobre la trenza invisible?

    A) Utiliza la técnica de recogida bajo la mano.

    B) Se puede hacer sobre o fuera del cuero cabelludo.

    C) Solo se puede hacer con extensiones.

    D) Es ideal para cabello corto y sin capas.

continuación

CAPÍTULO 13: TRENZAS Y EXTENSIONES TRENZADAS

21. Las trenzas _____ también se conocen como trenzas invertidas o trenzas francesas.

   A) simples

   B) afro

   C) cordel

   D) invisibles

22. La trenza _____ es un trenzado que cuelga libremente, con o sin extensiones, y que se realiza con la técnica bajo y sobre la mano.

   A) Cordel

   B) Espina de pescado

   C) Halo

   D) Simple

23. Identifique un enunciado verdadero sobre las trenzas en hilera.

   A) Las trenzas en hilera suelen durar de siete a nueve semanas.

   B) Las trenzas en hilera convencionales son irregulares y no siguen el contorno del cuero cabelludo.

   C) Para que las trenzas en hilera queden hermosas, es fundamental que las divisiones del cabello sean parejas y uniformes.

   D) Las trenzas en hilera se hacen mejor en cabello corto y rizado.

24. Cuando un peluquero hace trenzas en hilera a un cliente, junto con extensiones de cabello, pero el *look* completo muestra principalmente cabello falso, el tipo de trenzas que se crea se denomina trenzas _____.

   A) de árbol

   B) halo

   C) cordel

   D) espina de pescado

25. Identifique una afirmación verdadera sobre las extensiones de rastas.

   A) Un ejemplo de extensiones de rastas de cabello humano es Kanekalon®.

   B) Son una forma ineficaz de iniciar rastas.

   C) Las extensiones de rastas de cabello sintético son el peinado con rastas de aspecto más natural.

   D) Crean un peinado con rastas de apariencia natural con agregado de cabello humano o fibras capilares sintéticas.

¡finalizado!

Destrezas prácticas

Lista de verificación de autoevaluación

La autoevaluación regular le permite mejorar sus habilidades técnicas y alcanzar el éxito. Después de realizar cada procedimiento, revise los pasos en el libro de texto y califíquese como "Competente" o "Necesita mejorar". Escriba comentarios sobre las áreas de éxito y las áreas a mejorar. Calificarse a uno mismo permite identificar las fortalezas y las debilidades con el fin de desarrollar su propio plan de mejora.

PRÁCTICA	COMPETENTE	NECESITA MEJORAR	COMENTARIOS
PROCEDIMIENTO 13–1: PREPARACIÓN DEL CABELLO TEXTURIZADO PARA EL TRENZADO			
Preparación			
Procedimiento			
Duración			
PROCEDIMIENTO 13-2: TRENZAS HALO			
Preparación			
Procedimiento			
Posterior al servicio			
Duración			
PROCEDIMIENTO 13-3: TRENZAS SIMPLES CON EXTENSIONES			
Preparación			
Procedimiento			
Posterior al servicio			
Duración			
PROCEDIMIENTO 13-4: TRENZAS EN HILERA BÁSICAS			
Preparación			
Procedimiento			
Posterior al servicio			
Duración			

Cap. 14: Pelucas y adiciones de cabello

SEGUIMIENTO DE MI PROGRESO

Use este rastreador sencillo para registrar su progreso a medida que realiza las actividades de cada objetivo de aprendizaje.

COMPLETADO	CANT. DE RESPUESTAS CORRECTAS	OBJETIVO
☐	_____/6	**OA 1:** Explicar el motivo por el que los cosmetólogos deben estudiar las pelucas y los apliques para el cabello
☐	_____/3	**OA 2:** Enumerar los factores que deben tenerse en cuenta para que las consultas sobre apliques para el cabello sean eficaces
☐	_____/20	**OA 3:** Describir los diferentes tipos de cabello y de fibra que se utilizan en los apliques para el cabello y las pelucas
☐	_____/32	**OA 4:** Mencionar varios métodos diferentes para colocar extensiones de cabello
☐	_____/30	**OA 5:** Describir los diferentes tipos de pelucas y postizos, y la manera de cuidarlos
☐	_____/15	**OA 6:** Describir varios tipos de postizos y sus usos

¿Por qué se recomienda estudiar sobre pelucas y apliques de cabello?

RESPUESTA CORTA

1. Describa qué son las extensiones de cabello. ¿Cuál es su propósito?

_____

_____

_____

2. ¿Qué es una peluca? ¿Para qué sirven las pelucas?

_____

_____

_____

3. ¿De qué materiales están hechos los apliques para el cabello?

_____

_____

_____

4. Enumere tres ejemplos de las formas que pueden adoptar los postizos.

_____

_____

_____

5. En concreto, ¿cuáles son los dos motivos por los que es importante que los cosmetólogos estudien y conozcan bien las pelucas?

_____

_____

_____

6. En general, como cosmetólogo, ¿cuál es su deber durante la consulta?

_____

_____

_____

Consultas sobre los apliques para el cabello

RESPUESTA CORTA

7. Hay tres maneras en que las respuestas de sus clientes a sus preguntas específicas influirán en su trabajo con una persona que quiera colocarse apliques para el cabello o una peluca. ¿Cuáles son?

_____

_____

_____

8. Además de hacerle a su cliente una serie de preguntas específicas sobre su interés en los apliques para el cabello o la peluca, ¿qué otras tres cuestiones, posiblemente incómodas, debe mencionar y explicar durante la consulta? ¿Por qué es importante para usted, como cosmetólogo, plantear estos aspectos?

_____

_____

_____

DRAMATIZACIÓN

9. A continuación, se enumeran las preguntas específicas que los cosmetólogos deben hacerles a los clientes durante una consulta sobre apliques para el cabello y pelucas. Para este ejercicio, forme pareja con un compañero de clase. Utilicen juntos el libro de texto, Internet o las revistas profesionales de belleza para investigar el significado de cada pregunta de la consulta. (_Consejo:_ Combinen el tema de cada pregunta con términos de búsqueda como "extensiones de cabello", "pelucas", "pérdida de cabello" o "apliques para el cabello"). A continuación, túrnense para hacer de cliente y de cosmetólogo. Como cosmetólogo, formule al cliente las preguntas de consulta que aparecen en el texto, tome nota de sus respuestas y entable una conversación que redunde en una recomendación para su cliente. Como cliente, prepare algunas respuestas genuinas que podría dar un cliente real (sea específico y creativo) y formule algunas preguntas propias.

PREGUNTAS DE CONSULTA SOBRE APLIQUES PARA EL CABELLO Y PELUCAS	¿POR QUÉ DEBE HACER ESTAS PREGUNTAS?
¿Por qué quiere usar extensiones de cabello?	
¿Ha usado extensiones de cabello antes? ¿Qué tipos de extensiones prefiere?	
Si ha usado extensiones de cabello o una peluca, ¿qué le gustó y disgustó de ellos?	
¿Cuánto tiempo planea usar extensiones de cabello?	
¿Cuánto tiempo pretende dedicar en su hogar al cuidado de sus extensiones (de manera diaria o semanal)? ¿Está perdiendo cabello?	
¿Está tomando algún medicamento para el adelgazamiento o la pérdida del cabello?	
¿Tiene vacaciones al aire libre planeadas? ¿Está planeando pasar tiempo en la playa?	
¿Nada con frecuencia en una piscina con cloro o se sumerge en la bañera?	

Fibras de apliques para el cabello y pelucas

10. ¿Por qué es importante que los estilistas sepan si el cabello humano de las extensiones o pelucas tiene la cutícula o no?

_____

_____

_____

11. ¿Cuáles son las tres categorías de fibra que se utilizan en los apliques para el cabello y las pelucas?

_____

_____

_____

12. Hay otros dos términos para referirse al cabello Remy. ¿Cuáles son?

_____

_____

_____

13. ¿Cuál es la fuente del cabello Remy y cuáles son los tres beneficios de esa fuente?

_____

_____

_____

14. Enumere, como mínimo, tres cualidades o beneficios del cabello Remy.

_____

_____

_____

15. ¿Cuál es la fuente del cabello sin cutícula? ¿Cómo se obtiene?

_____

_____

_____

16. ¿Cuándo hay que sustituir el cabello sin cutícula?

_____

_____

_____

17. ¿Cuáles son los tres tipos de fibras de cabello animal?

_____

_____

_____

18. ¿Cuál es la fibra de cabello animal que más se prefiere? ¿Por qué?

_____

_____

_____

19. Describa la manera de comprobar si una hebra de cabello es de fibra humana o de fibra sintética.

_____

_____

_____

RELACIÓN DE CONCEPTOS

20. Relacione cada tipo de cabello Remy con su descripción.

a. Cabello virgen de Europa

b. Cabello humano virgen de la India

c. Cabello virgen asiático (cabello chino)

Tipo de cabello Remy   **Descripción**

_____ Tiene brillo y vitalidad naturales, y puede peinarse lacio o rizado.

_____ Es de costo intermedio.

_____ El largo promedio varía entre 30 cm y 46 cm (12 in y 18 in).

_____ Es sedoso, liviano, brilloso y resistente. Este tipo de cabello tiene una onda delicada que responde bien al peinado.

_____ Es más caro y de mayor calidad.

_____ La mayoría de este tipo de cabello es lacio por naturaleza.

_____ Cuesta casi lo mismo que el cabello de la India.

_____ Tiene un brillo medio. Por lo general, es un poco rizado y muy fino.

VERDADERO O FALSO

Marque si las afirmaciones siguientes son verdaderas o falsas. En las afirmaciones falsas, explique el motivo.

21. Las extensiones y las pelucas de fibras sintéticas son ideales para combinarlas con trenzas o rizos rasta naturales. Además, pueden usarse solas.

V   F   _____

22. Las extensiones y las pelucas de fibras sintéticas son más costosas que las de cabello humano.

V   F   _____

23. La fibra sintética Kanekalon® es muy duradera, pero se parece poco al cabello humano.

V   F   _____

24. Kanekalon® es la mejor fibra capilar sintética.

V   F   _____

25. La mayoría de las fibras sintéticas vienen en peinados predeterminados, como texturas ensortijadas, ondas y rizos estructurados.

V   F   _____

26. El color del cabello sintético no se decolora, aunque la fibra se descompone mucho más rápido que el cabello Remy.

V   F   _____

27. Las calidades inferiores de cabello sintético suelen ser muy aburridas, así que fíjese bien al comprar.

V   F   _____

RELACIÓN DE CONCEPTOS

28. Indique si cada una de las características de las fibras humanas, sintéticas o animales enumeradas a continuación es una ventaja (Opción 1) o una desventaja (Opción 2).

a. Opción 1: Cabello de fibra humana

b. Opción 2: Cabello de fibra humana

c. Opción 1: Cabello de fibra sintética

d. Opción 2: Cabello de fibra sintética

e. Opción 1: Cabello de fibra animal

f. Opción 2: Cabello de fibra animal

Coloque Opción 1 u Opción 2 de cada tipo de fibra

Característica de la fibra

_____ Se puede teñir con tinturas demipermanentes, semipermanentes o temporales.

_____ Ofrece colores ilimitados y no se decolora.

_____ Según su textura natural, puede encresparse o despeinarse cuando se lo expone a humedad, actividades relacionadas con el agua o transpiración.

_____ Se mueve y es como el cabello natural de la persona.

_____ Se mezcla bien con cabello humano y sintético.

_____ Se debe volver a arreglar después de lavarlo con champú.

_____ Es menos costoso que el cabello natural.

_____ A veces brilla tanto que no se ve natural.

_____ Se puede peinar con calor a temperaturas de tibias a moderadas con secador de cabello, rizador, plancha o rulos térmicos.

_____ No es una fibra independiente y debe mezclarse con otro cabello.

_____ La mayoría de estos tipos de pelucas, postizos y extensiones están precortados y peinados de acuerdo con las últimas tendencias.

_____ Es brillante por naturaleza y presenta distintos colores.

_____ Ofrece peinados permanentes.

_____ Por lo general, reacciona al calor de la misma manera que el cabello humano.

_____ Cuesta más que las fibras sintéticas o de animales.

_____ No acepta la tintura habitual.

_____ Es fácil de mantenerlo en el hogar.

_____ No se puede volver a peinar.

_____ Se parte, se rompe y se decolora.

_____ No se puede exponer a altas temperaturas.

INVESTIGACIÓN

29. Elija un solo tipo de aplique para el cabello (como una trenza, una cola de caballo o extensiones) o una peluca. Utilice Internet o un catálogo de productos de belleza para comparar los costos, las cantidades/ tamaños, etc. de una versión de cabello humano, sintético y de fibra animal del aplique para el cabello o de la peluca que haya elegido. Registre los resultados en el siguiente cuadro o siga el enlace para obtener una versión en PDF. ¿Cuál fue la mejor opción en general para el tipo de aplique para el cabello que eligió y por qué? ¿Qué fue lo que más le causó sorpresa?

+ BONIFICACIÓN

Visite: bonus.milady.com/cos-wbes/toc

APLIQUES PARA EL CABELLO	CABELLO HUMANO	CABELLO SINTÉTICO	CABELLO ANIMAL
Fuente (tienda o sitio web)			
Origen de fabricación			
Nombre/marca			
Costo			
Tamaños/cantidades			
Colores disponibles			
Recomendaciones de uso			
Información de mantenimiento			
Características únicas promocionadas			

Métodos de extensión de cabello

30. ¿Cuáles son los cuatro métodos principales para fijar las extensiones de cabello?

_____

_____

_____

31. ¿Las extensiones de cabello se aplican en hebras gruesas, medias o finas?

_____

_____

_____

32. Describa qué es una trama.

_____

_____

_____

CLASIFICACIÓN

33. Ubique las siguientes pautas generales relacionadas con la realización de servicios profesionales de colocación de extensiones en orden de mayor importancia (1) a menor (4).

	La seguridad de los apliques para el cabello para que no se resbalen ni se caigan.
	La seguridad del propio cabello del cliente.
	El peinado y la moda.
	La comodidad del cliente durante la colocación de las extensiones de cabello, al no tirar, pellizcar ni tensionar demasiado el cabello natural.

Complete cada elemento de la siguiente lista de verificación de servicios de colocación de extensiones.

34. Determine si desea aumentar la _____ o el _____, o ambos.

35. Con cabello muy _____ , asegúrese de que no se vea el lugar de _____.

36. Con cabello _____ , determine si desea hacer coincidir _____ o agregar otro patrón de _____.

37. Sepa qué peinado final desea lograr y _____ o visualice el patrón de colocación.

38. Como regla general, deje _____ cm (1 in) de distancia a partir del _____ en la frente, los lados y la nuca, y _____ cm (1 in) a partir de la _____.

39. El cabello rizado parece _____ que el cabello _____ , incluso cuando tienen la misma densidad. Esto significa que, quizás, el cosmetólogo no tenga que colocar tantas extensiones en el cabello _____.

RESPUESTA CORTA

40. ¿De qué otra manera se conoce al método de trenza y costura?

_____

_____

_____

41. ¿Qué determina la caída del cabello de las extensiones una vez colocadas? ¿Cuáles son las cuatro direcciones (o líneas) en las que se pueden colocar las extensiones de cabello?

_____

_____

_____

42. ¿Cuáles son las dos mejores prácticas para colocar las extensiones? (*Consejo:* Una corresponde a la apariencia; la otra, a la protección del contorno del cuero cabelludo).

_____

_____

_____

43. Describa cuál es la herramienta recomendada para coser las extensiones de cabello. ¿Por qué se recomienda?

_____

_____

_____

ETIQUETADO Y SECUENCIA

44. Etiquete (o describa) cada paso del método de trenza y costura representado a continuación. A continuación, numere cada paso del 1 al 6, de principio a fin.

NÚMERO	IMAGEN	DESCRIPCIÓN

NÚMERO	IMAGEN	DESCRIPCIÓN

45. Para esta actividad, envuelva una cabeza de gomaespuma con una media ajustada, tome un trozo de tela (un trapo, una camiseta vieja, un calcetín, lo que sea) y consiga una aguja, un hilo y unas tijeras. A continuación, prepare la aguja y el hilo. Con mucho cuidado de no pincharse, cosa el trozo de tela (la "trama") al calcetín que cubre la cabeza de gomaespuma, con puntadas de nudo, doble nudo y sobrehiladas. Asegúrese de tomar fotos de las puntadas terminadas. ¿Se parecen a las fotos del libro de texto? En el futuro, ¿qué podría hacer para mejorar las puntadas?

Marque si las afirmaciones siguientes son verdaderas o falsas. En las afirmaciones falsas, explique el motivo.

46. Cuando se aplican de forma correcta, las extensiones adhesivas son livianas y no tensan el cabello, por lo que son ideales para cabellos finos y dañados con productos químicos.

V   F   _____

47. Las extensiones adhesivas brindan largo y plenitud, pero el proceso de colocación requiere mucho tiempo.

V   F   _____

48. Las extensiones de cinta de buena calidad tienen adhesivo de grado médico para que duren más.

V   F   _____

49. Cuando se aplican las extensiones adhesivas, se recomienda evitar intercalar la sección de cabello natural entre dos de ellas.

V   F   _____

50. Cuando se retiran, se sustituye el adhesivo, y se vuelven a colocar en el mismo cliente.

V   F   _____

51. Las extensiones adhesivas pueden utilizarse durante una o dos semanas.

V   F   _____

52. Algunas empresas encargadas de fabricar extensiones de cabello adhesivas exigen realizar un curso de certificación antes de pedir sus productos, y muchas ofrecen capacitación en línea.

V   F   _____

RESPUESTA CORTA

53. En sus propias palabras, describa de manera breve cómo se colocan las extensiones de cabello cuando se utiliza el método de pegado por fusión.

_____

_____

_____

54. ¿Cuánto tiempo suelen durar las fijaciones cuando se aplican con el método de pegado por fusión? ¿Cómo se compara con otros métodos de fijación?

_____

_____

_____

55. Describa cuál es el papel de la punta de queratina en el método de pegado por fusión.

_____

_____

_____

56. ¿Cuáles son los tres motivos por los que los clientes podrían preferir tener extensiones que se hayan fijado mediante el método de pegado por fusión?

_____

_____

_____

57. ¿De qué otra manera se conoce al método de enlazado de las extensiones de cabello?

_____

_____

_____

58. Cuando se utiliza el método de enlazado para fijar las extensiones de cabello, ¿cuál es el largo mínimo recomendado para el cabello natural?

_____

_____

_____

59. Coloque los pasos del método de enlazado en orden, del 1 al 8.

	Elimine bien los enlaces con una herramienta adecuada.
	Utilice un gancho para recoger una pequeña cantidad de cabello natural desde la división.
	Mueva el enlace por el mechón de cabello hasta el cuero cabelludo.
	Reutilice las extensiones en el mismo cliente si lo desea.
	Pellizque el enlace con unas pinzas especiales.
	Inserte una extensión de cabello fino en el enlace.
	Coloque el enlace ligeramente fuera de la base para garantizar la movilidad y evitar la tensión del cuero cabelludo.
	Nutra el cabello natural con un enlace.

RELACIÓN DE CONCEPTOS

60. Indique si cada una de las descripciones de los cuatro métodos de fijación enumerados a continuación es un una ventaja (Opción 1) o un una desventaja (Opción 2).

a. Opción 1: Trenza y costura
b. Opción 2: Trenza y costura
c. Opción 1: Adhesión
d. Opción 2: Adhesión

e. Opción 1: Pegado por fusión
f. Opción 2: Pegado por fusión

g. Opción 1: Enlazado
h. Opción 2: Enlazado

**Coloque Opción 1 u Opción 2
de cada método de fijación**

Descripción del método de fijación

_____ Usa enlaces livianos y cómodos.

_____ No es apropiado para clientes con cabello extremadamente dañado, cabello fino de bebé o mala higiene del cuero cabelludo.

_____ Se pueden volver a utilizar.

_____ Son flexibles y tienen un movimiento natural.

_____ Solo se necesita aguja e hilo especiales.

_____ El servicio requiere mucho tiempo y es costoso.

_____ Son la mejor opción para el cabello muy dañado en recuperación.

_____ No usa adhesivo.

_____ Puede ser un servicio muy lucrativo.

_____ Se colocan de forma plana para crear un aspecto natural integrado a la perfección.

_____ Se ven cuando el cabello está bien recogido en una cola de caballo o en un nudo alto.

_____ Provoca una mayor tensión en el cuero cabelludo y el cabello.

_____ Se retiran fácilmente con solo romper, con mucho cuidado, el enlace y deslizarlo hacia afuera del cabello del cliente.

_____ Se pueden volver a utilizar.

_____ Se ven si no se cortan y mezclan bien.

_____ Es una técnica muy segura.

_____ Los tiempos de secado son más rápidos que los del método de trama porque hay menos volumen.

_____ Se puede hacer con rapidez.

_____ Puede dañar el cabello actual de los clientes si se aplica con demasiada tensión.

_____ Se debe evitar el contacto con productos de coloración o enjuague del cabello si se utilizan cilindros de cobre.

_____ El adhesivo se puede disolver en piscinas tratadas con cloro y en agua salada, lo que puede hacer que se deslice si es de mala calidad.

_____ Crea la ilusión de dimensión mediante la selección de colores.

_____ Es más caro (lo que limita el grupo de clientes que eligen este servicio).

_____ Ofrece versatilidad para los peinados.

_____ Son propensas a desprenderse.

_____ Requiere una cita más larga para realizar el servicio.

_____ Es menos detectable, por lo que aumenta la versatilidad de los peinados.

_____ Si se realiza bien, preserva la integridad del cabello natural (los enlaces están recubiertos con silicona para evitar dañar el cabello).

61. Para cada uno de los temas que figuran a continuación, enumere las instrucciones específicas que los estilistas deben dar a sus clientes en relación con el cuidado de sus extensiones de cabello.

TEMA	INSTRUCCIONES DE CUIDADO PARA CLIENTES CON EXTENSIONES DE CABELLO
Bañarse	
Acondicionar el cabello	
Sentarse en saunas o utilizar duchas de vapor	
Cepillar el cabello	
Dormir	
Cepillar el cabello	
Peinado	
Realizar citas de mantenimiento	
Nadar	

Pelucas

62. Relacione cada tipo de peluca con su descripción. Cada tipo se utilizará siete veces.

a. Pelucas con gorra

b. Pelucas sin gorra

**Tipo de peluca:
con o sin gorra**

Descripción

_____ Están hechas con una base elástica de red a la que se fija el cabello.

_____ Tienen gorra, pero las tramas de cabello son menos densas y se cosen con tiras de encaje verticales, lo que genera mucho espacio libre.

_____ La estructura es cerrada.

_____ Se confeccionan a máquina con cabello humano o artificial.

_____ Vienen en varios tamaños listos para usar y también a medida, en cuyo caso requieren ajustes especiales.

_____ Son excelentes para los clientes que desean cambiar su peinado con frecuencia, buscan la comodidad de usar una peluca, están en el proceso de transición al cabello natural o tienen cabello fino.

_____ Las fibras capilares se sujetan mediante diversos métodos, que incluyen pelucas frontales de encaje, que crean la ilusión de un crecimiento natural del cabello a lo largo del contorno del cuero cabelludo y permiten peinarlo en dirección opuesta al rostro.

_____ También se denominan gorras abiertas.

_____ Dejan ventilar el cuero cabelludo, ayudan a prevenir el exceso de transpiración y son extremadamente livianas y cómodas.

_____ Las fibras capilares se sujetan mediante diversos métodos, que incluyen gorras de monofilamento 100 % atadas a mano (se ata de a una hebra de cabello por vez), lo que hace que cada cabello se mueva con libertad para lograr el aspecto más natural.

_____ Tienen una estructura abierta.

_____ Las fibras capilares se sujetan mediante diversos métodos, una combinación de tramas confeccionadas a máquina con cabello atado a mano en la raya y la coronilla.

_____ Por lo general, es un tipo de peluca menos costosa.

_____ Son la mejor opción para los clientes con cabello muy fino o calvos.

RESPUESTA CORTA

63. ¿Las pelucas son un invento moderno?

_____

_____

_____

64. ¿Por qué las personas de esta época usan pelucas completas y parciales?

_____

_____

_____

65. ¿Cómo puede demostrar delicadeza hacia los clientes a los que se les ha caído el cabello debido a una enfermedad grave o a un tratamiento médico, como la quimioterapia?

_____

_____

_____

ETIQUETADO

66. Identifique qué imagen representa una peluca con gorra y cuál una sin gorra.

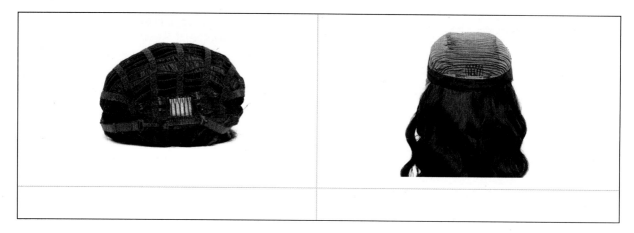

RELACIÓN DE CONCEPTOS

67. Relacione cada tipo de confección de pelucas con sus características.

a. Atadas a mano   b. Confeccionadas a máquina

Tipo de confección de pelucas   **Característica**

_____ Se fabrican tras insertar una o dos hebras de cabello a la vez en bases de malla y, posteriormente, se anudan con una aguja.

_____ La característica más favorable es su cualidad de recuperación; incluso después del lavado con champú, el peinado se recupera.

_____ Se cosen en direcciones específicas, por lo que no ofrecen versatilidad de peinados.

_____ También se conocen como pelucas entrelazadas a mano.

_____ Se suelen confeccionar con fibras sintéticas.

_____ Son la opción más económica.

_____ Se pueden peinar prácticamente en cualquier dirección porque el cabello no tiene una dirección definida.

_____ Tienen un aspecto natural y son excelentes para peinar.

_____ Se fabrican tras pasar las tramas por una máquina de coser y, a continuación, se cosen para formar la base y la forma de la peluca.

_____ Se asemejan más al crecimiento del cabello humano, con flexibilidad en las raíces.

RESPUESTA CORTA

68. ¿Para qué se usan las horquillas en forma de T?

_____

_____

_____

69. Nombre dos tipos de adhesivos para pelucas y postizos. ¿Cuál es una característica especial de algunos adhesivos?

_____

_____

_____

70. ¿Qué artículo de salón se usa para confeccionar, reparar, almacenar o exhibir una peluca?

_____

_____

_____

71. Si el salón lo permite, ¿qué artículo debe vender al por menor a los clientes que usan fijaciones o sustituciones para el cabello?

_____

_____

_____

72. Complete las oraciones siguientes con palabras del banco de palabras. Cada palabra se utilizará una vez.

Banco de palabras: punta, flexible, cerdas, menos, base, redondeadas, tijeras, plástico, largo, entrelazado, recubrimiento, jabalí

El cepillo de _____ , hecho con 100 _____ , es el que más se recomienda.

También puede usarse el cepillo de cerdas naturales, suaves y flexibles de _____con puntas

_____. Aunque falte una sola _____ , sustituya el cepillo. Para evitar dañar

el _____, nunca cepille ni peine el cabello en la _____de la peluca.

Se utiliza una cinta métrica _____ con el fin de tomar las medidas de los clientes para pelucas

o postizos, o de medir el _____ de la peluca mientras está en la cabeza de maniquí.

Con el fin de evitar desafilar en gran medida las _____ para cortar el cabello de calidad, use las

_____ costosas solo para las pelucas, las extensiones, el cabello sintético y el cabello humano

que tiene un _____ que mejora el aspecto.

RESPUESTA CORTA

73. ¿Cuál es el tamaño más común de peluca? ¿Cuántas personas usan ese tamaño?

_____

_____

_____

74. ¿Cómo se puede garantizar la exactitud de las medidas cuando se utiliza una cinta métrica?

_____

_____

_____

75. Cuando se elige una peluca, ¿cuáles son las tres tareas que siempre hay que hacer en el momento de la compra?

_____

_____

_____

76. Forme pareja con un compañero de clase y túrnense para ser cliente y cosmetólogo. Como cosmetólogo, tome las medidas del cliente para obtener el tamaño de la peluca y colóquelas en la tabla siguiente. A continuación, consulte las medidas indicadas en la tabla 14-1 del libro de texto a fin de determinar el tamaño de peluca que mejor se adapte a la medida del cliente. ¿Qué recomendaría si su cliente está entre dos tamaños o si ciertas medidas coinciden con diferentes tamaños de pelucas? Como cosmetólogo, asegúrese de dar su mejor recomendación a su cliente y explicar por qué.

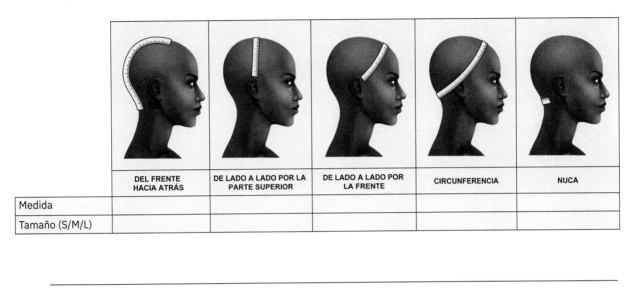

	DEL FRENTE HACIA ATRÁS	DE LADO A LADO POR LA PARTE SUPERIOR	DE LADO A LADO POR LA FRENTE	CIRCUNFERENCIA	NUCA
Medida					
Tamaño (S/M/L)					

_____

_____

_____

77. Numere los pasos para colocar una peluca en la cabeza de un cliente, del 1 al 5.

	Coloque la peluca en la cabeza del cliente.
	Suavice el perímetro del contorno del cuero cabelludo lejos de la cara con un peine de dientes finos o un aplicador de rímel.
	Sujete el cabello cepillado y aplanado del cliente cerca de la cabeza.
	Cepille el cabello natural del cliente hacia atrás alrededor de la parte frontal del contorno del cuero cabelludo y distribúyalo de la manera más uniforme posible.
	Para asegurarse de que no se vea el cabello natural alrededor del contorno frontal del cuero cabelludo, aplique una pequeña cantidad de gel o laca para el cabello en un peine de dientes finos o un aplicador de rímel limpio y descartable.

78. En general, ¿en qué parte de la cabeza debe asentarse la peluca? ¿En la parte delantera? ¿En la parte trasera?

_____

_____

_____

79. ¿Cómo se puede utilizar la prueba del viento para comprobar el grado de realismo de una peluca en el contorno del cuero cabelludo? ¿En qué puede ayudar esa prueba al cliente?

_____

_____

_____

80. ¿Cuáles son las dos formas en las que puede ayudar al cliente a la hora de colocar la peluca?

_____

_____

_____

VERDADERO O FALSO

Marque si las afirmaciones siguientes son verdaderas o falsas. En las afirmaciones falsas, explique el motivo.

81. Cuanto más sólida sea la forma del corte de la peluca, más natural parecerá el cabello.

    V   F   _____

82. Se recomienda seguir los métodos básicos para el corte de cabello mojado (recto, en capas o escalonado) con la misma división en secciones y elevaciones que en un cabello real.

    V   F   _____

83. Para obtener los resultados más realistas, corte la peluca y péinela mientras está en la cabeza de maniquí.

    V   F   _____

84. El objetivo de cortar una peluca es que tenga un aspecto realista, lo que puede conseguirse si se cortan rectas las puntas.

V   F   _____

85. Para lograr un aspecto más natural, use los dedos y las palmas de las manos para crear peinados menos estructurados en el cabello en capas.

V   F   _____

REFLEXIÓN

86. Piense en su práctica con el corte de peluca de cabello húmedo y seco, y revise las fotos que tomó durante el procedimiento. Escriba algunas frases en las que responda a las siguientes preguntas:

- En general, ¿cómo le fue?
- ¿Qué tipo de corte le pareció más fácil? ¿Por qué?
- ¿Qué tipo resultó mejor (más realista) para su "cliente"?
- ¿Coinciden los resultados con el diagrama que esbozó para su diseño? Si no es así, ¿qué podría haber hecho de forma diferente?
- ¿Qué le ha gustado del corte con el cabello seco? ¿Del corte con el cabello mojado?

COMPLETE LOS ESPACIOS EN BLANCO

87. Para cada uno de los temas que se enumeran a continuación, describa la pauta adecuada específica para el cuidado de una peluca.

TEMA	PAUTAS SOBRE EL CUIDADO DE LAS PELUCAS
Manipulación general	
Cepillos y cepillado	
Limpieza	
Depósito	
Herramientas para peinar	

TEMA	PAUTAS SOBRE EL CUIDADO DE LAS PELUCAS
Lavado con champú y acondicionador	
Secado con secador	
Peines y peinado	
Citas de mantenimiento	
Proceso de secado	

RESPUESTA CORTA

88. ¿Cuáles son las tres formas en las que puede ofrecer consultas privadas sobre pelucas a los clientes a los que se les ha caído el cabello debido a los tratamientos de quimioterapia contra el cáncer?

_____

_____

_____

89. ¿Cuál es otro término para referirse a una peluca de silicona? ¿Es realmente una peluca?

_____

_____

_____

90. ¿Cuál es el beneficio de una peluca de silicona?

_____

_____

_____

91. En su texto, se describe el programa Look Good Feel Better, con el que los pacientes con cáncer enfrentan la caída del cabello. Visite su sitio web y explore algunos de los programas de la organización, la información sobre el voluntariado y las publicaciones del blog.

Mientras visita el sitio, pregúntese cómo podría usted, como cosmetólogo, participar en sus programas. ¿Hay algún programa o taller en particular que le interese? ¿Encontró un artículo o una entrada útil de blog? ¿Cómo va a compartir este recurso con sus clientes a los que se les ha caído el cabello debido a una enfermedad?

Cuando haya terminado de examinar el sitio, escriba algunas frases sobre lo que le ha parecido interesante o útil. Describa de forma breve cómo piensa aplicar esta información en su trabajo y, si decidió ser voluntario o asistir a un taller, describa qué lo motivó a hacerlo. También puede resultarle interesante e inspirador reunirse con uno o dos compañeros de clase y comentar sus resultados e impresiones sobre el sitio.

Postizos

RESPUESTA CORTA

92. ¿Qué es un peluquín? ¿Un aplique en forma de *bandeau?* ¿Rizos en cascada?

_____

_____

_____

93. Cite otros tres ejemplos de postizos de moda.

_____

_____

_____

94. Defina las tres formas de colocar postizos de moda.

_____

_____

_____

95. Enumere tres formas de preparar el cabello antes de colocarle un postizo temporal.

_____

_____

_____

96. ¿Por qué un postizo de integración no es una buena solución para los clientes con pérdida total del cabello?

_____

_____

_____

97. ¿Cuáles son las dos ventajas de los postizos de integración frente a una peluca?

_____

_____

_____

98. Un cliente con calvicie de patrón acude en busca de una forma de usar un postizo de aspecto genuino, pero no le interesa usar una peluca. ¿Qué les recomendaría y por qué?

_____

_____

_____

CREAR

99. Imagine que un cliente llega a su salón con el cabello muy debilitado y necesita una solución temporal para una boda a la que va a asistir. El cliente quiere un recogido que se parezca a su cabello natural. Pensando en los tipos de postizos (como los postizos de moda, los postizos de integración y los bisoñés), ¿qué solución le ofrecería a su cliente, sobre todo si se siente acomplejado por la pérdida de cabello o por usar un postizo en general?

_____

_____

_____

Una vez que haya decidido el postizo que va a elegir, busque imágenes en Internet o en revistas de belleza como inspiración para personalizar y diseñar un peinado para su cliente y su ocasión especial. Dibuje el diseño que aparece a continuación y demuestre cómo va a integrar el cabello natural del cliente y el postizo en el peinado. Recuerde que el hecho de que un cliente no pueda peinarse solo al natural no significa que tenga que ser menos creativo a la hora de darle el estilo perfecto.

VERDADERO O FALSO

Marque si las afirmaciones son verdaderas o falsas. En las afirmaciones falsas, explique el motivo.

100. Los bisoñés pueden aplicarse de forma temporal o semipermanente.

     V   F   _____

101. El especialista en pelucas retira y vuelve a colocar los bisoñés semipermanentes cada dos o tres meses.

     V   F   _____

102. Los bisoñés de calidad se fabrican a máquina y se componen de cabello humano.

     V   F   _____

103. Los postizos de integración se fabrican con cabello que coincide con el color y la textura del cabello del cliente.

     V   F   _____

104. Los postizos de integración añaden una densidad considerable, pero son pesados.

     V   F   _____

105. Los bisoñés profesionales son postizos hechos a medida, que se adaptan a la zona de calvicie, a la textura del cabello del cliente y al grosor que lo rodea, así como al color del cabello actual.

     V   F   _____

106. Utilice Internet o un catálogo de artículos de belleza para identificar un fabricante popular de postizos, pelucas y bisoñés. Explore sus ofertas y utilice el cuadro que se proporciona a continuación, o siga el enlace para registrar los resultados. ¿Qué productos consideraría recomendar a los clientes con cabello debilitado o calvicie de patrón? Mantenga esta hoja con usted como una referencia cuando complete su grado de cosmetología y después de su licencia. Una vez que empiece a interactuar con clientes que estén preocupados por su escaso cabello o por el uso de postizos, podrá remitirse a un fabricante de primera línea y recomendar soluciones con confianza.

+ BONIFICACIÓN

Visite: bonus.milady.com/cos-wbes/toc

	FABRICANTE DE POSTIZOS	FABRICANTE DE PELUCAS	FABRICANTE DE BISOÑÉS
Nombre del fabricante			
Eslogan o lema publicitario			
Gama de productos			
Gama de precios			
Servicios ofrecidos			
Programas de capacitación			
Especialidad/área de experiencia			
¿Dónde puede comprar sus productos?			
¿Qué lo convierte en un fabricante de primera línea (en su opinión)?			

CONOCIMIENTOS Y LOGROS ACADÉMICOS

En el espacio siguiente, escriba notas sobre los puntos claves que aprendió en este capítulo. Comparta sus conocimientos con sus compañeros de clase y pregúnteles si sus notas les parecen útiles. Si es necesario, revise sus apuntes de clase tomando las ideas de sus compañeros que le parezcan buenas.

Conocimientos básicos:

_____

_____

_____

_____

_____

_____

_____

Anote, por lo menos, tres cosas que haya aprendido desde que decidió ingresar a la escuela.

Logros académicos:

_____

_____

_____

_____

_____

_____

_____

1. El recubrimiento artificial para toda la cabeza que consiste en una red de fibras capilares entretejidas se llama _____.

   A) aplique de tela

   B) peluca

   C) hendidura

   D) banda de resistencia

2. ¿Por qué los cosmetólogos deben conocer muy bien las pelucas y los apliques capilares?

   A) El mercado de productos y servicios relacionados con el cabello artificial se limita a un grupo de consumidores específico.

   B) Las pelucas son un aspecto de cuidado personal importante para quienes sufren una pérdida extrema de cabello, incluidos los pacientes con cáncer sometidos a quimioterapia.

   C) Los clientes con apliques, extensiones y pelucas a medida rara vez se comprometen a acudir a citas habituales de mantenimiento.

   D) Gracias a los apliques, se facilita la fase de crecimiento y se trata la pérdida de cabello, lo que se traduce en un menor ingreso para los estilistas.

3. Al abordar una consulta sobre extensiones de cabello, ¿cuál de las siguientes preguntas o enunciados deben tener en cuenta los cosmetólogos como punto de partida?

   A) ¿Piensa consultarnos para obtener un diagnóstico médico sobre el entresacado o la pérdida del cabello?

   B) Tiene un trastorno del cuero cabelludo llamado sarna.

   C) ¿Está perdiendo cabello?

   D) Podemos mejorar el aspecto de algunas afecciones del cuero cabelludo y del cabello que son trastornos médicos.

4. Cuando realiza una consulta capilar exhaustiva antes de sugerir u ofrecer alguna extensión de cabello, el cosmetólogo _____.

   A) no debe dudar en ofrecer información, hacer preguntas ni tomar notas

   B) no debe establecer el presupuesto necesario para el aplique de cabello seleccionado

   C) debe asegurar a los clientes que se puede mejorar el aspecto de determinadas afecciones del cabello que son trastornos médicos

   D) diagnosticar, recetar, tratar o trabajar en el cabello no saludable

5. Identifique un enunciado verdadero sobre el cabello Remy.

   A) Es el cabello de más baja calidad que se utiliza en extensiones, pelucas y postizos.

   B) Se trata de cabello sintético sin una capa de cutícula intacta.

continuación →

C) El cabello humano virgen de la India es el cabello de Remy más caro y de mayor calidad.

D) La mayoría de los cabellos Remy son cabellos vírgenes, es decir, no tienen productos químicos que lo alteran en el momento de su extracción.

6. En el contexto de los apliques y las fibras de peluca, ¿cuál de las siguientes opciones representa una ventaja del cabello de fibra humana?

A) No es necesario reajustarlo después de lavarlo con champú.

B) En general, dura más que el cabello sintético.

C) Cuesta menos que los de fibras de animales.

D) No se parte, quiebra ni decolora.

7. En el contexto de los apliques y las fibras de peluca, una desventaja del cabello de fibra sintética es que _____.

A) cuesta más que el cabello humano

B) no acepta la tintura habitual

C) no admite peinados permanentes

D) se desvanece y se presenta en una gama limitada de colores

8. En el contexto de los apliques para el cabello y las fibras de peluca, una desventaja del cabello de fibra animal es que _____.

A) no se combina bien con el cabello humano ni el sintético

B) no brilla por naturaleza ni se presenta en distintos colores

C) no es una fibra independiente

D) no reacciona al calor de la misma manera que lo hace el cabello humano

9. El primer factor en el que deben hacer hincapié los cosmetólogos cuando practican un método profesional en todos los servicios de colocación de extensiones es _____.

A) la comodidad del cliente al aplicar las extensiones de cabello

B) la seguridad del propio cabello del cliente

C) la seguridad de los apliques para el cabello, de modo que no se caigan ni se deslicen

D) la tendencia y el estilo de los apliques para el cabello

10. Cuando brindan servicios de colocación de extensiones, los cosmetólogos deben _____.

A) mantenerse a 5 cm (3 in) del contorno del cuero cabelludo en la parte delantera, los lados y la nuca

B) asegurarse de que el lugar de fijación de las extensiones de cabello no se vea por el cabello muy fino

C) entender que el cabello lacio parece más grueso que el cabello rizado

D) evitar el método de trenza y costura para unir las extensiones de cabello

continuación

11. ¿Cuál de los siguientes enunciados sobre el método de extensión de trenza y costura es verdadero?

A) Solo se necesita un hilo y una aguja especializados.

B) Se considera una técnica muy insegura.

C) Es adecuado incluso para clientes con cabello extremadamente dañado.

D) También se conoce como el método de pegado por fusión.

12. Una ventaja de las extensiones de cabello adhesivas es que _____.

A) no provocan una tensión agregada en el cuero cabelludo ni en el cabello

B) es poco probable que se desprendan

C) son invisibles cuando se recogen bien en una cola de caballo

D) se colocan de forma plana para crear un aspecto natural y sin fisuras

13. El método de extensión de pegado por fusión _____.

A) es menos costoso que otros métodos de extensión de cabello

B) exige una cita más prolongada que otros métodos de extensión de cabello

C) se detecta bien, lo que reduce la versatilidad del peinado

D) se caracteriza por tener enlaces pesados

14. Una desventaja del método de extensión de cabello de enlace es que _____.

A) no garantiza versatilidad de peinado

B) consume mucho tiempo y es costoso

C) se utiliza un adhesivo

D) no preserva la integridad del cabello natural cuando se aplica bien

15. Identifique un enunciado correcto sobre las pelucas con gorra.

A) También se las conoce como gorras abiertas.

B) Por lo general, son menos costosas que las pelucas sin gorra.

C) Se fabrican con una base de fibra de malla elástica a la que se sujeta el cabello.

D) Son ineficaces para clientes con cabello extremadamente fino o calvos.

16. Las pelucas sin gorra _____.

A) son pelucas que carecen de gorra

B) son pelucas atadas o entrelazadas a mano

C) en general, son menos costosas que las pelucas con gorra

D) son extremadamente pesadas

continuación

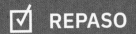

17. En relación con los tipos de fabricación de pelucas, las pelucas atadas a mano _____.

    A) se fabrican tras insertar una o dos hebras de cabello a la vez en bases de malla y, posteriormente, se anudan con una aguja

    B) se fabrican tras pasar las tramas por una máquina de coser y, a continuación, se cosen para formar la base y la forma de la peluca

    C) son la opción menos costosa para la fabricación de pelucas

    D) se conocen por tener un aspecto artificial y poco realista

18. Identifique un enunciado correcto sobre las pelucas confeccionadas a máquina.

    A) Se fabrican tras insertar una hebra de cabello en bases de malla y, posteriormente, se anudan con una aguja.

    B) Son más costosas que las pelucas atadas a mano.

    C) No tienen calidad de recuperación, especialmente después del lavado con champú y la aplicación de acondicionador.

    D) No garantizan versatilidad de cepillado ni peinado.

19. ¿Cuál de las siguientes pautas se debe seguir al usar herramientas para el cuidado de pelucas y apliques?

    A) Utilice tijeras para corte de cabello de buena calidad para cortar una peluca de cabello sintético o humano con un recubrimiento que mejore su aspecto.

    B) No use pasadores en T para asegurar las pelucas ni los postizos a un bloque de peluca.

    C) No utilice un cepillo de cerdas de jabalí como cepillo para pelucas.

    D) Cuide las extensiones, las pelucas y los postizos con un champú específico para pelucas o un champú suave y un acondicionador ligero.

20. ¿Cuál de las siguientes pautas corresponde al cuidado de la peluca?

    A) Cuando aplique calor al cabello humano, regule la temperatura de la herramienta de peluquería a un nivel alto.

    B) No seque una peluca sintética a menos que el fabricante certifique que las fibras toleran el calor.

    C) No utilice un peine de dientes anchos para peinar y desenredar el cabello de la peluca cuando esté húmedo.

    D) Lave con champú las pelucas y los postizos que usa con una frecuencia mínima de dos veces por semana.

continuación

21. Identifique un enunciado correcto sobre los postizos de tendencia.

    A) Por lo general, son apliques permanentes.

    B) Incluyen medias pelucas, pelucas, cabellos con caídas, apliques en forma de bandeau, moños, colas de caballo, cabello en cascada, flequillos, trenzas, tramas de cabello con clip, rellenos y extensiones de cabello con clip en toda la cabeza.

    C) Solo los usan los clientes propensos a tener calvicie.

    D) También se conocen como postizos de integración.

22. Los postizos de integración _____.

    A) se conocen por reducir la densidad del cabello

    B) no son aptos para cabellos muy debilitados

    C) no son aptos para la pérdida total del cabello

    D) suelen ser pesados

23. ¿Cuál de los siguientes enunciados sobre los postizos de integración son correctos?

    A) Por lo general, se realizan con cabellos que difieren del color y la textura del cabello actual del cliente.

    B) Por lo general, reducen la densidad del cabello.

    C) Disponen de aberturas en la base por las que se tira del propio cabello del cliente, lo que da un aspecto totalmente natural.

    D) Son aptos para la pérdida total del cabello.

24. Identifique un enunciado correcto relacionado con los postizos.

    A) La mayoría de los bisoñés carecen de una base de red fina.

    B) Los postizos de integración son adecuados para la pérdida total del cabello.

    C) Los bisoñés profesionales parecen artificiales y rara vez coinciden con el color del cabello y la zona de calvicie del cliente.

    D) Un especialista en pelucas retira y vuelve a colocar los bisoñés semipermanentes cada cinco o seis semanas.

25. ¿Cuál de los siguientes enunciados sobre el bisoñé es correcto?

    A) En general, un especialista en pelucas retira y vuelve a colocar los bisoñés permanentes cada cinco o seis semanas.

    B) Los bisoñés son menos frecuentes entre los clientes propensos a tener calvicie.

    C) Los bisoñés de calidad se fabrican de cabello sintético confeccionado a máquina.

    D) Los bisoñés profesionales se adaptan a la zona de calvicie, a la textura del cabello del cliente y al grosor que lo rodea, así como al color del cabello actual.

¡finalizado!

SEGUIMIENTO DE MI PROGRESO

Use este rastreador sencillo para registrar su progreso a medida que realiza las actividades de cada objetivo de aprendizaje.

COMPLETADO	CANT. DE RESPUESTAS CORRECTAS	OBJETIVO
☐	_____/4	OA 1: Explicar por qué los cosmetólogos deben estudiar los servicios de textura química
☐	_____/14	OA 2: Definir las diferentes formulaciones químicas que se utilizan para el alisado del cabello
☐	_____/20	OA 3: Describir los alisadores de hidróxido y los diversos tipos y concentraciones disponibles para el alisado del cabello
☐	_____/17	OA 4: Definir los alisadores de tioglicolato de amonio (TGA) y su utilización
☐	_____/3	OA 5: Describir las herramientas y suministros que se utilizan para alisar el cabello
☐	_____/22	OA 6: Resumir las pautas y precauciones de seguridad para los servicios con alisadores químicos
☐	_____/3	OA 7: Explicar cómo llevar a cabo una consulta exhaustiva sobre alisado químico
☐	_____/8	OA 8: Realizar servicios químicos de retoque y en cabellos vírgenes de forma segura
☐	_____/17	OA 9: Definir la ondulación permanente y los diferentes tipos de soluciones que se utilizan para realizar estos servicios
☐	_____/12	OA 10: Explicar la importancia de seleccionar el tipo correcto de solución de ondulación permanente para cada cliente y procesar el cabello correctamente
☐	_____/10	OA 11: Describir las herramientas e insumos que se utilizan para la ondulación permanente
☐	_____/18	OA 12: Describir los diversos patrones de ondulación permanente, su ubicación y resultado
☐	_____/9	OA 13: Resumir las pautas y precauciones de seguridad para los servicios de ondulación permanente
☐	_____/4	OA 14: Explicar cómo llevar a cabo una consulta exhaustiva sobre el servicio de ondulación permanente
☐	_____/24	OA 15: Brindar servicios seguros de ondulación permanente

¿Por qué estudiar los servicios de textura química?

RESPUESTA CORTA

1. ¿Cuáles son los tres motivos por los que los cosmetólogos deben estudiar los servicios de textura química y comprenderlos bien?

_____

_____

_____

2. En general, ¿qué le permiten los servicios de textura química modificar para sus clientes? ¿Cómo los beneficia esto?

_____

_____

_____

3. ¿Cuáles son las dos amplias categorías de servicios de textura?

_____

_____

_____

COMPLETE LOS ESPACIOS EN BLANCO

4. Complete el siguiente cuadro.

SERVICIOS DE TEXTURA	FUNCIÓN	FUNCIONA MEJOR PARA...
Tratamiento alisador a base de queratina (semipermanente)		
	Agregar ondas o rizos al cabello; también se utiliza para aflojar los rizos	
		Clientes que desean reestructurar sus bucles de manera permanente en un patrón de rizos más suelto
	Eliminar los rizos o las ondas y dejar el cabello recto o lacio	

Alisadores químicos

5. ¿Cuáles son los dos tipos generales de alisadores químicos del cabello comúnmente utilizados por los cosmetólogos?

_____

_____

_____

6. ¿Cuál es la proteína principal que compone las fibras capilares?

_____

_____

_____

7. ¿Qué dos tipos de enlaces determinan la textura del cabello y el patrón de rizos individuales de una persona?

_____

_____

_____

8. ¿Qué tipo de enlace se rompe cuando el cabello está mojado y, luego, se vuelve a formar naturalmente cuando el cabello se seca?

_____

_____

_____

9. ¿Qué tipo de enlace deben romper los alisadores químicos (no el agua) para crear un cambio permanente en el cabello?

_____

_____

_____

10. Describa, en términos generales, cómo funcionan los alisadores químicos para crear un cambio permanente en el cabello.

_____

_____

_____

Marque si las afirmaciones siguientes son verdaderas o falsas. En las afirmaciones falsas, explique el motivo.

11. Los cabellos gruesos y muy texturizados con una cutícula fuerte y compacta requieren una solución química de acidez elevada.

    V   F   _____

12. El cabello poroso, dañado o tratado químicamente requiere una solución menos alcalina.

    V   F   _____

13. En una escala del pH, los alisadores tienen un pH superior a 7.

    V   F   _____

14. El pH del cabello es 7 (neutro).

    V   F   _____

15. Cuando se aplica un alisador químico al cabello, puede aumentar la acidez del cabello hasta un pH de 14.

    V   F   _____

16. Utilice el banco de palabras e indique en la escala del pH dónde se encuentran ciertos tipos de cabello, alisadores químicos y características. Se indica el pH neutro (7).

Banco de palabras:
a. Cabello grueso   d. Alcalino   g. Alisador de "thio"
b. Ácido   e. Cabello y cuero cabelludo
c. Cabello poroso   f. Alisador de hidróxido

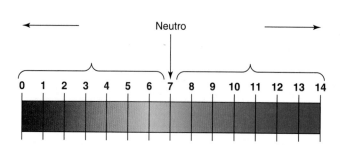

17. Tres clientes diferentes vienen a su salón. Cada uno pide un tratamiento de alisado químico del cabello. El primer cliente tiene el cabello muy rizado y muy texturizado, y busca un aspecto suave y lacio. El segundo cliente quiere mantener un poco de textura en su cabello y nunca antes ha probado un tratamiento de alisado. El tercer cliente tiene rizos más sueltos y le preocupa la irritación del cuero cabelludo que le provocó un tratamiento alisador anterior, pero también quiere asegurarse de que su cabello permanezca lacio. Según la tabla 15-1 de su libro de texto, ¿qué tipo de alisador recomendaría para cada cliente? Nombre el componente activo para cada tipo de alisador.

    Cliente 1: _____

    Cliente 2: _____

    Cliente 3: _____

18. Un cliente con cabello grueso y muy texturizado llega a su salón y quiere el tratamiento alisador menos dañino. Después de investigar un poco en Internet, su cliente solicita un alisador de sulfito de amonio con pH bajo. Si considera tanto el tipo de cabello de su cliente como los productos profesionales en el salón, ¿qué le diría a su cliente sobre el servicio que solicitó?

    _____

    _____

    _____

Alisadores de hidróxido

VERDADERO O FALSO

Marque si las afirmaciones siguientes son verdaderas o falsas. En las afirmaciones falsas, explique el motivo.

19. El hidróxido de sodio, el hidróxido de potasio, el hidróxido de litio y el hidróxido de guanidina son todos tipos de alisadores de hidróxido que pueden encoger el cabello hasta la mitad de su diámetro normal.

    V   F   _____

20. Los iones de hidróxido, el componente activo en todos los alisadores de hidróxido, son álcalis muy fuertes, con un pH de 13.

    V   F   _____

21. Los alisadores de hidróxido destruyen los enlaces de bisulfuro de la misma forma que la reacción de reducción de los alisadores basados en "thio".

    V   F   _____

22. Los enlaces de bisulfuro que rompen los alisadores de hidróxido nunca pueden volver a formarse.

    V   F   _____

23. En la lantionización, el proceso en que los alisadores de hidróxido alisan permanentemente el cabello, los alisadores sacan uno de los dos átomos de azufre enlazados del enlace de bisulfuro y lo convierten en un enlace de lantionina.

    V   F   _____

RESPUESTA CORTA

24. ¿Con qué otro término se conocen los alisadores de hidróxido de sodio?

    _____

    _____

    _____

25. ¿Qué debe hacer si nota enrojecimiento o irritación pronunciada en la piel o el cuero cabelludo del cliente durante un tratamiento de alisador con lejía?

    _____

    _____

    _____

RELACIÓN DE CONCEPTOS

26. Relacione el tipo de alisador, con o sin lejía, con su descripción.

    a. Sin lejía   b. Lejía

    ¿Con lejía o sin lejía?   Descripción

    _____ Hace que el cabello se sienta y luzca seco después de un uso repetido.

    _____ Usa hidróxido de sodio.

    _____ Elegido por la mayoría de los estilistas para su uso en el salón.

    _____ No penetrará en los residuos causados por la acumulación de calcio.

    _____ Popular para los clientes que se alisan el cabello en casa.

_____ Excelente opción para clientes con cuero cabelludo sensible.

_____ Usa hidróxido de litio e hidróxido de potasio.

_____ Causa una línea de demarcación si se usa en clientes que usan otro alisador en casa.

_____ Deja una acumulación de residuos de calcio.

_____ Hace que el cabello se suavice y aumente su volumen, y deja un cabello suave y flexible.

_____ Se usa este tipo de alisador en un cliente que usa un alisador sin lejía en casa.

RESPUESTA CORTA

27. ¿Cuál es la función de la crema de base? ¿Cuál es su textura?

_____

_____

_____

28. ¿Qué tipo de alisador está formulado con base o sin base?

_____

_____

_____

29. ¿Qué tipo de alisador, con base o sin base, incluye una base protectora que se derrite a la temperatura corporal y hace que se asiente en el cuero cabelludo?

_____

_____

_____

30. Cuando usa un alisador sin base, ¿dónde más debe aplicar la crema de base? ¿Qué sucede si su cliente tiene un cuero cabelludo sensible?

_____

_____

_____

31. ¿Qué sucederá si la crema de base entra en contacto con el cabello que está alisando?

_____

_____

_____

32. ¿Los alisadores con hidróxido de metal requieren que el producto se mezcle antes de la aplicación?

_____

_____

_____

RELACIÓN DE CONCEPTOS

33. Relacione cada potencia de los alisadores de hidróxido (concentración de hidróxido) con su descripción. Cada potencia se utilizará dos veces.

   a. Leve   b. Regular   c. Súper

**Potencia del
alisador de hidróxido   Descripción**

_____ Se utiliza para alisar el cabello grueso y muy texturizado.

_____ Formulado para cabello frágil (debe manejarse con cuidado).

_____ Es la potencia que se utiliza con más frecuencia.

_____ Formulado para cabello fino (menos enlaces de bisulfuro para romper) y cabello teñido (poroso).

_____ Formulado para cabello saludable con texturas de ondulada a ensortijada.

_____ Formulado para máxima concentración.

RESPUESTA CORTA

34. ¿Por qué debe hacer una prueba de la hebra antes de un servicio con alisadores de hidróxido?

_____

_____

_____

35. ¿Qué pasos debe seguir después de aplicar el alisador al cabello de un cliente y antes de colocar al cliente bajo un secador de pie? ¿Por qué?

_____

_____

_____

36. ¿Qué sucede cuando el cabello está 100 por ciento alisado? ¿Cuál es el porcentaje máximo en el que el cabello se puede alisar de forma segura?

_____

_____

_____

37. Al realizar un retoque de alisado en un área de nuevo crecimiento de un cliente, ¿qué debe hacer con el resto del cabello?

_____

_____

_____

SECUENCIA

38. Enumere los pasos del proceso para neutralizar una aplicación de alisador de hidróxido, del 1 al 5.

_____ Enjuagar bien el cabello con agua tibia; evitar el agua caliente.

_____ Volver a aplicar el champú neutralizante varias veces para eliminar por completo todos los residuos del alisador.

_____ Procesar el alisador de hidróxido del cabello lo suficiente para su cliente.

_____ Si lo desea, aplicar una loción neutralizante para bajar el nivel de pH del cabello y el cuero cabelludo.

_____ Realizar el paso de neutralización (llamado neutralización con hidróxido), que es una reacción de neutralización ácido-álcali que se logra mediante la aplicación de un champú neutralizante (equilibrado en ácido).

Alisadores de "thio"

Marque si las afirmaciones siguientes son verdaderas o falsas. En las afirmaciones falsas, explique el motivo.

39. Los alisadores de "thio" utilizan un proceso de dos partes, reducción y oxidación, para romper los enlaces de bisulfuro en el cabello y volver a formarlos con el fin de obtener una textura más alisada.

    V   F   _____

40. El tioglicolato de potasio, o PTG, es el componente activo de los relajantes de "thio".

    V   F   _____

41. La viscosidad se refiere a la concentración de un alisador de "thio".

    V   F   _____

42. Los alisadores de "thio" son mejores para los clientes que quieren mantener un poco de textura en su cabello, mientras que los alisadores de hidróxido son mejores para clientes que quieren un cabello completamente alisado.

    V   F   _____

SECUENCIA

43. Enumere los pasos del proceso de reducción y oxidación de los alisadores de "thio", del 1 al 6.

    _____ La solución de "thio" agrega un átomo de hidrógeno a cada uno de los átomos de azufre y rompe el enlace de bisulfuro.

    _____ Los átomos de azufre se unen al átomo de hidrógeno y rompen la unión entre sí.

    _____ Los enlaces de bisulfuro se reconstruyen al eliminar los átomos de hidrógeno que agrega la solución de "thio".

    _____ Los enlaces de bisulfuro unen los átomos de azufre de dos cadenas polipéptidas adyacentes.

    _____ Un neutralizador, como el peróxido de hidrógeno, inicia el proceso de oxidación.

    _____ El neutralizador vuelve a unir la estructura del cabello y bloquea la nueva forma del cabello en su lugar.

44. ¿Qué debe evaluar durante la consulta con el cliente para los servicios de alisado? ¿Por qué?

_____

_____

_____

45. ¿Cuál es el pH del agua (H_2O)? ¿Cumple una función en la neutralización?

_____

_____

_____

46. ¿Cuáles son los tres riesgos de distraerse o tratar de realizar múltiples tareas mientras realiza servicios de alisado?

_____

_____

_____

47. ¿Qué pasará si aplica un alisador de "thio" en el cabello que ha sido tratado con un alisador de hidróxido?

_____

_____

_____

VERDADERO O FALSO

Marque si las afirmaciones siguientes son verdaderas o falsas. En las afirmaciones falsas, explique el motivo.

48. El sulfato de amonio, el sulfito de amonio y el bisulfito de amonio se suelen utilizar como ingrediente activo en los alisadores de pH bajo.

    V   F   _____

49. Los alisadores de pH bajo no se recomiendan para utilizar en cabello teñido.

V   F   _____

50. Los alisadores de sulfato de amonio, sulfito y bisulfito son compatibles con los alisadores de hidróxido.

V   F   _____

51. Los componentes activos sulfato de amonio, sulfito y bisulfito son todos compatibles con los alisadores TGA.

V   F   _____

RESPUESTA CORTA

52. Describa los resultados del uso de tratamientos alisadores a base de queratina.

_____

_____

_____

53. ¿Cuánto duran los tratamientos de alisado a base de queratina?

_____

_____

_____

54. ¿Cuál es el principal problema con los componentes activos utilizados en la mayoría de los alisadores de queratina, según qué dos organismos reguladores gubernamentales?

_____

_____

_____

55. Su texto recomienda visitar dos sitios web para investigar más sobre los tratamientos de alisado a base de queratina y sus ingredientes, incluidos www.cancer.gov y www.osha.gov/formaldehyde/hazards. Explórelos y tome algunas notas sobre sus hallazgos. Después, responda las siguientes preguntas:

- De acuerdo con los sitios web que visitó, ¿cuáles son los cuatro o cinco riesgos para la salud relacionados con los tratamientos de alisado con queratina (tanto para los cosmetólogos como para los clientes)?

- ¿Cuáles son las medidas de seguridad recomendadas para ofrecer tratamientos de alisado con queratina? ¿En qué se diferencian de otras precauciones generales que tomaría al realizar servicios de alisado?

- ¿Qué debe decirles a los clientes que solicitan estos tratamientos?

- ¿Les ofrecerá tratamientos de alisado con queratina a los clientes? ¿Por qué sí o por qué no?

Herramientas y suministros alisadores

LO QUE SE DEBE Y NO SE DEBE HACER

56. Para cada afirmación relacionada con el uso de herramientas y suministros para los servicios de alisado, indique si es algo que se debe hacer o algo que no se debe hacer.

¿Se debe hacer o no? Al usar herramientas y suministros para servicios de alisado

_____ Permitir que los dientes de un peine de dientes anchos entren en contacto con el cuero cabelludo.

_____ Seguir las instrucciones del fabricante para cremas de base.

_____ Aplicar el alisador con peine.

_____ Usar una brocha aplicadora, un peine de cola de caucho duro o un peine de estilo para limpiar el alisador con la parte posterior o la cola del peine, a fin de probar el progreso del alisado del cabello.

_____ Usar un peine de dientes anchos para esparcir el acondicionador después de quitar el alisador.

_____ Usar pinzas de metal cuando trabaja con el alisador.

_____ Usar un peine para dividir el cabello en el cuero cabello.

_____ Aplicar una crema de base, cuando usa alisadores más suaves y sin lejía, solo en el área exterior del contorno del cuero cabelludo.

_____ Aplicar una crema de base, cuando usa productos de potencia profesional en el contorno frontal y posterior (exterior) del cuero cabelludo, dentro de la forma de la cabeza (interior) y en las orejas.

57. Relacione cada herramienta o suministro utilizado en los servicios de alisado con su descripción.

a. Brocha aplicadora, peine de cola o peine de estilo
b. Crema de base
c. Capa para servicios químicos

d. Acondicionador
e. Guantes desechables
f. Bandas para el cuello
g. Pinzas de plástico

h. Recipiente de vidrio o plástico
i. Temporizador
j. Toallas
k. Peine de dientes anchos

Herramienta o suministro alisador

Descripción

_____ Se utiliza para desenredar y alisar el cabello sin tirar, antes del servicio.

_____ Se utiliza para proteger al cliente y como doble cobertura.

_____ Se utiliza para realizar el seguimiento del tiempo total de procesamiento y de los pasos del proceso.

_____ Se deben usar para proteger las manos contra daños de la piel, absorción química y posible desarrollo de dermatitis de contacto.

_____ Se usa después de quitar el alisador del cabello; el tipo se basará en la condición del cabello de su cliente.

_____ Se utiliza para aplicar el alisador.

_____ Se usa para dispensar y sostener el alisador.

_____ Se usa para una mayor protección de la piel alrededor del contorno del cuero cabelludo, la nuca, y la parte superior y posterior de las orejas; también se usa en el cuero cabelludo para pieles sensibles.

_____ Se deben utilizar para proteger al cliente del contacto directo con la capa para servicios químicos.

_____ Se utilizan para proteger al cliente durante todo el servicio de alisado.

_____ Se usa para mantener el cabello en secciones.

58. Use Internet o catálogos de productos de belleza, o visite una farmacia o una tienda de productos de belleza para investigar los alisadores con base y sin base y, específicamente, para determinar cuáles son las instrucciones de los fabricantes individuales para usar una crema de base con los productos que identifique.

Identifique dos "alisadores con base" y dos "alisadores sin base". Lea acerca de los productos y use la tabla o siga el enlace a continuación para acceder a un gráfico en PDF que puede usar para registrar sus hallazgos.

+ BONIFICACIÓN

Visite: bonus.milady.com/cos-wbes/toc

CARACTERÍSTICAS	ALISADOR CON BASE N.º 1	ALISADOR CON BASE N.º 2	ALISADOR SIN BASE N.º 1	ALISADOR SIN BASE N.º 2
Nombre/marca				
Fuente (tienda/sitio web)				
Precio/tamaño				
Beneficios promocionados				
Instrucciones de uso del fabricante para la crema de base con el producto				
Advertencias/precauciones				
¿Incluye un kit o set? (si es así, enumere el contenido)				
¿Es para uso profesional o doméstico?				

Pautas de seguridad para el uso de alisadores químicos

RESPUESTA CORTA

59. Enumere las cinco formas en que los estilistas pueden minimizar los riesgos antes de realizar servicios de textura química.

_____

_____

_____

_____

60. ¿Qué información debe registrar sobre los servicios químicos que realiza para sus clientes?

_____

_____

_____

61. Si se produce enrojecimiento, picazón o irritación similar de la piel después de realizar una prueba del parche para los servicios de textura química, ¿qué le indica esto? ¿Puede realizar el servicio químico a su cliente?

_____

_____

_____

62. Si un cliente no experimenta ninguna reacción a la prueba del parche, ¿debe anotarlo en la tarjeta de registro de servicio del cliente?

_____

_____

_____

SECUENCIA

63. Enumere los pasos para una prueba del parche, del 1 al 7.

_____ Observar el enrojecimiento del cuero cabelludo, la elasticidad del cabello y la suavidad de las tres hebras. Si observa enrojecimiento o irritación, o el cabello parece dañado, no realice el servicio.

_____ Separar una hebra en cada zona.

_____ Colocar un champú neutralizante (alisador de hidróxido) o un neutralizador (alisador de "thio") en las hebras de prueba. Enjuague muy bien.

_____ Anotar los resultados en la ficha de registro de servicios.

_____ Aplicar el alisador en la base de cada hebra de prueba y permitir que haga contacto con el cuero cabelludo.

_____ Seleccionar tres áreas de prueba en la cabeza.

_____ Dejar el alisador en el cuero cabelludo durante tres minutos. Analice la piel. Si no observa enrojecimiento, aplique el alisador en toda la hebra y aplane las áreas de prueba con el dorso de un peine o el mango de una brocha aplicadora. Mantenga el alisador en el cuero cabelludo durante dos minutos adicionales.

RESPUESTA CORTA

64. ¿Cuál es una posible consecuencia de no realizar una prueba de sales metálicas en el cabello de un cliente antes de realizar los servicios de textura química?

_____

_____

_____

65. Describa la solución utilizada para detectar sales metálicas en las hebras de cabello.

_____

_____

_____

66. ¿Cuántas hebras de cabello debe sumergir en la solución de prueba de sales metálicas? ¿Por cuánto tiempo?

_____

_____

_____

67. Después de realizar la prueba de sales metálicas, ¿qué significa si las hebras de cabello se aclararon un poco?

_____

_____

_____

68. ¿Cuáles son los tres posibles resultados de una prueba de sales metálicas que indicarían que no debe continuar con el servicio de textura química?

_____

_____

_____

69. ¿Qué dos cosas indica el análisis del cabello sobre el alisador que se debe usar en el cabello del cliente?

_____

_____

_____

70. ¿En qué momento se debe evaluar el estado del cuero cabelludo cuando un cliente solicita servicios de textura química?

_____

_____

_____

71. Para ser considerado saludable, ¿qué cinco características deben estar ausentes del cuero cabelludo?

_____

_____

_____

LO QUE SE DEBE Y NO SE DEBE HACER

72. Para cada afirmación relacionada con los consejos y pautas de seguridad para los servicios de alisado químico, indique si es algo que se debe hacer o algo que no se debe hacer.

¿Se debe hacer o no?   **Consejos y pautas de seguridad para realizar servicios de alisado químico**

_____ Aplicar alisador al cabello que no se ha lavado durante una semana.

_____ Realizar un servicio de alisado si el cabello ha sido tratado con henna.

_____ Usar solo recipientes de plástico o de vidrio y pinzas de plástico cuando alisa el cabello.

_____ Recortar las puntas del cabello.

_____ Rechazar el servicio de alisado si el cabello ha sido tratado con tinturas metálicas, ya que son químicamente incompatibles con los alisadores.

_____ Establecer un programa de tratamiento para restaurar la fuerza y la elasticidad del cabello antes de programar un servicio de alisado.

_____ Cambiar la banda para el cuello y la toalla del cliente si se mojan o entran en contacto con la solución alisadora.

_____ Superponer la crema de base al aplicarla sobre cabellos que se alisarán.

_____ Usar guantes protectores cuando realiza servicios de alisado.

_____ Alisar el cabello aclarado (decolorado).

_____ Aplicar un alisador de hidróxido en cabello previamente tratado con un alisador de "thio" y viceversa.

_____ Aplicar una formulación de alisador apropiada para la textura y el estado del cabello del cliente.

_____ Usar recipientes o pinzas de metal para alisar el cabello.

_____ Alisar el cabello hasta el punto en que esté totalmente recto.

_____ Utilizar los dedos, con los guantes colocados, para aplicar el alisador a lo largo del cabello.

_____ Seguir las instrucciones del fabricante y del instructor para enjuagar el alisador y el neutralizador.

_____ Usar los dientes de un peine para aplicar el alisador en el cabello.

_____ Usar dos tipos diferentes de alisadores.

_____ Aplicar en la mitad del tallo; luego, en la zona del cuero cabelludo; luego, en el contorno del cuero cabelludo; y, por último, en las puntas si está realizando un alisado virgen.

_____ Tocar el cuero cabelludo al separar el cabello en secciones.

_____ Usar los dedos, la cola de un peine de cola o una brocha aplicadora para separar el cabello en secciones.

_____ Alisar el cabello hasta un 75 por ciento de su onda original.

_____ Evitar realizar un servicio de coloración permanente o semipermanente y un servicio de alisado el mismo día.

_____ Enjuagar el alisador y el neutralizador del cabello con agua tibia.

_____ Enjuagar con agua fría si el cuero cabelludo parece irritado.

_____ Enjuagar los ojos del cliente con agua fría si la solución alisadora o neutralizadora entra en contacto con los ojos; si la irritación persiste, recomendar al cliente que busque atención médica.

_____ Conservar los productos alisadores parcialmente usados después del servicio.

_____ Aplicar una coloración semipermanente el mismo día que el servicio de alisado, si lo desea.

_____ Realizar un servicio de aclarado (decoloración) sobre el cabello alisado.

VERDADERO O FALSO

Marque si las afirmaciones siguientes son verdaderas o falsas. En las afirmaciones falsas, explique el motivo.

73. El cabello se vuelve áspero, opaco y propenso a romperse cuando tiene una cutícula dañada.

    V   F   _____

74. Aunque esté saludable, la cutícula no podrá proteger el cabello del daño.

    V   F   _____

75. Aunque el cabello puede tener un nivel muy alto de porosidad, aún puede absorber los servicios de textura química de manera segura.

V   F   _____

76. La porosidad es la capacidad del cabello para estirarse y volver a su extensión original sin romperse.

V   F   _____

77. El grado de elasticidad del cabello indica la fuerza de los enlaces laterales en la corteza.

V   F   _____

78. El hidróxido de sodio y los alisadores de "thio" son químicamente incompatibles y pueden causar daños graves, incluso la pérdida del cabello, si se mezclan o se aplican superpuestos en el cabello.

V   F   _____

SECUENCIA

79. Enumere los pasos para realizar la prueba de la hebra, del 1 al 5.

_____ Separar cada hebra del resto del cabello, aplicar el alisador según las indicaciones y controlar el proceso de alisado.

_____ Verificar las hebras de prueba en intervalos de cinco minutos hasta que se complete el proceso.

_____ A la mitad del tiempo de procesamiento recomendado, levantar cada hebra de prueba, estirarla y soltarla suavemente y observar la reversión del rizo. (También puede realizar este paso con la parte posterior de un peine para quitar el alisador y, luego, observar la reversión del rizo).

_____ Seleccionar una hebra en la parte posterior y una a cada lado de la cabeza.

_____ Preguntarse: ¿El cabello está en la mitad del proceso? ¿El proceso está a punto de finalizar?

REFLEXIÓN

80. Se deben realizar muchos tipos de pruebas y análisis al prepararse para realizar un servicio de alisado químico, y es útil crear un cuadro para una referencia rápida. Siga el enlace a continuación para completar un cuadro que lo ayudará a organizar y resumir los puntos importantes de cada tipo de prueba. Conserve el cuadro completo con usted para asegurarse de que está brindando un excelente servicio a cada cliente.

+ BONIFICACIÓN

Visite: bonus.milady.com/cos-wbes/toc

PRUEBA DEL ALISADOR PREVIA AL SERVICIO	OBJETIVO DE LA PRUEBA	CUÁNDO REALIZARLA	MATERIALES REQUERIDOS	TIEMPO NECESARIO	RECHAZAR EL SERVICIO SI...
Prueba del parche					
Prueba de sensibilidad de la hebra o piel					
Prueba de sales metálicas					
Análisis del cabello					
Análisis del cuero cabelludo					
Prueba de la hebra con alisador					

Consulta sobre alisadores químicos

81. Forme un equipo con un compañero de clase para practicar su técnica de consulta para un cliente que solicita un servicio de alisado químico. Se turnará para dramatizar los roles de estilista y cliente, y se asegurará de hacer las preguntas específicas de los servicios de alisadores químicos en su texto. Antes de reunirse para esta actividad, prepárese de forma independiente para cada rol como se describe a continuación. Luego, trabaje con su compañero de clase sobre lo que cada uno hizo bien y piense en formas de asegurarse de que una consulta salga aún mejor la próxima vez.

    Cuando actúe como estilista:

    - Familiarícese con las preguntas de la consulta con el cliente para los servicios de alisadores químicos.

    - Imagine cómo haría las preguntas con sus propias palabras; mantenga una lista a mano y practique.

    - Prepare devoluciones a las posibles respuestas del cliente; esto incluye poder explicar por qué está haciendo la pregunta o, incluso, rechazando el servicio, así como cualquier comentario o pregunta de seguimiento que pueda ayudar a facilitar la consulta.

    Cuando actúe como cliente:

    - Prepare devoluciones a las preguntas de la consulta del estilista sobre el tratamiento de alisado químico sugerido para usted, con respuestas reales o ficticias/creativas, incluida la forma en que podría responder al estilista que rechaza los servicios para usted.

RESPUESTA CORTA

82. ¿Cuáles son los tres objetivos principales de realizar una consulta con el cliente para los servicios de alisado químico?

    _____

    _____

    _____

83. Además del formulario de admisión del cliente, ¿qué más debe tener listo cuando realiza la consulta con el cliente? ¿Por qué?

_____

_____

_____

Aplicación del alisador

RESPUESTA CORTA

84. ¿El requisito de seguir las pautas de seguridad y los pasos descritos en esta sección se aplica tanto a los servicios de alisado en cabellos vírgenes como a los servicios de retoque?

_____

_____

_____

85. ¿Qué característica del cabello de su cliente determinará la potencia de la solución química alisadora?

_____

_____

_____

86. ¿Qué característica del cabello de su cliente le ayudará a determinar la aplicación del alisador químico y el tiempo necesario para la aplicación y el procesamiento?

_____

_____

_____

87. ¿Por qué es importante determinar el patrón de ondulación de su cliente?

_____

_____

_____

RELACIÓN DE CONCEPTOS

88. Relacione cada tipo de alisador con la descripción del proceso de neutralización y las pautas. Ambos tipos pueden aplicarse a la misma descripción.

 a. Alisador de hidróxido b. Alisador de "thio"

Tipo de alisador	Descripción del proceso de neutralización y pautas
_____	Requiere múltiples aplicaciones de un champú neutralizante.
_____	Al neutralizar este tipo de alisador, evite dejar demasiada humedad en el cabello antes de pasar el neutralizador por el cabello con los dedos, para garantizar una saturación uniforme.
_____	A la hora de neutralizar este tipo de alisador, tiene la opción de aplicar primero una loción neutralizante para bajar el pH.
_____	Siga las pautas del fabricante y las instrucciones de su instructor con respecto a la neutralización del cabello.
_____	Al neutralizar este tipo de alisador, primero seque suavemente el cabello hasta que quede húmedo.

SECUENCIA

89. Enumere los pasos del procedimiento para realizar una aplicación de alisador en cabello virgen, del 1 al 23. Algunos pasos han sido enumerados para usted.

_____ Realizar la prueba de la hebra de acuerdo con las instrucciones del fabricante. Si la prueba de la hebra es favorable, continúe con la aplicación.

_____ Aplicar el producto en las puntas porosas del cuadrante posterior derecho. Continúe aplicándolo en las puntas porosas de los cuadrantes trasero izquierdo, delantero derecho y delantero izquierdo.

_____ Enjuagar muy bien el cabello alisado con agua tibia y secar el exceso de agua.

_____6_____ Colocarse guantes.

_____ Cubrir al cliente para el servicio químico.

_____ Colocar una pequeña cantidad de alisador en un recipiente aplicador.

_____ Alisar cada subsección con la parte posterior de un peine de caucho duro, la cola de un peine, una brocha aplicadora o los dedos, con los guantes colocados, para alisar cada subsección.

_____ Dividir el cabello en cuatro cuadrantes. Sujete las secciones con pinzas de modo que no estorben.

_____ Si el cabello no pasa la prueba del parche o cualquiera de las pruebas realizadas durante el análisis del cabello y el cuero cabelludo, rechazar la realización del servicio.

_____ Aplicar la crema protectora alrededor del contorno del cuero cabelludo y sobre las orejas según las instrucciones del fabricante.

_____ Enjuagar bien el cabello neutralizado.

_____ Realizar un análisis del cuero cabelludo y del cabello.

_____17_____ Verificar que los resultados sean uniformes, de acuerdo con el tiempo determinado en la prueba de la hebra preliminar.

_____ Acondicionar el cabello de acuerdo con las instrucciones del fabricante.

_____ Colocar el alisador en el recipiente aplicador.

_____ Seguir los pasos de neutralización tanto para el alisador de hidróxido como para el alisador de "thio".

_____ Si quedan restos de alisador en el cabello, repetir los pasos de lavado con champú, según sea necesario, hasta eliminar todo el producto del cabello.

_____ Aplicar el producto en la sección intermedia del cuadrante posterior derecho. Continuar aplicando el alisador en las secciones intermedias de los cuadrantes trasero izquierdo, delantero derecho y delantero izquierdo.

_____ Realizar la prueba del parche de 24 a 48 horas antes de la cita para aplicar el alisador.

_____ Secar el cuero cabelludo. (Con alisadores de "thio", puede recomendar o no el lavado con champú del cabello, pero no del cuero cabelludo, antes del servicio).

_____ Aplicar alisador en el cuero cabelludo del cuadrante posterior derecho. Continuar aplicando el alisador en el cuero cabelludo de los cuadrantes trasero izquierdo, delantero derecho y delantero izquierdo.

_____12_____ Usar la información que recopiló durante la consulta a fin de determinar dónde comenzar la aplicación del servicio de alisado y determinar el tiempo.

_____ Examinar el cabello en busca de alisador residual; utilizar todos los sentidos.

90. Complete las oraciones siguientes con palabras del banco de palabras. Algunos términos se pueden utilizar más de una vez y otros no utilizarse.

> **Banco de palabras:** 1,25; procesamiento excesivo; procesamiento insuficiente; 0,25; cuero cabelludo; nuca; retoque; últimos; primero; crecimiento; químico; 0,6; nuevo; antiguo; 0,5

Para cabello que ha recibido un servicio de alisado _____, use una aplicación de alisador de

_____. Este tipo de aplicación incluye solo el _____ crecimiento. Inicie la aplicación

del _____ de alisador de _____ a _____ pulgadas (de _____ a

_____ centímetros) de distancia del _____. Para evitar _____ y la irritación

del _____, aplique el alisador bien cerca del cuero cabelludo durante los _____

minutos del procesamiento.

REFLEXIÓN

91. Ahora que ha practicado los procedimientos para aplicar alisadores en cabello virgen y retoques, considere lo que sabía acerca de estos servicios antes de comenzar esta sección y compárelo con lo que ha estudiado. Escriba algunas frases en las que reflexione y responda a las siguientes preguntas:

- ¿Puede imaginarse realizando los procedimientos de aplicación del alisador con confianza durante su examen?

- ¿En qué pasos o técnicas de aplicación del alisador se destaca?

- ¿Hay pasos, pruebas o técnicas de aplicación de alisadores sobre los que no está seguro?

- Durante su examen, ¿cómo planea demostrar su comprensión completa de las precauciones y pautas de seguridad que se requieren para los procedimientos de alisado?

- En general, ¿cómo puede hacer que su aplicación del alisador sea impecable para el examen?

Cuando termine, reúnase con un compañero de clase y comenten sus respuestas. Mientras lo hace, busque oportunidades para llenar los vacíos de cada uno y ayudarse mutuamente a dominar las técnicas y los detalles específicos de la aplicación del alisador.

Ondulación permanente

92. Describa brevemente qué es la ondulación permanente. ¿Con qué otro término se conoce la ondulación permanente?

    _____

    _____

    _____

93. ¿Cuáles son las dos categorías de soluciones de permanente? ¿En qué se parecen?

    _____

    _____

    _____

94. ¿Qué categoría de solución permanente es más potente, por lo que es más adecuada para el cabello grueso y resistente a la humedad? ¿Cuál es su componente activo?

    _____

    _____

    _____

95. ¿Qué categoría de solución permanente es mejor para cabello fino, teñido y frágil? ¿Cuál es su componente activo común?

    _____

    _____

    _____

96. De las dos categorías de soluciones permanentes, ¿cuál contiene el mismo componente activo que los alisadores de "thio"? ¿En qué difiere cuando se encuentra en una solución permanente?

    _____

    _____

    _____

97. Relacione cada tipo de ondulación permanente con sus características y descripciones. Más de un tipo pueden tener la misma característica o coincidir con una descripción.

a. Alcalina
b. Ácida verdadera

c. Con ácido balanceado
d. Libre de amoníaco

e. De pH bajo

Tipo de ondulación permanente

Características y descripciones

_____ Se recomienda para tipos de cabello denso, grueso o no poroso.

_____ Se procesa con calor y más lentamente que las ondas alcalinas.

_____ pH de 9,0–9,6.

_____ Produce rizos más firmes que las ondas ácidas verdaderas; se recomienda para tipos de cabello poroso o dañado.

_____ pH de 6,5–7,0.

_____ pH de 7,0–9,6.

_____ Componente activo: monotioglicolato de glicerol (GMTG)

_____ Se recomienda para tipos de cabello desde poroso hasta hidratado.

_____ pH de 4,5–7,0.

_____ Componente activo: tioglicolato de amonio (TGA)

_____ Componentes activos: sulfato de amonio, sulfito de amonio y bisulfito de amonio.

_____ pH de 7,0.

_____ Componente activo: monoetanolamina (AMP) o aminometilpropanol (MEA).

_____ Se procesa sin calor.

_____ El proceso no requiere el calor de un secador de cabello.

_____ No proporciona un rizo firme en el cabello grueso; recomendado para tipos de cabello hidratado, fino o dañado.

_____ No produce un rizo tan firme como lo hacen las ondas alcalinas; recomendado para cabellos extremadamente porosos o muy dañados.

Indique si las afirmaciones siguientes son verdaderas o falsas. En las afirmaciones falsas, explique el motivo.

98. La potencia de la solución de permanente se determina principalmente a partir de la concentración del agente reductor y el grado de alcalinidad, que alteran el cabello en forma temporal.

   V   F   _____

99. La mayoría de las ondas ácidas también contienen TGA, al igual que la onda alcalina.

   V   F   _____

100. A medida que disminuye la alcalinidad, aumenta la acidez.

   V   F   _____

101. Una onda ácida verdadera, con un pH por debajo de 7,0 (que es neutral en la escala del pH), hará que el cabello se encoja, porque el pH de 5,0 para el cabello se considera neutral.

   V   F   _____

102. Aunque el pH bajo de la ondas ácidas puede parecer ideal, se sabe que la exposición repetida al GMTG causa reacciones alérgicas y sensibilidad en la piel a estilistas y clientes.

   V   F   _____

103. Una reacción química exotérmica absorbe calor de su entorno, mientras que una reacción química endotérmica produce calor.

   V   F   _____

104. Libre de amoníaco significa libre de daños.

   V   F   _____

105. Los sustitutos de "thio" (como la cisteamina o la mercaptamina) no son técnicamente TGA, pero siguen siendo compuestos de "thio".

   V   F   _____

106. El sulfato de amonio, el sulfito de amonio y el bisulfito de amonio son alternativas para el TGA. En conjunto, se conocen como ondas sin amoníaco.

   V   F   _____

107. Mezclar accidentalmente el contenido del tubo de activador con neutralizantes en lugar de la solución de permanente causará una reacción química violenta que puede ocasionar lesiones, especialmente en los ojos.

   V   F   _____

108. En el texto se menciona que los ingredientes, la potencia y el pH de las soluciones de ondulación permanente pueden variar bastante de un fabricante a otro, incluso dentro de una misma categoría. Por consiguiente, se recomienda que siempre consulte las instrucciones del fabricante y el Folleto Informativo de Seguridad (SDS) del producto para obtener información precisa y detallada. Para esta actividad, seleccione dos tipos de soluciones permanentes diferentes y localice la SDS de cada uno. Analice el paquete y la SDS. Luego, use el cuadro a continuación o siga el enlace a un PDF que usará para registrar sus hallazgos y responder las siguientes preguntas:

1. ¿Cómo se compararon las características promocionadas y la información de la SDS para cada solución permanente con la información que figura en la tabla 15-2 de su texto?

2. ¿De qué manera la información incluida en la SDS fue igual o diferente para cada solución permanente que examinó?

3. ¿Encontró útiles las SDS?

+ BONIFICACIÓN

Visite: bonus.milady.com/cos-wbes/toc

CARACTERÍSTICAS	SOLUCIÓN DE PERMANENTE N.º 1	SOLUCIÓN DE PERMANENTE N.º 2
Nombre/marca		
Características promocionadas		
Tipo de cabello para el que está destinada		
Contenido del paquete		
Instrucciones de uso del fabricante		
Pautas de seguridad en el paquete		
Pautas de seguridad en la SDS		
Nivel de pH		
Componente activo		

Selección y procesamiento de permanentes

RESPUESTA CORTA

109. ¿Existe alguna diferencia entre el cabello tratado con un color semipermanente y un "cabello teñido" en forma permanente en términos de las soluciones de permanente?

_____

_____

_____

110. ¿Cuáles son las tres posibles consecuencias de realizar un servicio de permanente en el cabello aclarado (decolorado)?

_____

_____

_____

111. ¿Qué debe hacer cuando un cliente solicita una permanente en su cabello aclarado?

_____

_____

_____

112. ¿Cómo se debe aplicar la solución permanente al cabello grueso? ¿Por qué?

_____

_____

_____

COMPLETE LOS ESPACIOS EN BLANCO

113. Complete las oraciones siguientes con palabras del banco de palabras. Algunos términos se pueden utilizar más de una vez y otros no utilizarse.

Banco de palabras: subprocesado, potencia, 30, grueso, olor, procesado en exceso, hidrógeno, pH, 15, fino, grueso, espeso, fuerte, débil, concentración, bisulfuro, 10, 5.

La _____ de una solución para ondulación permanente depende de la _____ de su

agente reductor. Una solución _____, que libera muchos átomos de _____, puede ser

perfecta para cabello _____ pero demasiado fuerte y dañina para cabello _____. Si se

emplea una solución de permanente suave en cabello _____, tal vez no haya suficientes iones de

_____ para romper la cantidad necesaria de enlaces de _____, sin importar cuánto

tiempo se procese la permanente. Si el cabello está _____ después de 10 minutos, se debería

haber usado una solución más fuerte. Si el cabello del cliente está _____, es probable que haya

sucedido dentro de los primeros 5 a _____ minutos, y se debería haber usado una solución de

permanente más débil.

Indique si estas afirmaciones son verdaderas o falsas. En las afirmaciones falsas, explique el motivo.

114. Si la permanente se procesó correctamente, debe romper y reconstruir aproximadamente el 10 % de los enlaces de bisulfuro del cabello.

    V   F   _____

115. Una saturación profunda con una solución más fuerte (más alcalina) romperá más enlaces de bisulfuro, que dará como resultado más rizos, en forma automática.

    V   F   _____

116. El cabello subprocesado es lo opuesto al cabello procesado en exceso.

    V   F   _____

117. El cabello se considera subprocesado si se rompen demasiados enlaces de bisulfuro, lo que da como resultado un cabello que no es lo suficientemente suave y generalmente tiene un rizo muy débil o es, incluso, lacio.

    V   F   _____

118. Si el cabello recibió poco procesamiento, procesarlo más lo hará más rizado.

    V   F   _____

119. Si el cabello ya recibió un procesamiento excesivo, hacer otro procesamiento lo alisará y le provocará más daño.

    V   F   _____

DIBUJAR

120. En los cuadros a continuación, haga dos dibujos: uno que muestre cabello procesado en exceso y otro que muestre cabello subprocesado. Indique la ubicación de las puntas del cabello y el cuero cabelludo en sus dibujos.

Procesado en exceso		Subprocesado	

Herramientas y suministros para realizar ondulación permanente

121. ¿Cuál es el tipo más común de bigudí para permanente?

_____

_____

_____

122. ¿Qué determina el tamaño del bigudí para permanente? ¿Qué determina la forma del bigudí para permanente?

_____

_____

_____

123. ¿Qué dos tipos de bigudíes vienen en diferentes longitudes para acomodar diferentes secciones de la cabeza? Proporcione un ejemplo de cómo esto puede ser beneficioso.

_____

_____

_____

124. ¿Qué son los papelillos? ¿Cuáles son otros dos términos para referirse a ellos?

_____

_____

_____

125. ¿Cuáles son las tres funciones de los papelillos?

_____

_____

_____

126. Complete el siguiente cuadro con la herramienta o suministro utilizado en el servicio de ondulación permanente o su descripción.

Herramienta o suministro utilizado para ondulación permanente	Descripción
_____	Aplicar alrededor del contorno del cuero cabelludo del cliente para evitar que la solución permanente le gotee por el rostro.
Peine de cola	_____
Pinzas para rulos	_____
_____	Se deben usar para proteger las manos contra daños de la piel, absorción química y posible desarrollo de dermatitis de contacto.
_____	Se utiliza para realizar el seguimiento del tiempo total de procesamiento y de los pasos del proceso.
_____	Se utiliza para proteger al cliente y como doble cobertura.
Bandas para el cuello	_____
Peine de cola de plástico	_____
_____	Se utilizan para proteger al cliente durante todo el servicio de permanente.
_____	Algunos fabricantes recomiendan aplicar esto después de enjuagar la solución permanente y antes de aplicar el neutralizador.
_____	Se usa si el fabricante de la permanente indica que es necesario antes del servicio; se debe asegurar evitar irritar el cuero cabelludo del cliente.
Crema protectora	_____
_____	Utilizar el tamaño y la forma adecuados, según el rizo final que desea el cliente.
Acondicionador	_____
_____	Para prevenir que la solución neutralizadora se derrame sobre los hombros y la espalda del cliente o que gotee al suelo; utilizar esto para capturar la solución.
Botella atomizadora	_____
_____	Son necesarios para controlar las puntas del cabello cuando se lo envuelve alrededor de los bigudíes para permanente.
Pinzas de plástico	_____

127. Relacione cada tipo de bigudí para permanente con su descripción. Todos los tipos de bigudí para permanente se utilizarán al menos dos veces.

a. Cóncavo
b. Recto

c. Bigudí flexible
d. Bucle

Tipo de bigudí para permanente	Descripción
_____	Produce un rizo más apretado en el centro y un rizo más suelto en ambos lados de la hebra.
_____	Bigudí de espuma que tiene un alambre flexible en el interior que le permite tomar prácticamente cualquier forma.
_____	Produce una forma de rizo uniforme a lo largo de todo el ancho de la hebra.
_____	El bigudí se asegura al unir los extremos después de envolver el cabello.
_____	Se recomienda cuando los clientes desean una combinación híbrida de ondas y rizos suaves que aporten volumen, textura y ondas playeras.
_____	Tiene un diámetro menor en el centro que va aumentando a uno mayor en los extremos.
_____	También conocido como bigudí circular.
_____	Generalmente, mide unos 30,5 cm (12 in) y tiene un diámetro uniforme en toda su longitud.
_____	Tiene el mismo diámetro en toda su longitud o área de rizado.

128. Identifique cada tipo de bigudí que se muestra a continuación.

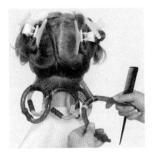 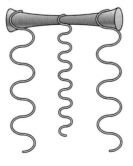 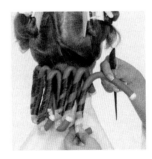 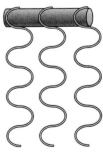

_____ _____ _____ _____

129. Relacione cada tipo de envoltura con papelillo con su descripción. Debe utilizar cada tipo de envoltura al menos una vez.

a. envoltura plana simple   b. envoltura plana simple   c. envoltura plegada

Tipo de envoltura   **Descripción**

_____ Similar a la envoltura plana doble, pero que utiliza solo un papelillo que se coloca encima del panel de la base de cabello.

_____ Emplea un papelillo doblado por la mitad encima de las puntas del cabello.

_____ Un papelillo colocado debajo y otro colocado sobre el panel de la base del cabello (subsección) que se envolverá; ambos papeles se extienden más allá de las puntas del cabello.

_____ Elimina el exceso de papel y se puede utilizar con bigudíes cortos o en largos de cabello muy cortos.

_____ Proporciona mayor control sobre las puntas y ayuda a mantenerlas distribuidas de manera uniforme a lo largo del bigudí.

_____ Cuando use esta envoltura, evite colocar el cabello en el pliegue del papel para darle espacio para que se adquiera volumen.

ETIQUETADO

130. Identifique cada tipo de envoltura con papelillo que se muestra a continuación.

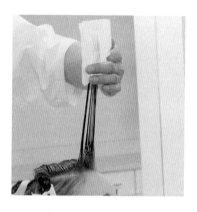
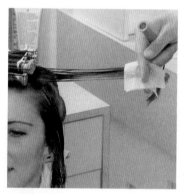
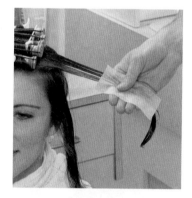

_____   _____   _____

Diseños de ondulación permanente

RESPUESTA CORTA

131. ¿Cómo comienza cada envoltura para permanente?

_____

_____

_____

132. ¿Qué es una sección de la base? ¿Cuántos bigudíes se colocan normalmente en una sección de la base?

_____

_____

_____

133. ¿Qué debe hacer con los paneles en los que no está trabajando? ¿Por qué?

_____

_____

_____

134. ¿Cuál es el mejor peine para usar en paneles y secciones de la base para permanente? ¿Cómo se usa?

_____

_____

_____

135. ¿Cuáles son los tres resultados posibles de envolver el cabello con demasiada tensión? ¿Cuál es la tensión ideal al envolver el cabello para permanentes?

_____

_____

_____

136. Relacione cada tipo de colocación de base utilizada para los bigudíes para permanente con su descripción. Cada tipo se utilizará al menos dos veces.

a. colocación en la base   b. colocación de media base   c. colocación fuera de la base

Tipo de colocación para bigudíes para permanente   **Descripción**

_____ Esta colocación minimiza el estrés y la tensión sobre el cabello.

_____ Se debe tener cuidado con este tipo de colocación, ya que el estrés y la tensión adicionales pueden resquebrajar el cabello.

_____ Este tipo de colocación de base genera el menor volumen y un patrón de rizos que comienza a la mayor distancia del cuero cabelludo.

_____ El cabello se envuelve a un ángulo de 45 grados pasada la perpendicular de la sección de la base y el bigudí se coloca sobre su base.

_____ Este tipo de colocación puede producir mayor volumen cerca del cuero cabelludo, que desaparecerá en cuanto el cabello comience a crecer.

_____ El cabello se envuelve a 45 grados por debajo del centro de la sección de la base.

_____ El cabello se envuelve en un ángulo de 90 grados con respecto a la sección de la base.

137. Relacione cada técnica de envoltura con su descripción. Cada tipo se utilizará al menos tres veces.

a. _Croquignole_   b. En espiral

Técnica de envoltura   **Descripción**

_____ El cabello se envuelve alrededor del bigudí, y cada nueva capa de cabello se coloca encima de la capa anterior. Con cada capa superpuesta, aumenta el tamaño del rizo (diámetro).

_____ Envuelve el cabello alrededor de los bigudíes de forma vertical hasta que se completa la longitud de cada bigudí, como las rayas de un bastón de caramelo.

_____ El cabello se envuelve desde las puntas hasta el cuero cabelludo en capas concéntricas superpuestas.

_____ Mantiene el tamaño (diámetro) del rizo parejo a lo largo de toda la hebra de cabello y produce un rizo uniforme desde el cuero cabelludo hasta las puntas.

_____ Al envolver los bigudíes con esta técnica, el cabello puede superponerse parcialmente a las capas anteriores.

_____ El cabello más largo y grueso aumenta los efectos de esta técnica.

_____ Produce un rizo más apretado en las puntas y uno más amplio cerca del cuero cabelludo.

RESPUESTA CORTA

138. ¿A qué se refiere la dirección de base en términos de la posición del bigudí?

_____

_____

_____

139. ¿A qué se refiere la dirección de base en términos de envolver el cabello?

_____

_____

_____

140. ¿En qué dirección se debe envolver el cabello para minimizar la cantidad de estrés en el cabello y obtener rizos de mayor calidad?

_____

_____

_____

ETIQUETADO

141. Identifique la dirección de base para cada envoltura que se muestra a continuación.

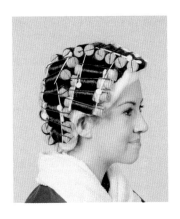 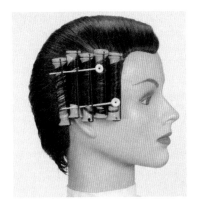

_____   _____

142. Relacione cada patrón de envoltura con su descripción. Cada patrón de envoltura se utilizará, al menos, tres veces.

a. Envoltura básica
b. Envoltura de permanente tipo enladrillado

c. Envoltura en espiral
d. Envoltura con bigudí doble

Patrón de envoltura   Descripción

_____ Todos los bigudíes de un panel se mueven en la misma dirección y se colocan sobre bases de igual tamaño.

_____ Útil para cabello extralargo.

_____ Produce un rizo uniforme desde el cuero cabelludo hasta las puntas, y el cabello con permanente cae naturalmente en rizos o tirabuzones.

_____ También se conoce como envoltura recta.

_____ Utiliza la técnica de envoltura en espiral, en la que el cabello se envuelve en secciones verticales o casi verticales.

_____ Las secciones de la base se compensan entre sí hilera por hilera para evitar divisiones visibles y desviaciones en el flujo del cabello.

_____ El cabello se envuelve en un bigudí desde el cuero cabelludo hasta la mitad del tallo del cabello; se utiliza otro bigudí para envolver el resto del cabello en la misma dirección.

_____ Los diferentes patrones de esta técnica utilizan diferentes puntos de inicio (el contorno frontal del cuero cabelludo, la zona occipital o la coronilla) que afectan la dirección del flujo del cabello.

_____ Todas las secciones de la base son horizontales y tienen el mismo largo y ancho que el bigudí para permanente.

_____ También se conoce como envoltura *piggyback*.

_____ El cabello más largo (más allá del hombro) es el que más aprovecha este efecto.

_____ Permite un rizo más parejo desde la raíz hasta la punta en cabello extralargo y una mejor penetración de la solución de procesamiento.

_____ Se puede utilizar con varias combinaciones de paneles, secciones y direcciones de la base, técnicas de envoltura y colocaciones de bigudíes para permanente.

143. ¿Cómo se puede proteger el cabello externo a la sección de la permanente al realizar una permanente parcial?

_____

_____

_____

144. ¿Dónde debe envolver el rollo (o tira) de algodón al realizar una permanente parcial?

_____

_____

_____

145. Describa cómo hacer una transición suave de la sección de la permanente a la sección externa a la permanente en una permanente parcial.

_____

_____

_____

146. ¿Cuál es el propósito de la permanente de rizos sueltos?

_____

_____

_____

147. ¿Qué pasos se requieren para producir el rizo Jheri?

_____

_____

_____

148. ¿Se puede realizar una permanente de rizos sueltos en el cabello tratado con alisadores de hidróxido? ¿Por qué sí o por qué no?

_____

_____

_____

Pautas de seguridad para realizar una ondulación permanente

149. ¿Por qué es importante estudiar y comprender las pautas de seguridad para las permanentes, aunque no sean tan fuertes como los alisadores químicos?

_____

_____

_____

150. Enumere las tres pruebas que debe realizar antes de comenzar cualquier servicio de permanente.

_____

_____

_____

151. Describa los resultados de una prueba del parche que le permitirá continuar con la permanente.

_____

_____

_____

152. En sus propias palabras, describa brevemente cómo realizaría un análisis general de la salud del cabello antes de realizar una permanente. ¿Qué aspectos buscaría? ¿Qué podría indicar que debería negarse a realizar el servicio de permanente?

_____

_____

_____

153. ¿Cuáles son los dos tipos de cabello que debe usar al crear rizos de prueba para un servicio de permanente?

_____

_____

_____

154. Enumere los seis objetivos de crear rizos de prueba para un servicio de permanente.

_____

_____

_____

SECUENCIA

155. Enumere los pasos para realizar los rizos de prueba, del 1 al 16. Algunos pasos han sido enumerados para usted.

_____ Aplicar la solución de permanente en los rizos envueltos.

____4____ Lavar el cabello suavemente con champú y secarlo con una toalla.

_____ Realizar una prueba del parche de 24 a 48 horas antes de realizar el servicio.

_____ Cubrir al cliente para un servicio de lavado con champú.

_____ Verificar cada rizo de prueba para ver si se ha desarrollado adecuadamente, al aflojar el bigudí y desenrollar el rizo dos o tres vueltas.

_____ Volver a cubrir para un servicio químico.

____14____ Aplicar neutralizador y procesarlo de acuerdo con las instrucciones del fabricante.

_____ Envolver un rollo de algodón alrededor de cada bigudí.

_____ Secar con suavidad el cabello y evaluar los resultados finales.

____9____ Configurar un temporizador y procesar la solución de permanente de acuerdo con las instrucciones del fabricante.

_____ Mover suavemente el bigudí hacia el cuero cabelludo y controlar el patrón de ondulación.

_____ El desarrollo del rizo está completo cuando se ha formado una S firme.

_____ Cuando se haya formado el rizo deseado, enjuagar con agua tibia durante al menos 5 minutos y secar el cabello completamente.

_____ Envolver un bigudí en diferentes áreas de la cabeza (parte superior, laterales y nuca).

_____ Si los resultados de la prueba son satisfactorios, continuar con la permanente, pero no volver a procesar los rizos de la prueba preliminar.

_____ Realizar un análisis de cabello y cuero cabelludo, pruebas de elasticidad, porosidad y sales metálicas el día del servicio. Si el cabello no pasa alguna de estas pruebas o análisis, no realice el servicio de permanente.

156. Para cada afirmación relacionada con los consejos y pautas de seguridad para los servicios de ondulación permanente, indique si es algo que se debe hacer o algo que no se debe hacer.

¿Se debe hacer o no?   **Consejos y pautas de seguridad para realizar servicios de ondulación permanente**

_____ Aplicar crema protectora alrededor del contorno del cuero cabelludo, la nuca y las orejas, y aplicar algodón alrededor del contorno del cuero cabelludo.

_____ Revisar siempre el formulario de admisión del cliente y la ficha de registro de servicios antes de realizar un servicio químico.

_____ Alejarse del cliente durante el proceso de permanente.

_____ Usar guantes cuando realice un servicio de permanente.

_____ Controlar atentamente el estado del cabello y la calidad de los rizos.

_____ Enjuagar bien los ojos con agua fría, si la solución de permanente entra en contacto con los ojos del cliente.

_____ Retirar el algodón una vez que haya terminado de aplicar la solución y ya no gotee.

_____ Realizar un servicio de permanente en cabellos aclarados (decolorados).

_____ Envolver el cabello con un bigudí del tamaño adecuado para el tamaño de rizo deseado.

_____ Tener en mente un diseño de permanente y cómo lo logrará.

_____ Realizar un servicio de coloración oxidante dentro de las dos semanas posteriores a un servicio de permanente.

_____ Darle un turno al cliente para realizar el control de la permanente y un tratamiento acondicionador fortalecedor.

_____ Omitir la consulta con el cliente para un cliente habitual que se hace permanente en el cabello con regularidad.

_____ Realice una prueba del parche entre 24 y 48 horas antes de un servicio, al igual que pruebas de sales metálicas, porosidad y elasticidad.

_____ Realizar un rizo de prueba antes del servicio de permanente y durante la fase de procesamiento.

_____ Lavar con champú el cuero cabelludo antes de un servicio de permanente.

_____ Enjuagar el cabello con un chorro suave de agua tibia durante el tiempo recomendado y enjuagar por más tiempo si persiste el olor en el cabello.

_____ Antes de aplicar el neutralizador, secar el cabello, volver a colocar el algodón, reemplazar la toalla que utilizó para la doble cobertura y verificar que no haya enrojecimiento de la piel.

_____ Utilizar un peto para permanente que atrape las gotas de solución neutralizadora.

_____ Aplicar una semipermanente no oxidante o una coloración temporal (si se desea) inmediatamente después de un servicio de permanente.

157. Ahora que ha estudiado las pautas de seguridad y las pruebas requeridas antes de realizar los servicios de permanente, incluida la creación de rizos de prueba, considere lo que sabía sobre los servicios de permanente antes de comenzar esta sección en comparación con su comprensión ahora. Escriba algunas frases en las que reflexione y responda a las siguientes preguntas:

- ¿Puede imaginarse realizando los procedimientos de rizo de prueba con confianza durante su examen?

- ¿Qué partes del procedimiento realiza mejor? ¿Qué partes le despiertan inseguridad?

- Durante su examen, ¿cómo planea demostrar su comprensión completa de las precauciones y pautas de seguridad que se requieren para los procedimientos de permanente?

- En general, ¿cómo puede hacer que su servicio de permanente sea impecable para el examen?

Cuando termine, reúnase con un compañero de clase y comenten sus respuestas. Mientras lo hace, busque oportunidades para llenar los vacíos de cada uno y ayudarse mutuamente a dominar las técnicas y los detalles específicos de la permanente.

Consulta para realizar ondulación permanente

RESPUESTA CORTA

158. Enumere tres objetivos de la consulta que realiza con un cliente que solicita servicios de permanente.

_____

_____

_____

159. Al discutir los objetivos del cliente para la permanente que está considerando, ¿por qué es útil revisar los ejemplos que se muestran en las fotos y las imágenes?

_____

_____

_____

160. ¿Qué debe hacer si un cliente insiste en un estilo de permanente que no es adecuado para la textura de su cabello, incluso después de haberle explicado por qué no lo recomienda?

_____

_____

_____

161. A continuación, encontrará las preguntas específicas que los cosmetólogos deben hacerles a los clientes durante una consulta sobre ondulación permanente. Para esta actividad, forme grupo con otros dos compañeros de clase. Utilicen juntos el libro de texto o Internet, o consulten revistas profesionales de belleza para investigar el significado de cada pregunta de la consulta. Agregue las razones para hacer cada pregunta de consulta a la tabla. Luego, cada uno se turnará para grabar un video de los otros dos miembros del grupo mientras dramatizan los roles de cliente y cosmetólogo en una consulta de ondulación permanente. Graben un video de uno a dos minutos de cada par, deberán grabar un total de tres videos. Asegúrense de dejar tiempo al final de la consulta para indicar si (1) procederá con el servicio de permanente o (2) lo rechazará, pero ofrecerá una alternativa.

El objetivo es realizar una consulta concisa pero realista, centrándose en lo que cree que podrían ser las preguntas más importantes y responder de manera adecuada, educada y eficiente a su cliente/estilista. El miembro del equipo que filme el video, actuará como entrenador y testigo.

Cuando hayan terminado con sus videos, deben mirarlos cuidadosamente los tres juntos, pausarlos cuando sea necesario, y discutir cómo creen que lo hicieron. Sea considerado, amable y servicial.

PREGUNTAS DE LA CONSULTA PARA REALIZAR ONDULACIÓN PERMANENTE	RAZÓN PARA PREGUNTAR
1. ¿Actualmente toma medicamentos?	
2. ¿Se hizo alguna permanente antes? ¿Hace cuánto tiempo recibió este servicio? ¿Experimentó alguna reacción adversa, como inflamación de la piel o sarpullido?	
3. ¿Qué es lo que menos le gusta de la textura actual de su cabello? ¿Y lo que más le gusta?	
4. ¿Quiere darle más cuerpo a su cabello?	
5. ¿Cuál es su objetivo principal de recibir una permanente? ¿Busca lograr rizos u ondas, o simplemente quiere darle cuerpo y realce a su cabello?	
6. ¿Está dispuesto a peinarse todos los días? ¿Quiere lucir cabello lacio o rizado? ¿Está dispuesto a comprometerse a realizar los rituales de peinado?	
7. ¿Alguna vez tuvo cabello rubio o reflejos? ¿Hace cuánto tiempo?	
8. ¿Alguna vez experimentó pérdida del cabello? ¿Está experimentando adelgazamiento del cabello? ¿Le han diagnosticado algún tipo de alopecia?	
9. ¿Alguna vez se ha hecho un tratamiento con henna? Si la respuesta es "sí", ¿hace cuánto tiempo?	
10. ¿Qué tipo de coloración de cabello tiene en este momento?	
11. Describa el régimen de cuidado del cabello que realiza en el hogar. ¿Qué productos para el cuidado del cabello usa? ¿Con qué frecuencia se lava el cabello con champú y le realiza un acondicionamiento profundo?	
12. ¿Está dispuesto a usar los productos y respetar el régimen de cuidado en el hogar que le recomiende para su cabello?	

PREGUNTAS DE LA CONSULTA PARA REALIZAR ONDULACIÓN PERMANENTE	RAZÓN PARA PREGUNTAR
13. ¿Se compromete a realizar tratamientos de salón regulares y recortes ocasionales, incluido un recorte ligero el día del servicio?	
14. ¿Es consciente de los riesgos que implica realizarse un servicio de permanente?	
15. ¿Está planeando pasar tiempo en la playa pronto? ¿Nada regularmente en el mar o en una piscina, o participa en actividades al aire libre? ¿Puede abstenerse de realizar estas actividades durante, al menos, entre 48 y 72 horas?	
16. ¿Puedo analizar su cabello y cuero cabelludo hoy?	

Aplicación de la ondulación permanente

DIBUJAR

162. Para cada vista de la cabeza proporcionada a continuación, haga un dibujo de los paneles y la ubicación de los bigudíes que se usaron para crear la envoltura básica. Siéntase libre de usar colores y etiquetar cualquier área que pueda tener dificultades para ilustrar.

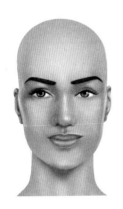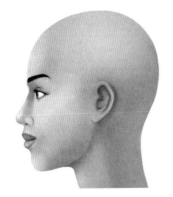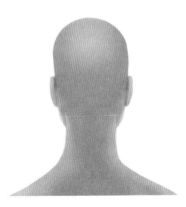

RESPUESTA CORTA

163. Al dividir el cabello en paneles para la envoltura básica, ¿qué determina el ancho de los paneles?

_____

_____

_____

164. Describa cómo enrollar el cabello, incluida la colocación de base, para una envoltura básica.

_____

_____

_____

165. Al aplicar la solución permanente a los bigudíes, ¿cómo debe indicarle al cliente que se siente mientras usted trabaja en las diferentes áreas de la cabeza? ¿Cómo se debe aplicar la solución permanente en la zona más resistente?

_____

_____

_____

166. Al verificar el desarrollo de los rizos durante el servicio de permanente, ¿debería verificar el mismo bigudí o bigudíes diferentes cada vez?

_____

_____

_____

167. ¿Cómo se debe colocar el peto para neutralización?

_____

_____

_____

DIBUJAR

168. Para cada vista de la cabeza proporcionada a continuación, haga un dibujo de los paneles y la ubicación de los bigudíes que se usaron para crear la envoltura tipo enladrillado. Siéntase libre de usar colores y etiquetar cualquier área que pueda tener dificultades para ilustrar.

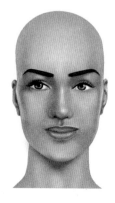 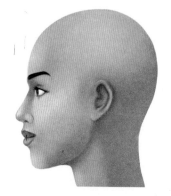 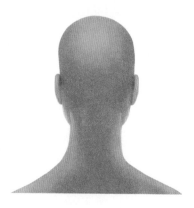

169. ¿En qué ángulo enrolla el cabello en una envoltura tipo enladrillado?

_____

_____

_____

170. En una envoltura tipo enladrillado, ¿dónde coloca el bigudí?

_____

_____

_____

171. Una vez que haya establecido su envoltura tipo enladrillado, ¿hasta qué parte de la cabeza continúa dividiendo las hileras?

_____

_____

_____

172. ¿Hasta dónde extiende las hileras en sentido descendente a medida que continúa envolviendo la envoltura tipo enladrillado?

_____

_____

_____

173. Después de envolver los costados y el área superior hasta la coronilla, ¿hacia dónde se dirige en la cabeza para completar la envoltura tipo enladrillado? ¿Por qué podrías necesitar cambiar la longitud de los bigudíes mientras trabajas?

_____

_____

_____

DIBUJAR

174. Para cada vista de la cabeza proporcionada a continuación, haga un dibujo de los paneles y la ubicación de los bigudíes que se usaron para crear la envoltura en espiral. Siéntase libre de usar colores y etiquetar cualquier área que pueda tener dificultades para ilustrar.

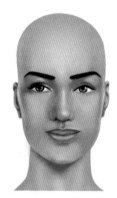 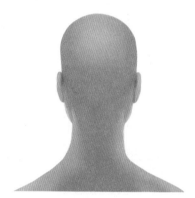

SECUENCIA

175. Enumere los pasos del proceso para realizar un servicio de permanente usando una envoltura en espiral, del 1 al 19. Algunos pasos han sido enumerados para usted.

_____ Colocar pinzas debajo de todas las bandas de bigudíes.

_____ Comenzar a envolver del lado opuesto al que empezó en la primera hilera y seguir el proceso en dirección opuesta a la de la primera hilera.

_____ Realizar una prueba del parche de 24 a 48 horas antes de realizar el servicio.

____5____ Realizar pruebas de la hebra según las instrucciones del fabricante.

_____ Lavar el cabello con champú antes del servicio si así lo indica el fabricante.

_____ Separar la tercera hilera de arriba y paralela a la segunda hilera, y seguir el mismo procedimiento de envoltura, alternando las hileras de izquierda a derecha a medida que asciende por la cabeza.

_____ Dividir un quinto panel de oreja a oreja en la zona de la nuca.

_____ Colocarse los guantes, aplicar la solución de permanente, procesar según corresponda, enjuagar la solución, aplicar el neutralizador, enjuagar el neutralizador, quitar los bigudíes, acondicionar y peinar el cabello.

_____ Enrollar el cabello en espiral y hacia el cuero cabelludo, colocar el bigudí en posición mitad fuera de la base y fijarlo uniendo los extremos.

_____ Continuar envolviendo con la misma técnica, en la misma dirección, hasta terminar la primera hilera.

_____ Dividir el cabello en cuatro paneles, desde el centro de la parte frontal del contorno del cuero cabelludo hacia el centro de la nuca, y de oreja a oreja.

_____ Finalizar la envoltura.

_____ Separar la primera hilera a lo largo del contorno del cuero cabelludo en el área de la nuca, y peinar el resto del cabello hacia arriba y asegurarlo para que no estorbe.

_____ Dividir la segunda hilera encima y de forma paralela a la primera.

_____ Realizar un análisis de cabello y cuero cabelludo, pruebas de elasticidad, porosidad y sales metálicas el día del servicio.

___15___ Continuar la envoltura con la misma técnica, en la misma dirección, hasta completar la segunda hilera.

_____ Volver a cubrir al cliente para el servicio químico.

_____ Seguir el mismo procedimiento para envolver la segunda hilera, pero comenzar a envolver cada bigudí en el extremo contrario al de la primera hilera.

___9___ Separar la primera sección de la base y comenzar a enrollar el cabello.

RESPUESTA CORTA

176. Describa cómo separar el cabello en los cinco paneles que se usan en la envoltura en espiral.

_____

_____

_____

177. ¿Por qué alterna las hileras de izquierda a derecha a medida que sube por la cabeza cuando usa la envoltura en espiral?

_____

_____

_____

178. Para cada vista de la cabeza proporcionada a continuación, haga un dibujo de los paneles y la ubicación de los bigudíes que se usaron para crear la envoltura con bigudí doble (o *piggyback*). Siéntase libre de usar colores y etiquetar cualquier área que pueda tener dificultades para ilustrar.

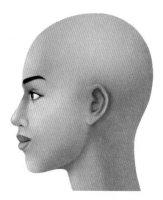
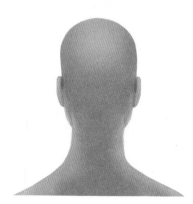

SECUENCIA

179. Enumere los pasos del proceso para realizar un servicio de permanente usando una envoltura con bigudí doble, del 1 al 13. Algunos pasos han sido enumerados para usted.

_____ Enrollar el bigudí hacia arriba, en dirección a la base, y dejar que los dos extremos sueltos sigan el movimiento libremente a medida que enrolla.

_____ Realizar un análisis de cabello y cuero cabelludo, pruebas de elasticidad, porosidad y sales metálicas el día del servicio.

___6___ Comenzar en la sección inferior/posterior debajo del hueso occipital. Hacer una división del tamaño del bigudí.

_____ Colocarse los guantes, aplicar la solución de permanente, procesar según corresponda, enjuagar la solución, aplicar el neutralizador, enjuagar el neutralizador, quitar los bigudíes, acondicionar y peinar el cabello.

_____ Realizar una prueba del parche de 24 a 48 horas antes de realizar el servicio.

_____ Insertar las pinzas para rulos para estabilizar los bigudíes y eliminar la tensión generada por las bandas.

_____ Enroscar la punta de la hebra una vuelta alrededor del bigudí mientras lo sujeta de un lado.

_____ Lavar el cabello con champú antes del servicio si así lo indica el fabricante.

_____ Realizar pruebas de la hebra según las instrucciones del fabricante.

___10___ Colocar papelillos en las puntas de la hebra y posicionar un bigudí para enrollarlo desde las puntas hacia el área de la base.

_____ Asegurar el bigudí del extremo sobre el bigudí de la base con una pinza para rulos.

_____ Colocar el bigudí de la base en la mitad de la subsección.

_____ Volver a cubrir al cliente para el servicio químico.

180. En sus propias palabras, describa brevemente los dos procesos químicos diferentes que se utilizan para una permanente de rizos sueltos.

_____

_____

_____

181. Después de completar un servicio de permanente de rizos sueltos, ¿qué debería recomendarle a su cliente que use para retener la humedad?

_____

_____

_____

182. ¿Cuánto tiempo deben esperar los clientes para lavarse el cabello con champú después de recibir una permanente de rizos sueltos?

_____

_____

_____

183. ¿En qué punto puede permitir que el reestructurador toque el cuero cabelludo? ¿Por qué?

_____

_____

_____

184. Una vez que se haya aplicado la loción de envoltura de "thio" y se haya enrollado el cabello, explique las circunstancias según las que podría usar un secador de pie para el procesamiento.

_____

_____

_____

185. Asóciese con un compañero de clase para practicar explicar uno al otro cómo realizar los servicios de permanente con las cuatro envolturas: básica, enladrillado, en espiral y con bigudí doble. Para permanentes de rizos sueltos, divida el servicio en dos partes: la parte del alisado y la parte de la permanente.

- Divida las cuatro técnicas para que cada uno explique dos patrones diferentes y un aspecto de las permanentes de rizos sueltos.

- Repase los procedimientos (15-4 a 15-8) en su texto y manténgalos a mano.

- Reúna los diversos bigudíes, equipos y maniquíes. (No es necesario utilizar las soluciones permanentes).

- Finja que su compañero no sabe nada sobre los servicios de permanente o envolturas.

- Explíquele a su compañero exactamente cómo realizar el servicio de permanente para las dos envolturas que eligió.

- Durante su explicación:

  - Sea muy especifico.

  - Demuestre según sea necesario mientras narra su proceso.

  - Siga la misma secuencia establecida en su texto.

- Durante la explicación de su compañero:

  - Mire y escuche atentamente para asegurarse de que siga los procedimientos de su texto.

  - Hágale saber amablemente si se salta un paso o explica/demuestra algo en el orden incorrecto.

Cuando ambos hayan terminado, pase al cuadro y responda por su cuenta algunas preguntas de reflexión sobre las permanentes. ¿De qué manera ver a su compañero explicar una técnica lo hizo sentir más seguro? ¿Qué vacíos de cada uno pueden llenar y cómo pueden ayudarse mutuamente a dominar las técnicas y detalles específicos de la permanente? El objetivo es desarrollar su confianza con los procedimientos, practicar hablar y explicar mientras trabaja, y aumentar su competencia con cada tipo de servicio de permanente.

PREGUNTAS DE REFLEXIÓN	PERMANENTE CON ENVOLTURA BÁSICA	PERMANENTE CON ENVOLTURA TIPO ENLADRILLADO	PERMANENTE CON ENVOLTURA EN ESPIRAL	PERMANENTE CON ENVOLTURA CON BIGUDÍ DOBLE	PERMANENTE DE RIZOS SUELTOS
¿Puede imaginarse realizando este patrón de permanente y envoltura con confianza durante su examen?					
¿Qué partes del procedimiento realiza mejor?					
¿Qué partes del procedimiento le despiertan inseguridad?					
Durante su examen, ¿cómo planea demostrar su comprensión completa de las precauciones y pautas de seguridad que se requieren para este procedimiento?					
En general, ¿cómo puede hacer que su servicio de permanente sea impecable para el examen?					

En el espacio siguiente, escriba notas sobre los puntos claves que aprendió en este capítulo. Comparta sus conocimientos con sus compañeros de clase y pregúnteles si sus notas les parecen útiles. Si es necesario, revise sus apuntes de clase tomando las ideas de sus compañeros que le parezcan buenas.

Conocimientos básicos:

_____

_____

_____

_____

_____

_____

_____

Anote, por lo menos, tres cosas que haya aprendido desde que decidió ingresar a la escuela.

Logros académicos:

_____

_____

_____

_____

_____

_____

_____

1. ¿Por qué deberían estudiar servicios de textura química los cosmetólogos?

   A) porque deben informar a los clientes sobre las partes del cabello que se verán afectadas por un servicio de textura.

   B) porque los servicios de textura química pueden dañar el cabello, por lo tanto, los cosmetólogos deben estudiarlos para poder realizarlos de manera segura.

   C) porque tienen licencia para diagnosticar, tratar, recetar o trabajar en el cabello dañado y realizar cualquier servicio requerido en el proceso

   D) porque los servicios de textura química están incluidos en una licencia de podología y una de las principales responsabilidades de los cosmetólogos es realizar los procedimientos que figuran en una licencia de podología.

2. Identifique las dos categorías de alisadores químicos más utilizados por los cosmetólogos.

   A) alisadores de sulfato de amonio y alisadores de cisteamina

   B) alisadores de mercaptamina y alisadores de monoetanolamina

   C) alisadores de hidróxido y alisadores de tioglicolato de amonio (TGA)

   D) alisadores de aminometilpropanol y alisadores de monotioglicolato de glicerol (GMTG)

3. El cliente tiene cabello castaño saludable con textura ondulada. ¿Cuál de los siguientes tipos de alisadores de hidróxido debe usar para alisarle el cabello?

   A) alisadores débiles   C) alisadores suaves

   B) alisadores potentes   D) alisadores normales

4. ¿Cuál de los siguientes alisadores utiliza una reacción de reducción y oxidación para romper los enlaces de bisulfuro y, luego, volver a formarlos con el fin de obtener una textura del cabello más alisada?

   A) alisadores de lejía   C) alisadores de hidróxido de sodio

   B) alisadores de "thio"   D) alisadores sin lejía

5. ¿Cuál de los siguientes alisadores se usa para darle mayor protección a la piel del contorno del cuero cabelludo, la nuca y la parte superior y posterior de las orejas y, además, se aplica en el cuero cabelludo de las personas con piel sensible?

   A) un acondicionador   C) una loción neutralizante

   B) una crema de base   D) una crema para peinar

continuación

6. Debe realizar una prueba del parche al menos dos días antes de hacer un servicio de textura química programado para asegurarse de que _____.

   A) el alisador tenga la potencia adecuada.

   B) el cuero cabelludo no tenga imperfecciones, abrasiones, erupciones, infecciones ni áreas notablemente delgadas o calvas.

   C) el cabello esté lo suficientemente sano como para someterlo a un servicio de alisado.

   D) el cliente no sea alérgico al producto de textura química que planea usar para el servicio.

7. Es clave hacer una consulta sobre alisadores químicos para _____.

   A) saber si el cliente acepta el uso de una cucharilla.

   B) diagnosticar, tratar y trabajar sobre el cabello no saludable.

   C) descubrir si hay señales de alerta que deben abordarse antes de aceptar o negarse a realizar el servicio.

   D) informar a los clientes sobre las partes del cabello que se verán afectadas por el servicio.

8. ¿Cuál de los siguientes enunciados sobre un servicio de alisado de cabello virgen es verdadero?

   A) Incluye la hebra sin las puntas porosas.

   B) Incluye solo el nuevo crecimiento.

   C) Comienza en la mitad de la hebra.

   D) Comienza a una distancia de 0,6 a 1,25 cm (0,25 a 0,5 in) del cuero cabelludo.

9. ¿Cuál de los siguientes se usa para el cabello que ha recibido un servicio de alisado químico?

   A) una máscara

   B) una aplicación para el alisado de cabello virgen

   C) una laca

   D) una aplicación de retoque de alisador

10. _____ es un proceso de dos pasos para darle cuerpo o formar rizos en el cabello.

   A) La ondulación térmica

   B) La ondulación permanente

   C) El enrollado con la palma

   D) La ondulación Marcel

continuación

11. Indique una diferencia entre las soluciones ácidas y las soluciones alcalinas para permanente.

    A) Las soluciones ácidas para permanente producen mucha más hinchazón de la capa de la cutícula que las soluciones alcalinas.

    B) El ingrediente activo de las soluciones ácidas para permanente es el tioglicolato de amonio (TGA), mientras que el ingrediente activo de las soluciones alcalinas para permanente es el monotioglicolato de glicerol (GMTG).

    C) Las soluciones ácidas para permanente son más fuertes que las soluciones alcalinas para permanente.

    D) Las soluciones ácidas para permanente son ideales para el cabello fino, teñido y frágil, mientras que las soluciones alcalinas para permanente son adecuadas para el cabello grueso y resistente a la humedad.

12. Identifique un enunciado verdadero sobre las ondas de pH bajo.

    A) Usan un ingrediente, como la mercaptamina o la cisteamina, como el agente reductor principal.

    B) Son fuertes y crean un rizo firme en el cabello grueso.

    C) Son permanentes que usan sulfatos, sulfitos y bisulfitos como alternativa al tioglicolato de amonio (TGA).

    D) Tienen un valor de pH neutro de 7,0.

13. En la ondulación permanente, la mayor parte del procesamiento ocurre dentro de los primeros _____ después de penetrar el tallo del cabello.

    A) dos minutos   C) 30 a 60 segundos

    B) 5 a 10 minutos   D) 30 minutos

14. ¿Cuál de las siguientes es una característica del cabello que recibió procesamiento excesivo?

    A) Es el resultado del uso de una solución para permanente suave.

    B) Se puede rizar más con un procesamiento adicional.

    C) Suele estar más rizado en el cuero cabelludo y más liso en las puntas.

    D) Esto sucede cuando se rompen muy pocos enlaces de bisulfuro.

15. Identifique una función del peto para neutralización en los servicios de ondulación permanente.

    A) proteger a los clientes del contacto directo con la capa para servicios químicos

    B) controlar las puntas del cabello cuando se lo envuelve alrededor de los bigudíes para permanente

    C) evitar que la solución neutralizadora entre en contacto con los bigudíes para permanente

    D) evitar que la solución neutralizadora se derrame sobre los hombros y la espalda del cliente

continuación

16. Los _____ son el tipo de bigudí para permanente más común y producen un rizo más apretado en los extremos y el centro de la hebra, y un rizo más suelto en los lados de la hebra.

    A) bigudíes para bucle

    B) bigudíes rectos

    C) bigudíes cóncavos

    D) bigudíes flexibles

17. _____ son papeles finos y absorbentes que se usan para controlar las puntas del cabello cuando se lo envuelve alrededor de los bigudíes para permanente.

    A) Los cuadrados de gasa

    B) Las almohadillas de algodón

    C) Los papelillos

    D) Los cucharillas

18. El término _____ se refiere al ángulo en que se posiciona el bigudí en la cabeza: horizontal, vertical o diagonal.

    A) panel de base

    B) colocación de base

    C) sección de la base

    D) dirección de base

19. Un cliente quiere hacerse una permanente, pero no quiere todo el cabello rizado. Solo quiere volumen y realce en algunas áreas, y prefiere un peinado con rizos en el perímetro y liso en la coronilla. ¿Cuál de los siguientes tipos de permanente debería sugerirle al cliente?

    A) una permanente en espiral

    B) una permanente tipo enladrillado

    C) una permanente parcial

    D) una permanente de rizos sueltos

20. Identifique un enunciado verdadero sobre la permanente de rizos sueltos.

    A) Se la conoce también como permanente en espiral.

    B) Implica un proceso químico que utiliza un neutralizador para soltar la textura rizada.

    C) Se usa para reestructurar el cabello muy rizado en un patrón de ondulación mayor.

    D) Se aplica sobre el cabello que ha sido tratado con alisadores de hidróxido.

21. ¿Qué pauta debe seguir para realizar un servicio de ondulación permanente de forma segura?

    A) Nunca aplicar una semipermanente no oxidante ni una coloración temporal después de un servicio de permanente.

    B) Nunca secar el cabello antes de aplicar el neutralizador.

    C) Analizar la elasticidad, la porosidad y la salud general del cabello antes de iniciar un servicio de permanente.

    D) Siempre realizar un servicio de permanente en cabellos aclarados o decolorados.

continuación

22. Identifique un consejo de seguridad para hacer un servicio de ondulación permanente.

 A) Realice un servicio de coloración oxidativa inmediatamente después de un servicio de permanente.

 B) Lave con suavidad el cuero cabelludo (no el cabello) con champú antes de realizar un servicio de permanente.

 C) No aplique ninguna crema en el contorno del cuero cabelludo, la nuca y las orejas.

 D) Realice un rizo de prueba antes de un servicio de permanente y durante la fase de procesamiento.

23. No debe realizar un servicio de coloración oxidativa por un mínimo de _____ después de un servicio de permanente.

 A) seis horas   C) cuatro días

 B) dos semanas   D) una semana

24. ¿Cuál de las siguientes opciones describe lo que debería hacer durante una consulta profesional sobre el servicio de permanente con un cliente?

 A) Debe determinar si el cabello del cliente se encuentra en la fase anágena, en la fase catágena o en la fase telógena del ciclo de crecimiento.

 B) Debe diagnosticar una enfermedad o un trastorno del cabello.

 C) Debe determinar si el cliente está comprometido a seguir una rutina de cuidados en el hogar y a asistir a citas periódicas para mantener la calidad de la permanente y la salud del cabello.

 D) Debe verificar si el cliente tiene los medios para pagar el servicio de ondulación permanente.

25. Cuando realiza un servicio de permanente en cabello largo, el estilista envuelve el cabello del cliente en secciones verticales, lo que permite que el cabello con permanente caiga con naturalidad en rizos espiralados. Este estilo crea un rizo uniforme desde el cuero cabelludo hasta las puntas. En este caso, ¿cuál de las siguientes técnicas de envoltura usa el estilista?

 A) una permanente con el patrón de envoltura con bigudí doble

 B) una permanente con el patrón de envoltura básico

 C) una permanente con el patrón de envoltura en espiral

 D) una permanente con el patrón de envoltura tipo enladrillado

¡finalizado!

Destrezas prácticas

Lista de verificación de autoevaluación

La autoevaluación regular le permite mejorar sus habilidades técnicas y alcanzar el éxito. Después de realizar cada procedimiento, revise los pasos en el libro de texto y califíquese como "Competente" o "Necesita mejorar". Escriba comentarios sobre las áreas de éxito y las áreas a mejorar. Calificarse a uno mismo permite identificar las fortalezas y las debilidades con el fin de desarrollar su propio plan de mejora.

PRÁCTICA	COMPETENTE	NECESITA MEJORAR	COMENTARIOS
PROCEDIMIENTO 15-1, ALISADOR PARA CABELLO VIRGEN			
Preparación			
Procedimiento			
Posterior al servicio			
Duración			
PROCEDIMIENTO 15-2, RETOQUE DE ALISADOR			
Preparación			
Procedimiento			
Posterior al servicio			
Duración			
PROCEDIMIENTO 15-3, PRUEBA PRELIMINAR DE RIZOS PARA UNA ONDULACIÓN PERMANENTE			
Preparación			
Procedimiento			
Posterior al servicio			
Duración			
PROCEDIMIENTO 15-4, ONDULACIÓN PERMANENTE CON ENVOLTURA BÁSICA			
Preparación			
Procedimiento			
Posterior al servicio			
Duración			
PROCEDIMIENTO 15-5, ONDULACIÓN PERMANENTE CON ENVOLTURA TIPO ENLADRILLADO			
Preparación			
Procedimiento			
Posterior al servicio			
Duración			
PROCEDIMIENTO 15-6, ONDULACIÓN PERMANENTE CON ENVOLTURA EN ESPIRAL			
Preparación			
Procedimiento			
Posterior al servicio			
Duración			
PROCEDIMIENTO 15-7, ONDULACIÓN PERMANENTE CON ENVOLTURA CON BIGUDÍ DOBLE			
Preparación			
Procedimiento			
Posterior al servicio			
Duración			
PROCEDIMIENTO 15-8, PERMANENTE DE RIZOS SUELTOS (REESTRUCTURACIÓN QUÍMICA DE LOS RIZOS)			
Preparación			
Procedimiento			
Posterior al servicio			
Duración			

Cap. 16: Coloración del cabello

🏳 SEGUIMIENTO DE MI PROGRESO

Use este rastreador sencillo para registrar su progreso a medida que realiza las actividades de cada objetivo de aprendizaje.

COMPLETADO	CANT. DE RESPUESTAS CORRECTAS	OBJETIVO
☐	_____ /6	**OA 1:** Explicar por qué se necesita un conocimiento profundo de la coloración del cabello para lograr una trayectoria exitosa en cosmetología
☐	_____ /12	**OA 2:** Explicar cómo influye la estructura, la textura, la densidad y la porosidad del cabello en la coloración
☐	_____ /18	**OA 3:** Definir la función que desempeñan los niveles y tonos en la formulación de la coloración
☐	_____ /17	**OA 4:** Explicar los colores primarios, secundarios y terciarios, y sus contribuciones al tono y la intensidad
☐	_____ /31	**OA 5:** Comparar y describir las categorías de coloración
☐	_____ /18	**OA 6:** Detallar las funciones que cumplen el peróxido de hidrógeno y el amoníaco en la formulación de la coloración
☐	_____ /27	**OA 7:** Explicar la función y acción de los aclaradores de cabello
☐	_____ /12	**OA 8:** Detallar los pasos para llevar a cabo una consulta de coloración eficaz
☐	_____ /13	**OA 9:** Enumerar las cinco preguntas clave que se deben hacer cuando se prepara la fórmula de coloración
☐	_____ /33	**OA 10:** Describir los pasos de aplicación de la coloración, desde una prueba preliminar de la hebra hasta un proceso único o doble con aclarador
☐	_____ /31	**OA 11:** Describir las técnicas de las mechas
☐	_____ /21	**OA 12:** Explicar las técnicas de coloración especiales para el cabello canoso
☐	_____ /16	**OA 13:** Describir los desafíos que suele presentar la coloración y las posibles soluciones
☐	_____ /2	**OA 14:** Describir las precauciones de seguridad que se deben seguir durante el proceso de coloración

¿Por qué se recomienda estudiar coloración?

1. ¿Cuáles son los tres motivos por los que un cliente puede solicitar servicios de coloración del cabello?

_____

_____

_____

2. ¿Por qué la coloración del cabello puede ser uno de los servicios más lucrativos que puede ofrecer un estilista?

_____

_____

_____

3. ¿Con qué frecuencia visitan el salón los clientes con el cabello teñido?

_____

_____

_____

4. ¿Cuál es la diferencia entre los términos *color del cabello* y *coloración*?

_____

_____

_____

5. ¿Cuáles son los cinco motivos por los que los cosmetólogos deben conocer muy bien el proceso de coloración?

_____

_____

_____

6. En el siguiente cuadro, se enumeran cinco características sobre los servicios de color y de coloración del cabello que se espera aprender en este capítulo. (*Nota:* En el cuadro ya se incluye una meta de aprendizaje relacionada con la seguridad que todos los coloristas deben fijarse, además de las cinco que usted enumerará). A continuación, en el cuadro, explique cómo piensa lograr la meta de seguridad y cada una de las cinco metas que ha enumerado. Sus listas deben ser específicas y realistas. Si es necesario, investigue en Internet, en blogs de belleza o en revistas profesionales de belleza para refinar su plan.

A medida que trabaje con el material de este capítulo, mantenga sus metas y planes en mente, y busque oportunidades para llevar a cabo sus planes. Al final de este capítulo, revisará sus metas y reflexionará sobre cómo resultó su plan.

ESPERO APRENDER... SOBRE LOS SERVICIOS DE COLOR DEL CABELLO Y COLORACIÓN	PARA LOGRAR ESTA META, PIENSO...
Espero aprender sobre los productos químicos, los procedimientos relacionados y otras precauciones necesarias para realizar con seguridad los servicios de coloración del cabello.	
1.	
2.	
3.	
4.	
5.	

Color y estructura del cabello

7. ¿Cuáles son los dos aspectos generales del cabello de su cliente que debe identificar antes de comenzar cualquier servicio de coloración para él? ¿Por qué es crucial este paso?

_____

_____

_____

8. ¿Qué otro nombre recibe el pigmento contribuyente? ¿A qué se refiere?

_____

_____

_____

9. ¿Para qué sirve evaluar también la densidad y la porosidad del cabello cuando su cliente solicita servicios de coloración?

_____

_____

_____

10. A la hora de evaluar el cabello de su cliente específicamente para los servicios de coloración, ¿qué es importante tener en cuenta sobre la textura del cabello del cliente?

_____

_____

_____

RELACIÓN DE CONCEPTOS

11. Relacione las partes que componen la estructura del cabello con sus descripciones. Cada parte del cabello se utilizará, como mínimo, dos veces.

a. Médula

b. Corteza

c. Cutícula

Parte de la estructura del cabello

Descripción

_____ Capa más externa; protege la corteza interior

_____ Parte de la estructura del cabello que le da fuerza y elasticidad al cabello

_____ Capa más interna

_____ Capa media

_____ Parte de la estructura del cabello que no juega ningún papel en la coloración del cabello

_____ Contribuye hasta el 20 % de la fuerza total del cabello

_____ La melanina presente en esta parte de la estructura del cabello determina el color natural del cabello

12. Relacione cada tipo de textura del cabello con su descripción. Cada textura se utilizará, como mínimo, una vez.

a. Textura fina   b. Textura media   c. Textura gruesa

Tipo de textura del cabello **Descripción**

_____ La melanina es compacta

_____ Tarda más en responder al proceso

_____ Se tiñe más rápido, parece más oscuro

_____ La reacción a la coloración es promedio

_____ Presenta melanina agrupada con poca rigidez

VERDADERO O FALSO

Indique si las afirmaciones siguientes son verdaderas o falsas. En las afirmaciones falsas, explique el motivo.

13. Si el cabello tiene poca porosidad, esto significa que la cutícula es fuerte y permite que los productos químicos penetren con facilidad.

    V   F   _____

14. El cabello con porosidad promedio, también llamada porosidad media, tiene una cutícula ligeramente elevada y poca o ninguna dificultad para absorber o retener la humedad.

    V   F   _____

15. Los cabellos con porosidad promedio requieren un tiempo de tratamiento superior a la media.

    V   F   _____

16. El color puede procesarse mucho más rápido en el cabello con porosidad alta.

    V   F   _____

17. El cabello con porosidad alta se caracteriza por tener la cutícula levantada, lo que permite que los productos químicos penetren con facilidad.

    V   F   _____

18. Si bien el cabello con porosidad alta absorbe el color con rapidez, tiende a mantenerlo durante más tiempo.

    V   F   _____

Niveles y tonos de cabello

19. ¿De qué manera intervienen la ciencia y el arte en el trabajo de los servicios profesionales de coloración? ¿Cuál debe aprenderse primero? ¿Por qué?

    _____

    _____

    _____

20. ¿Para qué utilizan los coloristas el sistema de niveles?

    _____

    _____

    _____

21. Describa la escala de niveles de cabello.

    _____

    _____

    _____

22. ¿Cómo ayudan las tablas de coloración a los coloristas? ¿Cuáles son los otros dos términos para referirse a una tabla de coloración?

    _____

    _____

    _____

23. ¿Por qué es importante entender las tablas genéricas de coloración, así como la tabla de coloración de un fabricante específico?

    _____

    _____

    _____

24. Practique la determinación del nivel del cabello. Para ello, haga lo siguiente:

    1. Observe su propio cabello y determine cuál cree que es su número de nivel; no diga nada por ahora.

    2. Reúnase con cuatro o cinco compañeros de clase y trabajen juntos para ordenar su grupo del cabello más oscuro al más claro; nadie debe revelar todavía cuál cree que es su propio número de nivel.

    3. El grupo debe decidir, en conjunto, cuál es el número de nivel de cada persona (sin que la persona intervenga).

    4. Cuando el grupo haya acordado un número de nivel para cada persona, cada uno debe revelar cuál creía, en un principio, que era el suyo.

    5. Analice toda diferencia en los números de nivel y llegue a un acuerdo sobre los de cada persona (esta vez, con la aportación de todos, incluida la suya).

    6. Dispónganse en la secuencia final, del más oscuro al más claro.

¿Hubo diferencias entre lo que cada persona pensaba que era su número de nivel en comparación con lo que determinó el grupo? ¿Cambió la forma en que su grupo se organizó finalmente según los números de nivel? ¿Cómo ha tomado las decisiones finales y la alineación?

RESPUESTA CORTA

25. Observe una tabla estándar de colores y consulte la sección 6.RVv. ¿Qué significan los componentes de letras y números? Use 6.RVv para explicarlo a continuación.

_____

_____

_____

26. En una situación en la que un fabricante utiliza la misma letra para diferentes colores en su tabla de coloración, ¿cuáles son algunos de los posibles colores que podría representar la letra _R_? ¿Cómo puede asegurarse de saber a qué colores se refiere la tabla de un fabricante?

_____

_____

_____

27. ¿Cuáles son los dos recursos que los fabricantes profesionales pueden ofrecer para seleccionar las coloraciones?

_____

_____

_____

28. Identifique las partes de la tabla de coloración y el nombre completo de cada color de cabello que se indica a continuación.

	Rubio frío				Neutro/natural		Rojo frío		Rojo cálido			
12	A	AB	V	NA	NB							
11		AB	V	NA	NB							
10	A	AB	V	NA	N	NB	NN			O		R	RR
9	A	B	AV	NA	N	NB	NN		RV	O	RO	R	RR
8	A	B	AV	NA	N	NB	NN		RV	O	RO	R	RR
7	A			NA	N	NB	NN	VR	RV	O	RO	R	RR
6	A			NA	N	NB	NN	VR	RV	O	RO	R	RR
5	A			NA	N	NB	NN	VR	RV		RO	R	RR
4	A			NA	N	NB	NN	VR	RV		RO		RR
3				NA	N	NB	NN	VR	RV				
2				NA	N		NN	VR					
1				NA	N		NN						

Código de color	
A	Ceniza (gris)
B	Azul
G	Dorado
N	Neutro
NA	Ceniza neutro
NB	Castaño neutro
NN	Natural/neutro
O	Naranja
R	Rojo
RO	Naranja rojizo
RR	Rojo rojo (rojo sin castaño)
RV	Violeta rojizo
V	Violeta

Tenga en cuenta que la información de este cuadro puede cambiar según el fabricante del tinte para coloración.

_____

_____

_____

_____

_____

_____

VERDADERO O FALSO

Marque si las afirmaciones siguientes son verdaderas o falsas. En las afirmaciones falsas, explique el motivo.

29. Aunque sepa qué es la luz artificial, no podrá comprobar con eficacia los resultados de la coloración.

    V   F   _____

30. La luz fluorescente proyecta un color plano y frío que realza los azules y verdes.

    V   F   _____

31. Para obtener los mejores resultados, utilice, siempre que sea posible, la luz artificial del salón durante el análisis del cabello.

V   F   _____

32. La luz halógena emite una luz cálida y ambarina que realza los tonos rojos y anaranjados.

V   F   _____

33. La iluminación adecuada y el color de las paredes son esenciales para los resultados de la coloración, sobre todo en un espacio pequeño.

V   F   _____

ETIQUETADO

34. Etiquete cada uno de los colores de cabello que se muestran a continuación con el tipo de luz que los ilumina.

a. halógena   b. fluorescente   c. incandescente

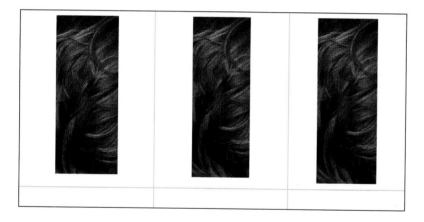

COMPLETE LOS ESPACIOS EN BLANCO

35. Complete las siguientes oraciones.

El cabello _____ ha perdido gran parte de su _____. Solo el cabello _____ carece

de pigmento. _____ personas tienen el cabello totalmente canoso, a pesar de que la pérdida de

_____ suele ser progresiva en la vida de una persona. Más allá de evaluar el nivel del cabello, las

canas exigen especial atención en cuanto a la _____ de _____ y la zona donde la densidad de

cabello _____ es mayor.

36. Utilice Internet o catálogos de productos de belleza, o visite una tienda de productos de belleza, para encontrar tres tablas o muestras de coloración diferentes. Revíselas y anote sus hallazgos en el siguiente cuadro. También puede seguir el enlace para obtener una versión en PDF. Cuando haya terminado, indique qué tabla de coloración del cabello le parece más útil y explique por qué. Además, describa dos similitudes y dos diferencias entre las tres tablas.

+ BONIFICACIÓN

Visite: bonus.milady.com/cos-wbes/toc

CARACTERÍSTICAS	TABLA DE COLORACIÓN 1	TABLA DE COLORACIÓN 2	TABLA DE COLORACIÓN 3
Nombre/marca			
Precio (¿o es gratuita?)			
Ubicación de los niveles en la tabla			
Rango de números de nivel (del más claro al más oscuro)			
Ubicación de los colores/tonos			
Gama de colores/tonos presentados			
Código de color (Sí/No)			
Rotulación utilizada para los colores (cite tres ejemplos)			
Rotulación para los pigmentos primarios (cite tres ejemplos)			
Rotulación para los pigmentos secundarios (cite tres ejemplos)			
¿Posee muestras? (Sí/No)			
Otra información incluida con el sistema de muestras/tabla de coloración			

Teoría del color

RESPUESTA CORTA

37. ¿En qué consiste la ley de los colores?

_____

_____

_____

38. ¿Qué se ilustra en una rueda de colores?

_____

_____

_____

RELACIÓN DE CONCEPTOS

39. Relacione cada color primario con su descripción o sus efectos. Cada color primario se utilizará tres veces.

a. Azul   b. Rojo   c. Amarillo

Color primario   **Descripción o efecto**

_____ Es el único color primario frío

_____ Al igual que el rojo, puede agregar calidez a los colores si es predominante

_____ Si se agrega a los colores amarillos, estos parecerán más oscuros

_____ Es el color primario más débil

_____ Es el color primario más fuerte

_____ Si se agrega a los colores con base azul, estos parecerán más claros

_____ Si se agrega a otros colores, se obtienen colores más claros y brillantes

_____ Puede aportar profundidad u oscuridad a cualquier color

_____ Es el color primario de intensidad media

RESPUESTA CORTA

40. ¿Qué significa el término *colores primarios*?

_____

_____

_____

41. ¿Qué colores se crean a partir de los colores primarios?

_____

_____

_____

42. ¿Cuál es el color resultante, según la teoría tradicional del color, si los tres colores primarios están presentes en igual proporción?

_____

_____

_____

43. ¿Qué significa el término _colores secundarios_?

_____

_____

_____

44. ¿Qué significa el término _colores terciarios_?

_____

_____

_____

45. ¿Qué categorías de color componen una coloración de aspecto natural? ¿Qué categoría se considera siempre el color dominante en esas combinaciones?

_____

_____

_____

46. Si se combinan el verde y el azul para formar un color terciario, ¿cuál es el nombre formal del nuevo color resultante? Dicho de otro modo, ¿qué color es el dominante en esa combinación?

_____

_____

_____

47. Agregue los colores primarios, secundarios y terciarios a la rueda de colores de abajo con rotuladores o lápices de colores y, luego, etiquete cada uno de ellos.

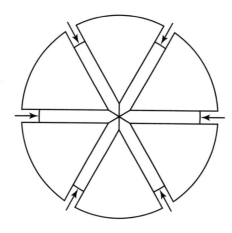

48. Enumere las tres combinaciones de colores complementarios.

_____

_____

_____

49. ¿Qué significa el término *colores complementarios*? ¿Cómo están dispuestos los colores complementarios en la rueda de colores?

_____

_____

_____

50. ¿Qué efecto tienen los colores complementarios entre sí? ¿Cómo puede entender las relaciones entre los colores complementarios para ayudar a su cliente a lograr sus metas de coloración?

_____

_____

_____

51. ¿Qué es el tono y qué papel desempeña en la formulación de la coloración para un cliente?

_____

_____

_____

RELACIÓN DE CONCEPTOS

52. Relacione cada tipo de tono con su descripción. Cada tipo de tono se utilizará tres veces.

a. Tonos cálidos   b. Tonos fríos   c. Tonos neutros

Tipo de tono   **Descripción**

_____ Los tonos que son azules, verdes y violetas

_____ Pueden describirse como rubio rojizo o café claro

_____ Los tonos que son dorados, naranjas, rojos y amarillos

_____ Algunos estilistas podrían describir estos tonos como ahumados o ceniza

_____ Reflejan más luz, por lo que parecen más claros de lo que son en realidad

_____ Favorece todos los tonos de piel

_____ Los tonos que no son ni fríos ni cálidos

_____ Absorben más luz, por lo que parecen más intensos que su nivel real

_____ Algunos fabricantes de coloraciones usan palabras como _castaño rojizo_, _ámbar_, _cobre_, _rojizo_ y _bronce_ para describir estos tonos

ESTUDIO DE CASO

53. Para este ejercicio, forme pareja con un compañero de clase para analizar el color de su cabello (incluidos los tonos) con muestras de cabello o una tabla de coloración. Registre su evaluación en el siguiente cuadro.

A continuación, describa de manera breve el resultado esperado o previsto de cambiar el color y el tono del cabello de su compañero. Asegúrate de tener en cuenta el color de ojos y el tono de piel de su compañero. Determine dos opciones de la tabla (color, tono y nivel) que serían favorecedoras para su compañero y una que no recomendaría si su compañero fuera su cliente.

Cuando analice los colores y analice estas opciones con su compañero, asegúrese de ser comprensivo, amable y de mente abierta, al igual que lo haría al hablar con un cliente. Con esta actividad, se pretende analizar el color según la teoría profesional de colores y con los ojos de un profesional en el que se confía para ayudar a un cliente a lograr sus metas de belleza. También es una buena oportunidad para practicar el análisis de las relaciones entre diferentes combinaciones de colores y tonos.

Color del cabello	
Nivel de cabello	
Tono de cabello	
Color de ojos	
Tono de la piel	
Efecto de cambiar el color del cabello a rubio	
Efecto de cambiar el color del cabello a castaño	
Efecto de cambiar el color del cabello a negro	
Efecto de cambiar el color del cabello a rojo	
Efecto de cambiar el nivel de cabello	
Efecto de cambiar el tono del cabello a cálido	
Efecto de cambiar el tono del cabello a neutro	
Efecto de cambiar el tono del cabello a frío	
Los mejores y más favorecedores cambios recomendados en el color, el tono y el nivel del cabello	

Tipos de coloración

RELACIÓN DE CONCEPTOS

54. Relacione cada clasificación de productos de coloración con su descripción. Es posible que más de una clasificación se relacione con una descripción.

a. Temporal
b. Semipermanente

c. Demipermanente
d. Permanente

e. Natural
f. Metálica

Clasificación de los productos de coloración   **Descripción**

_____ Resiste de uno a tres lavados con champú.

_____ Se mezcla con un revelador de bajo volumen.

_____ Da tono al cabello preaclarado.

_____ La coloración progresiva se acumula en varias aplicaciones.

_____ Contiene un agente alcalino y se mezcla con revelador.

_____ Resiste de tres a ocho lavados con champú, según la fórmula.

_____ Tinturas de origen vegetal con tonalidades muy limitadas. La mayoría solo mancha la cutícula. Algunos pueden penetrar en la corteza con el revelador proporcionado por el fabricante.

_____ Reposa sobre la superficie del cabello.

_____ Puede aclarar y depositar coloración al mismo tiempo.

_____ Agrega una variedad de resultados de color, que van desde sutiles hasta audaces.

_____ Puede neutralizar los tonos no deseados.

_____ Rara vez se usa en salones y suele considerarse un producto casero de coloración para el cabello.

_____ Modifica la coloración existente de manera permanente.

_____ No tiene amoníaco (ni otros agentes alcalinizadores) ni revelador.

_____ Resiste de 12 a 24 lavados con champú.

_____ Da brillo al cabello natural o con coloración para agregar más luz y riqueza.

_____ Puede acumularse e interferir en otros servicios químicos.

_____ Crea cambios de coloración brillosos o de aspecto natural.

_____ Resiste de 4 a 6 semanas.

_____ El color dura de cuatro a seis semanas; las sales metálicas depositadas por las coloraciones progresivas pueden permanecer en el cabello hasta por dos años.

_____ Por lo general, suele reemplazar el amoníaco por otro agente alcalinizador.

_____ Puede ser una excelente introducción a los servicios de coloración o una opción de bajo compromiso para la autoexpresión.

_____ Renueva la coloración desteñida.

_____ Puede crear resultados sutiles o audaces.

_____ Cubre las canas.

55. ¿Cuáles son las dos clasificaciones de la coloración oxidante?

_____

_____

_____

56. ¿Cuáles son las dos clasificaciones de la coloración no oxidante?

_____

_____

_____

57. ¿En qué contexto se suelen utilizar las tinturas para el cabello naturales y las metálicas?

_____

_____

_____

VERDADERO O FALSO

Marque si las afirmaciones siguientes son verdaderas o falsas. En las afirmaciones falsas, explique el motivo.

58. Para identificar si un cliente es alérgico a un producto, la Ley de Alimentos, Medicamentos y Cosméticos de Estados Unidos exige que se realice una prueba del parche entre 24 y 48 horas antes de cada coloración que esté formulada con tinturas derivadas de la anilina.

    V   F   _____

59. La coloración temporal (o no permanente) tiene pequeñas moléculas de pigmento que solo depositan una capa de coloración en la corteza, que puede eliminarse mediante el lavado del cabello con champú.

    V   F   _____

60. No es posible que las tinturas temporales llenen el cabello de moléculas de color perdidas antes de un servicio de corrección del color.

    V   F   _____

61. La coloración semipermanente tradicional dura entre 1 y 6 meses, según la frecuencia con la que se lave el cabello, el nivel y la intensidad de la coloración, y la concentración de pigmento.

    V   F   _____

62. Las coloraciones semipermanentes tradicionales se utilizan directamente de la botella.

    V   F   _____

63. La coloración semipermanente aclara el cabello, por lo que debe mantenerse el nuevo crecimiento, también llamado rebrote, de la parte del tallo del cabello entre el cuero cabelludo y el cabello ya teñido.

    V   F   _____

COMPLETE LOS ESPACIOS EN BLANCO

64. Describa de manera breve la finalidad de cada una de las formas de coloración enumeradas a continuación. Asegúrese de incluir si el producto es temporal (T) o semipermanente (S).

FORMA DE LA COLORACIÓN	FINALIDAD PREVISTA
Máscara capilar y polvo de color	
Geles o espumas con color	
Coloración dimensional	
Champús y acondicionadores para realzar el color	
Coloración en aerosol	
Colores naturales del cabello	
Enjuagues con color	
Pasteles tradicionales delicados	
Brillos con color	
Coloraciones no tradicionales	
Ceras con color	

RESPUESTA CORTA

65. ¿Cuáles son los dos tipos de coloraciones demipermanentes?

    _____

    _____

    _____

66. ¿Cuál es el resultado esperado del uso de coloraciones demipermanentes?

_____

_____

_____

67. En los últimos años, ¿cómo se han utilizado las coloraciones demipermanentes? ¿Para qué sirve ese método de aplicación?

_____

_____

_____

68. ¿Cuáles son las cuatro formas en que se utilizan las coloraciones permanentes sobre las canas?

_____

_____

_____

69. ¿Por qué las coloraciones permanentes pueden aclarar y depositar el color en simultáneo y en un solo proceso?

_____

_____

_____

70. ¿De qué otra manera se conoce a los precursores de tintura? ¿Con qué sustancia química se combinan para formar grandes moléculas de tintura una vez que están dentro de la corteza?

_____

_____

_____

71. ¿Por qué los productos de coloración permanente se consideran los mejores para cubrir las canas?

_____

_____

_____

72. ¿La coloración permanente requiere una prueba del parche 24 a 48 horas antes del servicio?

_____

_____

_____

RELACIÓN DE CONCEPTOS

73. Relacione cada tipo de demipermanente con su descripción.

a. Ácido   b. Alcalino   c. Ácido y alcalino

Tipo de demipermanente   **Descripción**

_____ Por lo general, se encuentra en el rango de pH 6,7.

_____ Pueden cambiar los matices, realzar el color natural del cabello hasta medio nivel y depositar un color más opaco para lograr profundidad y cobertura.

_____ Debido a que este tipo de demipermanente es más alcalino que el cabello (que tiene un pH de 4,5-5,5), se hinchará levemente y abrirá la cutícula para depositar el color entre la cutícula y las capas de la corteza.

_____ Requiere una prueba del parche de 24 a 48 horas antes del servicio de coloración.

_____ Se conoce también como colores de depósito sin realce.

_____ Se usa con reveladores dedicados de 10 volúmenes.

_____ Por lo general, se encuentra en el rango de pH 8,0.

_____ Puede mezclar el gris con el color existente, minimiza los tonos cobrizos y deposita un velo de color puro y vivo.

_____ Es más habitual que se formule con un sustituto del amoníaco, como la monoetanolamina (MEA) o el carbonato cálcico.

_____ Es un tipo de demipermanente que hinchará la capa de la cutícula en mayor medida que el otro tipo y depositará el color en los márgenes exteriores de la corteza.

_____ Se consigue en forma de gel, crema o líquido.

_____ Se puede usar como acabado con brillo para la mayoría de los servicios de coloración.

74. Para cada una de las imágenes que aparecen a continuación, etiquete el tipo de acción molecular de la coloración del cabello que se representa.

a. Temporal
b. Semipermanente

c. Demipermanente
d. Permanente

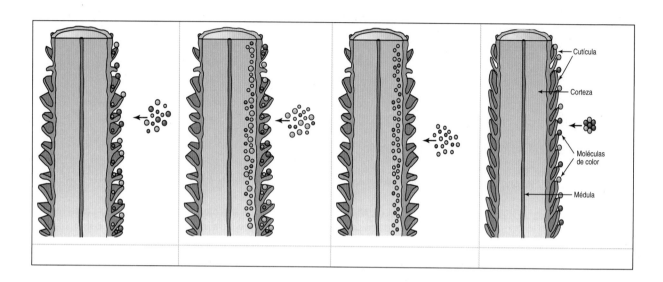

Marque si las afirmaciones siguientes son verdaderas o falsas. En las afirmaciones falsas, explique el motivo.

75. Si bien las coloraciones naturales y metálicas no suelen emplearse en el salón, debe conocer estos productos porque, a veces, tendrá clientes que usen estas coloraciones en su hogar.

V   F   _____

76. Si su cliente ha aplicado a su cabello productos de coloración natural o que contienen sales metálicas, se sentirá aliviado al saber que la mayoría de los productos de coloración tradicionales pueden aplicarse sobre estos productos.

V   F   _____

77. Otro término para las *coloraciones naturales* es *coloraciones vegetales*.

V   F   _____

78. La henna, una coloración natural permanente, contiene revelador y puede aclarar el color natural del cabello.

V   F   _____

79. Si la coloración de henna no es de color rojo anaranjado bruñido, significa que esos colores se han mezclado con otras sustancias, que pueden o no ser seguras para el ser humano, o se han sustituido por completo. Además, esos ingredientes pueden no figurar en la etiqueta del producto.

V   F   _____

RESPUESTA CORTA

80. ¿Cuál es el ingrediente de las coloraciones metálicas que cambia el color del cabello de forma gradual? ¿De qué otra manera se conoce a el color metálico del cabello?

_____

_____

_____

81. ¿Qué ocurre si se aplica una coloración oxidante al cabello que contiene sales metálicas? ¿Cómo se puede determinar si el cabello contiene sales metálicas?

_____

_____

_____

82. ¿Cuáles son las cinco metas que cumplen los rellenos de color?

_____

_____

_____

83. ¿Cuáles son las tres posibles condiciones del cabello que deberían llevar a considerar el tratamiento previo con un relleno?

_____

_____

_____

84. Complete las siguientes oraciones con palabras del banco de palabras. Algunas palabras se pueden usar más de una vez.

> **Banco de palabras:** color, cuero cabelludo, dañado, equilibrados, con uniformidad, tres, 9, una, 10, tonificarse, acondicionador, equilibran, uniforme, extender

Los rellenos de color _____ la porosidad y depositan moléculas en _____ aplicación

para lograr un pigmento contribuyente _____. Sin importar el motivo por el que deba rellenarse

el cabello antes de aplicar coloración, las metas siempre son aportar capa de pigmentos contribuyentes

_____ que otorguen la coloración final deseada. Como regla general, si va a oscurecer el cabello

_____ niveles o más, o si tiene un rubio nivel _____ o _____ que deba

_____, use un relleno de _____.

Los rellenos de _____ reacondicionan e _____ la porosidad en el cabello _____.

Acondicionan, fortalecen y ayudan a _____ la duración de la coloración, y hacen que su formulación

cubra el cabello _____ desde el _____ hasta las puntas.

Amoníaco y peróxido de hidrógeno

85. ¿Qué se mezcla con la fórmula de la coloración para lograr la oxidación?

_____

_____

_____

86. ¿Qué se incluye en la fórmula de la coloración durante el proceso de fabricación para conseguir la alcalinidad?

_____

_____

_____

87. ¿Qué característica del amoníaco puede provocar cambios en la textura del cabello y en el patrón de los rizos cuando se utiliza en los servicios de coloración y aclarado del cabello?

_____

_____

_____

88. ¿Qué es un revelador y cuál es el más utilizado en los salones?

_____

_____

_____

RELACIÓN DE CONCEPTOS

89. Relacione cada forma de revelador con su descripción. Cada forma se utilizará dos veces.

a. Reveladores líquidos transparentes

b. Reveladores en crema

c. Reveladores dedicados

Forma de revelador   **Descripción**

_____ Los crean las empresas de coloración para utilizarlos con sus propios productos de coloración.

_____ La consistencia es más espesa, por lo que puede aplicarse con un recipiente y una brocha.

_____ Deben controlarse la aplicación para evitar que caigan gotas en los ojos del cliente.

_____ Incluyen agentes acondicionadores para favorecer la integridad del cabello.

_____ Pueden contener ingredientes específicos que no deben mezclarse con determinados productos, por lo que los estilistas deben prestar más atención a las etiquetas de los productos.

_____ Es fácil aplicar el producto desde una botella aplicadora.

VERDADERO O FALSO

Marque si las afirmaciones siguientes son verdaderas o falsas. En las afirmaciones falsas, explique el motivo.

90. En los productos de coloración del cabello, cuanto menor sea el volumen del revelador, mayor será el realce; cuanto mayor sea el volumen, menor será el realce.

V   F   _____

91. El volumen mide la concentración y la potencia del peróxido de hidrógeno.

    V   F   _____

92. La mayoría de los productos de coloración permanente utilizan peróxido de hidrógeno de 10, 11, 12 o 13 volúmenes para obtener el realce y la coloración deseados.

    V   F   _____

93. En los aclaradores, los volúmenes del revelador fortalecen la reacción química y pueden provocar daños graves al cabello.

    V   F   _____

94. En los productos aclaradores, la elevación viene determinada por el revelador utilizado, y la velocidad, por el propio aclarador.

    V   F   _____

95. El amoníaco es un agente ácido que reduce el pH de la tintura para el cabello.

    V   F   _____

96. El uso de amoníaco para alcalinizar la tintura abre la cutícula para permitir que las moléculas de la tintura entren en la corteza, donde se produce la coloración.

    V   F   _____

97. El amoníaco ayuda a la acción del peróxido de dispersar la melanina que reside en la corteza.

    V   F   _____

98. Los agentes alcalinizantes comunes de bajo olor para la coloración, como la etanolamina (a la que se suele conocer como monoetanolamina o MEA), son menos perjudiciales para el cabello que el amoníaco.

    V   F   _____

RESPUESTA CORTA

99. ¿Qué tres partes del sistema respiratorio son propensas a posibles riesgos negativos para la salud asociados a la mezcla y aplicación de peróxido de hidrógeno, amoníaco e, incluso, productos sin amoníaco?

    _____

    _____

    _____

100. ¿Cuáles son las dos precauciones de seguridad a la hora de aplicar coloraciones o aclaradores? ¿Qué precaución adicional deben tomar los estilistas que padecen asma u otras afecciones respiratorias?

_____

_____

_____

101. ¿Por qué es importante seguir siempre las indicaciones del fabricante de los productos de coloración y aclarado del cabello? ¿Cuáles son las dos posibles consecuencias de no seguir las indicaciones del fabricante?

_____

_____

_____

COMPLETE LOS ESPACIOS EN BLANCO

102. Complete el siguiente cuadro.

VOLUMEN DE LOS REVELADORES	PORCENTAJE DE PERÓXIDO	USOS DEL PERÓXIDO EN ESTE VOLUMEN DE REVELADOR Y CANTIDAD DE REALCE
		Hasta cuatro niveles de realce (aclarado) con coloración de realce alto estándar. Brinda máximo realce en un servicio de color de un solo paso. Se puede usar con aclarador para lograr un realce fuerte al decolorar el cabello, pero no se recomienda para la mayoría de los cabellos debido a los posibles daños.
		Volumen estándar. Brinda dos niveles de realce; se utiliza para lograr la mayoría de los resultados con coloración permanente. Se utiliza para una cobertura completa de canas debido a la resistencia de estas. También se usa con aclarador para obtener un realce estándar al decolorar el cabello.
Volúmenes más altos		
		Se utiliza para depositar el color del cabello o, cuando se desea poca o ninguna aclaración, para realzar el color natural del cabello de un cliente. También se utiliza con aclarador para realzar con suavidad el decolorado del cabello.
30 volúmenes		

Aclaradores

103. Relacione cada forma de aclarador con su descripción. Es posible que más de una forma se relacione con una descripción.

a. En aceite
b. En crema

c. En polvo
d. De arcilla

Forma de aclarador	Descripción
_____	Algunas marcas de esta forma de aclarado, si lo especifica el fabricante, se consideran aclaradores sobre el cuero cabelludo.
_____	Es potente y de acción rápida. Está formulado para aclarar el cabello de cuatro a siete niveles (y algunas marcas afirman que llegan hasta nueve niveles).
_____	Forma una capa exterior que mantiene el producto húmedo y activo la mayor cantidad del tiempo.
_____	Tiene agentes acondicionadores para aplicar en el cuero cabelludo con menos irritación.
_____	Se utiliza para técnicas de pintura a mano alzada sin papeles aluminio, como el *balayage*, porque no se expanden ni se corren.
_____	Es un aclarador apto para el cuero cabelludo.
_____	Es un aclarador no apto para el cuero cabelludo.
_____	Tiene la textura de la pasta de dientes.
_____	Es la forma más común de productos para aclarar el cabello.
_____	Tiene reveladores dedicados que suelen requerir un volumen de 20 o menos para la aplicación en el cuero cabelludo.
_____	La mayoría de los aclaradores en esta forma se expanden (hinchan) y se extienden a medida que se procesan, sobre todo bajo el calor o en un papel aluminio; cuanto más fuerte sea la reacción química, mayor será la hinchazón.
_____	Puede aclarar el cabello de tres a cinco niveles.
_____	Las versiones no aptas para el cuero cabelludo de esta forma contienen sales de persulfato (persulfato de sodio) que aceleran y potencian el aclarado, pero también tienden a secarse más rápido que otros tipos de aclaradores.

104. Hay otros dos términos para referirse al aclarador. ¿Cuáles son?

_____

_____

_____

105. Cuando se aplica el aclarador al cabello, ¿dónde se produce el proceso de oxidación?

_____

_____

_____

106. ¿Cómo se compara el pH de los aclaradores con el de la coloración permanente?

_____

_____

_____

107. ¿Qué dos componentes se mezclan en la proporción de mezcla? ¿Cuáles son las proporciones típicas de mezcla para hacer aclaradores?

_____

_____

_____

108. ¿Qué tres factores principales determinan la proporción de mezcla que se utiliza al preparar el aclarador para un cliente?

_____

_____

_____

109. ¿Cuáles son los riesgos de verter libremente o no medir, sobre todo cuando se aplica el contenido en toda la cabeza?

_____

_____

_____

110. Describa cómo se secará un aclarador de consistencia más espesa.

_____

_____

_____

VERDADERO O FALSO

Marque si las afirmaciones siguientes son verdaderas o falsas. En las afirmaciones falsas, explique el motivo.

111. El pigmento contribuyente se refiere a los tonos fríos no refinados revelados durante el proceso de aclaración.

V   F   _____

112. El sistema de niveles y el pigmento contribuyente están directamente relacionados entre sí.

V   F   _____

113. A veces, es necesario aclarar un nivel más alto que el resultado deseado para superar el tono no deseado del pigmento contribuyente natural.

V   F   _____

114. Teniendo en cuenta el pigmento contribuyente, si el cabello tiene un nivel 5 y su meta es aclararlo hasta un nivel 8, debe decolorar el cabello hasta llegar al anaranjado.

V   F   _____

115. No hay límite para aclarar el cabello de un cliente si está sano.

V   F   _____

116. Durante un servicio de aclarado, siempre hay que controlar la salud del cabello del cliente.

V   F   _____

117. Los activadores son monómeros líquidos que se agregan a los aclaradores en polvo para aumentar su capacidad de aclaración.

V   F   _____

118. La cantidad de cambio que presenta el cabello durante el aclarado se ve afectada por la cantidad de pigmento contribuyente que contenga, la concentración del producto aclarador, el volumen del revelador y el tiempo de procesamiento del producto.

V   F   _____

RESPUESTA CORTA

119. ¿Qué debe hacer a la primera señal de un daño, incluso menor, durante un proceso de aclaración? ¿Por qué?

_____

_____

_____

120. ¿Cómo se denomina el primer paso de la coloración de proceso doble? ¿Qué sucede en ese paso?

_____

_____

_____

121. ¿Qué ocurre en el segundo paso de la coloración de proceso doble?

_____

_____

_____

122. ¿Cuándo es más eficaz la coloración de proceso doble? ¿Cuál es la ventaja de este proceso?

_____

_____

_____

123. Relacione las distintas opciones para tonificar el cabello preaclarado con sus descripciones. Cada opción se utilizará dos veces.

a. Tonificantes tradicionales
b. Tinturas ácidas demipermanentes

c. Coloraciones temporales y semipermanentes
d. Champús tonificantes

Opciones para tonificar el cabello preaclarado   **Descripción**

_____ Se utilizan en el cabello preaclarado para conseguir tonos rubios pálidos en el nivel 9 (rubio claro) y en el nivel 10 (rubio más claro).

_____ Son productos populares para tonificar detalles decorativos y tonos vivos porque no contienen reveladores ni realzan el cabello circundante durante el proceso de tonificación.

_____ Las coloraciones permanentes se mezclan con un revelador de bajo volumen (por lo general, de 10 volúmenes).

_____ Son los tonificantes que cierran la cutícula debido a su pH y hacen que el cabello se sienta más suave después de un servicio de aclarado.

_____ Aunque se consideran un color temporal, son una opción que puede depositar un color de sutil a dramático.

_____ Se consiguen en tonos de moda, como el rosa claro, el celeste o el melocotón, y se aplican como tonificantes sobre el cabello preaclarado de nivel 10 para obtener resultados de color reales.

_____ No realzan el color del cabello existente, por lo que son ideales para los servicios de mechas; son conocidos por la durabilidad de la coloración.

_____ Funcionan como tonificantes tanto en el salón como para el uso del cliente en su hogar.

Marque si las afirmaciones siguientes son verdaderas o falsas. En las afirmaciones falsas, explique el motivo.

124. Después del preaclarado, se pueden utilizar tonificadores para eliminar los colores de fondo ásperos expuestos del cabello, neutralizar o realzar los tonos según sea necesario y aclarar aún más el cabello.

V   F   _____

125. Aunque la mayoría de los tonificantes están formulados como color semipermanente o demipermanente, el color permanente se puede usar como tonificante si el fabricante lo permite.

V   F   _____

126. Si bien el cabello preaclarado por completo debe tonificarse para darle un tono definitivo, como el rubio perlado, no se recomienda tonificar el cabello con muchas mechas.

V   F   _____

127. Los tónicos deben utilizarse de forma exclusiva en cabellos rubios.

V   F   _____

128. El cabello debe estar bien aclarado antes de elegir un tonificante. No sirve elegir el tonificante antes de que el cabello se haya aclarado.

V   F   _____

129. El color del cabello siempre parece más claro y cálido cuando está húmedo, por lo que puede ser necesario secarlo primero para elegir el tonificante y seguir las indicaciones del fabricante para su aplicación.

V   F   _____

Consulta sobre coloración

RESPUESTA CORTA

130. Además de las respuestas de su cliente, ¿cuáles son dos fuentes de información no verbal a las que debe prestar atención?

_____

_____

_____

131. En sus propias palabras, ¿cuál es la meta general de la consulta con el cliente?

_____

_____

_____

132. ¿Es necesario realizar una consulta con el cliente antes de cada servicio de coloración?

_____

_____

_____

133. ¿Se recomienda cepillar el cabello del cliente antes del servicio de coloración? ¿Por qué sí o por qué no?

_____

_____

_____

SECUENCIA

134. Numera los pasos generales de la consulta de coloración, del 1 al 13. Hemos colocado el paso 1.

_____ Trasládese a una zona con la iluminación adecuada y paredes blancas o neutras (si es posible) para realizar la consulta, de modo que pueda determinar con precisión el color actual del cabello del cliente.

_____ Termine el servicio de coloración y pídale al cliente que reserve su próxima cita antes de salir del salón.

_____ Si una de las opciones que ha ofrecido a su cliente es una situación correctiva, hágale saber lo que puede conseguir en un día y, si es necesario, cuántas visitas adicionales harían falta para conseguir los resultados que desea; sobre todo, sea honesto y no prometa más de lo que pueda cumplir de forma realista.

_____ Al comenzar la consulta, preste atención al color de la piel y de los ojos del cliente (ya que indican la paleta de colores y la abundancia general de melanina), el estado y la longitud del cabello y la cantidad de canas que tiene.

_____ Pídale al cliente que firme la declaración de exención de responsabilidad del salón.

_____ Durante la consulta, formúlele preguntas que requieran una respuesta más elaborada que "sí" o "no" para incentivarlo a hablar.

_____ Durante el servicio, (a) capacite e informe al cliente sobre el cuidado en su hogar y la nueva reserva, (b) hágale saber qué pasos realiza a medida que los completa para asegurarse de que completa el servicio según lo previsto, (c) notifíquele de inmediato si hay que cambiar algo, (d) recomiende los tipos de champú y acondicionador necesarios para mantener la coloración del cabello, y (e) hágale saber cuánto tiempo pasará antes de que tenga que volver para otro servicio.

_____1_____ En el formulario de admisión del cliente, anote el tipo de servicio de coloración que desea el cliente.

_____ Para las opciones de coloración que ha ofrecido a su cliente, revise el procedimiento y las técnicas de aplicación necesarias para lograr el color deseado, el costo total del servicio y el mantenimiento posterior; tenga preparada una solución de reserva económica.

_____ Termine de introducir la información de la coloración del cliente en función del servicio de coloración que haya realizado ese día.

_____ Obtenga la aprobación del cliente.

_____ Después de recopilar toda la información pertinente, recomiende, como mínimo, dos opciones diferentes de coloración y ofrezca siempre a los clientes más de lo que piden.

_____ Comience el servicio de coloración.

COMPLETE LOS ESPACIOS EN BLANCO

135. Siga el enlace o utilice una hoja de papel separada para completar el cuadro en el que se enumeran los tipos de preguntas que debe hacer durante una consulta con el cliente para los servicios de coloración: estilo de vida, tiempo dedicado a las visitas al salón, presupuesto, metas de belleza, historial capilar e historia clínica. Para cada tipo de pregunta, enumere, como mínimo, tres (preferiblemente abiertas) que haría y escriba una breve explicación de por qué las haría.

+ BONIFICACIÓN

Visite: bonus.milady.com/cos-wbes/toc

RESPUESTA CORTA

136. ¿Cuáles son los tres tipos de problemas de visión que pueden tener sus clientes?

_____

_____

_____

137. ¿Qué ventajas tiene preguntar a los clientes con problemas de visión cómo describen los tonos fríos o cálidos, o ciertos colores?

_____

_____

_____

138. ¿Cuál es otra técnica que puede utilizar para expresar las dimensiones (o la gama) de la coloración cuando consulte a clientes con problemas de visión?

_____

_____

_____

139. ¿Qué tipo de palabras y frases debe utilizar para transmitir las ventajas de la coloración a sus clientes? Cite dos ejemplos.

_____

_____

_____

140. Explique la finalidad de una declaración de exención de responsabilidad. ¿Protege al cosmetólogo?

_____

_____

_____

CREAR

141. En el texto, se destaca la importancia de poder transmitir visualmente los resultados previstos de un servicio de coloración para su cliente y comprender las expectativas de su cliente. Una forma eficaz de hacerlo es crear una galería de imágenes organizada según las opciones de color y estilo.

Para este ejercicio, consulte la siguiente tabla en la que se enumeran los colores naturales del cabello (marrón, rubio, rojo y negro). Para cada color, identifique o cree, como mínimo, 10 términos o frases que puedan utilizarse para describir la gama, los tonos y la intensidad que pueden encontrarse entre esos colores de cabello. Para inspirarse, consulte catálogos de belleza, descripciones de papeles pintados y pinturas, colores de automóviles, catálogos de telas o ropa, o, incluso, colecciones de utensilios de cocina o sitios web de artículos de arte. Utilícelos para ampliar su vocabulario de colores, pero también para hacerse una idea de cómo se comercializan los colores y cómo puede comunicar lo que es el color a sus clientes.

Una vez que haya completado la lista, utilice Internet o las revistas de belleza para encontrar imágenes de, como mínimo, cinco de los colores de cabello que ha enumerado en cada columna (hasta lograr un total de 20 imágenes) y utilícelas para crear su galería visual o su portafolio personal de diferentes colores de cabello y coloración, incluidas las mechas. También puede visitar el siguiente enlace para mantener un registro digital de su cartera personal.

CASTAÑO	RUBIO	ROJO	NEGRO
Marrón chocolate intenso	Rubio suave y mantecoso	Rojo cobrizo y picante	Negro intenso, negro azabache
1.			
2.			
3.			
4.			
5.			
6.			
7.			
8.			
9.			
10.			

Fórmula de la coloración

COMPLETE LOS ESPACIOS EN BLANCO

142. Complete las oraciones siguientes con palabras del banco de palabras. Algunas palabras se pueden usar más de una vez.

   Banco de palabras: nivel, canoso, mezclar, tono, formule, contribuyentes, natural, colores de fondo, previamente

   La fórmula de la coloración es de suma importancia cuando se crea una coloración exitosa que brinda el resultado que desea el cliente. Siempre debe hacerse estas cinco preguntas básicas cuando _____ una coloración:

   • ¿Cuál es el nivel _____? ¿Cuál es el porcentaje de cabello _____?

   • ¿Cuál es el nivel y el _____ del cabello _____ teñido?

   • ¿Cuál es el _____ y el _____ que desea el cliente?

   • ¿Se revelarán pigmentos _____ (_____)?

   • ¿Qué coloraciones se deben _____ para lograr el resultado deseado?

143. Numere los pasos principales de la prueba de la hebra, del 1 al 5.

_____ Verifique con frecuencia la hebra de prueba para asegurarse de que se esté procesando como lo anticipó.

_____ Procésela de la misma manera que la fórmula que planea usar.

_____ Si la hebra de prueba le parece aceptable, continúe aplicando la coloración.

_____ Mezcle una pequeña cantidad de la fórmula que vaya a utilizar en una hebra separada por un papel aluminio para asegurarse de que no se derrame en otras zonas del cabello.

_____ Retire la coloración con una toalla húmeda.

RESPUESTA CORTA

144. ¿Cuáles son los dos métodos que se pueden utilizar para aplicar coloraciones permanentes y demipermanentes?

_____

_____

_____

145. ¿Qué método de aplicación es mejor para los productos de mayor viscosidad? ¿Cuál es el mejor para los productos de menor viscosidad?

_____

_____

_____

146. ¿El recipiente para mezclar la coloración y el batidor deben ser metálicos o no metálicos?

_____

_____

_____

147. Una vez mezclada la fórmula en el recipiente, ¿qué herramienta se utiliza para aplicar la coloración al cabello?

_____

_____

_____

VERDADERO O FALSO

Marque si las afirmaciones siguientes son verdaderas o falsas. En las afirmaciones falsas, explique el motivo.

148. Dado que la fórmula tiene una proporción establecida de color y revelador, no es necesario medir.

     V   F   _____

149. Medir con una balanza es la forma más precisa.

     V   F   _____

150. El inconveniente de medir con una balanza es que, cuando se mezclan cantidades muy pequeñas, no se evita el desperdicio de producto.

     V   F   _____

151. Si apoya el vaso medidor o la botella en una superficie plana y homogénea, obtendrá una mayor precisión.

     V   F   _____

RESPUESTA CORTA

152. ¿Por qué hay que dejar espacio de aire en la botella aplicadora después de llenarla?

     _____
     _____
     _____

153. ¿En qué orden agrega revelador y coloración a un recipiente? ¿A una botella aplicadora?

     _____
     _____
     _____

154. ¿Cuál es la proporción típica para la mayoría de las coloraciones permanentes rubias de realce intenso?

     _____
     _____
     _____

Cómo aplicar coloración y aclaradores

Complete las siguientes oraciones.

155. Antes de aplicar la coloración formulada con tinturas _____, la Ley de Alimentos, Medicamentos

y _____ exige que, en el plazo de _____ horas del servicio programado, debe

realizarse una prueba del _____.

156. Con la prueba del _____, se podrá determinar si su cliente tiene _____ o

_____ a la mezcla de coloración.

157. Para realizar una prueba de la _____, cree la fórmula de coloración y aplíquela a algunas

pequeñas _____.

158. Con la prueba de la _____, se determina la _____ del cabello a la fórmula de

coloración y por _____ se debe dejarla en el cabello.

SECUENCIA

159. Numere los pasos para realizar el servicio de coloración temporal, del 1 al 14. Hemos colocado un paso.

_____ Ayude al cliente a reclinarse de manera cómoda en el lavatorio. Lave bien el cabello con champú y, luego, enjuáguelo. Repita el lavado con champú si es necesario.

_____ Use guantes para difuminar el color con las manos y emplee peine de dientes anchos para peinar el cabello. Aplique color adicional si es necesario.

_____ Prepare al cliente para lavarle el cabello con champú.

_____ Seque el cabello lavado con champú con una toalla.

_____ Rocíe acondicionador sin enjuague en el cabello si es necesario.

_____ Aplique crema protectora para evitar manchar la piel del cliente.

_____ Divida el cabello en secciones con la cola de la brocha aplicadora o la punta de la botella aplicadora.

____6____ Póngase los guantes.

_____ Realice un análisis del cabello y del cuero cabelludo.

_____ Seque con toalla el exceso de producto.

_____ Sature bien el cabello y realice la aplicación de la manera más ordenada posible, siguiendo el contorno del cuero cabelludo del cliente.

_____ Seque el cabello del cliente para fijar el color y reducir la transferencia de color a la ropa.

_____ Trabaje con mucho cuidado alrededor del perímetro externo para asegurarse de que no se cree una línea de demarcación.

_____ Si el producto es líquido, haga que el cliente se recline en el lavatorio del champú y use la técnica de la botella aplicadora. Si el producto tiene una viscosidad más espesa, se puede usar un recipiente y una brocha, y el cliente puede sentarse o recostarse para que esté más cómodo.

VERDADERO O FALSO

Indique si los siguientes enunciados son verdaderos o falsos. En las afirmaciones falsas, explique el motivo.

160. El proceso de aplicación de una coloración semipermanente es muy diferente al de una coloración demipermanente, seguida de un enjuague después del tiempo de procesamiento deseado.

    V   F   _____

161. Los productos semipermanentes solo depositan color, por lo que la coloración puede acumularse en el cabello en caso de aplicaciones repetidas.

    V   F   _____

162. La coloración aplicada sobre el color existente no necesariamente dará como resultado una coloración más profunda ni alterará el tono.

    V   F   _____

163. Numere los pasos del procedimiento para realizar una aplicación de coloración demipermanente, del 1 al 15. Hemos colocado dos pasos.

_____ Divida el cabello en cuatro secciones, de oreja a oreja y desde el centro delantero de la frente hasta el centro de la nuca.

_____ Trabaje la coloración a través del resto de los tallos del cabello hasta las puntas hasta que el cabello esté bien saturado.

_____ Determine si realizará la aplicación sobre el cabello seco o si el cabello debe lavarse con champú y secarse con una toalla, según las indicaciones del fabricante.

___11___ Configure el temporizador para comenzar el proceso.

_____ Póngase los guantes.

_____ Quite las manchas del contorno del cuero cabelludo con champú o un quitamanchas.

___2___ Realice un análisis del cabello y del cuero cabelludo.

_____ Aplique crema protectora alrededor del contorno del cuero cabelludo y sobre las orejas.

_____ Prepare al cliente para el servicio químico.

_____ Delinee las divisiones con el producto de coloración.

_____ Cuando termine el procesamiento, masajee la coloración hasta formar espuma y enjuáguela bien con agua tibia.

_____ Tome divisiones de 1,25 cm (½ in) y aplique el color al nuevo crecimiento o al área del cuero cabelludo en las cuatro secciones; trabaje con subsecciones horizontales, comenzando en la nuca del cuadrante posterior y repitiendo en el otro cuadrante posterior.

_____ Lave el cabello teñido con champú y acondiciónelo si es necesario.

_____ Cuando llegue a la parte frontal, tome secciones verticales y aplique el producto de modo que el cabello no quede sobre el rostro.

_____ Revise la coloración cada cinco minutos mientras esté actuando para asegurarse de no depositar demasiado color en el cabello poroso.

RESPUESTA CORTA

164. ¿Qué tipo de aplicación se utiliza en un servicio de coloración de proceso simple?

_____

_____

_____

165. ¿Cuáles son los dos términos para aplicar la coloración a un nuevo crecimiento?

_____

_____

_____

166. ¿Cuál es la diferencia entre un *glaze* y un *gloss* (ambos denominados "brillos")? ¿Qué función desempeñan estos productos a la hora de aplicar la coloración sobre el nuevo crecimiento o revitalizar las puntas desteñidas?

_____

_____

_____

167. ¿Qué ocurrirá si se tira del color permanente hasta las puntas durante un retoque? ¿Qué debería utilizar en su lugar para revitalizar las puntas desteñidas?

_____

_____

_____

168. ¿Qué es una línea de demarcación? ¿Qué lo causa?

_____

_____

_____

VERDADERO O FALSO

Marque si las afirmaciones siguientes son verdaderas o falsas. En las afirmaciones falsas, explique el motivo.

169. El procedimiento de coloración de proceso simple en cabello virgen se realiza sobre el cabello húmedo y recién lavado con champú.

V   F   _____

170. La primera aplicación en las subsecciones de los cuatro cuadrantes se realiza en los ejes centrales del cabello. A continuación, se aplica la coloración al cuero cabelludo en los cuatro cuadrantes.

V   F   _____

171. Durante un servicio de coloración de proceso simple en cabello virgen, debe evitar aplicar la coloración en las puntas porosas.

V   F   _____

COMPLETE LOS ESPACIOS EN BLANCO

Complete las siguientes oraciones.

172. Es posible que desee realizar una prueba de la hebra con _____ hebras, ya que la

_____ y la _____ del cabello pueden variar por diversos motivos en todo el cabello.

173. Si la prueba de la hebra indica que el cabello no está lo suficientemente claro, _____ la

_____ de la mezcla o _____ el _____ de procesamiento del servicio de

aclarado.

174. Si la hebra de cabello es demasiado clara después de completar la prueba de la hebra, _____ la

_____ de la mezcla o _____ el _____ de procesamiento antes de proceder

con el servicio de aclarado.

175. En todos los procedimientos que requieren el uso de una toalla para revisar el nivel de aclarado,

asegúrese de que la toalla esté _____, no seca. Seque la hebra, no la _____.

_____, puede volver áspera la _____ y dar una _____ lectura en el proceso

completo de prueba de aclarado.

ESTUDIO DE CASO

176. En su libro de texto, se describen algunos factores de tiempo a la hora de realizar un servicio de aclarado a un cliente. Para este ejercicio, forme pareja con un compañero y trabajen juntos para determinar cómo afecta cada factor al tiempo de procesamiento. A continuación, hagan un análisis de cada uno para determinar la cantidad de tiempo de procesamiento que creen que se necesitaría para cada aspecto (tiempo breve, medio, largo) que se encuentra en la tabla siguiente. Después, teniendo en cuenta todos los factores, adivine si su compañero necesitaría un tiempo breve, medio o más largo para un servicio de aclarado y anote esa determinación al final de la tabla. Como ayuda, busque en Internet o en revistas de belleza un producto aclarador y tenga en cuenta su concentración para determinar un tiempo de tratamiento real. (*Consejo:* La mayoría de los tiempos de procesamiento son de 50 a 60 minutos).

FACTOR DE TIEMPO	CÓMO AFECTA ESTO AL TIEMPO DE PROCESAMIENTO	CABELLO DEL COMPAÑERO DE CLASE	¿SE NECESITA UN TIEMPO BREVE, MEDIO O MÁS LARGO?
Melanina			

Porosidad			
Tono			
Textura			
Patrón de ondulación y rizo			
ADICIONAL: producto y concentración			

TIEMPO DE PROCESAMIENTO DEL COMPAÑERO (corto, medio, más largo): _____

REFLEXIÓN

177. Ahora que ha practicado los procedimientos para varias aplicaciones de coloraciones y aclaradores, así como las pruebas de parches y hebras, considere lo que sabía sobre estos servicios antes de empezar esta sección en comparación con lo que ha estudiado. Escriba algunas frases en las que reflexione y responda a las siguientes preguntas:

- ¿Se imagina realizando los procedimientos de aplicación de coloraciones y aclaradores con seguridad durante el examen?

- ¿En qué pasos o técnicas de aplicación de coloraciones/aclaradores se destaca? ¿Cuáles le despiertan inseguridad?

- ¿Qué es lo que más le ha sorprendido de los procedimientos de aplicación de coloraciones/aclaradores después de haber tenido la oportunidad de practicarlos?

- ¿Qué procedimiento ha sido el más exitoso, por ejemplo, en cuanto a que los resultados se ajusten a las expectativas, a la seguridad de su cliente/salud de su cabello o a colores impresionantes? Sea específico.

- En general, ¿cómo puede hacer que su aplicación de coloraciones/aclaradores sea impecable para el examen?

Cuando termine, reúnase con un compañero de clase y comenten sus respuestas. Mientras lo hace, busque oportunidades para llenar los vacíos de los demás y ayudarse mutuamente a dominar las técnicas de aplicación de coloraciones/aclaradores y los detalles.

RESPUESTA CORTA

178. ¿Cuáles son las dos partes principales de la aplicación de color de proceso doble?

_____

_____

_____

179. ¿Qué meta de belleza de un cliente requerirá la aplicación de color de proceso doble?

_____

_____

_____

180. Cuando se utiliza el aclarador en polvo, ¿qué ingrediente va primero en el recipiente: el polvo o el revelador? ¿Por qué?

_____

_____

_____

181. ¿Qué sucede si el aclarador se seca? ¿Qué puede hacer para evitar que se seque?

_____

_____

_____

182. ¿Cuáles son los tres posibles motivos para dejar de aplicar el aclarador?

_____

_____

_____

183. Describa la prueba de la hebra que debe realizar al preparar la parte de aplicación de tonificador del servicio de color de proceso doble.

_____

_____

_____

184. Después de retirar el tonificador del cabello y de enjuagarlo y lavarlo con champú, ¿qué tipo de acondicionador debe utilizar? ¿Por qué?

_____

_____

_____

Marque si las afirmaciones siguientes son verdaderas o falsas. En las afirmaciones falsas, explique el motivo.

185. En este caso, la mezcla se aplica solo al nuevo crecimiento, siempre que ese crecimiento tenga 2,5 cm (1 in) de largo o menos.

    V   F   _____

186. Si el cliente quiere que le decolore todo el cabello, necesitará retoque cada tres o cinco semanas para mantener un tono uniforme.

    V   F   _____

187. Al igual que con el servicio de aclarado completo, es posible que se requiera un alisado previo para facilitar la aplicación en cabellos rizados y ensortijados para el servicio de retoque.

    V   F   _____

Técnicas de mechas

RESPUESTA CORTA

188. En términos generales, ¿a qué se refieren las técnicas de mechas?

    _____

    _____

    _____

189. ¿Cuáles son las tres metas de belleza que las técnicas de mechas (o de oscurecimiento) pueden ayudar a alcanzar a sus clientes?

    _____

    _____

    _____

190. En sus propias palabras, describa la diferencia entre las mechas y el oscurecimiento.

_____

_____

_____

191. ¿Cuáles son las dos técnicas más utilizadas de mechas?

_____

_____

_____

192. En la versión de deslizamiento de la técnica de laminado, ¿qué tamaño deben tener las secciones de cabello? ¿Cuáles son las tres posibles consecuencias de incluir demasiado cabello en las secciones?

_____

_____

_____

193. ¿Cuáles son las dos finalidades del uso del papel aluminio en la técnica de laminado?

_____

_____

_____

194. ¿Qué técnica de laminado ofrece el efecto de mechas más intenso: de deslizamiento o tramado?

_____

_____

_____

195. Describa cómo se utiliza el peine de cola en la técnica de laminado de tejido.

_____

_____

_____

196. ¿Por qué es importante asegurarse de que las subsecciones sean uniformes?

_____

_____

_____

197. ¿Cuál es el efecto de hacer una aplicación consecutiva cuando se utiliza la técnica de laminado?

_____

_____

_____

198. ¿Qué tamaño deben tener las subsecciones estándar?

_____

_____

_____

ETIQUETADO

199. Etiquete los tipos de secciones de papel aluminio representados aquí.

a. La técnica de
   deslizamiento
b. Tramado (fino)
c. Tramado (medio)
d. Tramado (grueso)
e. Subsecciones

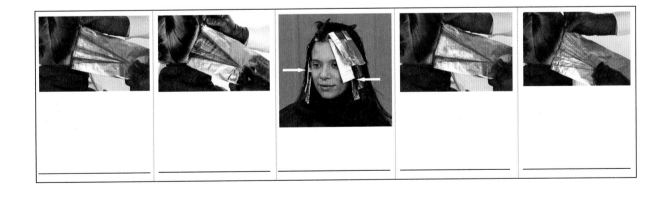

200.   ¿De qué otra manera se conoce al balayage?

_____

_____

_____

201.   En la técnica del balayage, ¿se aplica el aclarador sobre el cabello húmedo o seco?

_____

_____

_____

202.   ¿Cuáles son las tres claves para realizar un balayage con éxito?

_____

_____

_____

203.   ¿Qué son las mechas con pintura?

_____

_____

_____

204.   ¿Cómo se utiliza una tabla de balayage?

_____

_____

_____

205.   Cuando utilice la técnica del balayage, ¿cuál es el nivel máximo de realce que se puede esperar?

_____

_____

_____

206. Cuando se utiliza la técnica del balayage, ¿cuáles son las tres formas de procesar el cabello?

_____

_____

_____

207. ¿En qué se diferencia la técnica de fusión de colores de la balayage?

_____

_____

_____

208. En la aplicación de la fusión de colores, ¿dónde se aplica el color de base (el primer color) en el cabello? ¿Dónde se aplica el segundo color en el cabello?

_____

_____

_____

209. ¿Cómo hay que mezclar los dos colores para difuminar las líneas definidas en la aplicación de la fusión de colores?

_____

_____

_____

210. En el procedimiento de fusión de colores, ¿cómo se utiliza la técnica de difusión para conseguir un efecto de sombra en la raíz? ¿Cómo lo usa para lograr un efecto degradado?

_____

_____

_____

VERDADERO O FALSO

Marque si las afirmaciones siguientes son verdaderas o falsas. En las afirmaciones falsas, explique el motivo.

211. El foilayage es una técnica nueva y popular que combina el balayage con el laminado.

V   F   _____

212. La técnica de balayage encerrada en papel de aluminio crea un aspecto de balayage suave con un mínimo de realce.

    V   F   _____

213. Con el foliayage, se controla al máximo la raíz y la parte media del cabello para lograr un realce y uniformidad óptimos.

    V   F   _____

214. Si un cliente ya tiene el cabello teñido, el foilayage no podrá lograr un realce uniforme.

    V   F   _____

SECUENCIA

215. Numere los pasos para realizar el procedimiento de pintura balayage, del 1 al 16. Hemos colocado dos pasos.

    _____ Aplique coloración de brillo/tonificante desde el cuero cabelludo hasta las puntas, concentrándose en las zonas donde se aplicó el aclarador.

    _____ Deje que el aclarador actúe según la prueba de la hebra.

    _____ Prepare al cliente para el servicio químico.

    _____ Esparza el brillo por todo el cabello y asegúrese de que quede bien saturado. Hágalo actuar según las indicaciones del fabricante.

    _____ Prepare la fórmula de aclarado y úsela de inmediato.

    _____ Según la intensidad del aclarado deseado, seleccione un rizo en la misma zona del primer rizo o sección enrollada, a unos 2,5 cm (1 in) de distancia, y repita el proceso.

    _____ Enjuague el cabello, lávelo con champú y acondicionador, y péinelo como desee.

    ____4____ Es posible que el cabello deba lavarse, acondicionarse, desenredarse y secarse antes de la aplicación si se ve que hay producto acumulado.

    _____ Realice un análisis del cabello y del cuero cabelludo.

    ___10____ Siga trabajando en secciones en forma de herradura y repita los mismos pasos hasta completar la aplicación.

    _____ Cepille el cabello, si es posible.

    _____ Compruebe si hay una saturación uniforme en todas partes.

    _____ Si trabaja en secciones en forma de herradura alrededor de la cabeza y comienza en la nuca, despliegue secciones de 2,5 cm a 5 cm (1 a 2 in) de grosor, según la densidad.

_____ Cepille el aclarador desde la distancia deseada del cuero cabelludo o desde el cuero cabelludo hasta las puntas y asegúrese de saturar bien el cabello.

_____ Enjuague el cabello con agua tibia inmediatamente para que la coloración no afecte la zona sin tratamiento.

_____ Seleccione una sección rizada o ensortijada y mantenga el cabello tenso.

216. Numere los pasos para iniciar el procedimiento de mechas con gorra, del 1 al 7.

_____ Cepille el cabello hacia atrás.

_____ Agregue puntos o círculos a lo largo de la gorra en los lugares en los que quiera tomar cabello adicional para generar efectos específicos.

_____ Agregue brillo en aerosol al cabello lavado con champú/secado si no está resbaladizo o se enreda fácilmente.

_____ Personalice las mechas con ayuda de un marcador grueso para dibujar la línea de división en la gorra, con el fin de indicar dónde la suele usar el cliente. (De esta manera, evitará tirar de las hebras en la línea de la parte donde el nuevo crecimiento sería más notable).

_____ Realice una prueba de la hebra preliminar.

_____ Aplique la gorra desde la frente hacia atrás; tire de ella hacia abajo para asegurar un ajuste ceñido que quede chato sobre el cuero cabelludo.

_____ Lave el cabello con champú, acondiciónelo levemente y séquelo.

ETIQUETADO

217. Identifique cada tipo de técnica para realizar balayage que se muestra a continuación.

a. Punto único   b. Punto doble   c. Tres puntos (o cheurón)

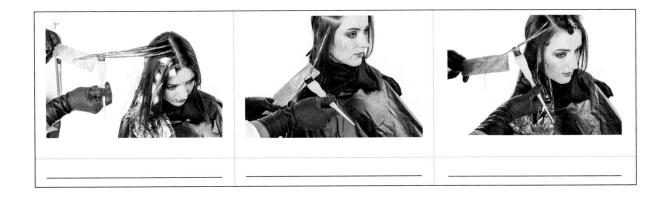

_____   _____   _____

218. Ahora que ha practicado los procedimientos de varias técnicas de mechas, considere lo que sabía sobre estos servicios antes de empezar esta sección en comparación con lo que ha estudiado. Escriba algunas frases en las que reflexione y responda a las siguientes preguntas:

   • ¿Puede imaginarse realizando los procedimientos de mechas con confianza durante su examen?

   • ¿En qué pasos o técnicas de aplicación de mechas se destaca? ¿Cuáles le despiertan inseguridad?

   • ¿Qué procedimiento ha sido el más exitoso, por ejemplo, en cuanto a que los resultados se ajusten a las expectativas y a la seguridad de su cliente/salud de su cabello? Sea específico.

   • En general, ¿cómo puede hacer que sus técnicas de mechas sean impecables para el examen?

   Cuando termine, reúnase con un compañero de clase y comenten sus respuestas. Mientras lo hace, busque oportunidades para llenar los vacíos de cada uno y ayudarse mutuamente a dominar las técnicas y los detalles específicos de las mechas.

Técnicas de cobertura de canas

RESPUESTA CORTA

219. ¿Por qué es importante convertirse en un experto en cobertura de canas?

_____

_____

_____

220. ¿Cuál es el término médico para el cabello de color grisáceo o blanco? ¿Qué lo causa?

_____

_____

_____

221. Enumere cuatro soluciones para reducir o eliminar el tono amarillento de las canas.

_____

_____

_____

222. ¿Cuáles son otras tres consideraciones, además de las pautas de las tablas 16-4 y 16-5 de su texto, para la formulación de las canas?

_____

_____

_____

ETIQUETADO

223. Etiquete cada imagen de cabello natural de nivel 5 con el porcentaje de cana representado.

a. 30 por ciento de canas
b. 50 por ciento de canas

c. 75 por ciento de canas
d. 100 por ciento de canas

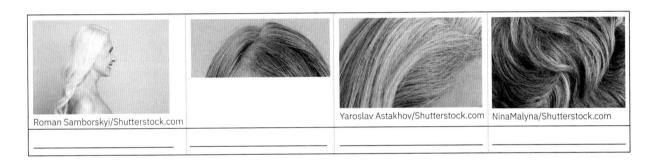

Roman Samborskyi/Shutterstock.com   Yaroslav Astakhov/Shutterstock.com   NinaMalyna/Shutterstock.com

_____   _____   _____   _____

VERDADERO O FALSO

Indique si los siguientes enunciados son verdaderos o falsos. En las afirmaciones falsas, explique el motivo.

224. Las coloraciones de nivel 8 o más claras proporcionan una cobertura completa de las canas, a pesar de su baja concentración de tintura.

V   F   _____

225. Puede ser un problema cubrir las canas debido a su baja porosidad.

V   F   _____

226. Es posible que los cabellos gruesos y con más del 70 % de canas sean los más difíciles de cubrir.

V   F   _____

227. Cuando cubra el cabello sin pigmentar en una cabeza semicanosa, prepare una formulación uno o dos niveles más oscuros que el nivel natural para asegurar un resultado más natural en el momento de cubrir toda la superficie.

    V   F   _____

228. Para realizar la prueba de la hebra, debe utilizar la tabla de colores del fabricante junto con las tablas 16-4 y 16-5 con el fin de seleccionar un color dentro del nivel adecuado.

    V   F   _____

229. Los rojos naturales y los rubios cálidos no tendrán un tono ceniza a medida que encanecen.

    V   F   _____

230. En el caso de los clientes que tienen entre un 80 % y un 100 % de canas, una coloración dentro del rango de los rubios se mezcla menos y necesita más mantenimiento que los tonos más oscuros.

    V   F   _____

231. Para contrarrestar la resistencia al color, puede emplear un mayor volumen de revelador con el fin de fortalecer la mezcla de color o presuavisar el cabello.

    V   F   _____

COMPLETE LOS ESPACIOS EN BLANCO

232. Complete la siguiente tabla.

PORCENTAJE DE CABELLO CANOSO	FÓRMULA DE COLORACIÓN SEMIPERMANENTE O DEMIPERMANENTE PARA EL CABELLO CANOSO	FÓRMULA DE COLORACIÓN PERMANENTE PARA EL CABELLO CANOSO
	Nivel deseado	
70–90 %		
	Un nivel más claro que el deseado	
		Dos partes de un nivel más claro y una parte del nivel deseado
		Un nivel más claro

RESPUESTA CORTA

233. ¿A qué nivel debe formularse la coloración para obtener la mejor cobertura de las canas? ¿Qué volumen de revelador debe usar?

_____

_____

_____

234. ¿Cuánto tiempo debe procesar el color para cubrir las canas?

_____

_____

_____

235. ¿Qué tipos de tonos debe agregar a la fórmula para cubrir las canas? ¿Por qué?

_____

_____

_____

236. ¿Qué porcentaje de tonos naturales debe usar en su fórmula si hay un 25 % de canas? ¿Y si hay un 50 % de canas? ¿Y si hay un 75 % de canas?

_____

_____

_____

237. ¿Qué revelador de volumen debe utilizar cuando prepare su fórmula de coloración para cubrir las canas resistentes? ¿Qué nivel debe tener su fórmula?

_____

_____

_____

238. ¿Qué tamaño de secciones debe utilizar en las zonas canosas resistentes al color?

_____

_____

_____

239. ¿Cuáles son los dos elementos diferentes que se pueden aplicar al cabello, una vez terminada la aplicación, para mantener saturados los cabellos resistentes?

_____

_____

_____

Desafíos y soluciones especiales de coloración

240. Forme un equipo con un compañero de clase para practicar cómo podría manejar una situación en la que un servicio de coloración no resultó como se esperaba. Túrnense para hacer de cliente y colorista. En esta situación, el cliente esperaba un color rubio ceniza, pero su cabello resultó más oscuro. Tiene una entrevista de trabajo en dos días y hay mucha tensión. El cliente se queda boquiabierto cuando ve el resultado final, y el colorista se sorprende, sobre todo teniendo en cuenta todo el tiempo y el cuidado que ha dedicado a la consulta con el cliente, al examen de los ejemplos fotográficos del cliente y a la preparación de la formulación.

Mientras trabaja en esta situación (en ambos roles), preste atención al tono de su voz, su lenguaje corporal y el objetivo de la conversación. Entrénense mutuamente y aprendan unos de otros. De esta manera, podrá refinar su método con futuros clientes y minimizar su estrés cuando se encuentre con este tipo de situaciones en el salón.

CUANDO ACTÚE COMO CLIENTE	CUANDO ACTÚE COMO COLORISTA
• Exprese su decepción. • Pregúntele al colorista qué sucedió (p. ej., ¿hubo un error químico o de comunicación?). • Descubra qué se puede hacer para corregir el color. • Exprese de cuánto tiempo dispone. • Indique que podría ir a otro salón para corregir el problema. • Pida un descuento. • Mencione la posibilidad de brindar una reseña negativa en línea.	• Mantenga la calma. • Determine la raíz del problema. • Determine qué causó el problema. • Elabore una solución. • Siempre vaya paso a paso. • Nunca garantice un resultado exacto.

241. Descifre los signos de un cabello dañado a continuación.

AETXTUR PAÁSRE _____ _____

SIDOAEDMA ROPOSO _____ _____

ZQBIOUERAD Y OSEC _____ _____

ORQBRESUERATJAMEIN _____

CPOA CTESDLAIDIAD _____ _____

JOEPSONSO Y ODEPSIENAD OUANCD STÁE DÚMEHO _____ _____

_____ _____ _____ _____

LE OCLOR ES TÑIDESE NOC ZDIRPAE _____ _____ _____

_____ _____ _____

242. ¿Cuál es el problema más frecuente que tienen los clientes con cabello teñido de rojo?

_____

_____

_____

243. ¿Cómo se pueden crear rojos cobrizos cálidos?

_____

_____

_____

244. ¿Cómo se pueden crear rojos de neutros a fríos?

_____

_____

_____

245. ¿Cuáles son las dos formas de evitar los tonos anaranjados o bronces cuando se realza el cabello castaño?

_____

_____

_____

246. ¿Cuál es la mejor manera de obtener resultados de rubio pálido?

_____

_____

_____

247. Para cada uno de los aspectos de los servicios de coloración específicos para el cabello texturizado que se enumeran a continuación, describa la consideración o el consejo de coloración asociado a ellos.

CARACTERÍSTICAS DEL CABELLO TEXTURIZADO	CONSIDERACIONES Y CONSEJOS SOBRE LA COLORACIÓN DEL CABELLO TEXTURIZADO
Estilo diario	
Porosidad	
Patrón deseado de mechas	
Estiramiento	
Cuidado nocturno	
Desenredo	
Otros servicios químicos	
Patrón del rizo	

VERDADERO O FALSO

Marque si las afirmaciones siguientes son verdaderas o falsas. En las afirmaciones falsas, explique el motivo.

248. Para lograr mechas de aspecto natural en el cabello castaño, las piezas con mechas no deben ser más de dos niveles más claros que el resto del cabello.

V   F   _____

249. Cuando aclare de castaño a rubio, recuerde que puede haber tonos cálidos subyacentes no deseados.

V   F   _____

250. Cuando se aclara el cabello rubio de nivel 7 o superior, habrá una mayor concentración de feomelanina y tonos anaranjados no deseados que aparecerán de inmediato.

V   F   _____

251. Unos días en la piscina o en la playa tendrán un efecto de decoloración más fuerte en el cabello rubio que en el rojo.

V   F   _____

252. Si las mechas quedan demasiado rubias o todas de un color, se pueden crear mechas inversas o más intensas mediante el laminado para crear un color más natural.

V   F   _____

253. Puede utilizar un brillo integral para agregar calidez e iluminación a un rubio excesivamente procesado, y elegir tonos con tonalidades doradas ayuda a mantener la calidez en los rubios pálidos.

V F _____

254. La mayoría de los rubios suelen querer ser rubios ceniza, lo que también es adecuado para todos los tonos de piel.

V F _____

COMPLETE LOS ESPACIOS EN BLANCO

255. Complete el siguiente cuadro. Algunos problemas tendrán más de una solución o consejo.

PROBLEMA FRECUENTE DE LA COLORACIÓN	SOLUCIONES O CONSEJOS COMUNES DE LA COLORACIÓN (CONTINUACIÓN)
Coloración demasiado clara	
	Coloque muestras de coloración sobre el cabello del cliente para mostrar la diferencia de nivel y color; analice el nuevo nacimiento si lo hay y, si utiliza un color semi o demipermanente, seleccione un nivel más claro que el color deseado.
Tono verdoso	
	Agregue algunas mechas para dar un aspecto general de cabello más claro o aplique removedor de coloración en las zonas que deben aclararse y, luego, vuelva a aplicar las proporciones de color que usó en un principio, solo que uno o dos niveles más claros.
Color desteñido	

Precauciones de seguridad durante la coloración

LO QUE SE DEBE Y NO SE DEBE HACER

256. Indique si cada consejo de seguridad o precaución para realizar los servicios de coloración es algo que se debe hacer o algo que no se debe hacer.

¿SE DEBE HACER O NO?	CUANDO REALICE SERVICIOS DE COLORACIÓN
	Aplique la coloración solo si la prueba del parche es negativa.
	Realice la prueba de la hebra para determinar la porosidad, la elasticidad y el resquebrajamiento del cabello.
	Realice servicios de coloración si se observan daños.
	Utilice un champú suave.
	Deje que la coloración entre en los ojos del cliente.

¿HACER O NO HACER?	CUANDO REALICE SERVICIOS DE COLORACIÓN
	Realice la prueba del parche entre 24 y 48 horas antes de cada aplicación de coloración derivada de la anilina.
	Emplee un recipiente de metal o un batidor para mezclar la coloración.
	Aplique la coloración si hay signos de escoriación en el cuero cabelludo.
	Deseche los restos de coloración.
	Aplique la coloración si hay coloraciones metálicas.
	Use guantes cuando trabaje con productos químicos para protegerse las manos y evitar que se forme dermatitis.
	Cepille el cabello antes de aplicar el color.
	Lea y siga las indicaciones del fabricante.
	Lávese las manos antes y después de atender a un cliente.
	Emplee un champú alcalino o fuerte.
	Superponga los colores durante el retoque de coloración.
	Realice una prueba de sales metálicas.
	Utilice botellas aplicadoras, brochas, peines y toallas limpios y desinfectados.
	Realice el servicio si la hebra da positivo en sales metálicas.
	Cubra bien la ropa del cliente para protegerla.
	Use una botella aplicadora o un recipiente (de vidrio o de plástico) para mezclar la coloración.
	Mezcle la coloración antes de utilizarla.

Consejo: Para conocer otras pautas y precauciones de seguridad, puede visitar el sitio web de licencias de su estado para revisar los requisitos específicos relacionados con la realización de servicios de coloración.

FIJACIÓN DE METAS: PARTE 2

257. Al principio de este capítulo, enumeró cinco aspectos sobre el color del cabello y los servicios de coloración que esperaba aprender, junto con un plan sobre cómo esperaba lograr cada una de las cinco metas que se fijó. También se le proporcionó otra meta que todos los coloristas deben fijarse en relación con los procedimientos de seguridad y los productos químicos.

Ahora es el momento de revisar sus metas (incluida la meta de seguridad) y lo que ha aprendido, así como de reflexionar sobre el resultado de su plan. Utilice el siguiente cuadro para guiar sus reflexiones. (*Consejo:* En la primera columna, copie sus cinco metas originales para que sea más fácil completar el resto del cuadro).

ESPERABA APRENDER... SOBRE LOS SERVICIOS DE COLOR DEL CABELLO Y COLORACIÓN	HICE... PARA LOGRAR ESTA META	MI PLAN RESULTÓ... PORQUE...
Espero aprender sobre los productos químicos, los procedimientos relacionados y otras precauciones necesarias para realizar con seguridad los servicios de coloración del cabello.		
1.		
2.		
3.		

ESPERABA APRENDER... SOBRE LOS SERVICIOS DE COLOR DEL CABELLO Y COLORACIÓN	HICE... PARA LOGRAR ESTA META	MI PLAN RESULTÓ... PORQUE...
4.		
5.		

CONOCIMIENTOS Y LOGROS ACADÉMICOS

En el espacio siguiente, escriba notas sobre los puntos claves que aprendió en este capítulo. Comparta sus conocimientos con sus compañeros de clase y pregúnteles si sus notas les parecen útiles. Si es necesario, revise sus apuntes de clase tomando las ideas de sus compañeros que le parezcan buenas.

Conocimientos básicos:

_____

_____

_____

_____

_____

_____

_____

Anote, por lo menos, tres cosas que haya aprendido desde que decidió ingresar a la escuela.

Logros académicos:

_____

_____

_____

_____

_____

_____

_____

1. Identifique un enunciado correcto relacionado con la coloración.

   A) Los servicios de coloración ofrecen a los clientes y a los estilistas una forma de expresar sus habilidades artísticas y su creatividad.

   B) La coloración no suele ser un servicio lucrativo para los estilistas y los salones.

   C) Los servicios de coloración rara vez contribuyen a la lealtad del cliente.

   D) Los productos de coloración no suelen contener ingredientes químicos fuertes.

2. Cuando la cutícula es fuerte y el cabello es resistente a la humedad, el cabello tiene _____.

   A) alta porosidad

   B) porosidad promedio

   C) baja porosidad

   D) porosidad media

3. El/la_____ es un sistema de medición que utilizan los coloristas para determinar la claridad o la oscuridad del color del cabello artificial y natural.

   A) prueba de parche

   B) sistema de niveles

   C) ley de los colores

   D) sistema de colores

4. De acuerdo con el sistema de niveles, ¿cuál de los siguientes niveles de cabello se considera el más oscuro?

   A) nivel de cabello 1

   B) nivel de cabello 10

   C) nivel de cabello 5

   D) nivel de cabello 8

5. Se debe usar luz _____ al analizar el color del cabello para obtener mejores resultados.

   A) incandescente

   B) halógena

   C) natural

   D) fluorescente

6. Los colores _____ son colores fundamentales o puros que no se pueden hacer mezclando otros colores.

   A) base

   B) secundarios

   C) primarios

   D) complementarios

7. La coloración semipermanente _____.

   A) suele mezclarse con un revelador de alto volumen

   B) reemplaza la tonalidad perdida antes de hacer una corrección del color

   C) suele contener amoníaco

   D) es un tinte de origen vegetal con tonos muy limitados

continuación

8. Se utiliza peróxido de hidrógeno de _____ volúmenes para depositar la coloración o realzar el color natural del cabello de un cliente, si se requiere poco o ningún realce.

A) 20

B) 30

C) 10

D) 40

9. ¿Cuál de los siguientes enunciados sobre el aclarador es correcto?

A) Tiene un pH más bajo que las coloraciones permanentes.

B) Colorea el pigmento natural del cabello.

C) Erosiona las capas de la cutícula y provoca la reducción de los rizos, lo que ayuda a cambiar la textura del cabello.

D) Se lo conoce también como revelador.

10. Los aclaradores no aptos para el cuero cabelludo _____.

A) se clasifican en aclaradores en aceite o en crema

B) crean una coloración rubia y retoques de aclarado

C) son de acción rápida, fuertes, y están formulados para realzar el cabello de cuatro a siete niveles

D) tienen agentes acondicionadores que permiten su aplicación en el cuero cabelludo con menos irritación

11. Los tonificantes permanentes o tradicionales _____.

A) son excelentes para hacer mechas porque no realzan el color natural existente

B) son champús pigmentados que depositan color

C) se aplican sobre el cabello preaclarado para lograr tonos rubios pálidos de nivel 9 y 10

D) suelen mezclarse con un revelador de alto volumen

12. Cuando tiene una consulta con el cliente antes de realizar un servicio de coloración, ¿qué pasos debe seguir?

A) Durante la consulta, solo haga preguntas que el cliente pueda responder con "sí" o "no".

B) Después de recopilar toda la información pertinente, evite ofrecerles a los clientes más de lo que piden.

C) Absténgase de pedirles a los clientes que firmen la declaración de exención de responsabilidad del salón de belleza.

D) No prometa más de lo que realmente puede cumplir.

continuación

13. En el contexto de las herramientas de aplicación y la mezcla de la coloración, ¿cuál de los siguientes puntos debe tenerse en cuenta?

A) Como regla general, use una botella aplicadora para aplicar productos que tienen una viscosidad más espesa.

B) Evite medir los productos con una balanza para garantizar la formulación.

C) Cuando use una taza medidora para garantizar la formulación, coloque la taza sobre una superficie plana y uniforme para garantizar la precisión.

D) Use una brocha aplicadora para mezclar el color y garantizar una formulación y aplicación precisas.

14. De acuerdo con la Ley de Alimentos, Medicamentos y Cosméticos de Estados Unidos, se debe realizar la prueba del parche de _____ antes de cada aplicación de coloración formulada con tinturas derivadas de la anilina.

A) 24 a 48 horas

B) ocho a diez horas

C) 4 a 5 horas

D) 48 a 72 horas

15. ¿Cuál de los siguientes es un paso para aplicar la coloración en nuevo crecimiento y puntas desteñidas?

A) procesar la coloración según su análisis y los resultados de la prueba de la hebra

B) estirar el color permanente hasta las puntas

C) aplicar la coloración para superponer el cabello teñido previamente

D) aplicar brillo para cubrir el cabello con coloración permanente y brillo extremo

16. ¿Cuál de los siguientes puntos es verdadero respecto del tiempo de procesamiento del aclarado del cabello?

A) Cuanto más oscuro sea el color natural del cabello, menos melanina tiene y menos tiempo se tarda en aclararlo.

B) El cabello no poroso del mismo nivel de color se aclarará más rápido que el cabello poroso.

C) Los aclaradores más fuertes dan como resultado tonos pálidos en menor tiempo, aunque pueden ser más dañinos para el cabello.

D) El cabello fino tiene una capa de cutícula más gruesa, lo que prolonga el tiempo de procesamiento en comparación con el cabello grueso.

continuación →

17. La coloración de algunas hebras de cabello en un color más claro que el natural para crear una variedad de tonos más claros y la ilusión de profundidad se denomina _____.

   A) mechas

   B) oscurecimiento

   C) pegado por fusión

   D) alisado químico del cabello

18. En el contexto de las técnicas de iluminación, identifique un consejo relacionado con la técnica de laminado.

   A) Recuerde que el laminado no es eficaz si desea lograr una elevación máxima.

   B) Cuando elija sus patrones de laminado, recuerde que las líneas verticales producen una sensación de amplitud.

   C) Después de alisar una parte en el cuero cabelludo, haga una división tramada del cabello tomando secciones de 2,5 cm (1 in).

   D) Recuerde que una división con la técnica de deslizamiento proporciona el efecto más fuerte cuando se hace el servicio de iluminación.

19. ¿Qué pauta debe seguir cuando usa la técnica de aplicación de balayage?

   A) Elegir esta técnica cuando solo desee cinco niveles de realce o más.

   B) Aplicar el aclarador directamente sobre el cabello limpio y seco para darle una iluminación más natural.

   C) Realizar un verdadero balayage con la técnica de laminado.

   D) Comenzar la técnica con una fuerte aplicación de aclarador en el cuero cabelludo.

20. ¿Cuál es el término médico para el cabello de color grisáceo o blanco?

   A) hirsutismo

   B) monilétrix

   C) canas

   D) pitiriasis

21. Si el porcentaje de cabello gris es del 70 % al 90 %, ¿cuál es la formulación de coloración permanente adecuada?

   A) partes iguales del nivel deseado y el nivel más claro

   B) dos partes del nivel deseado y una parte de un nivel más claro

   C) todas las partes del nivel deseado

   D) todas las partes de un nivel más claro

continuación

22. ¿Cuál de los siguientes es un consejo beneficioso para hacer una coloración?

 A) En cabellos morenos, aclare más de dos niveles por encima del color natural para evitar tonos cobrizos no deseados.

 B) En cabellos morenos, siempre use una base roja fría para evitar tonos anaranjados o cobrizos cuando se realce el cabello castaño con color permanente.

 C) En cabellos rojos, use un color de base rojo anaranjado o rojo dorado para crear rojos neutros a fríos.

 D) En cabellos rojos, siempre use un color semipermanente para refrescar el tallo y las puntas después de aplicar una coloración permanente.

23. Identifique una solución de coloración común.

 A) Para corregir el cabello demasiado aclarado por la fórmula que utilizó o la exposición al sol, aplique un color semipermanente dos niveles más claro que la fórmula anterior.

 B) Para renovar el color desteñido, mezcle una coloración semipermanente en una familia de tonos diferente y dos niveles más oscuros que la fórmula de coloración original.

 C) Si el cabello del cliente presenta acumulación de minerales por el cloro o el agua, puede purificarlo con un producto formulado para eliminar esa acumulación.

 D) Incorpore algunas mechas a un color demasiado oscuro para acentuar el color oscuro sólido y dar una apariencia general de cabello más oscuro.

24. ¿Qué precaución de seguridad se debe seguir para un servicio de coloración?

 A) Evite aplicar la coloración si hay signos de escoriación en el cuero cabelludo.

 B) Cepille el cabello antes de aplicar el color.

 C) Superponga durante un retoque de coloración.

 D) Evite usar un champú suave; en cambio, use un champú alcalino.

25. Como precaución de seguridad para la coloración, los cosmetólogos deben _____.

 A) aplicar la coloración cuando haya coloraciones metálicas

 B) usar un recipiente o una botella aplicadora de metal para mezclar la coloración

 C) cepillar el cabello antes de aplicar el color

 D) realizar la prueba de la hebra para determinar la porosidad, la elasticidad y el resquebrajamiento del cabello

¡finalizado!

Destrezas prácticas

La autoevaluación regular le permite mejorar sus habilidades técnicas y alcanzar el éxito. Después de realizar cada procedimiento, revise los pasos en el libro de texto y califíquese como "Competente" o "Necesita mejorar". Escriba comentarios sobre las áreas de éxito y las áreas a mejorar. Calificarse a uno mismo permite identificar las fortalezas y las debilidades con el fin de desarrollar su propio plan de mejora.

PRÁCTICA	COMPETENTE	NECESITA MEJORAR	COMENTARIOS
PROCEDIMIENTO 16-1: PRUEBA PRELIMINAR DEL PARCHE Y PRUEBA DE LA HEBRA			
Preparación			
Procedimiento			
Posterior al servicio			
Duración			
PROCEDIMIENTO 16-2: ENJUAGUE DE LA COLORACIÓN TEMPORAL			
Preparación			
Procedimiento			
Posterior al servicio			
Duración			
PROCEDIMIENTO 16-3: APLICACIÓN DE LA COLORACIÓN DEMIPERMANENTE			
Preparación			
Procedimiento			
Posterior al servicio			
Duración			
PROCEDIMIENTO 16-4: COLORACIÓN DE UN SOLO PROCESO EN CABELLO VIRGEN			
Preparación			
Procedimiento			
Posterior al servicio			
Duración			
PROCEDIMIENTO 16-5: RETOQUE PERMANENTE DE UN SOLO PROCESO CON BRILLO			
Preparación			
Procedimiento			
Posterior al servicio			
Duración			
PROCEDIMIENTO 16-6: ACLARADOR VIRGEN			
Preparación			
Procedimiento			
Posterior al servicio			
Duración			
PROCEDIMIENTO 16-7: APLICACIÓN DEL TONIFICANTE			
Preparación			
Procedimiento			
Posterior al servicio			
Duración			

Destrezas prácticas

PRÁCTICA	COMPETENTE	NECESITA MEJORAR	COMENTARIOS
PROCEDIMIENTO 16-8: MECHAS DE ESPECIALIDAD CON PAPEL DE ALUMINIO			
Preparación			
Procedimiento			
Posterior al servicio			
Duración			
PROCEDIMIENTO 16-9: MECHAS CON PINTURA			
Preparación			
Procedimiento			
Posterior al servicio			
Duración			
PROCEDIMIENTO 16-10: FUSIÓN DE COLORES			
Preparación			
Procedimiento			
Posterior al servicio			
Duración			
PROCEDIMIENTO 16-11: COBERTURA PERMANENTE DE CANAS			
Preparación			
Procedimiento			
Posterior al servicio			
Duración			

Cap. 17: Depilación

SEGUIMIENTO DE MI PROGRESO

Use este rastreador sencillo para registrar su progreso a medida que realiza las actividades de cada objetivo de aprendizaje.

COMPLETADO	CANT. DE RESPUESTAS CORRECTAS	OBJETIVO
☐	_____/3	**OA 1:** Explicar cómo el conocimiento de la depilación mejorará su éxito como cosmetólogo
☐	_____/3	**OA 2:** Identificar las causas del crecimiento excesivo de vello
☐	_____/13	**OA 3:** Mencionar los métodos de depilación temporal
☐	_____/11	**OA 4:** Describir tres métodos de reducción permanente del vello
☐	_____/12	**OA 5:** Resumir el enfoque de la consulta con el cliente para servicios de depilación
☐	_____/4	**OA 6:** Identificar contraindicaciones para realizar una depilación

¿Por qué se recomienda estudiar sobre depilación?

RESPUESTA CORTA

1. ¿Cuáles son las dos categorías principales de depilación? ¿Cuáles pueden realizar los cosmetólogos?

_____

_____

_____

2. Además de los clientes que se depilan por cuestiones de moda o imagen, ¿qué otro grupo suele recurrir a los servicios de reducción del vello?

_____

_____

_____

3. ¿Cuáles son las tres razones por las que los cosmetólogos deben conocer muy bien el proceso de depilación?

_____

_____

_____

Crecimiento excesivo del vello

RELACIÓN DE CONCEPTOS

4. Una cada afirmación con el tipo correspondiente de crecimiento excesivo de vello. Puede usar el mismo tipo más de una vez.

a. Hipertricosis

b. Hirsutismo

Tipo de crecimiento excesivo de vello	Descripción
_____	Crecimiento excesivo de vello en el rostro, el pecho, las axilas y la ingle
_____	Más frecuente en mujeres
_____	Crecimiento excesivo de vello terminal en áreas del cuerpo en las que generalmente solo crece vello suave
_____	Se hereda genética y étnicamente
_____	Puede afectar a cualquiera
_____	Puede producirse por una estimulación de los andrógenos masculinos en la pubertad, medicamentos, enfermedades o estrés
_____	Lo causa una cantidad excesiva de andrógenos masculinos en la sangre
_____	Puede crecer en parches gruesos o cubrir por completo el rostro, la espalda u otras áreas del cuerpo

5. ¿Cuáles son los tres factores que pueden influir en el crecimiento excesivo (denso) de vello?

_____

_____

_____

6. ¿Cuál es la principal diferencia entre el hirsutismo y la hipertricosis?

_____

_____

_____

Depilación temporal

7. ¿Por qué existe el concepto erróneo y común de que afeitar el vello hace que crezca más grueso y fuerte?

_____

_____

_____

8. ¿Qué es un depilador? Dé un ejemplo.

_____

_____

_____

9. Enumere los tres tipos de métodos de depilación temporal que requieren capacitación avanzada.

_____

_____

_____

10. Relacione cada tipo de método de depilación temporal con su descripción. Los tipos se usarán más de una vez.

a. Rasurado
b. Depilación con pinzas

c. Depilatorios
d. Depilación con cera

e. Depilación con hilos
f. Depilación con azúcar

Método de depilación temporal

Descripción

_____ Contienen detergentes para eliminar el sebo del vello y adhesivos para mantener los químicos en el tallo del vello durante el tiempo necesario para eliminar el vello; durante la aplicación, el vello se expande y los enlaces de bisulfuro se rompen.

_____ Se pueden usar navajas, maquinillas eléctricas o cortadoras.

_____ Es el método en el que se entrelaza el cabello y se levanta del folículo.

_____ Es la técnica más común para darle forma a las cejas y eliminar el vello no deseado alrededor de la boca y el mentón.

_____ Es un depilador común.

_____ Se practica en muchas culturas orientales y en algunos salones de todo el mundo; es cada vez más popular en los Estados Unidos.

_____ Es similar a la depilación con cera pero, a menudo, menos dolorosa.

_____ Convierte el vello en una masa blanda y gelatinosa que se puede quitar de la piel.

_____ Extrae un vello de la raíz a la vez.

_____ Es la mejor opción para áreas más grandes y un método excelente para áreas sensibles, como el bozo, la parte interna de los muslos o el área del bikini.

_____ Es la forma más común de depilación temporal.

_____ Se considera una depilación holística porque es ecológica; se usa una pasta hecha con ingredientes naturales.

_____ El nombre deriva del implemento que se usa.

_____ Está disponible en varias formas, incluidos envases y perlas que se funden en un calentador.

_____ Puede inflamar la piel y no se debe usar en pieles sensibles ni en clientes con contraindicaciones para la depilación con cera.

11. Enumere los pasos para realizar una depilación de cejas con cera blanda, del 1 al 11, desde después de derretir la cera en el calentador durante 10 a 25 minutos.

_____ Repita los pasos en la otra ceja y, luego, en el entrecejo (el área entre las cejas).

_____ Retire el maquillaje del cliente, limpie la zona por completo con un limpiador suave y seque.

_____ Cepille las cejas con un cepillo pequeño.

_____ Termine con el cuidado posterior.

_____ Pruebe la temperatura y la consistencia de la cera caliente.

_____ Aplique una tira sobre la zona depilada con cera; deje un borde libre en un extremo para poder sujetarla.

_____ Cubra al cliente y ubíquelo para el servicio. Luego, lávese las manos.

_____ Ubique el dedo índice y el dedo medio en el extremo, al mismo tiempo que mantiene la piel firme. Tire de la tira hacia atrás en dirección contraria al crecimiento del vello, lo más cerca posible de la piel.

_____ *Opcional:* Trate previamente la zona a depilar con los productos para cera blanda recomendados por el fabricante.

_____ Use guantes para aplicar presión de inmediato en la zona depilada con los dedos, mantenga durante unos cinco segundos para aliviar cualquier molestia.

_____ Ubíquese detrás del cliente, deslice el aplicador en un ángulo de 45 grados por la parte inferior de la ceja, desde la punta de la nariz hasta el borde exterior, siguiendo la línea deseada para eliminar el vello.

12. Indique si cada consejo de seguridad o precaución para realizar los servicios de cera son algo que se debe hacer o algo que no se debe hacer.

¿Se debe hacer o no? Cuando realiza servicios de cera

_____ Siempre pruebe la temperatura de la cera derretida en su muñeca y la del cliente.

_____ Para calentar la cera rápidamente, use un microondas o una estufa.

_____ Cuando elimine vello del mismo cliente, puede reutilizar la misma espátula.

_____ Evite aplicar cera sobre verrugas, lunares, abrasiones o piel irritada, incluso si hay vello.

_____ Use cera dura para pieles sensibles, como la piel de las axilas.

_____ Aplique gel de aloe y una compresa fría después de un servicio de depilación con cera.

_____ Permita que la cera entre en contacto con los ojos del cliente.

_____ Sostenga la piel sin hacer presión cuando retire una tira de cera.

_____ Use un recipiente que caliente la cera desde la parte inferior y los lados.

COMPLETE LOS ESPACIOS EN BLANCO

13. La tabla siguiente es una guía de referencia rápida diseñada para mostrar los métodos de depilación temporal apropiados para cada parte del cuerpo. Coloque una X cuando el método sea adecuado para el área del cuerpo.

SERVICIOS DE DEPILACIÓN TEMPORAL						
ÁREA DEL CUERPO	AFEITADO	DEPILACIÓN CON PINZAS	DEPILATORIO	DEPILACIÓN CON CERA	DEPILACIÓN CON AZÚCAR	DEPILACIÓN CON HILOS
Rostro/bozo/cejas						
Axilas						
Brazos						
Entrepierna						
Espalda/hombros						
Piernas						
Parte superior de los pies/dedos de los pies						

VERDADERO O FALSO

Marque si las afirmaciones son verdaderas o falsas. En las afirmaciones falsas, explique el motivo.

14. Los dos tipos de cera, dura y blanda, se realizan principalmente con resinas y polímeros, pero también se pueden realizar con azúcares, miel y, a veces, con cera de abejas.

V   F   _____

15. No se recomienda usar maquinillas eléctricas o cortadoras para eliminar el vello no deseado en la nuca.

V   F   _____

16. El arco natural de las cejas sigue el hueso occipital o la línea curva de las órbitas de los ojos, pero el vello puede crecer tanto arriba como debajo de la línea natural.

V   F   _____

17. La depilación con azúcar se puede aplicar y quitar en ambas direcciones (en la misma dirección o en contra del crecimiento del vello), según las instrucciones del fabricante.

    V   F   _____

18. La cera dura es un poco más espesa que la cera blanda y requiere tiras de tela para retirarla.

    V   F   _____

19. A medida que amplía su conocimiento de la amplia gama de servicios que pueden ofrecer los cosmetólogos, piense en los seis tipos de métodos de depilación temporal disponibles e imagínese realizándolos en un salón de belleza. Clasifíquelos del que le parezca más atractivo (1) al menos atractivo (6) y explique brevemente la clasificación que eligió para cada uno.

    Afeitado, Depilación con pinzas, Depilatorios, Depilación con cera, Depilación con hilos, Depilación con azúcar

    1. _____

    2. _____

    3. _____

    4. _____

    5. _____

    6. _____

Reducción permanente del vello

RESPUESTA CORTA

20. ¿Qué herramienta se usa para la electrólisis y cómo se realiza este procedimiento?

    _____

    _____

    _____

21. ¿Cuál es otro término para referirse a la luz pulsada intensa (IPL)?

    _____

    _____

    _____

22. Además de lograr una reducción permanente del vello, ¿cuál es una ventaja de usar IPL?

_____

_____

_____

23. ¿Cuál es el riesgo asociado con la IPL que la convierte en una técnica menos popular para la reducción permanente del vello?

_____

_____

_____

CRUCIGRAMA

24. Complete el crucigrama sobre los diferentes tipos de servicios de depilación permanente y temporal.

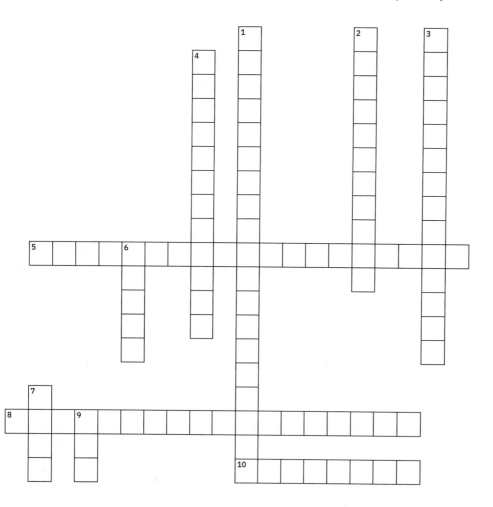

Horizontal

5. Arranca un vello a la vez desde la raíz y, por lo general, se realiza como parte de un servicio de maquillaje profesional

8. Implemento que se tuerce y enrolla sobre la piel, entrelazando el velo y levantándolo del folículo

10. Herramientas manuales y eléctricas que se usan para cortar los vellos de la piel

Vertical

1. Usa una pasta espesa hecha de ingredientes totalmente naturales para eliminar el vello de la base del folículo

2. Usa productos químicos para disolver el vello en la superficie de la piel

3. Técnica que usa una luz intensa para destruir las células de crecimiento de los folículos pilosos

4. Eliminación del vello mediante una corriente eléctrica que destruye las células de crecimiento capilar

6. Método de reducción en el cual se aplica un rayo láser sobre la piel para impedir el crecimiento capilar

7. El depilador más común que elimina el vello desde la base del folículo

9. Es la abreviatura del método que usa luz pulsada para destruir las células de crecimiento del folículo

VERDADERO O FALSO

Indique si las afirmaciones siguientes son verdaderas o falsas. En las afirmaciones falsas, explique el motivo.

25. Según la ley estatal, algunos cosmetólogos pueden ofrecer IPL en salones.

    V   F   _____

26. La depilación con láser es más eficaz en folículos que se encuentran en la fase telógena.

    V   F   _____

27. En ciertos países, se permite que los cosmetólogos o esteticistas autorizados realicen depilación con láser bajo la supervisión de un médico. Este método requiere de capacitación especial que suelen ofrecer los fabricantes de equipos láser.

    V   F   _____

28. Los clientes con vello claro obtienen los mejores resultados con la depilación con láser; los clientes cuyo vello es más oscuro que la piel circundante tienen menos éxito.

    V   F   _____

29. Las leyes respecto a los servicios de IPL y depilación con láser varían según el país, por lo que es importante asegurarse de revisar las pautas de su organismo regulador.

    V   F   _____

INVESTIGACIÓN

30. Debido a que las leyes y las reglamentaciones estatales varían respecto de quién puede realizar ciertos métodos de depilación permanente, es importante saber cuáles son sus opciones y limitaciones como cosmetólogo. Busque en Internet las leyes de su país sobre quién está autorizado a realizar los métodos de depilación por electrólisis, luz pulsada intensa (IPL) y láser. Averigüe los requisitos para obtener una licencia, certificarse y demás. Luego, verifique el campo de acción en su país para estos servicios. Anote las fuentes y los hallazgos aquí.

Si está interesado en realizar estos servicios más adelante, esta información le será muy útil para seguir tomando decisiones sobre sus estudios y carrera profesional. (Aunque en este momento no tenga interés en realizar estos servicios, piense que es útil tener una noción de lo que se puede hacer, en caso de que cambie de opinión o surja una oportunidad interesante en el futuro).

_____

_____

_____

Consulta con el cliente

RESPUESTA CORTA

31. ¿Dónde debe registrar el cosmetólogo la información sobre alergias o sensibilidades que recibió en el formulario inicial del cliente?

_____

_____

_____

32. ¿Cuál es el objetivo del formulario de exención de responsabilidad para la depilación con cera?

_____

_____

_____

33. ¿Por qué es importante saber qué medicamentos toma un cliente antes de realizar un servicio de depilación?

_____

_____

_____

34. Revise el formulario inicial del cliente (figura 17-12) en el libro de texto; luego, siga el enlace siguiente para encontrar una copia que puede imprimir o completar en línea. Tómese unos minutos para completar el formulario; puede ser honesto acerca de sus alergias o los medicamentos que está tomando, o puede inventar respuestas para un cliente imaginario. Luego, forme pareja con un compañero de clase y túrnense para ser cliente y cosmetólogo. Como cosmetólogo, ¿le realizaría servicios de depilación a su cliente? Como cliente, ¿cómo reaccionaría si le negara el servicio? Como cosmetólogo, asegúrese de explicarle al cliente sobre por qué puede o no brindarle el servicio, responda sus preguntas y permanezca firme en su decisión pero con respeto. Este ejercicio es una buena práctica de una situación en la que se encontrará con clientes en un salón. Cuando haya terminado, comparta con su pareja lo que aprendió de las respuestas de los demás.

+ BONIFICACIÓN

Visite: bonus.milady.com/cos-wbes/toc

VERDADERO O FALSO

Indique si las afirmaciones siguientes son verdaderas o falsas. En las afirmaciones falsas, explique el motivo.

35. Después de los servicios de depilación de cejas, bozo o mentón con cera, aplique un polvo facial mineral 100 % puro para camuflar el enrojecimiento residual.

    V   F   _____

36. Evite aplicar un gel de aloe vera u otro producto en el área depilada durante las primeras 24 horas.

    V   F   _____

37. Sumérjase en una bañera o jacuzzi dentro de las dos horas posteriores a un servicio de depilación corporal con cera.

    V   F   _____

38. Evite tomar sol o la exposición solar prolongada de las zonas depiladas con cera durante un mínimo de 48 horas. Después de eso, proteja la piel con un protector solar de origen mineral de amplio espectro.

    V   F   _____

39. Comience a usar un exfoliante suave o una esponja vegetal una semana después de la depilación corporal con cera para que el vello no se encarne.

    V   F   _____

40. ¿Por qué es importante preguntar en el formulario inicial del cliente si el cliente requiere adaptaciones?

_____

_____

_____

41. ¿Cuáles son las tres o cuatro preguntas que puede hacerle al cliente durante la consulta para obtener respuestas más específicas y, por lo tanto, brindar una experiencia de depilación más personalizada y adecuada?

_____

_____

_____

SECUENCIA

42. Ordene los siguientes pasos del procedimiento posterior al servicio, del 1 al 15. Algunos pasos ya están enumerados.

_____ Acompañe al cliente a la recepción, donde puede comprar los productos recomendados para el cuidado en el hogar y acordar la cita para el próximo servicio.

_____ Retire toda la ropa sucia del canasto y rocíe o limpie el canasto con desinfectante.

___14___ Cambie la solución desinfectante.

_____ Apague y desenchufe todos los equipos, incluidos los calentadores de cera.

_____ Reponga las espátulas, la ropa blanca, los utensilios y otros suministros para el día siguiente, incluidos los frascos vacíos.

_____ Limpie la sala con una aspiradora y un trapeador con desinfectante. (*Opcional:* Puede rociar la sala con un desinfectante en aerosol).

_____ Pregúntele al cliente cómo se siente y cómo está la piel. Hable sobre las características de la piel y qué se puede hacer para mejorarla.

___5___ Registre la información del servicio, las observaciones y las recomendaciones de productos en la ficha de registro del cliente.

_____ Limpie y desinfecte completamente todas las herramientas y los suministros multiuso.

_____ Colóquese un par de guantes nuevos.

_____ Programe la siguiente cita y agradézcale al cliente.

_____ Vacíe los recipientes de residuos y coloque bolsas de residuos limpias.

_____ Limpie y desinfecte todos los mostradores, el sillón de tratamiento, las máquinas, otros muebles y ambos lados de la lámpara con lupa.

_____ Resuma el cuidado adecuado en el hogar y explíquele al cliente cómo usar cada producto paso a paso.

_____ Deseche todos los cepillos, las espátulas, los utensilios y los suministros usados de un solo uso.

Contraindicaciones de la depilación

RESPUESTA CORTA

43. Como cosmetólogo, ¿cuáles son las dos opciones que tiene si sospecha que el cliente tiene alguna de las contraindicaciones para los servicios de depilación con cera?

_____

_____

_____

44. ¿Cuál es uno de los objetivos principales de la consulta con el cliente?

_____

_____

_____

45. Complete la siguiente tabla.

CONTRAINDICACIONES	LO QUE SE DEBE EVITAR	¿POR QUÉ?
Enfermedades cardíacas/marcapasos		
		Los esteroides pueden causar la afinación de la piel, lo que puede provocar ampollas o lesiones.
Clavos metálicos en los huesos o placas en el cuerpo		
Heridas abiertas, herpes simple		
	Depilación con cera de la cara o el cuerpo y extracción sin permiso del médico	
	Alérgenos conocidos, perfumes	
	Tratamientos eléctricos o con luz	
Medicamentos exfoliantes (Retin-A®, Differin®)		
	Tratamientos eléctricos; cualquier tratamiento cuestionable sin el permiso por escrito del médico, posibles sensibilidades a la depilación con cera	

INVESTIGACIÓN

46. Elija dos contraindicaciones para recibir servicios de depilación cera de la lista en el libro de texto e investigue un poco al respecto. Use Internet, vaya a la biblioteca, consulte libros de medicina y demás para obtener más información sobre cada una, como las causas de la enfermedad o el tratamiento con medicamentos (incluidos los efectos secundarios), y cómo los servicios de depilación con cera pueden ser perjudiciales para el cliente. Luego, use esa información para escribir una explicación más detallada (uno o dos párrafos) de por qué cree que esas dos enfermedades o medicamentos podrían impedir que un cliente reciba servicios de depilación. Piense en esto como un imprimante para que, si debe negar un servicio de depilación con cera, pueda explicarle amablemente los motivos al cliente. Una vez que haya completado los párrafos, reúnase con un compañero de clase y explíquense los hallazgos. ¿Qué aprendió de la investigación de su compañero de clase?

CONOCIMIENTOS Y LOGROS ACADÉMICOS

En el espacio siguiente, escriba notas sobre los puntos claves que aprendió en este capítulo. Comparta sus conocimientos con sus compañeros de clase y pregúnteles si sus notas les parecen útiles. Si es necesario, revise sus apuntes de clase tomando las ideas de sus compañeros que le parezcan buenas.

Conocimientos básicos:

_____

_____

_____

_____

_____

_____

_____

Anote, por lo menos, tres cosas que haya aprendido desde que decidió ingresar a la escuela.

Logros académicos:

_____

_____

_____

_____

_____

_____

_____

1. Los cosmetólogos deben comprender muy bien la depilación porque _____.

    A) realizar procedimientos que se enumeran en una licencia de podología es una de las principales responsabilidades de los cosmetólogos

    B) eliminar el vello no deseado es la principal preocupación de muchos clientes y asesorarlos sobre los distintos tipos de depilación mejora la capacidad de los cosmetólogos para satisfacer a sus clientes

    C) son médicos especializados en una rama médica de la ciencia que involucra el estudio del cabello y su estructura

    D) deben informar a los clientes sobre las partes del vello que se verán afectadas por los servicios de depilación disponibles

2. Identifique un motivo por el que los cosmetólogos deben comprender muy bien la depilación.

    A) Los cosmetólogos deben realizar los procedimientos que figuran en cualquier licencia médica.

    B) Los cosmetólogos deben informar en detalle a los clientes sobre todas las técnicas de depilación antes de realizarles cualquier servicio.

    C) Ofrecer a los clientes servicios de depilación que se pueden programar mientras ya están en el salón de belleza es un servicio adicional valioso.

    D) Conocer la estructura del vello y la depilación es fundamental para informarle a un cliente que tiene una enfermedad o un trastorno específico del vello, y sugerirle formas de tratarlo.

3. ¿Cuál de las siguientes es una condición de crecimiento excesivo del vello en el rostro, el pecho, las axilas y la ingle de mujeres?

    A) tricoptilosis   C) hirsutismo

    B) tinea   D) canas

4. _____ es el término que define el crecimiento excesivo del vello terminal en áreas del cuerpo en las que normalmente solo crece vello suave.

    A) Monilétrix   C) Tricoptilosis

    B) Hipertricosis   D) Pitiriasis

5. Identifique un método de depilación temporal.

    A) electrólisis   C) afeitada

    B) fotodepilación   C) depilación con láser

continuación

6. ¿Cuál de los siguientes enunciados sobre la depilación con pinzas es verdadero?

    A) No requiere una consulta con el cliente.

    B) Implica retorcer y enrollar hilos de algodón en la superficie de la piel, entrelazando el vello en el hilo y levantándolo del folículo.

    C) Es la técnica más común para darle forma a las cejas y remover el vello no deseado alrededor de la boca y el mentón.

    D) Se puede utilizar para eliminar el vello de los brazos, las axilas y las piernas.

7. Un/a _____ es una sustancia, por lo general, una preparación cáustica alcalina, que se utiliza para depilar de forma temporal el vello superfluo mediante su disolución al nivel de la superficie de la piel.

    A) cucharilla

    B) depilador

    C) emoliente

    D) depilatorio

8. ¿Cuál de las siguientes es una sustancia que se usa para retirar el vello extrayéndolo de la base del folículo?

    A) depilatorio

    B) un depilador

    C) una cucharilla

    D) emoliente

9. ¿Por qué debe realizarle una prueba del parche al cliente antes de un servicio de depilación?

    A) para determinar el espesor de la capa de cera que dará resultados efectivos

    B) para asegurarse de que la cera no cause sarpullido ni enrojecimiento en la piel del cliente

    C) para controlar la temperatura de la cera

    D) para asegurarse de que la cera no elimine el vello que sobresale de lunares o abrasiones

10. Identifique un enunciado verdadero sobre la depilación con cera.

    A) El intervalo entre cada servicio de depilación con cera es, por lo general, de ocho a diez semanas.

    B) El vello debe tener, al menos, 0,25 cm (0,10 in) de largo para que la depilación con cera sea efectiva.

    C) La cera dura es una opción excelente para las zonas sensibles, como el labio superior, la parte interna de los muslos o la entrepierna.

    D) La cera blanda no se retira con bandas de tela.

continuación

11. ¿Cuál de los siguientes es un motivo de preocupación con la cera blanda pero *no* lo es con la cera dura?

   A) la temperatura de la cera

   B) el espesor de la cera

   C) la dirección hacia dónde se quita

   D) el ángulo de la aplicación en la piel

12. ¿Qué pautas debe seguir cuando usa cera blanda?

   A) Usar cera blanda solo para zonas sensibles, como las axilas.

   B) Retirar la banda depilatoria en la dirección de crecimiento del vello.

   C) Siempre aplicar la cera en la dirección de crecimiento del vello.

   D) Aplicar una capa fina de cera de forma perpendicular a la piel.

13. Identifique una precaución de seguridad que debe seguir cuando realiza un servicio de depilación con cera.

   A) Usar un recipiente de cera que caliente la cera solo desde la parte inferior.

   B) Jamás aplicar gel de aloe sobre la piel depilada con cera.

   C) Solo aplicar cera blanda sobre lunares o escoriaciones.

   D) Mantener la piel estirada para evitar que se levante o aparezcan moretones.

14. ¿Qué precauciones de seguridad debe seguir cuando realiza un servicio de depilación con cera?

   A) Siempre caliente la cera en un horno de microondas o en una estufa.

   B) Para evitar quemaduras, siempre controle la temperatura de la cera caliente con la yema del dedo índice.

   C) Nunca vuelva a sumergir la cera.

   D) Nunca use ceras duras en pieles sensibles.

15. Identifique un enunciado verdadero sobre la depilación con azúcar.

   A) Es apta para pieles sensibles.

   B) Suele ser más dolorosa que la depilación con cera.

   C) Solo se puede usar en vello que mide menos de 0,10 cm (0,05 in).

   D) Se puede aplicar y quitar en una sola dirección.

continuación

16. ¿Cuál de los siguientes métodos de depilación se puede aplicar y quitar a favor y en contra del crecimiento del vello?

    A) la depilación con cera

    B) depilación con azúcar

    C) depilación con tiras

    D) depilación con pinzas

17. La depilación con azúcar se considera una depilación holística porque _____.

    A) produce mejores resultados que la cera blanda y la dura

    B) es ecológica; la pasta está hecha con ingredientes naturales (azúcar, agua y jugo de limón)

    C) usa azúcar, que es un componente de la cera blanda, un depilador excelente para zonas sensibles

    D) es un método de depilación permanente y, como tal, contribuye a la preservación de recursos

18. ¿En cuál de los siguientes servicios se usan bandas para eliminar el vello?

    A) la depilación con cera dura y la depilación con azúcar de aplicación con espátula

    B) la depilación con cera dura y blanda

    C) la depilación con cera blanda y la depilación con azúcar de aplicación con espátula

    D) la depilación con cera blanda y la depilación con azúcar de aplicación manual

19. Identifique un método de depilación temporal que consista en retorcer y enrollar hilos de algodón en la superficie de la piel, entrelazando el vello en el hilo y levantándolo del folículo.

    A) depilación con azúcar

    B) la depilación con cera

    C) depilación con hilos

    D) depilación con pinzas

20. En el contexto de los métodos de reducción del vello, el/la _____ es la eliminación del vello mediante una corriente eléctrica que destruye las células de crecimiento del vello.

    A) electrólisis

    B) alisado químico del cabello

    C) iantionización

    D) electroforesis

continuación

21. La luz pulsada intensa es un método de reducción del vello que también se conoce como _____.

    A) electrólisis

    C) depilación

    B) fotodepilación

    D) depilación con azúcar

22. No se suele usar la luz pulsada intensa para eliminar el vello porque _____.

    A) es un método de depilación temporal

    B) puede causar ardor, en especial en las escalas de Fitzpatrick altas

    C) es ilegal que los cosmetólogos y los esteticistas usen este método en los salones (esto aplica a todos los estados de Estados Unidos)

    D) se ha demostrado en estudios clínicos que la luz pulsada intensa puede eliminar solo un 10 % a 15 % del vello en 20 semanas

23. Identifique un tratamiento de reducción del vello permanente.

    A) depilación con pinzas

    C) depilación con láser

    B) depilación con azúcar

    D) depilación

24. En la consulta sobre depilación con cera, se les pedirá a los clientes que completen un/a _____ para conocer los medicamentos que toman, los problemas médicos diagnosticados, los trastornos de la piel o las alergias que podrían afectar o impedir el tratamiento.

    A) ficha de registro de servicios

    C) formulario de exención de responsabilidad

    B) declaración de indemnidad

    D) formulario de admisión del cliente

25. El/la _____ es el documento de progreso permanente de un cliente de los servicios recibidos, los resultados del servicio y los productos comprados o usados.

    A) declaración de indemnidad

    B) análisis de clientes

    C) ficha de registro de servicios

    D) ficha de consulta del formulario inicial del cliente

¡finalizado!

Destrezas prácticas Lista de verificación de autoevaluación

La autoevaluación regular le permite mejorar sus habilidades técnicas y alcanzar el éxito. Después de realizar cada procedimiento, revise los pasos en el libro de texto y califíquese como "Competente" o "Necesita mejorar". Escriba comentarios sobre las áreas de éxito y las áreas a mejorar. Calificarse a uno mismo permite identificar las fortalezas y las debilidades con el fin de desarrollar su propio plan de mejora.

PRÁCTICA	COMPETENTE	NECESITA MEJORAR	COMENTARIOS
PROCEDIMIENTO 17-1, PROCEDIMIENTO PREVIO AL SERVICIO			
Preparar la sala de tratamiento			
Preparación previa a la llegada del cliente			
Duración			
PROCEDIMIENTO 17-2, PROCEDIMIENTO POSTERIOR AL SERVICIO			
Preparación			
Asesoramiento al cliente y productos promocionados			
Programación de la siguiente cita del cliente y agradecimiento			
Procesos posteriores al servicio al final del día			
Duración			
PROCEDIMIENTO 17-3, DEPILACIÓN CON PINZAS DE LAS CEJAS			
Preparación			
Procedimiento			
Posterior al servicio			
Duración			
PROCEDIMIENTO 17-4, DEPILACIÓN DE LAS CEJAS CON CERA BLANDA			
Preparación			
Procedimiento			
Posterior al servicio			
Duración			
PROCEDIMIENTO 17-5, DEPILACIÓN DEL BOZO CON CERA DURA			
Preparación			
Procedimiento			
Posterior al servicio			
Duración			
PROCEDIMIENTO 17-6, DEPILACIÓN CORPORAL CON CERA BLANDA			
Preparación			
Procedimiento			
Posterior al servicio			
Duración			

Cap. 18: Faciales

🏳 SEGUIMIENTO DE MI PROGRESO

Use este rastreador sencillo para registrar su progreso a medida que realiza las actividades de cada objetivo de aprendizaje.

COMPLETADO	CANT. DE RESPUESTAS CORRECTAS	OBJETIVO
☐	_____ /3	**OA 1:** Explicar por qué los cosmetólogos deben comprender los tratamientos faciales y los productos para el cuidado de la piel
☐	_____ /7	**OA 2:** Analizar las ventajas y desventajas de seguir una carrera en el campo de la estética o una carrera dual de cuidado del cabello y la piel
☐	_____ /25	**OA 3:** Describir, al menos, tres tipos de equipos básicos utilizados para los servicios de estética
☐	_____ /23	**OA 4:** Describir los cuatro tipos de piel y las afecciones comunes de la piel que se abordan durante los tratamientos faciales
☐	_____ /44	**OA 5:** Explicar las diferentes categorías de productos para el cuidado de la piel utilizados en tratamientos faciales y para el cuidado en el hogar, y proporcionar ejemplos de cada uno
☐	_____ /19	**OA 6:** Explicar las cinco técnicas que se utilizan para realizar un masaje facial
☐	_____ /17	**OA 7:** Explicar cómo se utilizan los tratamientos galvánicos, de alta frecuencia y de terapia de luz en los servicios faciales
☐	_____ /5	**OA 8:** Explicar el propósito y la importancia de los formularios de clientes y el mantenimiento de registros
☐	_____ /7	**OA 9:** Explicar la información pertinente a recopilar durante la consulta con el cliente y el análisis de piel antes de realizar el tratamiento facial
☐	_____ /5	**OA 10:** Identificar ejemplos de contraindicaciones que prohíben realizar tratamientos faciales
☐	_____ /22	**OA 11:** Realizar tratamientos faciales de conservación y correctivos

¿Por qué se recomienda estudiar sobre tratamientos faciales?

RESPUESTA CORTA

1. En términos generales, ¿qué es un facial (o tratamiento facial)?

_____

_____

_____

2. Indique cinco motivos por los que es importante estudiar y conocer muy bien los tratamientos faciales. (Consejo: Piense en los beneficios tanto para usted como para sus clientes).

_____

_____

_____

COMPLETE LOS ESPACIOS EN BLANCO

3. Complete las oraciones siguientes con palabras del banco de palabras. Cada palabra se utilizará una vez.

   Banco de palabras: más limpia, en casa, arrugada, flexible, más firme, húmeda, salón, más suave, más saludable

   El cuidado adecuado de la piel puede hacer que la piel seca se vea y se sienta más _____ y

   _____, que la piel grasa se vea _____ y _____, y que la piel envejecida luzca

   _____, _____ y menos _____. Los clientes que combinan tratamientos faciales de

   _____ con regímenes de cuidado _____ eficaces y personalizados verán resultados claros.

Trayectoria profesional en estética

RESPUESTA CORTA

4. ¿Cuál es el mayor desafío para los cosmetólogos que eligen seguir las carreras de esteticista y estilista?

   _____

   _____

   _____

5. ¿Cuál es la ventaja de combinar la carrera de estilista con la de esteticista?

   _____

   _____

   _____

6. ¿Cuáles son los tres aspectos de convertirse en un experto en el cuidado de la piel que atraen a los cosmetólogos?

_____

_____

_____

7. Indique dos posibles opciones de programación que lo ayudarían a manejar cómodamente una carrera doble como esteticista y estilista.

_____

_____

_____

8. Si elige dividir su día entre los servicios de esteticista y estilista, ¿por qué se recomienda que dedique las mañanas a los servicios de cuidado de la piel en lugar de a las citas de peluquería?

_____

_____

_____

RELACIÓN DE CONCEPTOS

9. Relacione cada trayectoria profesional en cosmetología con su descripción. Cada trayectoria profesional se pueden usar más de una vez.

   a. Los peluqueros   b. Los esteticistas

   Trayectoria profesional   **Descripción**

   _____ Perspectiva artística orientada a la belleza.

   _____ Adoptar un enfoque holístico para los tratamientos de cuidado de la piel y se enfocan en la mente, el cuerpo y el espíritu.

   _____ Las clases para esta trayectoria profesional suelen ser avanzadas y pueden incluir talleres de varios días para aumentar el conocimiento y la experiencia, y establecer contactos.

   _____ Identificarse con la industria de la belleza.

   _____ En general, usar uñas cortas y cuidadas, zapatos de suela blanda para minimizar el ruido, batas de laboratorio y maquillaje neutro.

   _____ Identificación con la comunidad relacionada con el bienestar.

_____ Se espera que sea extrovertido y converse de manera optimista y animada.

_____ Ellos y sus clientes prosperan en un ambiente reconfortante y tranquilo.

_____ Por lo general, mejoran su conocimiento de la industria gracias al aprendizaje del mundo de la belleza que los rodea, como tendencias y técnicas, y los cortes y las coloraciones más de moda del momento.

INVESTIGACIÓN

10. Gran parte de sus estudios hasta el momento se han centrado en los servicios para el cabello, pero ahora, a medida que comience a observar más de cerca los servicios para el cuidado de la piel en este capítulo, aprender más sobre las oportunidades profesionales actuales para los esteticistas le resultará beneficioso. Use Internet para buscar sitios de trabajo en los que haya tres puestos vacantes de esteticista. Luego, use la tabla o siga el enlace para registrar sus hallazgos.

   Cuando haya completado la investigación, analice qué le atrae de las oportunidades para los esteticistas, enumere algunas áreas en las que podría necesitar desarrollar sus habilidades o conocimientos, y describa el tipo de salón en el que podría ofrecer sus servicios.

+ BONIFICACIÓN

Visite: bonus.milady.com/cos-wbes/toc

CARACTERÍSTICAS DEL PUESTO	PUESTO DE ESTETICISTA NÚM. 1	PUESTO DE ESTETICISTA NÚM. 2	PUESTO DE ESTETICISTA NÚM. 3
Sitio de trabajo/oportunidades laborales (fuente)			
Nombre del cargo			
Nombre del empleador			
Tres aptitudes/habilidades principales	1. 2. 3.	1. 2. 3.	1. 2. 3.
Experiencia previa solicitada			
Rasgos de personalidad sugeridos/ solicitados			
Funciones previstas			
Aptitudes o requisitos especiales			
Tipo de clientela			
Horario previsto			
Estructura de compensación			
¿Ofrece capacitación? (Sí/No)			

Equipo para tratamientos faciales

11. Cuando comience a aprender sobre el equipo para tratamientos faciales, ¿a quién debe consultar para operarlos de forma segura? Mencione otro recurso para obtener información específica sobre un equipo para tratamientos faciales en particular.

    _____

    _____

    _____

12. ¿Por qué varían las medidas de precaución entre los distintos tipos de equipos para tratamientos faciales?

    _____

    _____

    _____

13. ¿El uso de todos los equipos para tratamientos faciales está permitido en todos los países? ¿Cómo puede averiguarlo?

    _____

    _____

    _____

14. ¿Cuál es la característica más importante que debe tener en cuenta a la hora de seleccionar y usar equipos para tratamientos faciales, como sillas o mesas? ¿Por qué?

    _____

    _____

    _____

15. Desde la perspectiva de un esteticista, ¿cuáles son las cuatro funciones principales de las lámparas con lupa (luces con lupa)?

    _____

    _____

    _____

16. Describa una lámpara con lupa.

_____

_____

_____

17. ¿Cómo se mide la ampliación? En otras palabras, ¿qué mide la ampliación? ¿Qué mide una dioptría?

_____

_____

_____

18. ¿Cuántas dioptrías tiene la lámpara con lupa típica que usan los esteticistas? ¿Qué aumento tienen estas lámparas?

_____

_____

_____

COMPLETE LOS ESPACIOS EN BLANCO

Complete las oraciones siguientes con palabras del banco de palabras. Algunas palabras se pueden usar más de una vez.

Banco de palabras: posición vertical, masajes, alta, baja, espacio, hidráulicos, manuales, levantan, reclinarse, camillas, sillón, plataforma, espacio, sillones

19. Las _____ de tratamiento de _____ gama se asemejan a las camillas de _____ portátiles. El equipo de _____ gama está conectado a una base _____ y tiene _____ o controles eléctricos/hidráulicos.

20. Los _____ para tratamientos son excelentes para ahorrar _____ porque pueden permanecer en _____ para reducir al mínimo el _____ que ocupan y _____ solo durante los tratamientos faciales. Este tipo de equipo para tratamientos faciales tiene ajustes manuales o controles eléctricos/_____ que reclinan y _____ el _____ con solo tocar un botón.

21. Identifique cada tipo de sillón, camilla y banquillo que se muestra a continuación.

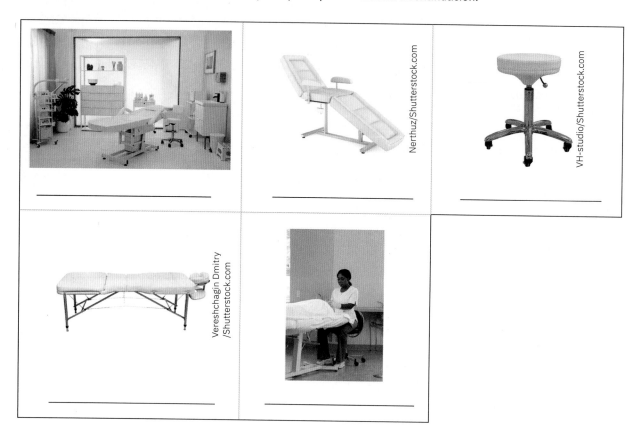

RELACIÓN DE CONCEPTOS

22. Relacione cada tipo de equipo avanzado de análisis de piel con su descripción. Cada tipo se puede usar más de una vez.

a. Lámpara de Wood
b. Analizador de piel

c. Sistema digital de análisis de la piel

d. Analizador de humedad de la piel

Tipo de equipo avanzado de análisis de piel	Descripción
_____	Define claramente las necesidades de hidratación de cada zona de la piel.
_____	Se evalúa la piel mediante dos modos de luz.
_____	Los colores fluorescentes específicos revelados por la luz negra indican afecciones de la piel, trastornos de la pigmentación y la presencia de ciertas bacterias u hongos.
_____	Entre muchas características, analiza problemas de envejecimiento de la piel, señala la presencia y la gravedad del acné y otras afecciones en la superficie de la piel o debajo de ella, y también determina el tipo de piel del cliente.

_____ Utiliza luz negra para que la piel se vea fluorescente.

_____ Entre muchas características, detecta y mapea el daño solar, determina el tamaño de los poros en secciones, detecta la cantidad de sebo en los poros, identifica la hiperpigmentación y la inflamación, y detecta infecciones bacterianas y fúngicas.

_____ Analiza y calcula los niveles de humedad en la piel en múltiples zonas.

_____ La luz diurna simulada revela preocupaciones visibles; la luz LED-UV identifica los problemas subyacentes.

23. Relacione cada tipo de equipo de preparación de la piel con su descripción y medidas de precaución.

a. Gabinetes para toallas calientes

b. Vaporizadores faciales

c. Vaporizadores faciales de ozono

Tipo de equipo de preparación de la piel

Descripción y precauciones

_____ Dispensan una fina bruma de vapor y ozono (O_3)

_____ Deben estar equipados con una unidad de esterilización UV para evitar la proliferación de moho, bacterias y virus.

_____ Pueden calentarse y producir una corriente de vapor tibio que se puede dirigir a la cara del cliente u otras áreas de la piel.

_____ Vacíe este tipo de equipo cada noche y desinfecte manualmente el interior y el exterior de la unidad.

_____ En un entorno médico, el gas que emite este tipo de equipos se utiliza para tratar heridas y favorecer su cicatrización.

_____ Ayudan a dilatar los poros y a suavizar los folículos obstruidos, lo que los hace más fáciles de extraer.

_____ También llamados cabinas de calor.

_____ Se ha demostrado que las aplicaciones tópicas de este gas oxigenan la capa cutánea de la piel, tiene efectos bactericidas y germicidas.

_____ Calientan toallas húmedas o secas.

_____ Ayudan a suavizar los tejidos, de modo que puedan absorber los hidratantes y otros productos de tratamiento.

_____ La exposición prolongada al gas puede agotar el contenido de antioxidantes en la piel.

24. ¿Qué es una extracción en el campo de la estética?

_____

_____

_____

25. Además de preparar la piel para las extracciones, ¿cuáles son otras dos formas en que se puede usar el equipo de estética para preparar la piel para los tratamientos?

_____

_____

_____

26. Mencione tres enfermedades que los clientes pueden tener y requieren que tome precauciones a la hora de usar vapor o toallas al vapor, o que evite usarlas por completo.

_____

_____

_____

COMPLETE LOS ESPACIOS EN BLANCO

Complete las oraciones siguientes con palabras del banco de palabras. Cada palabra se utilizará una vez.

Banco de palabras: más grandes, limpiar, pequeño, desinfectado, cepillar, suave, rostro, naturales, eléctrico, limpiar, firmes, facial, sumergirse, fuerza, exfoliar

27. Un cepillo rotatorio, también conocido como cepillo _____ o máquina para _____, se

    utiliza para _____ y ligeramente _____ la piel con un aparato _____ giratorio.

    Los cepillos vienen en _____ tamaños para el rostro y tamaños _____ para el cuerpo,

    con texturas de cerdas que van de _____ a _____.

28. Las cerdas más suaves se recomiendan para el _____; las cerdas _____ están

    prohibidas porque no se pueden _____ ni _____. Solo debe utilizar cabezales de

    cepillo que puedan _____ por completo en un desinfectante de _____ adecuada.

29. Describa la acción mecánica de una espátula ultrasónica.

_____

_____

_____

30. Enumere, al menos, tres formas en que una espátula ultrasónica puede mejorar y preparar la piel para los tratamientos faciales.

_____

_____

_____

31. Si un cliente está tomando medicamentos queratolíticos, como Retin-A®, Differin®, Tazorac® u otros medicamentos que adelgazan o exfolian la piel, ¿cuáles son los tres tipos de equipos de preparación de la piel que no deben usarse?

_____

_____

_____

32. Si un cliente tiene rosácea, piel sensible, acné u otras formas de inflamación o enrojecimiento de la piel, ¿cuáles son los dos tipos de equipos de preparación de la piel no se deben usar?

_____

_____

_____

33. ¿Qué son las unidades de cera depilatoria (calentadores) y cómo funcionan?

_____

_____

_____

34. Identifique cada tipo de equipo para realizar servicios de limpieza facial, exfoliación o depilación que se muestra a continuación.

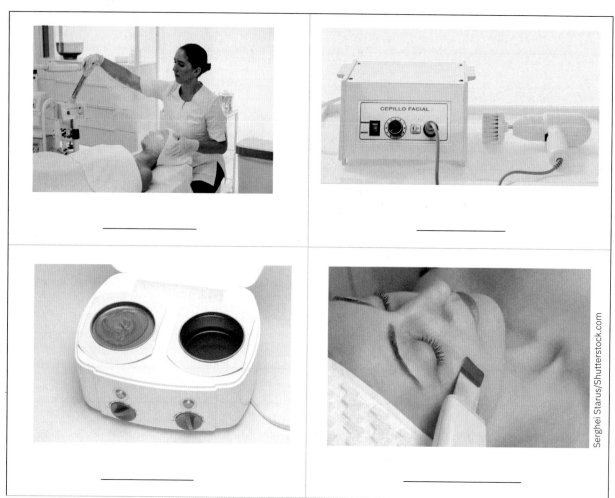

_____ _____

_____ _____

Tipos de piel y afecciones comunes de la piel

RESPUESTA CORTA

35. ¿Qué describen las clasificaciones del tipo de piel?

_____

_____

_____

36. ¿Cuáles son los cuatro tipos de piel? ¿Cuáles son las tres características que determinan los tipos de piel?

_____

_____

_____

SECUENCIA

37. Ordene del 1 al 14 los pasos para realizar el procedimiento para un facial para pieles secas. Algunos pasos han sido enumerados para usted.

_____ Retire el exfoliante con esponjas faciales húmedas, almohadillas de algodón húmedas o toallas húmedas y tibias.

_____ Retire la máscara con almohadillas de algodón húmedas, esponjas faciales húmedas o toallas suaves, húmedas y tibias.

____3____ Concentre el vapor en el rostro durante 5 minutos.

_____ Aplique una máscara en crema o de gel hidratante desde el cuello y con una brocha suave para máscaras, desde el centro hacia afuera.

_____ Antes de comenzar, realice el Procedimiento previo al servicio del capítulo 17.

_____ Aplique crema para los ojos debajo de los ojos del cliente.

___14___ Aplique hidratante o protector solar para piel seca.

_____ Si usa crema para masaje, retire la crema con esponjas faciales húmedas, almohadillas de algodón húmedas o toallas tibias y húmedas.

_____ Aplique almohadillas de algodón frías para los ojos y deje que la máscara actúe entre 7 y 10 minutos. Asegúrese de que el cliente esté cómodo y a una temperatura agradable.

_____ Complete los pasos 1 al 12 del Procedimiento 18-1 para un tratamiento facial básico de este capítulo (hasta la limpieza y la eliminación del limpiador).

____9____ *Opcional:* Seleccione un tratamiento de electroterapia entre las siguientes opciones:
A. Opción 1 de electroterapia, tratamiento galvánico
B. Opción 2 de electroterapia, tratamiento de corriente indirecta de alta frecuencia
Complete este paso aplicando un humectante adicional o un producto especial para piel seca con movimientos de masaje lentos.

_____ Durante la vaporización o después de ella, aplique un producto suave de exfoliación granular para piel seca.

_____ Aplique tonificante para piel seca con almohadillas de algodón.

_____ Aplique una loción humectante, crema o producto para masajes diseñado para pieles secas. Realice movimientos de masaje.

Indique si las afirmaciones siguientes son verdaderas o falsas. En las afirmaciones falsas, explique el motivo.

38. La piel normal no es ni demasiado seca ni demasiado grasa, pero puede tener poros grandes en la zona T.

    V   F   _____

39. Todos los profesionales del cuidado de la piel se esfuerzan por equilibrar la piel y darle la apariencia radiante de un tipo de piel normal.

    V   F   _____

40. El término médico para el tipo de piel seca es "piel alipídica".

    V   F   _____

41. El tipo de piel seca se caracteriza por una hiperactividad de los lípidos y poros grandes y visibles.

    V   F   _____

42. La piel deshidratada es exclusiva de los tipos de piel seca.

    V   F   _____

43. La piel deshidratada es una afección, no un tipo de piel, y se caracteriza por la falta de humedad suficiente.

    V   F   _____

RESPUESTA CORTA

44. ¿Qué sustancia producen en exceso las pieles grasas?

    _____

    _____

    _____

45. ¿Cuáles son las dos indicaciones típicas de que un cliente tiene un tipo de piel grasa?

    _____

    _____

    _____

46. ¿Qué tres afecciones de la piel se asocian más comúnmente con la piel grasa? ¿Otros tipos de piel pueden presentar estas afecciones?

_____

_____

_____

47. ¿Qué es un comedón?

_____

_____

_____

48. Describa el tipo de piel mixta.

_____

_____

_____

49. ¿Qué tipos de piel pueden ser sensibles? ¿Cuáles son los marcadores de la piel sensible?

_____

_____

_____

50. ¿Qué características tiene la piel sensible?

_____

_____

_____

51. Cuando los esteticistas prestan servicios a clientes con piel sensible o sensibilizada, ¿cuáles son las cinco fuentes de ingredientes que se utilizan en los tratamientos faciales que deben evitar?

_____

_____

_____

52. ¿Cuáles son los tres objetivos principales del tratamiento para los esteticistas que tienen clientes con piel sensible o sensibilizada?

_____

_____

_____

SECUENCIA

53. Ordene del 1 al 20 los pasos para realizar el procedimiento para un facial para pieles grasas. Algunos pasos han sido enumerados para usted.

_____ Desdoble la gasa cortada previamente sobre el rostro y aplique alta frecuencia directa con el electrodo tipo hongo conforme a las instrucciones del fabricante de la máquina.

_____ Cubra los ojos del cliente con almohadillas húmedas para los ojos. (Concentre el vapor en la cara durante 5 minutos).

_____ Complete los pasos 1 al 8 del Procedimiento 18-1 para un tratamiento facial básico de este capítulo (hasta la limpieza del maquillaje y antes de los pasos de limpieza).

_____ Si la piel no tiene los poros muy obstruidos, aplique un líquido hidratante o para masajes diseñado para pieles grasas y mixtas y lleve a cabo el masaje.

_____ Aplique loción de desincrustación o gel en las áreas con poros tapados.

_____ Aplique tonificante para piel grasa con almohadillas de algodón.

_____ Retire con almohadillas de algodón húmedas, esponjas faciales húmedas o toallas suaves, húmedas y tibias.

_____ Antes de comenzar, realice el Procedimiento previo al servicio del capítulo 17.

_____ Póngase un par de guantes desechables nuevos antes de realizar extracciones.

__17__ Con una brocha o espátula desechable para máscaras, aplique una máscara con base de arcilla en todas las áreas oleosas y deje que actúe durante unos 10 minutos.

__3__ Aplique un limpiador diseñado para pieles grasas. Masajee suavemente al aplicarlo y retírelo con esponjas faciales húmedas, almohadillas de algodón húmedas o toallas húmedas y tibias. No aplique tonificante en este momento.

__12__ *Opcional:* Si se realizó la desincrustación con corriente galvánica antes de la extracción, aplique corriente galvánica positiva en el rostro después de terminar las extracciones. Esto ayudará a restablecer el pH adecuado de la superficie de la piel.

__7__ *Opcional:* La corriente galvánica negativa puede aplicarse sobre una loción de desincrustación, según las instrucciones del fabricante.

_____ Una vez finalizada la extracción, deseche los guantes y los suministros de forma adecuada.

_____ Aplique hidratante o protector solar para pieles grasas o mixtas.

_____ Aplique una loción astringente, un tonificante para pieles grasas o un suero especializado diseñado para su uso después de la extracción. Deje que la piel se seque.

_____ Coloque el comedón en una toallita de papel y continúe con otras áreas, pero no realice extracciones por más de 5 a 10 minutos en todo el rostro.

_____ Retire la máscara con almohadillas de algodón húmedas, esponjas faciales húmedas o una toalla suave, húmeda y tibia.

_____ Durante la vaporización o después de ella, aplique un producto suave de exfoliación granular para pieles grasas o mixtas. Retire la máscara con almohadillas de algodón húmedas, esponjas faciales húmedas o toallas húmedas y tibias.

_____ Cubra las yemas de sus dedos cubiertos por guantes con algodón y (con ayuda de la lámpara con lupa) ejerza una suave presión en los comedones abiertos.

COMPLETE LOS ESPACIOS EN BLANCO

54. Complete el siguiente cuadro.

TIPO DE PIEL	SIGNOS DEL TIPO DE PIEL	AFECCIONES RELACIONADAS CON EL TIPO DE PIEL
	Los poros son muy pequeños o no son perceptibles a simple vista; la piel se ve opaca y escamosa; se siente áspera, delgada y tirante al tacto.	
		Comedones, poros obstruidos y agrandados en el centro del rostro; descamación en las mejillas y las sienes.
Normal		
		Propensa a puntos negros (comedones abiertos), pápulas y pústulas; propensa al acné; puede desarrollar seborrea (condición que se genera por exceso de sebo).

ESTUDIO DE CASO

55. De acuerdo con lo que ha estudiado sobre los distintos tipos de piel y lo que ya sabe sobre su propia piel, analice la piel de su rostro.

- Use luz brillante y un espejo con aumento para analizar sus poros y el color, la textura y varias áreas de su rostro.
- Escriba una breve evaluación de lo que cree que es su tipo de piel: sea específico y use los términos del texto para respaldar su evaluación.
- Agrúpese con un compañero de clase y realicen el mismo análisis de la piel de cada uno.
- Escriba una breve evaluación del tipo de piel de su compañero y, como lo hizo para usted, sea específico y use la terminología adecuada.

Cuando terminen, intercámbiense las evaluaciones. ¿Qué tan preciso fue ¿En qué difieren sus evaluaciones? ¿Cómo presentaría tal evaluación a un cliente?

COMPLETE LOS ESPACIOS EN BLANCO

Complete las oraciones siguientes con palabras del banco de palabras. Cada palabra se utilizará una vez.

Banco de palabras: hormonales, apariencia, solar, higiene, internos, extrínseco, vitaminas, comunes, salud, afecciones, UV, contaminación, estilo de vida, acné

56. La deshidratación, la hiperpigmentación, la piel sensibilizada, el _____ de adultos, el envejecimiento

   _____ causado por la exposición _____ y el medio ambiente, además de los problemas

   relacionados con las fluctuaciones _____, son las _____ más _____ de la piel.

57. Muchos factores _____ y externos afectan el estado de la piel de una persona. La dieta, el estrés, las

   malas elecciones de _____, las hormonas, el envejecimiento, las deficiencias de _____,

   la _____, la mala _____ de la piel y la exposición a los rayos _____ cumplen

   una función en nuestra _____, que a su vez se refleja en la _____ de nuestra piel.

Productos para tratamientos y cuidado facial

RESPUESTA CORTA

58. ¿Por qué es importante tener un conocimiento profundo de marcas y productos específicos dentro de cada una de las diversas categorías del cuidado de la piel? ¿De qué manera esto resulta útil para usted y los clientes?

   _____

   _____

   _____

59. ¿Cuáles son las siete categorías principales de los productos para el cuidado de la piel?

_____

_____

_____

60. ¿Cuáles son los tres alérgenos más comunes en los productos para el cuidado de la piel?

_____

_____

_____

61. Describa cómo se realiza la prueba del parche para los ingredientes de productos para el cuidado de la piel. ¿Qué tipo de resultados indican que no se debe utilizar el producto?

_____

_____

_____

VERDADERO O FALSO

Indique si las afirmaciones siguientes son verdaderas o falsas. En las afirmaciones falsas, explique el motivo.

62. Los sueros y las ampollas se aplican sobre el hidratante, protector solar, mascarilla o crema para masaje.

V   F   _____

63. Los sueros y las ampollas son productos concentrados que suelen tener concentraciones más altas de ingredientes que penetran la piel y tratan diversas características de la piel.

V   F   _____

64. Los sueros son más concentrados y se envasan en pequeños viales sellados.

V   F   _____

65. Las ampollas contienen una sola aplicación premedida para un tratamiento específico.

V   F   _____

66. Relacione cada tipo de limpiador con su descripción. Cada tipo se puede usar más de una vez.

a. Limpiador en espuma
b. Crema limpiadora

c. Loción limpiadora
d. Leche limpiadora

e. Aceite limpiador
f. Agua de limpieza

Tipo de limpiador   **Descripción**

_____ Una emulsión ligera adecuada para pieles normales a secas.

_____ Contiene aceites beneficiosos que remueven el maquillaje, la suciedad, el exceso de sebo y los contaminantes.

_____ Espuma ligera con consistencia de crema o gel cuando se masajea sobre la piel húmeda; contiene surfactantes (detergentes).

_____ Loción limpiadora sin espuma.

_____ No elimina el aceite natural de la piel ni el equilibrio del pH.

_____ Se adapta a las pieles muy secas y maduras.

_____ Limpia, tonifica y acondiciona la piel; formulada para todo tipo de piel.

_____ Se puede formular para tipos y condiciones de piel específicos.

_____ Emulsión rica de agua en aceite que se usa principalmente para disolver el maquillaje y la suciedad.

_____ Está elaborada con moléculas de aceite microscópicas (micelas) suspendidas en agua purificada.

_____ Ideal para todo tipo de piel.

_____ Formulaciones disponibles para pieles normales a mixtas y grasas, y para pieles propensas al acné.

_____ Limpia las pieles secas y sensibles; elimina el maquillaje.

VERDADERO O FALSO

Indique si las afirmaciones siguientes son verdaderas o falsas. En las afirmaciones falsas, explique el motivo.

67. El término *bloqueador solar* se refiere a productos que pueden bloquear el 100 % de la radiación UVA y UVB.

V   F   _____

68. La Administración de Medicamentos y Alimentos (FDA) de los EE. UU. prohíbe a los fabricantes etiquetar los protectores solares como resistentes al agua o al sudor porque tales afirmaciones exageran la eficacia del producto.

    V   F   _____

69. Los productos de protección solar (protectores) absorben, dispersan o reflejan los dañinos rayos UV antes de que interactúen con la piel.

    V   F   _____

70. La mayoría de los cánceres de piel son causados por la genética.

    V   F   _____

71. No es necesario usar protector solar en días nublados.

    V   F   _____

RESPUESTA CORTA

72. Mencione dos funciones de los productos hidratantes.

    _____

    _____

    _____

73. Mencione los tres factores que permiten determinar cuál es el mejor hidratante para usar en la piel de un cliente.

    _____

    _____

    _____

74. ¿Cuál es la diferencia entre los humectantes para piel grasa y los hidratantes para piel seca?

    _____

    _____

    _____

75. ¿Cuál es el ingrediente que suelen contener los hidratantes de día, pero no una crema de noche? ¿Cuál es su propósito?

_____

_____

_____

76. ¿Con qué suelen formularse las cremas hidratantes de día? ¿Cuál es su propósito general?

_____

_____

_____

LO QUE SE DEBE Y NO SE DEBE HACER

77. En cada enunciado sobre aromaterapia y aceites esenciales, indique si es algo que se debe hacer o algo que no se debe hacer.

¿Se debe hacer o no? **Al considerar el uso de aromaterapia y aceites esenciales**

_____ Los aceites esenciales se utilizan para la aromaterapia, el uso terapéutico de aromas vegetales con fines equilibrantes, tonificantes o relajantes.

_____ Aplique aceites esenciales en pieles sensibles.

_____ Antes de usar aceites esenciales o aromaterapia, consulte los reglamentos del consejo estatal para determinar si se encuentran dentro del alcance de su licencia.

_____ Utilice grandes cantidades de aceites esenciales.

_____ Use aceites esenciales premezclados con aceites portadores como el extracto de semilla de uva o el aceite de almendras dulces.

_____ Use aceites esenciales puros y sin diluir en la piel.

_____ Use aceites esenciales orgánicos en lugar de aceites sintéticos o artificiales.

_____ Use aceites esenciales y aromaterapia sin educación avanzada.

78. ¿Cuál es la diferencia entre una máscara que se endurece y una que no se endurece?

_____

_____

_____

79. ¿Cuáles son las seis posibles funciones de las máscaras?

_____

_____

_____

80. Si un cliente es alérgico al yodo de las algas o los mariscos (una contraindicación), ¿qué tipo de máscara no debería usar?

_____

_____

_____

81. Mencione tres usos posibles de la gasa cuando se aplica una máscara a un cliente.

_____

_____

_____

82. ¿Qué son los productos de desincrustación?

_____

_____

_____

83. ¿Para qué sirven los productos de desincrustación? ¿Cuándo se usan?

_____

_____

_____

84. Relacione cada tipo de máscara con su descripción. Cada tipo se puede usar más de una vez.

a. De alginato
b. Con base de arcilla
c. De crema

d. En gel
e. De modelado
f. De cera de parafina

g. De lámina

Tipo de máscara   **Descripción**

_____ Se puede usar en piel sensible y deshidratada.

_____ Primero, se calentó el material de la máscara, se verificó la temperatura y se aplicó en el rostro, en lugar de calentarse solo.

_____ Suele contener algas marinas; viene en forma de polvo y se mezcla con agua tibia.

_____ Al igual que las máscaras de cera de parafina, los sueros o cremas de tratamiento se aplican primero en el rostro y, luego, se realiza la aplicación de la máscara para mejorar la penetración del producto.

_____ Máscara de limpieza que absorbe grasa y tiene un efecto exfoliante y astringente en las pieles grasas y mixtas, lo que hace que los poros grandes adquieran, temporalmente, una apariencia más pequeña.

_____ Las versiones con colágeno de estas máscaras son muy populares, debido a que ofrecen efecto de relleno, son relajantes e hidratantes y disminuyen la aparición de arrugas.

_____ Se utiliza para el mismo propósito que las máscaras de modelado.

_____ Tiene un efecto acondicionador sobre la piel seca o deshidratada; permanece húmeda y flexible.

_____ Está disponible como paquete humectante individual o como lámina liofilizada.

_____ Las máscaras de láminas liofilizadas son similares a una hoja de papel y están impregnadas con los ingredientes de rendimiento; se humedece y permanece húmeda hasta que se saca.

_____ A menudo, contiene aceites y emolientes, así como humectantes (también conocidos como agentes hidratantes o aglutinantes de agua, ingredientes que atraen el agua).

_____ Suele contener hidratantes e ingredientes calmantes y, de esta forma, ayuda a llenar las células de la superficie con humedad, lo que hace que la piel luzca más flexible e hidratada.

_____ Forma un sello que estimula a la piel para que absorba el suero o la crema de tratamiento que se colocó con anterioridad.

_____ La versión de láminas humectantes empaquetadas previamente de este tipo de máscara se aplica de forma directa sobre la piel hasta que se retira.

_____ Máscara que se autocalienta y se endurece a medida que se seca sobre la piel.

_____ Puede tener otros agentes beneficiosos calmantes como ingredientes antibacteriales, como el azufre, que son útiles en las pieles propensas al acné.

_____ No se endurece al secarse, pero queda firmes.

_____ Una vez mezclada, se aplica rápidamente en el rostro y, luego, se seca para formar una textura engomada.

RESPUESTA CORTA

85. ¿Qué se logra con el proceso de exfoliación? ¿Cuál es el resultado general de la exfoliación?

_____

_____

_____

86. ¿Cuáles son las dos categorías principales de exfoliantes?

_____

_____

_____

87. Enumere seis de los ocho beneficios de la exfoliación.

_____

_____

_____

88. Un compañero esteticista le comenta que recientemente le realizaron una microdermoabrasión a un cliente. De acuerdo con lo que usted sabe sobre la microdermoabrasión, ¿qué puede adivinar sobre el cliente? ¿Por qué?

_____

_____

_____

89. Complete las oraciones siguientes con palabras del banco de palabras. Cada palabra se utilizará una vez.

    Banco de palabras: jojoba, cepillos, aluminio, acumulación, cristales, físicamente, exfoliantes, espátulas

    La exfoliación mecánica es un método que se utiliza para _____ eliminar la

    _____ de células muertas. Algunos métodos incluyen el uso de _____

    faciales y _____ ultrasónicas; _____ faciales elaborados con salvado

    de arroz, harina de almendras, perlas de _____ y otros ingredientes; y exfoliantes que

    contienen óxido de _____ o _____ de bicarbonato de sodio.

RELACIÓN DE CONCEPTOS

90. Relacione cada tipo de método de microdermoabrasión con su descripción. Cada tipo se utilizará, al menos, una vez.

    a. Cristal   b. Sin cristales   c. Hidrodermoabrasión

Tipo de método de microdermoabrasión	Descripción
_____	Promueve una piel más sana y equilibrada.
_____	Procedimiento terapéutico que combina la exfoliación líquida con la penetración del suero.
_____	No hay necesidad de limpiar ni gastar cristales.
_____	Se utiliza un sistema de vacío cerrado para rociar cristales sobre la piel y luego aspirar las células muertas de la piel y los cristales en una sola acción.
_____	También se conoce como microdermoabrasión húmeda.
_____	Es popular porque consiste en un aplicador con punta de diamante que pule las capas superficiales de la piel.

91. ¿Qué tipos de dispositivos mecánicos de exfoliación no deben usarse en clientes que toman medicamentos anticoagulantes para evitar dañar la piel?

_____

_____

_____

92. Cuando tiene la consulta con el cliente, menciona que ha escuchado cosas buenas sobre los cepillos rotatorios y quiere incluirlos en el tratamiento facial. Mencione las siete contraindicaciones que debe discutir con el cliente antes de considerar incluir estos cepillos en un tratamiento facial.

_____

_____

_____

93. Mencione dos formas en las que podría terminar exfoliando en exceso la piel. Señale una consecuencia de la exfoliación en exceso.

_____

_____

_____

94. ¿Cómo funcionan los hidroxiácidos para eliminar las células muertas de la superficie de la piel?

_____

_____

_____

95. ¿Los tratamientos con hidroxiácidos se consideran servicios faciales básicos o avanzados?

_____

_____

_____

96. ¿Cuáles son los dos posibles efectos de un solo tratamiento facial con hidroxiácidos? ¿Cuáles son los tres posibles resultados de realizar una serie de estos tratamientos?

_____

_____

_____

97. Mencione dos tipos de exfoliantes enzimáticos. ¿Cuáles son sus principales ingredientes?

_____

_____

_____

98. ¿Cómo funcionan los exfoliantes enzimáticos?

_____

_____

_____

RELACIÓN DE CONCEPTOS

99. Relacione cada tipo de hidroxiácido con su descripción. Cada tipo se puede usar más de una vez.

a. Alfahidroxiácidos (AHA)
b. Hidroxiácido glicólico
c. Ácido láctico
d. Betahidroxiácidos (BHA)
e. Polihidroxiácidos (PHA)

Tipo de hidroxiácido	Descripción
_____	Un tipo de AHA; no está recomendado para pieles sensibles; está recomendado para pieles secas y con fotodaño (daño solar), y atrae la humedad y previene la pérdida de humedad.
_____	Los tipos más comunes son la gluconolactona, la galactosa y el ácido lactobiónico.
_____	No penetra tan profundamente como el ácido glicólico y es más suave que él. Se recomienda para pieles sensibles porque causa menos inflamación.
_____	Son más adecuados para pieles más grasas y propensas al acné.
_____	Son parte de un grupo de ácidos que suavizan, tensan, afirman e iluminan la piel.

_____ Se utiliza para tratar la hiperpigmentación y ayuda a aclarar la piel en general.

_____ Se consideran AHA de segunda generación.

_____ Los más usados como tratamientos independientes o con combinaciones específicas entre sí para lograr resultados específicos.

_____ Grupo de hidroxiácidos; el ácido salicílico es el de mayor rendimiento para los tratamientos para el cuidado de la piel.

_____ Se recomiendan para pieles normales a secas.

_____ Solubles en aceite (disuelven el sebo); rompen los residuos presentes en los poros donde proliferan las bacterias _Propionibacterium (P.) acnes_, aclaran las manchas solares y las manchas por la edad.

_____ Es la molécula de hidroxiácido más pequeña, penetra más profundamente y más rápidamente.

_____ Las moléculas de PHA no pueden penetrar tan profundamente como los AHA o los BHA; trabajan exclusivamente en la superficie.

_____ Menos irritantes y reducen el riesgo de fotosensibilidad de la piel causada por la sobreexposición a los rayos UV; recomendados para pieles sensibles.

_____ Tienen menos probabilidades de desencadenar hiperpigmentación inflamatoria que los alfahidroxiácidos y pueden secar levemente la piel.

INVESTIGACIÓN

100. Utilice Internet, catálogos de productos de belleza, o visite farmacias o tiendas de productos de belleza para encontrar dos ejemplos de cada categoría de productos para el cuidado de la piel. Concentre su investigación en productos que sean adecuados para un cliente con un tipo de piel específico. Siga este enlace aquí o use una hoja de papel para registrar sus hallazgos. El siguiente cuadro es un ejemplo de la información que debe recopilar.

Tipo de piel (seleccione uno): normal, grasa, seca, mixta

Otras características o factores de la piel (seleccione uno o dos): madura, sensible, alérgica, propensa al acné, con toma de medicamentos

¿Qué fue lo más desafiante de su investigación? ¿Qué fue lo más esclarecedor?

+ BONIFICACIÓN

Visite: bonus.milady.com/cos-wbes/toc

PRODUCTO PARA EL CUIDADO DE LA PIEL	FUENTE	NOMBRE/ MARCA	PRECIO	INGREDIENTES ACTIVOS O PRINCIPALES	AGRADABLE	RESULTADOS PROMOCIONADOS
Limpiador A						
Hidratante A						
Suero y ampolla A						
Máscara A						
Producto de desincrustación A						
Exfoliante A						
Protección solar A						

RELACIÓN DE CONCEPTOS

101. Relacione este tipo de tratamiento enzimático con la definición correspondiente.

   a. Máscaras de enzimas   b. *Gommages*

   Tipo de tratamiento enzimático   Descripción

   _____ No se seca en la piel.

   _____ Forman una costra a medida que se secan en la piel, que luego se retira.

   _____ Son polvo mezclado con agua tibia para formar una pasta o gel, o premezclas con la misma consistencia.

   _____ Máscaras de enzimas tipo crema o pasta.

   _____ Se considera un tratamiento híbrido porque es un exfoliante mecánico y químico.

   _____ Se recomiendan para la mayoría de los tipos de piel, pero asegúrese de verificar si el cliente es alérgico a los cítricos antes de usar este tipo.

   _____ Hacen que la piel luzca más sana y pulida.

   _____ También se conocen como máscaras de eliminación y suelen contener papaína.

Técnicas básicas utilizadas en un masaje facial

102. Complete las oraciones siguientes con palabras del banco de palabras. Cada palabra se utilizará una vez.

     Banco de palabras: enfermedad, inflamación, cirugía, admisión, mejoras, calmante, contraindicar, láser, química, purificante, acné, médica

     Consulte el formulario de _____ del cliente para anotar y discutir cualquier afección

     _____ que puede _____ un masaje facial. Estos incluyen _____ facial o

     tratamiento con _____ recientes, parálisis facial, _____ cosméticas recientes (rellenos)

     o exfoliación _____, o cualquier _____ de la piel que afecte la piel del rostro. No

     masajee las áreas con brotes de _____. Reemplace el masaje con un tratamiento _____

     o _____ para la piel si el acné está muy extendido o hay _____ general.

RESPUESTA CORTA

103. En términos generales, ¿qué es un masaje?

     _____

     _____

     _____

104. ¿Cuáles son los tres beneficios generales que se esperan del masaje?

     _____

     _____

     _____

105. ¿Qué tipo de conocimiento y práctica se requiere para dominar las técnicas de masaje?

     _____

     _____

     _____

106. Mencione cuatro formas en las que puede mejorar sus manos y muñecas para proporcionar un masaje de alta calidad para cada cliente.

_____

_____

_____

ETIQUETADO

107. Identifique los puntos motores de la cara y el cuello que se muestran a continuación.

Banco de palabras: plexo braquial (punto de Erb), nervio cervical (2 veces) nervio facial (rama bucal), nervio facial (tronco principal), nervio facial (rama mandibular), nervio facial (rama temporal), nervio occipital, nervio del plexo, auricular posterior, nervio del trapecio

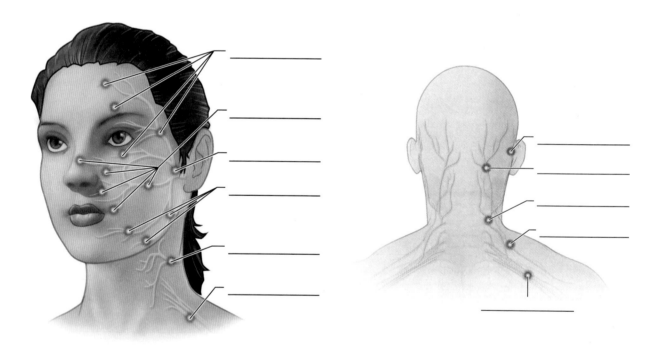

_____

_____

_____

_____

_____

_____

_____

_____

_____

_____

_____

RESPUESTA CORTA

108. Explique qué es un punto motor y lo que sucede si se le aplica presión.

_____

_____

_____

109. Mencione un beneficio de manipular los puntos motores adecuados.

_____

_____

_____

110. ¿Cuáles son los cuatro beneficios inmediatos del masaje que primero se observan en la piel?

_____

_____

_____

COMPLETE LOS ESPACIOS EN BLANCO

Complete las oraciones siguientes con palabras del banco de palabras. Algunas palabras se pueden usar más de una vez.

Banco de palabras: flacidez, esqueleto, origen, resiliencia, incorrecta, más lejana, más cercana, músculo, fija, móvil, inserción, movimiento, flexibilidad

111. En un tratamiento de masaje, la dirección del _____ es siempre desde la

_____ del músculo hacia el _____. Masajear un músculo en la dirección

_____ podría ocasionar la pérdida de _____ y _____ de la

piel y los músculos.

112. La _____ es la parte del músculo en la unión más _____ (donde se une a

otro _____, hueso o articulación móvil) y la parte _____ al esqueleto. El

_____ es la parte del músculo en la unión _____ (a la parte inflexible del

_____) y _____ al esqueleto.

VERDADERO O FALSO

Indique si las afirmaciones siguientes son verdaderas o falsas. En las afirmaciones falsas, explique el motivo.

113. Para los masajes faciales, la relajación se logra mediante movimientos suaves pero firmes, lentos y rítmicos, o mediante vibraciones manuales muy lentas y suaves sobre los puntos motores por un tiempo breve.

V   F   _____

114. Después de preguntar si sus movimientos deben ser más o menos firmes, asegúrese de mantener una conversación ligera y casual con el cliente durante el masaje para que el cliente se relaje.

   V   F   _____

115. Cuando realice un masaje facial a un cliente, la rutina debe comenzar en la frente.

   V   F   _____

116. La presión del masaje, el tipo de masaje y la duración variarán de acuerdo con el tipo de piel.

   V   F   _____

117. En el caso de los clientes con vello facial, use las mismas técnicas de masaje ascendente y descendente que usaría con clientes sin vello facial, ya que pueden ser muy relajantes en el área de la barba.

   V   F   _____

COMPLETE LOS ESPACIOS EN BLANCO

118. Complete el siguiente cuadro.

Modalidad del masaje	Descripción del movimiento
_____	Movimiento de amasamiento que se realiza levantando, apretando y presionando el tejido, mediante una presión suave y firme.
_____	Las yemas de los dedos golpean la piel en una sucesión rápida o con movimientos rápidos de golpecitos.
Effleurage	_____
_____	Un movimiento rápido de agitación en el que las yemas de los dedos presionan con firmeza el punto de aplicación.
Fricción	_____

SECUENCIA

119. Ordene del 1 al 14 los pasos del procedimiento facial básico.

   _____ Cubrir al cliente y lavarse las manos de manera adecuada

   _____ Aplicar una máscara por, aproximadamente, 10 minutos

   _____ Analizar la piel con una lámpara con lupa

_____ Recomendar productos de cuidado inicial en el hogar

_____ Realizar una exfoliación; retirar el exfoliante y tonificar la piel

_____ Vaporizar o aplicar una toalla caliente y húmeda en la cara

_____ Aplicar el tonificante

_____ Aplicar un hidratante y un protector solar para el día

_____ Masajear

_____ Reservar la próxima visita del cliente

_____ Retirar la máscara

_____ Realizar una limpieza facial completa para desmaquillar

_____ Aplicar sueros y tratamientos para labios y ojos

_____ Realizar extracciones

ETIQUETADO

120. En los espacios en blanco y con sus propias palabras, clasifique cada una de las técnicas de rutina del masaje facial. Se proporciona el primer ejemplo. Escriba los pasos para la rutina facial y use los términos correctos para las técnicas de masaje, como *pétrissage*, *effleurage*, vibración, *tapotement* y fricción.

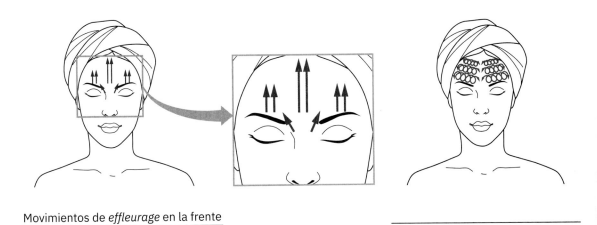

Movimientos de *effleurage* en la frente

_____

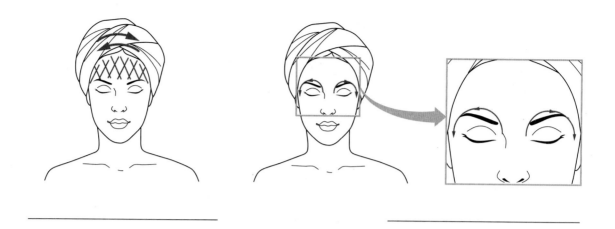

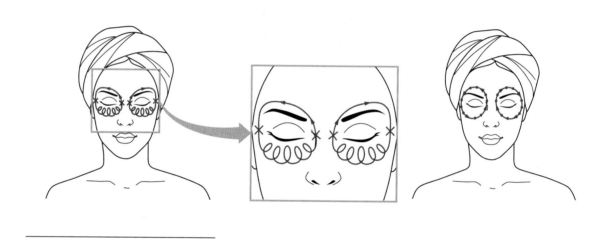

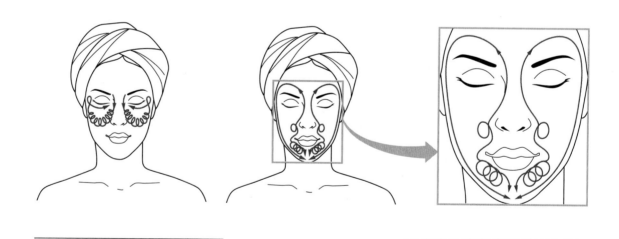

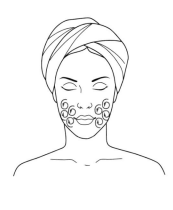

_____

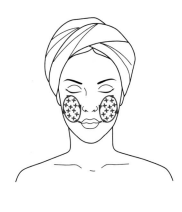

_____

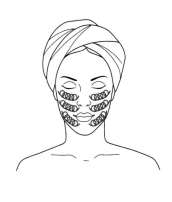

_____

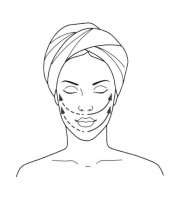

_____

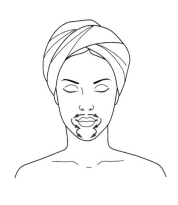

_____

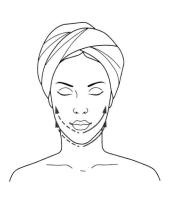

_____

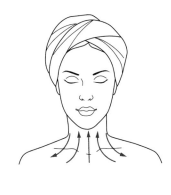

_____

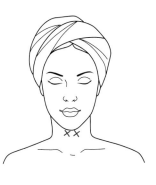

_____

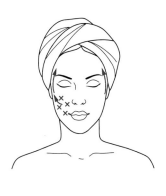

_____

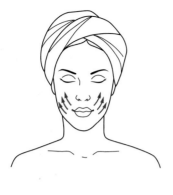

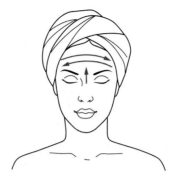

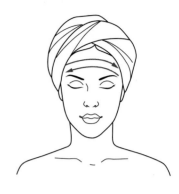

_____   _____   _____

Electroterapia y terapia de luz

RESPUESTA CORTA

121. ¿Qué es la electroterapia?

_____

_____

_____

122. Mencione dos de las enfermedades de la piel más desafiantes que pueden tratarse muy bien con dispositivos eléctricos.

_____

_____

_____

123. ¿Cuáles son los tres tipos de electroterapia

_____

_____

_____

124. ¿Qué máquinas eléctricas están aprobadas para el uso de esteticistas en su estado? (Consulte la agencia reguladora de su estado para determinar esto).

_____

_____

_____

COMPLETE LOS ESPACIOS EN BLANCO

125. Complete las oraciones siguientes con palabras del banco de palabras. Cada palabra se utilizará una vez.

Banco de palabras: miedo, corriente, joyas, cardíacas, convulsivos, galvánica, electroterapia, metálicos, perforaciones, abierta

Nunca realice _____ en clientes que presenten las siguientes afecciones: (1) enfermedades

_____, marcapasos, implantes _____ o frenillos dentales; (2) epilepsia o trastornos

_____; (3) piel _____ o con heridas; (4) _____ o temor a la _____

eléctrica, o (5) embarazo. Además, el cliente debe quitarse las _____ y _____ antes de

poder utilizar dispositivos eléctricos, como la máquina _____.

RESPUESTA CORTA

126. Mencione dos objetivos de tratamiento facial que se pueden lograr mediante el uso de corriente galvánica.

_____

_____

_____

127. ¿Qué categoría específica de productos para el cuidado de la piel se prepara más comúnmente para su uso en iontoforesis?

_____

_____

_____

128. ¿Se requiere algún entrenamiento especial para realizar iontoforesis?

_____

_____

_____

129. ¿Qué tipo de actividad en el cuerpo humano es más similar al nivel muy bajo de corriente eléctrica que se usa en el tratamiento con microcorriente?

_____

_____

_____

130. ¿En qué lado del cuerpo se debe colocar siempre un electrodo? ¿Por qué?

_____

_____

_____

COMPLETE LOS ESPACIOS EN BLANCO

131. Complete el siguiente cuadro con las tres formas de electroterapia:

MODALIDADES	FUNCIÓN	BENEFICIO
Corriente galvánica		
Microcorriente		
Corriente de alta frecuencia		

SECUENCIA

132. Ordene del 1 al 6 los pasos para usar corriente galvánica y lograr la desincrustación.

_____ El cliente sostiene el electrodo positivo (en este caso, el electrodo inactivo) con su mano derecha o este se adhiere a una almohadilla que se pone en contacto con el hombro derecho del cliente.

_____ Consulte las recomendaciones del fabricante del producto y las especificaciones de uso para asegurarse de que comprende las instrucciones de su máquina.

_____ Los depósitos de sebo se pueden extraer fácilmente con una presión suave.

_____ Cubra todo el electrodo positivo que hace contacto con el cliente con un trozo de algodón humedecido alrededor del electrodo.

_____ Confirme que su cliente no tiene contraindicaciones para el uso de corriente galvánica. Si no las hay, proceda con la desincrustación.

_____ Aplique el electrodo activo, que en el caso de la desincrustación corresponde al electrodo negativo, sobre las áreas grasosas de la cara durante tres a cinco minutos.

RELACIÓN DE CONCEPTOS

133. Relacione cada tipo/color de luz con la descripción de su propósito en los tratamientos faciales. Cada tipo/color se utilizará, al menos, una vez.

a. Infrarroja
b. Diodo emisor de luz (LED)

c. Luz roja
d. Luz amarilla

e. Luz verde

Tipo/color de luz

Descripción del propósito de la luz

_____ Se usa para disminuir al mínimo el enrojecimiento, calentar tejidos de nivel inferior, estimular el flujo sanguíneo y mejorar la suavidad de la piel.

_____ Tradicionalmente, se utilizan para calentar la piel y aumentar el flujo sanguíneo, también para tratamientos del cabello y el cuero cabelludo.

_____ Tipo de terapia de luz popular que involucra luz concentrada que parpadea muy rápidamente.

_____ Calma y alivia; disminuye la hiperpigmentación.

_____ Se puede utilizar para la relajación, el calentamiento de los músculos, la desintoxicación del cuerpo y la reducción del dolor.

_____ Reduce la inflamación y mejora el flujo linfático.

_____ Trata el envejecimiento y el enrojecimiento.

_____ Cuando se establece en azul, se aplica para mejorar la piel propensa al acné.

134.

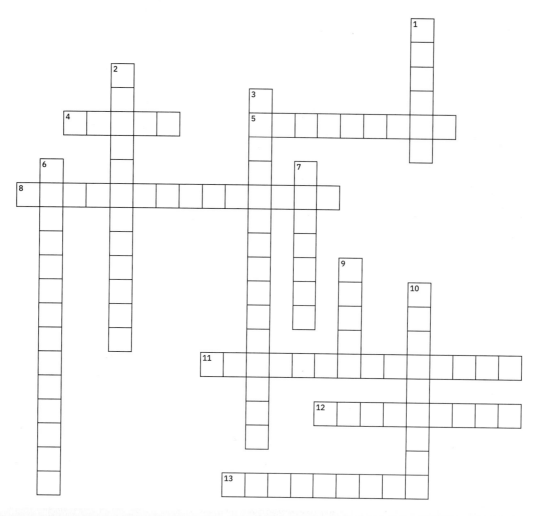

Vertical

1. Un electrodo negativo.
2. El proceso de utilizar corriente galvánica para permitir que los productos solubles en agua que contienen iones penetren la piel.
3. El proceso mediante el cual se ablanda y emulsiona el sebo endurecido que está adherido a los folículos.
6. El uso de corrientes eléctricas para tratar la piel.
7. El nombre de una corriente de alta frecuencia que se aplica sobre la piel.
9. Un electrodo positivo.
10. El nombre de un tratamiento de alta frecuencia en el que el cliente sostiene el electrodo durante el tratamiento.

Horizontal

4. El electrodo más común utilizado en tratamientos de alta frecuencia.
5. El aplicador que se utiliza para dirigir la corriente eléctrica hacia la piel del cliente.
8. Un tipo de corriente descubierta por Tesla que se utiliza después de la extracción o durante los tratamientos para pieles propensas al acné debido a su efecto germicida.
11. También se conoce como terapia de ondas; utiliza un nivel muy bajo de corriente eléctrica reconocida por tonificar la piel.
12. Una condición que causa convulsiones; una contraindicación para la electroterapia
13. Un tipo de corriente que utiliza dos electrodos.

135. Cuando utiliza cualquier equipo de terapia de luz para tratar al cliente, ¿cómo protege los ojos?

_____

_____

_____

136. Aunque son seguros para la mayoría de los clientes, ¿las personas con qué enfermedad específica deberían evitar los tratamientos con LED?

_____

_____

_____

137. Si un cliente tiene una enfermedad cuestionable, pero solicita un tratamiento con LED, ¿qué debe hacer?

_____

_____

_____

138. Además de seguir las instrucciones del fabricante para operar las máquinas de terapia de luz (incluidos los dispositivos LED e infrarrojos), ¿qué debe hacer para realizar de forma segura y eficaz los servicios de terapia de luz avanzada para el cuidado de la piel?

_____

_____

_____

Formularios de clientes y mantenimiento de registros

RESPUESTA CORTA

139. ¿Qué debe hacer con los formularios de los clientes una vez que se hayan completado?

_____

_____

_____

140. ¿Por qué es útil especificar la fecha de nacimiento del cliente en el formulario de registro de servicios?

_____

_____

_____

141. En la ficha de servicios del cliente, ¿por qué podría anotar productos específicos y la fecha en que el cliente los compró?

_____

_____

_____

142. ¿Qué es una contraindicación? ¿Por qué es importante averiguar desde el principio de su consulta si el cliente tiene una o más?

_____

_____

_____

COMPLETE LOS ESPACIOS EN BLANCO

143. Complete el siguiente cuadro.

	EL FORMULARIO DE ADMISIÓN DEL CLIENTE	FORMULARIO DE REGISTRO DE SERVICIO	FORMULARIO DE CONSENTIMIENTO
Otros términos para el formulario			
Función			

	EL FORMULARIO DE ADMISIÓN DEL CLIENTE	FORMULARIO DE REGISTRO DE SERVICIO	FORMULARIO DE CONSENTIMIENTO
Tipo de información recopilada/ registrada			
Quién completa			
Cuándo completa			

Llevar a cabo una consulta con el cliente

RESPUESTA CORTA

144. Como esteticista, ¿qué dos oportunidades importantes le ofrece la consulta con el cliente antes y después del servicio?

_____

_____

_____

145. ¿Qué determina un análisis de la piel sobre un cliente?

_____

_____

_____

146. Agrúpese con un compañero de clase, preferiblemente alguien con quien no haya trabajado antes, para practicar cómo realizar una consulta con un cliente para los servicios de cuidado de la piel.

- Use el siguiente cuadro para hacerle las preguntas típicas de consulta sobre el cuidado de la piel a su compañero.

- Antes de comenzar, configure un temporizador de 15 minutos para cada consulta.

- Cuando haga las preguntas (y las responda), sea lo más natural, auténtico y conversacional posible.

- En el cuadro, anote la respuesta de su compañero a cada pregunta. Escuchar atentamente será clave.

- Cuando se acaben los 15 minutos:

    o Revise el cuadro para observar cuánto ha avanzado en la lista, si se saltó alguna pregunta y si cambió el orden para realizarlas.

    o Repase cada pregunta y repita las respuestas de su compañero para ver si captó lo que le dijo con precisión.

- Finalmente, debata lo siguiente con su compañero:

    o ¿Qué tan bien cree que lo hizo en general?

    o ¿Cómo podría haber acelerado o ralentizado la consulta?

    o ¿Qué cambiaría la próxima vez?

ESTETICISTA: PREGUNTAS DE CONSULTA	RESPUESTA DEL CLIENTE
¿Cuál es el motivo de la visita? (¿Cuál es el motivo de su consulta? ¿Vino para un tratamiento o solo por relajación?)	
Dígame qué le gusta de su piel. Dígame qué le gustaría cambiar de su piel.	
¿Cuáles son sus metas de cuidado de la piel? ¿Se está preparando para un evento especial? ¿Cuándo es?	
¿Cuál es la rutina de cuidado de la piel que realiza en su hogar? (¿Cuántos productos utiliza el cliente en su hogar? ¿Cuáles son los ingredientes? ¿Con qué frecuencia los utiliza?)	
¿Se ha realizado algún tratamiento anteriormente? (¿Es el primer tratamiento de este tipo que se realiza el cliente?)	
¿Es alérgico a productos o esencias?	

ESTETICISTA: PREGUNTAS DE CONSULTA	RESPUESTA DEL CLIENTE
¿Este es el estado normal de su piel? (¿Normalmente tiene menos imperfecciones? ¿Suele estar menos irritada?)	
¿Cómo se siente la piel en diferentes momentos del día? (¿Cuál es el grado de oleosidad o sequedad?)	
¿Utiliza protector solar? ¿Qué FPS utiliza?	
Cuénteme sobre su alimentación. ¿Mantiene una alimentación saludable?	
¿Cuánta agua bebe diariamente?	
¿Cuán estresante es su estilo de vida? ¿Está bajo mucho estrés en este momento?	
Antes de comenzar el tratamiento, ¿podría firmar nuestro formulario de consentimiento informado del cliente?	

VERDADERO O FALSO

Indique si las afirmaciones siguientes son verdaderas o falsas. En las afirmaciones falsas, explique el motivo.

147. Después del servicio, cada nuevo cliente debe recibir una consulta completa sobre el cuidado adecuado en el hogar para las afecciones de la piel, con recomendaciones de servicios y productos beneficiosos.

     V   F   _____

148. Para tener tiempo suficiente para dar recomendaciones detalladas de atención domiciliaria a los clientes nuevos, agregue una hora adicional a su servicio.

     V   F   _____

149. El cuidado en el hogar es un factor menor en un programa exitoso de cuidado de la piel.

     V   F   _____

150. Un programa de cuidado de la piel consiste en un plan de gran alcance que incluye el cuidado en el hogar, los tratamientos faciales y la explicación al cliente.

     V   F   _____

Contraindicaciones de los tratamientos faciales

151. ¿Qué dos tratamientos debe evitar (a menos que un médico los autorice) si un cliente indica que está tomando anticoagulantes y medicamentos antiinflamatorios no esteroides (MANE), como ibuprofeno? ¿Por qué?

     _____

     _____

     _____

152. Se aconseja precaución general para los clientes que tienen ¿qué enfermedad (principalmente porque sanan más lento y es probable que experimenten neuropatía, por lo que es posible que no sientan dolor en las áreas afectadas)?

     _____

     _____

     _____

153. Indique cuatro ejemplos de medicamentos exfoliantes que contraindicarían hacer una depilación con cera en el área donde el cliente ha estado usando el medicamento durante una semana o más. ¿Qué otros servicios faciales debería evitar si el cliente dijo que estaba tomando estos medicamentos?

     _____

     _____

     _____

154. ¿Qué medicamento, si el cliente lo tomó en los últimos seis meses, contraindicaría todo tipo de depilación con cera en cualquier parte del cuerpo o el uso de cualquier agente exfoliante o agente secante, incluidos los alfahidroxiácidos (AHA), los exfoliantes, la microdermoabrasión y las máquinas para cepillar? ¿Por qué?

     _____

     _____

     _____

155. Complete el siguiente cuadro.

CONTRAINDICACIONES	LO QUE SE DEBE EVITAR	¿POR QUÉ?
	Tratamientos eléctricos	La electricidad puede afectar los ritmos y los marcapasos
Embarazo		Se desconoce. Precaución general de seguridad
Heridas abiertas, herpes simple (ampollas febriles)	Todos los tratamientos hasta poder clarificar con el médico	
Cirugía facial o tratamiento con láser reciente		El cliente debe consultar con un proveedor médico por razones de seguridad
	Tratamientos eléctricos	La electricidad puede afectar el metal
Uso de esteroides orales como la prednisona	• Cualquier tratamiento estimulante o exfoliante • Depilación con cera	
	Tratamiento eléctrico y con luz pulsada	Podría desencadenar una reacción convulsiva
Piel sensible o propensa al enrojecimiento		Puede agravar el enrojecimiento

Realizar los procedimientos para los tratamientos faciales

156. Describa lo que se incluye en un servicio de maquillaje de cinco minutos. ¿Por qué le ofrecería este servicio a un cliente?

_____

_____

_____

157. Recuerde las pautas que se deben seguir para realizar un servicio facial profesional que sus clientes amarán. Enumere siete formas en las que un cliente podría quedar disconforme después de un servicio facial; piense en ellas como "lo qué no se debe hacer".

_____

_____

_____

COMPLETE LOS ESPACIOS EN BLANCO

Complete las oraciones siguientes con palabras del banco de palabras. Puede usar la misma palabra más de una vez.

Banco de palabras: masaje, oleosidad, tono, corrige, glándulas, preventivos, envejecimiento, textura, circulación, afecciones, nervios, comedones, mejoran, correctivo, regular, adecuada, acné, grasitud

158. Las dos categorías de tratamientos faciales son _____ y _____. Los tratamientos

faciales de _____ mantienen la salud de la piel mediante la limpieza _____, el aumento

de la _____, la relajación de los _____, la activación de las _____ de la piel

y el metabolismo a través del _____.

159. La otra categoría de tratamientos faciales _____ ciertas _____ de la piel, como la

sequedad, _____, _____, líneas de _____ líneas y _____

moderado.

160. Cuando los clientes reciben tratamientos faciales profesionales de forma _____, el

_____, la _____ y la apariencia de la piel _____ notablemente.

161. Para cada aspecto relacionado con la prestación de un servicio facial profesional que se detalla a continuación, escriba las pautas que debe seguir para asegurarse de que los clientes estén satisfechos y continúen buscando sus servicios.

ASPECTOS DE LOS SERVICIOS FACIALES PROFESIONALES	PAUTAS PARA REALIZAR SERVICIOS FACIALES PROFESIONALES
Organización	
Temperatura de la mano	
Profesional de confianza y bien informado	
Ambiente/estilo de trabajo	

ASPECTOS DE LOS SERVICIOS FACIALES PROFESIONALES	PAUTAS PARA REALIZAR SERVICIOS FACIALES PROFESIONALES
Calidad de las uñas de las manos	
Voz/tono	
Limpieza	

REFLEXIÓN

162. Ahora que ha practicado los procedimientos para aplicar tratamientos faciales básicos y masajes faciales, considere lo que sabía acerca de estos servicios antes de comenzar esta sección y compárelo con lo que ha estudiado. Escriba algunas frases en las que reflexione y responda a las siguientes preguntas:

   - ¿Puede imaginarse realizando el tratamiento facial básico y un masaje facial con confianza para un cliente?

   - ¿En qué pasos o técnicas de masaje facial y facial sobresale? ¿Cuáles le despiertan inseguridad?

   - En general, ¿cómo puede hacer que sus servicios de tratamiento y masajes faciales sean perfectos para sus clientes?

Cuando termine, reúnase con un compañero de clase y comenten sus respuestas. Mientras lo hace, busque oportunidades para llenar los vacíos de los demás y ayudarse mutuamente a dominar las técnicas y los detalles de los tratamientos y masajes faciales.

LO QUE SE DEBE Y NO SE DEBE HACER

163. Para cada declaración sobre consideraciones especiales para el vello facial y los tratamientos para el cuidado de la piel a continuación, indique si es algo que se debe hacer o algo que no se debe hacer.

¿Se debe hacer o no? Al dar tratamientos faciales a clientes que tienen vello facial

_____ Ir en contra del patrón del vello facial (barba, perilla, etc.).

_____ Use productos calmantes y curativos durante el servicio si su cliente se afeitó recientemente.

_____ Incorpore servicios de arreglo personal, como recortar o depilar las cejas, si su cliente parece tener una necesidad.

_____ Use esponjas o toallas en las áreas con exceso de vello facial.

_____ Use algodón cuando haga tratamientos faciales a clientes que tienen barba.

_____ Debe ir en la dirección de crecimiento del vello.

Indique si las afirmaciones siguientes son verdaderas o falsas. En las afirmaciones falsas, explique el motivo.

164. Las bacterias del acné son anaeróbicas, lo que significa que pueden sobrevivir fácilmente en presencia de oxígeno.

   V   F   _____

165. Es raro que los esteticistas vean acné de adultos.

   V   F   _____

166. El acné es un trastorno en el que los folículos pilosos se obstruyen con sebo solidificado y la acumulación de células muertas, lo que impide que el oxígeno llegue al fondo del folículo donde viven las bacterias del acné y provoca una infección del folículo con enrojecimiento e inflamación.

   V   F   _____

167. Si alguna vez no tiene la certeza de si debe tratar a un cliente con acné, derívelo con un dermatólogo.

   V   F   _____

168. Dado que la piel con acné contiene materia infecciosa, debe usar guantes protectores y materiales desechables como almohadillas de limpieza de algodón cuando trabaje con clientes que tienen acné.

   V   F   _____

ETIQUETADO

169. Etiquete cada imagen a continuación con el término correcto relacionado con el acné.

   a. Los comedones abiertos   b. Pápulas   c. Las pústulas

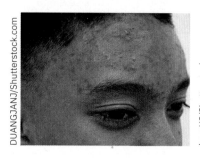

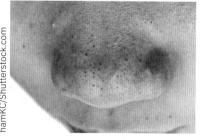

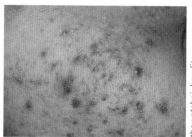

_____   _____   _____

170. ¿Cuáles son las tres formas importantes en que los cosmetólogos pueden ayudar a los clientes que tienen acné?

_____

_____

_____

VERDADERO O FALSO

Indique si las afirmaciones siguientes son verdaderas o falsas. En las afirmaciones falsas, explique el motivo.

171. Las diferencias culturales en la alimentación, la higiene y las tradiciones no contribuyen al envejecimiento, el acné o los problemas de la barrera cutánea.

    V   F   _____

172. Independientemente del tipo de piel o del origen étnico del cliente, todos necesitan una consulta y un plan de tratamiento personalizado para el cuidado de la piel con el fin de mantenerla saludable.

    V   F   _____

173. Cuando se trata de tratamientos de la piel, el nivel de reactividad de la piel de cada individuo es igual.

    V   F   _____

174. Las personas con piel más oscura pueden experimentar reacciones adversas, como hiperpigmentación o hipopigmentación y cicatrices queloides que se originan debido a tratamientos agresivos.

    V   F   _____

175. Las personas con tipos de piel más oscura suelen ser más sensibles, mientras que las personas con piel clara tienen depósitos de melanina más grandes en el estrato córneo (CS), lo que brinda más protección contra el sol.

    V   F   _____

176. No se necesita protección solar para todos los tipos de piel.

    V   F   _____

177. Ordene del 1 al 12 los siguientes pasos en la secuencia correcta para el procedimiento para el acné.

_____ Aplique vapor y suero.

_____ Lávese las manos y colóquese guantes.

_____ Aplique una máscara con base de arcilla para una limpieza profunda. Retire la máscara.

_____ Aplique hidratante.

_____ Analice la piel.

_____ Aplique astringente o tonificante.

_____ Realice un tratamiento con una máquina galvánica o de alta frecuencia.

_____ Realice extracciones.

_____ Procede con la desincrustación y retire el producto.

_____ Realice una limpieza profunda.

_____ Aplique una máscara con efecto calmante. Retírela con un algodón humedecido.

_____ Finalice con una consulta postratamiento.

CONOCIMIENTOS Y LOGROS ACADÉMICOS

En el espacio siguiente, escriba notas sobre los puntos claves que aprendió en este capítulo. Comparta sus conocimientos con sus compañeros de clase y pregúnteles si sus notas les parecen útiles. Si es necesario, revise sus apuntes de clase tomando las ideas de sus compañeros que le parezcan buenas.

Conocimientos básicos:

_____

_____

_____

_____

_____

_____

_____

Anote, por lo menos, tres cosas que haya aprendido desde que decidió ingresar a la escuela.

Logros académicos:

_____

_____

_____

_____

_____

_____

_____

1. Los cosmetólogos deben comprender muy bien los tratamientos faciales y los productos para el cuidado de la piel porque _____.

   A) están obligados a informar en detalle a los clientes sobre las partes de la piel que se verán afectadas por un tratamiento facial

   B) tener conocimientos sobre los aspectos básicos de los productos para el cuidado de la piel y el análisis de la piel les permite asesorar a los clientes cuando lo solicitan

   C) tienen licencia para diagnosticar, recetar, tratar o trabajar en la piel poco saludable y realizar cualquier servicio requerido en el proceso

   D) los servicios de cuidado de la piel están incluidos en una licencia de podología y una de las principales responsabilidades de los esteticistas es realizar los procedimientos que figuran en una licencia de podología

2. Identifique una diferencia entre esteticistas y estilistas.

   A) Los esteticistas rara vez asisten a clases y, por lo general, aprenden sus habilidades del mundo que los rodea, mientras que los estilistas suelen tomar clases avanzadas para aprender sus habilidades.

   B) A diferencia de los esteticistas, los estilistas suelen adoptar un enfoque holístico para los tratamientos de cuidado de la piel y se enfocan en la mente, el cuerpo y el espíritu.

   C) Los esteticistas se identifican con la comunidad relacionada con el bienestar, mientras que los estilistas se identifican con la industria de la belleza.

   D) A diferencia de lo que se espera de los estilistas, los esteticistas deben ser sociables y conversar de manera alegre y animada.

3. Se usan lámparas con lupa para _____.

   A) hacer limpiezas y exfoliación
   B) eliminar el exceso de sebo
   C) la extracción de comedones
   D) dilatar los poros en la superficie de la piel

4. ¿Cuál de los siguientes es un beneficio de utilizar un vaporizador facial?

   A) Se utiliza para limpiar y exfoliar ligeramente la piel.

   B) Estimula la circulación y elimina el exceso de sebo.

   C) Ayuda a cerrar los poros y a endurecer los folículos obstruidos para que sea más fácil extraerlos.

   D) Ayuda a suavizar los tejidos, de modo que puedan aceptar los humectantes y otros productos de tratamiento.

continuación →

5. Identifique un enunciado verdadero sobre la piel alipídica.

   A) Tiene poros grandes.

   B) Parece gruesa y áspera.

   C) No produce suficiente sebo.

   D) Tiene un aspecto ceroso o amarillento.

6. ¿Cuál de las siguientes es una afección de la piel comúnmente asociada con la piel grasa?

   A) alopecia

   B) líneas finas y arrugas acentuadas

   C) deshidratación de la piel

   D) comedones abiertos y cerrados

7. ¿Cuál de los siguientes enunciados sobre la piel mixta es verdadero?

   A) Tiene un aspecto ceroso o grasoso.

   B) Los poros se hacen más grandes hacia los lados del rostro.

   C) No hay afecciones de la piel asociadas con la piel mixta.

   D) Tiene una distribución más amplia de poros grandes en la zona T.

8. ¿Cuál de las siguientes es una emulsión de agua en aceite rica que se usa principalmente para disolver el maquillaje y la suciedad, y es apta para pieles muy secas y maduras?

   A) loción limpiadora

   B) limpiador en espuma

   C) las cremas limpiadoras

   D) agua de limpieza

9. ¿Cuál de los siguientes enunciados sobre las ampollas es verdadero?

   A) Son productos diluidos que suelen tener concentraciones más bajas de ingredientes que penetran la piel y tratan diversas enfermedades de la piel.

   B) Se envasan en pequeños viales sellados que contienen una sola aplicación medida previamente para un tratamiento específico.

   C) Se aplican sobre una mascarilla, protector solar, crema para masaje o hidratante.

   D) En general, se envasan en un gotero o en un recipiente con bomba.

continuación

10. ¿Cuál de los siguientes es un beneficio de una exfoliación adecuada de la piel?

   A) Elimina líneas finas y arrugas.

   B) Retrasa la descamación de las células muertas de la piel.

   C) Reduce el contenido de humedad en la piel.

   D) Disminuye la obstrucción de los poros y la oleosidad de la piel.

11. En el contexto de las técnicas básicas de masaje, el/la _____ es un masaje suave y continuo que se realiza con los dedos o con las palmas de la mano en forma suave y rítmica.

   A) percusión   C) *effleurage*

   B) pétrissage   D) vibración

12. En el contexto de las técnicas de masaje, ¿cuál de los siguientes es un movimiento de frotación intenso en el que se aplica presión a la piel mientras los dedos o las palmas de las manos se desplazan sobre las estructuras subyacentes?

   A) vibración   C) *effleurage*

   B) *petrissage*   D) fricción

13. Identifique la técnica de masaje en la que las yemas de los dedos golpean la piel en una sucesión rápida o con movimientos rápidos de golpecitos.

   A) *tapotement*   C) vibración

   B) *effleurage*   D) *pétrissage*

14. La corriente galvánica se usa cuando _____.

   A) el objetivo del tratamiento es facilitar la aplicación de productos específicos en la piel o preparar la piel para una extracción

   B) un cliente tiene heridas abiertas o acné pustular inflamado

   C) el objetivo del tratamiento es estimular el flujo sanguíneo y oxigenar la piel

   D) un cliente tiene implantes metálicos, un marcapasos, correctores dentales o una enfermedad cardíaca

continuación

15. ¿Cuál de los siguientes enunciados sobre los tratamientos de alta frecuencia es verdadero?

    A) Se pueden aplicar mediante iontoforesis y desincrustación.

    B) Se pueden aplicar para estimular el flujo sanguíneo y oxigenar la piel.

    C) Utilizan dos electrodos.

    D) Solo se pueden aplicar antes de la extracción porque tienen efecto germicida.

16. En el contexto de la terapia de luz, ¿qué color de luz debe usarse para tratar la piel propensa al acné?

    A) luz azul

    B) luz verde

    C) luz amarilla

    D) luz roja

17. El propósito de _____ es determinar si el cliente tiene alguna contraindicación que pueda impedir la realización de ciertos tratamientos de la piel.

    A) la ficha del cliente

    B) el formulario de registro de servicio

    C) el formulario de consentimiento

    D) el formulario de admisión del cliente

18. ¿Cuál de los siguientes es un acuerdo por escrito habitual entre el cosmetólogo y el cliente para la realización de un tratamiento de rutina, pre o posquirúrgico, de acuerdo con las instrucciones del proveedor médico, o para realizar un tratamiento de rutina?

    A) el formulario de consentimiento

    B) el formulario de admisión del cliente

    C) el formulario de registro de servicio

    D) el formulario de historia clínica

19. Como profesional del cuidado de la piel, ¿qué debe hacer?

    A) Hacer un análisis de la piel antes de iniciar un tratamiento facial.

    B) No vender productos en ninguna circunstancia.

    C) Designar un área ruidosa y alegre para los tratamientos faciales.

    D) Completar el formulario de admisión del cliente cuando termine el servicio.

20. ¿Cuál de las siguientes es una pregunta común durante la consulta sobre el cuidado de la piel?

    A) ¿Cuál es su ingreso mensual?

    B) ¿Cómo se siente la piel en diferentes momentos del día?

continuación

C) ¿Tiene hijos?

D) ¿Está de acuerdo con que usemos una cucharilla en su piel?

21. Si un cliente toma esteroides por vía oral, como la prednisona, usted debe _____.

A) evitar todos los tratamientos hasta que el médico los autorice

C) evitar la depilación con cera

B) hacer un tratamiento exfoliante

D) darle un masaje estimulante

22. Ante la posibilidad de embarazo, antecedentes de convulsiones o epilepsia, presencia de clavos en los huesos o placas de metal en el cuerpo, o un marcapasos, usted debe evitar _____.

A) los masajes estimulantes

C) la depilación con cera en cualquier parte del cuerpo

B) los tratamientos eléctricos

D) el uso de productos perfumados

23. Si un cliente tiene la piel sensible y con tendencia al enrojecimiento, usted debe _____.

A) darle un masaje estimulante

C) evitar las compresas frías y usar calor

B) usar tratamientos mecánicos

D) evitar los exfoliantes ásperos

24. ¿Qué pauta debe seguir cuando considera tratamientos para el cuidado de la piel y el vello facial?

A) Siempre ir en contra del patrón de crecimiento del vello facial.

B) Seleccionar productos calmantes y curativos durante el servicio si la piel tiene escoriaciones.

C) Usar almohadillas de algodón en lugar de toallas o esponjas en las áreas con exceso de vello facial.

D) Nunca combinar la depilación con cera con otros servicios de cuidado personal, como el recorte de las cejas.

25. ¿Qué pauta debe seguir cuando trabaja con clientes que tienen acné?

A) Evitar el uso de vaporizadores de ozono en estos clientes, ya que el ozono no tiene efecto bactericida y germicida.

B) Solo realizarle tratamientos faciales de conservación, no correctivos, a estos clientes.

C) Usar materiales desechables, como almohadillas de limpieza de algodón, cuando trabaje con clientes que tienen acné.

D) Usar guantes de látex no desechables cuando realice procedimientos de tratamiento del acné.

¡finalizado!

Destrezas prácticas

La autoevaluación regular le permite mejorar sus habilidades técnicas y alcanzar el éxito. Después de realizar cada procedimiento, revise los pasos en el libro de texto y califíquese como "Competente" o "Necesita mejorar". Escriba comentarios sobre las áreas de éxito y las áreas a mejorar. Calificarse a uno mismo permite identificar las fortalezas y las debilidades con el fin de desarrollar su propio plan de mejora.

PRÁCTICA	COMPETENTE	NECESITA MEJORAR	COMENTARIOS
PROCEDIMIENTO 18-1 TRATAMIENTO FACIAL BÁSICO			
Preparación			
Procedimiento			
Posterior al servicio			
Duración			
PROCEDIMIENTO 18-2 MASAJE FACIAL			
Preparación			
Procedimiento			
Duración			
PROCEDIMIENTO 18-3 TRATAMIENTOS FACIALES PARA PIELES SECAS			
Preparación			
Procedimiento			
Posterior al servicio			
Duración			
PROCEDIMIENTO 18-4 TRATAMIENTOS FACIALES PARA PIELES GRASAS CON COMEDONES ABIERTOS			
Preparación			
Procedimiento			
Posterior al servicio			
Duración			
PROCEDIMIENTO 18-5 TRATAMIENTOS FACIALES PARA PIELES PROPENSAS AL ACNÉ			
Preparación			
Procedimiento			
Posterior al servicio			
Duración			

SEGUIMIENTO DE MI PROGRESO

Use este rastreador sencillo para registrar su progreso a medida que realiza las actividades de cada objetivo de aprendizaje.

COMPLETADO	CANT. DE RESPUESTAS CORRECTAS	OBJETIVO
☐	_____/3	**OA 1:** Explicar cómo el conocimiento del maquillaje mejorará la carrera de los cosmetólogos
☐	_____/22	**OA 2:** Resumir cómo usar la teoría del color al elegir cosméticos para maquillar
☐	_____/8	**OA 3:** Explicar la importancia de atender a una clientela diversa
☐	_____/35	**OA 4:** Describir los usos de los distintos tipos de productos cosméticos para maquillaje
☐	_____/17	**OA 5:** Describir brochas, herramientas y otros implementos para aplicar y remover maquillaje
☐	_____/23	**OA 6:** Implementar técnicas básicas de maquillaje utilizadas para complementar las formas y características del rostro
☐	_____/46	**OA 7:** Describir los pasos para una aplicación de maquillaje básico
☐	_____/20	**OA 8:** Describir varios métodos de realce de pestañas

¿Cuáles son los motivos para estudiar maquillaje?

RESPUESTA CORTA

1. ¿Cuáles son dos conceptos importantes que se deben comprender para una aplicación de maquillaje exitosa, además de las pautas presentadas en este capítulo?

_____

_____

_____

2. ¿Qué dos perspectivas necesitan equilibrar los cosmetólogos, en cuanto a estilo, para sobresalir en la aplicación de maquillaje?

_____

_____

_____

3. Enumere cuatro razones por las que los cosmetólogos deben conocer muy bien el maquillaje.

_____

_____

_____

Teoría del color para maquillaje

COMPLETE LOS ESPACIOS EN BLANCO

4. Complete las oraciones siguientes con palabras del banco de palabras. Algunas palabras se pueden usar más de una vez.

Banco de palabras: roja, naranja, amarilla, verde, azul, rueda, maquillaje, el azul y verde, contrastante, contraste, teoría, complementaria, rojo y amarillo, medio, rojo.

La _____ de color es la base para aplicar _____ de manera exitosa.

La _____ de color es una guía que le ayudará a aprender sobre la combinación _____

o _____ de colores. Divida una rueda de colores por la mitad, a través del _____

de las porciones _____ y _____. El lado _____ de la rueda representa

los colores cálidos. El lado _____ representa los colores fríos. La línea divisoria muestra que

el _____ y el _____ pueden ser tanto cálidos como fríos. Por ejemplo, el rojo con

base _____ es cálido, mientras que el rojo con base _____ es frío. El verde con base

_____ es cálido, pero el verde con base _____ es frío. Los colores opuestos entre

sí en la rueda de colores ofrecen el mayor _____ y, por lo tanto, se consideran complementarios.

5. Complete la rueda de colores a continuación con los colores adecuados para mostrar los colores primarios, secundarios y terciarios. Dibuje líneas para indicar los lados cálido y frío de la rueda. Por último, indique los colores complementarios.

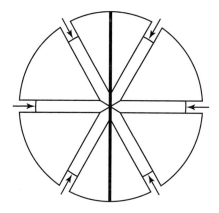

VERDADERO O FALSO

Indique si las afirmaciones siguientes son verdaderas o falsas. En las afirmaciones falsas, explique el motivo.

6. Los colores neutros son aquellos que contrastan con todos los otros colores.

   V   F   _____

7. Los colores neutros no pueden tener una base cálida o fría.

   V   F   _____

8. El tipo de piel de su cliente es el factor más importante a la hora de elegir la paleta de colores para su maquillaje.

   V   F   _____

9. Ejemplos de colores neutros fríos son el naranja amarronado y el bronce dorado; ejemplos de colores neutros cálidos son el gris carbón y azul grisáceo.

   V   F   _____

10. Las sombras de ojos en colores complementarios destacarán los ojos y harán que los colores resalten, mientras que los colores monocromáticos que combinen con el color de ojos tendrán menos impacto.

V   F   _____   _____

11. Como el naranja se forma con amarillo y rojo, las sombras con cualquiera de estos colores harán que los ojos azules se vean más azules.

V   F   _____

12. El color complementario para los ojos verdes es el rojo, por lo que siempre debe usar tonos rojos puros.

V   F   _____

RESPUESTA CORTA

13. ¿Cuáles son los cuatro factores, relacionados con el color, de las características físicas de su cliente que debe considerar al elegir la paleta de colores para maquillaje? Enumere los tipos de colores o tonos asociados con cada uno.

_____

_____

_____

14. ¿A qué se refiere el tono de piel?

_____

_____

_____

15. ¿Cuáles son las categorías tradicionales de tonos de piel, según las empresas de cosméticos?

_____

_____

_____

16. ¿Su capacidad para identificar correctamente la profundidad del tono de la piel del cliente afectará su elección de qué tipo de cosmético debe utilizar para el cliente?

_____

_____

_____

COMPLETE LOS ESPACIOS EN BLANCO

Complete las siguientes oraciones.

17. El subtono se refiere a los _____ que se encuentran debajo de la capa _____ de la piel.

    El subtono se clasifica generalmente en tres categorías:

    • colores _____: una mezcla de subtonos _____ y _____

    • colores _____: subtonos rosado, rojo o azulado

    • colores _____: subtonos amarillo, color durazno o dorado

El subtono, más que el tono de la _____, es el responsable del _____ general del cutis del cliente

y determina si su piel se ve _____, _____ o neutra. Realizar una prueba de _____

de color con varios tonos es la forma más eficaz de seleccionar un color de _____ adecuado.

CREAR

18. Si bien su texto menciona la prueba de coincidencia de colores, hay muchas formas de determinar los subtonos de la piel. Para este ejercicio, trabaje con un compañero para crear su propia prueba para determinar los subtonos de la piel. Investigue varios sitios web o blogs de belleza, piel y cosméticos para revisar los tipos de pruebas que ofrecen y las preguntas que hacen. Utilice términos de búsqueda como "subtonos de la piel", "selección de la base adecuada", "cómo determino mi subtono de piel", etc. Compile preguntas y capturas de pantalla de tablas o gráficos de colores, y use la información que encuentre para crear un cuestionario breve (de tres a seis preguntas).

Luego, asóciese con otro grupo y hagan las pruebas de los demás. ¿Qué tan precisos cree que son los resultados de sus cuestionarios? ¿Qué color de base recomendaría al otro? ¿Difiere de un color de base que haya usado normalmente en el pasado?

ETIQUETADO

19. Etiquete cada paleta de colores que se muestra a continuación para indicar con qué color de ojos se complementa mejor.

   a. Ojos azules   b. Ojos marrones   c. Ojos verdes

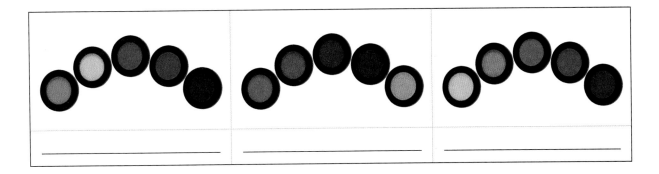

INVESTIGACIÓN

20. Aunque el color de ojos a menudo se divide en tres categorías (marrón, azul y verde), existen múltiples variaciones. Encuentre imágenes de celebridades en revistas o publicaciones de Instagram, o forme grupo con algunos compañeros de clase diferentes y mírelos de cerca a los ojos. Describa las variaciones que notó entre esas categorías principales. Sea específico y preciso en los términos que utiliza para los diferentes colores. Asóciese con un compañero de clase para revisar y discutir los términos de cada uno. ¿Los términos de su compañero suenan como alguno de los colores que observó? ¿Cómo puede la iluminación (luz solar, iluminación fluorescente, fotografías profesionales, etc.) afectar el color de los ojos?

Marrón	
Azul	
Verde	

21. ¿Con qué categoría de color debería coordinar el maquillaje de mejillas y labios?

_____

_____

_____

22. Proporcione un ejemplo del color de labial y colorete (cálido, frío o neutro) que podría elegir para un cliente que tiene ojos de color marrón dorado claro y usa sombras de ojos rosa durazno.

_____

_____

_____

23. Al seleccionar la sombra de ojos, ¿qué más debe considerar además del color de ojos? ¿Por qué?

_____

_____

_____

24. Si tiene un cliente con ojos azules y cabello negro azulado, ¿usaría un color de sombra de ojos cálido o frío?

_____

_____

_____

RELACIÓN DE CONCEPTOS

25. Combine cada tono cálido o frío con el color de cabello correspondiente en la tabla a continuación. Cada tono se utilizará una vez.

a. Rojo violáceo, violeta

b. Cobrizo, rojizo

c. Amarillo, naranja

d. Violeta, azul

e. Dorado, cobrizo, naranja, rojo

f. Ceniza, plateado

COLOR DEL CABELLO	TONO DEL COLOR DE CABELLO CÁLIDO		TONO DEL COLOR DE CABELLO FRÍO	
Rubio				Rubio frío, ceniza
Rojo				
Castaño		Amarillo, dorado, naranja		Ceniza
Castaño oscuro, negro				
Gris o blanco		[No corresponde]		

El maquillaje es para todos

RESPUESTA CORTA

26. ¿Los servicios de maquillaje de salón son específicos para un género o edad?

_____

_____

_____

27. Proporcione un ejemplo de dos propósitos diferentes, una aplicación mínima y una más completa, para los que podría servir el maquillaje para uso diario.

_____

_____

_____

28. Haga una lista de cuatro formas en las que puede incorporar técnicas de camuflaje con el maquillaje para todos los días.

_____

_____

_____

29. ¿Cuáles son los cuatro productos que normalmente brindan una apariencia de cobertura completa para la aplicación de maquillaje diaria?

_____

_____

_____

30. ¿Cuáles son las tres formas en que puede mejorar el aspecto básico de cobertura total con el maquillaje para todos los días?

_____

_____

_____

REFLEXIÓN

31. Escriba algunas oraciones en respuesta a cada pregunta a continuación. Tómese un tiempo para pensar detenidamente en la variedad de clientes que tendrá cuando trabaje como maquillador profesional.

   • ¿Qué significa para usted el término "maquillaje para todos los días", de manera personal y en general?

   • ¿Cómo se relaciona el concepto de "maquillaje para todos los días" con la noción de que el maquillaje es para todos?

   • Enumere uno o dos ejemplos específicos de cómo adoptar esos conceptos (el maquillaje es para todos los días y para todos) puede ayudar a construir su clientela y mejorar su enfoque profesional para la aplicación de maquillaje.

32. Para cada afirmación sobre cómo trabajar con pieles maduras al aplicar maquillaje, indique si es algo que se debe hacer o algo que no se debe hacer.

¿Se debe hacer o no?　　**Al aplicar maquillaje para clientes con piel madura**

_____ Difuminar colores apagados de sombras de ojos con toques suaves de brillo para clientes con piel madura.

_____ Sostener la piel con firmeza cuando aplica el maquillaje.

_____ Usar brillo o colores escarchados si su cliente tiene arrugas, manchas de la edad o papilomas cutáneos.

_____ Preparar la piel antes de aplicar el maquillaje.

_____ Dejar líneas rígidas en la aplicación de maquillaje.

_____ Minimizar la apariencia de las arrugas con un suero hidratante.

_____ Usar productos que ayuden a ocultar el daño solar.

_____ Usar polvos pesados.

_____ Usar una fórmula de polvo ligero con moderación.

33. Enumere los pasos para realizar aplicaciones de maquillaje en clientes que tienen la piel texturizada, del 1 al 7.

_____ Usar un rubor mate (sin brillo, opaco) para evitar acentuar la textura irregular.

_____ Determinar si la textura de la piel del cliente se debe a la presencia de poros dilatados, cicatrices, acné activo o daño solar excesivo.

_____ Moderar las expectativas del cliente de antemano y hacerle saber que el maquillaje no puede eliminar la textura desigual de la piel.

_____ Una vez que se determinó el origen de la textura de la piel de su cliente, tomarse un tiempo para educarlo sobre el cuidado de la piel.

_____ Seleccionar una base de larga duración que contenga un agente fijador que creará un lienzo más uniforme.

_____ Después de finalizar la aplicación del maquillaje, ofrecer al cliente productos y servicios que aborden la problemática de su piel.

_____ Preparar la piel de manera adecuada para la aplicación del maquillaje. Por ejemplo, si la piel es acneica, piense en usar un producto absorbente de grasitud antes de aplicar la base.

Maquillaje facial

34. ¿Cuáles son tres ejemplos de imperfecciones de la piel que la base puede ocultar?

_____

_____

_____

35. Haga una lista de cuatro formulaciones para base. ¿Cómo elige la mejor formulación de base para su cliente?

_____

_____

_____

36. ¿Cuál es la función del imprimante en relación con la base?

_____

_____

_____

37. Describa cómo se aplican el imprimante y la base.

_____

_____

_____

Indique si las afirmaciones siguientes son verdaderas o falsas. En las afirmaciones falsas, explique el motivo.

38. Garantice que los ingredientes en un producto de base líquida sean no comedogénicos, es decir, que el producto no contenga ingredientes que obstruirían los folículos, lo que agravaría la piel propensa al acné.

   V   F   _____

39. Algunas bases líquidas se comercializan como libres de aceite y no suelen ser aptas para pieles grasas.

   V   F   _____

40. Las bases en crema proporcionan mayor cobertura y se suelen usar en pieles hiperpigmentadas o maduras.

   V   F   _____

41. *El maquillaje mineral* más comúnmente se refiere a las formulaciones en polvo altamente pigmentadas, no líquidas, para base.

   V   F   _____

42. Las formulaciones de maquillaje mineral son populares para clientes con acné, rosácea, alergias o piel sensible porque, cuando se aplican correctamente, se sienten livianas sobre la piel.

   V   F   _____

INVESTIGACIÓN

43. Use Internet, revise catálogos de belleza o visite una tienda de artículos de belleza para identificar e investigar tres bases diferentes: una crema, una líquida y una en polvo. Anote los resultados en la siguiente tabla. ¿Qué marca o tipo de base se imagina que usará con más frecuencia en los clientes?

CARACTERÍSTICAS	BASE CREMOSA	BASE LÍQUIDA	BASE EN POLVO
Fuente (tienda/sitio web)			
Nombre/marca			
Forma (líquida, cremosa, mineral)			
Color			
A base de agua o aceite			
¿Es no comedogénica?			
Incluye protección solar			
Precio/tamaño			

RESPUESTA CORTA

44. ¿Para disimular qué se usan los correctores?

_____

_____

_____

45. Proporcione tres ejemplos de cómo se envasan los correctores.

_____

_____

_____

46. ¿Qué formulación debe tener el corrector si se desea una cobertura ligera? ¿Qué formulación ofrece una mayor cobertura?

_____

_____

_____

47. ¿Qué ingrediente cosmecéutico buscaría en un corrector si quisiera controlar las imperfecciones? ¿Si quisiera generar colágeno?

_____

_____

_____

COMPLETE LOS ESPACIOS EN BLANCO

48. Complete las oraciones siguientes con palabras del banco de palabras. Cada palabra se utilizará una vez.

Banco de palabras: lavanda, verde, anulan, opuestos, oscuras, correctores, decoloración, hiperpigmentación, teoría, cetrina, rueda, levantar, neutralizantes.

La formulación para los _____ de color se basa en la _____ del color,

que establece que, cuando los colores _____ entre sí en la _____ de

color se superponen, se _____ entre sí. En otras palabras, se formulan en varios tonos

_____. Por lo tanto, el corrector _____ ayuda a ocultar el enrojecimiento

relacionado con la piel rojiza. El corrector formulado con un pigmento _____ reduce

la apariencia _____ (amarillo opaco) de la piel. Un corrector naranja durazno anula la

_____. Para tonos de piel intensos, el naranja, el durazno o el rojo también pueden

ayudar a _____ el cutis, neutralizar las manchas _____ o la

_____ debajo de los ojos.

INVESTIGACIÓN

49. Use Internet, revise catálogos de belleza o visite una tienda de artículos de belleza para identificar e investigar tres correctores diferentes, como los que controlan las imperfecciones o generan colágeno, los que tienen una cobertura ligera o las cremas a base de aceite, o los que tienen un envase diferente. Anote los resultados en la siguiente tabla. ¿Qué marca o tipo de corrector se imagina que usará con más frecuencia en los clientes?

CARACTERÍSTICAS	CORRECTOR N.° 1	CORRECTOR N.° 2	CORRECTOR N.° 3
Fuente (tienda/sitio web)			
Nombre/marca			
Envase (por ejemplo, en barra, en frasco)			
Color/corrección de color			
A base de siliconas o aceite			
Cosmecéuticos (si posee)			
Precio/tamaño			

RESPUESTA CORTA

50. ¿Para qué se utiliza el polvo facial en la aplicación de maquillaje?

_____

_____

_____

51. ¿Cuál es la diferencia entre los polvos faciales translúcidos y los correctores de color?

_____

_____

_____

52. ¿Qué polvo facial es mejor para retocar la piel grasa durante todo el día?

_____

_____

_____

53. ¿Qué ingrediente del polvo facial se considera mejor para los clientes que pueden estar frente a una cámara? ¿Por qué?

_____

_____

_____

54. Relacione cada tipo de producto para maquillaje de ojos con su descripción. Cada tipo se utilizará tres veces.

a. Sombra   b. Delineador de ojos   c. Color para cejas

Tipo de maquillaje de ojos   **Descripción**

_____ Se puede encontrar en casi todos los colores, de cálidos a fríos, de neutros a brillantes y de claros a oscuros.

_____ Se puede usar para oscurecer las cejas, corregir su forma o rellenar las áreas con poco vello.

_____ La versión en lápiz de este tipo de maquillaje para ojos está disponible en formas blandas y duras para usar en los párpados superior e inferior.

_____ Agrega color y forma a las cejas.

_____ Define los ojos y hace que las pestañas parezcan más abundantes.

_____ La química de la versión en lápiz es similar a la de los lápices delineadores de ojos; la química de la versión en polvo es similar a la de las sombras de ojos.

_____ Está disponible en forma de lápiz, líquido, compacto, gel y pluma con punta de fieltro.

_____ También viene en varios acabados, incluidos metálico, mate, escarchado y con brillo.

_____ Disponible en crema, así como en formas de polvo compacto y suelto.

VERDADERO O FALSO

Indique si las afirmaciones siguientes son verdaderas o falsas. En las afirmaciones falsas, explique el motivo.

55. Los labiales se pueden encontrar en varias formas, incluidas cremas, brillos, lápices, geles y barras.

V   F   _____

56. Las lacas son solubles en agua y no se mezclan con aceites; las tinturas son insolubles, se pueden mezclar con aceites y pueden tener un color más estable.

V   F   _____

57. El delineador de labios se aplica antes del labial para definir la forma de los labios y evitar que el color se corra.

    V   F   _____

58. Debe seguir todos los procedimientos de control de infecciones al afilar el lápiz labial antes de la aplicación a cada cliente y limpiarlo luego de cada uso. También limpie y desinfecte su sacapuntas todos los días.

    V   F   _____

59. El acondicionador de labios se usa como hidratante de labios al comenzar la aplicación de maquillaje, para que pueda absorberse e hidratarse antes de comenzar a aplicar el delineador, mientras que el brillo de labios puede dar un aspecto brillante e hidratado a los labios.

    V   F   _____

60. El imprimante, la base o el labial con efecto volumen pueden aplicarse después del labial.

    V   F   _____

INVESTIGACIÓN

61. Use Internet, revise catálogos de belleza o visite una tienda de artículos de belleza para identificar e investigar tres tipos de maquillaje de ojos: sombra de ojos, delineador de ojos y color de cejas. Anote los resultados en la siguiente tabla. Conserve esto como un registro para cuando esté armando su kit de maquillaje para el salón.

CARACTERÍSTICAS	SOMBRA	DELINEADOR DE OJOS	COLOR PARA CEJAS
Fuente (tienda/sitio web)			
Nombre/marca			
Forma (por ejemplo, polvo, crema, lápiz)			
Variedad/ejemplos de colores disponibles			
¿Incluye aplicador?			
Precio/tamaño			

62. ¿Cuáles son los dos tipos de colorete? ¿Qué efectos puede lograr con cada forma?

_____

_____

_____

63. ¿Qué formas de colorete se superponen y, luego, se difuminan directamente con la base?

_____

_____

_____

64. ¿Cómo dan los maquilladores un brillo puro y natural con el colorete?

_____

_____

_____

65. ¿Cuáles son los tres tipos de rímel? ¿Cuál es el tipo más común?

_____

_____

_____

66. Un cliente pregunta por una forma de aumentar el grosor de sus pestañas sin agregar el color del rímel. ¿Qué producto le recomendaría?

_____

_____

_____

67. Use Internet, revise catálogos de belleza o visite una tienda de artículos de belleza para identificar e investigar tres labiales y productos para labios diferentes. Anote los resultados en la siguiente tabla. Conserve esto como un registro para cuando esté armando su kit de maquillaje para el salón.

CARACTERÍSTICAS	LABIAL N° 1	LABIAL N° 2	LABIAL N° 3
Fuente (tienda/sitio web)			
Nombre/marca			
Tipo (por ejemplo, lápiz labial, delineador de labios, brillo de labios o acondicionador)			
Variedad/ejemplos de colores disponibles			
Ingredientes			
¿Cuánto tiempo de duración promete?			
Precio/tamaño			

RELACIÓN DE CONCEPTOS

68. Relacione cada tipo de producto cosmético diferente con su descripción. Debe utilizar cada tipo de cosmético, al menos, dos veces.

a. Desmaquillador de ojos

b. Maquillaje teatral

c. Maquillaje compacto

Tipos de cosméticos diferentes

Descripción

_____ Puede ser a base de agua o de aceite; las versiones a base de agua de este cosmético incluyen una solución con solventes agregados.

_____ También conocido como maquillaje prensado.

_____ Se usa principalmente con fines teatrales porque no se corre durante las representaciones.

_____ Las versiones a base de aceite de este cosmético se usan generalmente para quitar el maquillaje llamativo y cargado, y para descomponer el pegamento de látex que se usa para aplicar pestañas postizas.

_____ Base de maquillaje en crema espesa que proporciona una gran cobertura.

_____ Preparado especial para desmaquillar los ojos, incluidos los productos resistentes al agua.

_____ Se aplica en el rostro con una esponja cosmética húmeda.

_____ Maquillaje pesado.

_____ Cosmético más comúnmente utilizado para cubrir cicatrices y pigmentación desigual.

_____ Es muy bueno para corregir pequeños errores durante el proceso de aplicación del maquillaje.

Brochas y pinceles, herramientas e implementos para maquillaje

COMPLETE LOS ESPACIOS EN BLANCO

69. Complete la información faltante en el siguiente cuadro.

PARTE DE LA BROCHA DE MAQUILLAJE	DESCRIPCIÓN
	Viene en varias longitudes y puede estar hecho de madera, acrílico, plástico o metal.
	Cerdas de la brocha de maquillaje.
	Pieza metálica que sujeta toda la brocha y soporta la fuerza de las cerdas, idealmente con doble engaste o anillo alrededor.

70. Complete la información faltante en el siguiente cuadro.

TIPO DE BROCHA O HERRAMIENTA DE MAQUILLAJE	DESCRIPCIÓN Y USO	IMAGEN DE BROCHA O HERRAMIENTA ESTÁNDAR
Brocha para sombra		
	Cerdas suaves y cónicas; se usa para mezclar la base de maquillaje en todo el rostro con movimientos amplios de barrido; áreas de difícil acceso como las comisuras de la nariz y el contorno del cuero cabelludo, y la zona de los ojos y la boca.	

TIPO DE BROCHA O HERRAMIENTA DE MAQUILLAJE	DESCRIPCIÓN Y USO	IMAGEN DE BROCHA O HERRAMIENTA ESTÁNDAR
	Cerdas firmes y delgadas que se usan para aplicar polvo en las cejas o delineador de ojos en la línea de las pestañas.	
Brocha para labial		
Brocha para corrector		
	Brocha corta con gran cantidad de cerdas para el polvo o rubor; suele usarse con movimientos circulares para aplicar y difuminar los polvos.	
Brocha para delinear ojos		
Brocha para polvo		
	Versión más pequeña y cónica de la brocha para polvos; excelente para aplicar colorete en polvo.	

RESPUESTA CORTA

71. ¿Cuáles son los dos tipos de materiales con los que se pueden fabricar las brochas de maquillaje?

_____

_____

_____

72. ¿Cuál son las tres partes de una brocha de maquillaje?

_____

_____

_____

73. ¿Qué puede hacer para asegurarse de que las brochas de maquillaje de alta calidad en las que invierte duren años?

_____

_____

_____

74. Enumere dos o tres reglamentaciones para la limpieza de brochas de maquillaje especificadas por el organismo regulador de su país.

_____

_____

_____

75. ¿En qué dirección debe apuntar su brocha al limpiarla y desinfectarla? ¿Por qué?

_____

_____

_____

76. ¿Qué dos materiales utilizados en las brochas de maquillaje no se pueden desinfectar? ¿Por qué?

_____

_____

_____

77. ¿Qué debe hacer después de usar un implemento de un solo uso? ¿Por qué?

_____

_____

_____

78. ¿Cuáles son dos beneficios de usar implementos de un solo uso?

_____

_____

_____

79. Enumere los pasos para limpiar y desinfectar las brochas de maquillaje, del 1 al 8.

_____ Limpiarlas con una solución de limpieza comercial.

_____ Guardar las brochas en un recipiente limpio y cubierto.

_____ Enjuagar muy bien las brochas después de limpiarlas.

_____ Enjuagar muy bien las brochas después de desinfectarlas.

_____ Limpiar suavemente las brochas con un detergente antibacteriano.

_____ Volver a darle forma a las cerdas mojadas.

_____ Desinfectar las brochas durante el tiempo necesario.

_____ Colocar las brochas en posición horizontal sobre una toalla limpia hasta que se sequen.

80. Para cada afirmación relacionada con las pautas de seguridad para trabajar con brochas de maquillaje, indique si es algo que se debe hacer o algo que no se debe hacer.

¿Se debe hacer o no? **Pautas de seguridad al trabajar con brochas de maquillaje**

_____ Usar brochas que tengan cerdas naturales en múltiples clientes.

_____ Tomar una porción del producto de una paleta limpia al aplicar el maquillaje.

_____ Conservar las brochas desechables después de su uso.

_____ Vender brochas con mango de madera o cerdas naturales a los clientes para uso personal.

_____ Usar brochas con mangos de madera en los clientes.

_____ Limpiar y desinfectar las brochas sintéticas.

_____ Usar brochas desechables.

81. Identifique cada herramienta de maquillaje que se muestra a continuación y complete su descripción y uso.

HERRAMIENTA DE MAQUILLAJE	NOMBRE	DESCRIPCIÓN Y USO

RESPUESTA CORTA

82. ¿Cuáles son tres ventajas o beneficios de usar maquillaje con aerógrafo?

_____

_____

_____

83. ¿Cuál es el objetivo principal al usar maquillaje con aerógrafo?

_____

_____

_____

84. ¿Cuáles son algunos tipos de maquillaje que los maquilladores más experimentados aplican con herramientas de aerógrafo?

_____

_____

_____

RELACIÓN DE CONCEPTOS

85. Relacione cada implemento de un solo uso con su descripción.

Implementos de un solo uso   **Descripción**

_____ Pueden ser de *velour* y se utilizan para aplicar y difuminar los polvos, las bases y los rubores en polvo.

_____ Pueden usarse para minimizar el riesgo de infección; consulte con su instructor, país y organismo regulador para obtener la orientación adecuada.

_____ Aplicadores desechables que sirven para aplicar labial de manera higiénica.

_____ Aplicadores desechables que sirven para rímel.

_____ Se utilizan para aplicar sombra y labial o para difuminar el delineador de ojos. Se pueden usar húmedos para intensificar el color de la sombra de ojos.

_____ Se pueden usar con tonificante o desmaquillantes.

_____ Se pueden encontrar en tamaños y formas diferentes, incluidas cuñas y círculos, y son muy eficaces para aplicar y difuminar bases de maquillaje, rubor en crema o en polvo, polvo compacto y corrector.

_____ Puede usarse para aplicar sombras, difuminar delineador de ojos, aplicar bálsamo labial y corregir errores de aplicación; permite un trabajo enfocado y detallado.

_____ Tienen una base ancha y plana; se utilizan para sacar el maquillaje de los envases.

Complementación de formas y rasgos del rostro

86. ¿Cuáles son dos cualidades generales del rostro de su cliente que usted, como maquillador, debería tratar de crear con técnicas de maquillaje?

_____

_____

_____

87. ¿En qué se parecen las técnicas y los objetivos de la aplicación de maquillaje a los de los artistas?

_____

_____

_____

88. Para evaluar el grado de simetría en el rostro de un cliente, ¿cuáles son las tres secciones horizontales en las que debe dividir el rostro visualmente? Describa cada sección brevemente.

_____

_____

_____

89. ¿Cuáles son tres ejemplos de los componentes faciales de un cliente que debe examinar una vez que haya dividido visualmente su rostro en los tercios horizontales, para determinar la simetría de su rostro?

_____

_____

_____

90. ¿Qué tres productos de maquillaje se pueden utilizar para realizar iluminaciones y contornos?

_____

_____

_____

91. Complete las oraciones siguientes con palabras del banco de palabras. Cada palabra se utilizará una vez.

> **Banco de palabras:** más claro, más oscuro, iluminación, realce, sombras, notables, enfatiza, prominentes, contorno.

La regla básica para usar cosméticos faciales es que la _____ de una zona _____ los

rasgos, mientras que la creación de _____ los minimiza. Un _____ se genera cuando

se coloca un producto _____ que el tono de piel del cliente en los planos altos del rostro.

Se forma un _____ cuando se usa un producto _____ que el tono de piel del cliente

para crear sombras sobre los rasgos _____ para hacerlos menos _____.

92. A continuación, se enumeran una variedad de objetivos que sus clientes pueden tener con respecto a sus formas y rasgos faciales. Por lo general, quieren usar maquillaje para realzar o quitar énfasis a ciertos rasgos faciales. Para cada objetivo, haga lo siguiente (se proporciona un ejemplo):

    1. Use colores y sombras para indicar cómo aportaría equilibrio y armonía con sus habilidades de maquillaje a cada rostro a continuación, según la forma del rostro del cliente.

    2. Escriba una breve descripción de lo que muestra su dibujo.

OBJETIVO DEL CLIENTE PARA REALZAR Y QUITAR ÉNFASIS A LAS CARACTERÍSTICAS FACIALES	SU DIBUJO DE LA FORMA FACIAL DEL CLIENTE CON MAQUILLAJE PARA LOGRAR EL OBJETIVO DEL CLIENTE	SU DESCRIPCIÓN
Ejemplo: Agregar ancho a la cara en general		1. Aplicó una base más oscura a lo largo del contorno del cuero cabelludo y debajo de los pómulos para crear la ilusión de pómulos más anchos. 2. Esfumó una base más clara sobre los bordes externos de los pómulos para resaltar los laterales del rostro.
Reducir el ancho de la zona de la mandíbula		

OBJETIVO DEL CLIENTE PARA REALZAR Y QUITAR ÉNFASIS A LAS CARACTERÍSTICAS FACIALES	SU DIBUJO DE LA FORMA FACIAL DEL CLIENTE CON MAQUILLAJE PARA LOGRAR EL OBJETIVO DEL CLIENTE	SU DESCRIPCIÓN
Enfatizar el mentón hundido		
Reducir una frente prominente		
Reducir el ancho de la cara en general		
Crear la ilusión de una nariz más larga		
Reducir el ancho de la parte inferior de la cara		

OBJETIVO DEL CLIENTE PARA REALZAR Y QUITAR ÉNFASIS A LAS CARACTERÍSTICAS FACIALES	SU DIBUJO DE LA FORMA FACIAL DEL CLIENTE CON MAQUILLAJE PARA LOGRAR EL OBJETIVO DEL CLIENTE	SU DESCRIPCIÓN
Agregar altura a la frente		
Reducir el ancho del área de la frente		
Minimizar el ancho del pómulo		
Reducir el ancho de la nariz		

COMPLETE LOS ESPACIOS EN BLANCO

Complete las siguientes oraciones.

93. Difumine el color de la sombra de ojos hacia afuera para alargar los _____.

94. Para realzar los ojos _____, coloque un punto de iluminador directamente debajo del arco de la ceja con una línea fina de _____, levemente engrosada hacia el exterior.

95. Para suavizar y definir el _____ del párpado, cree una línea densa y, luego, difumínela.

96. Para aumentar el espacio entre los ojos unidos, use un color _____ en las comisuras internas

y difumine un tono _____ en los bordes externos.

97. Para minimizar la distancia entre los ojos separados, aplique _____ a lo largo de la línea de las

pestañas y extiéndase hacia la _____. Luego, suavice al difuminar con una sombra de ojos.

98. Las pestañas _____ pueden abrir, alargar y crear equilibrio en el rostro.

RESPUESTA CORTA

99. ¿Qué efecto tienen las cejas descuidadas en los ojos?

_____

_____

_____

100. ¿Cuál es el efecto de las cejas demasiado depiladas?

_____

_____

_____

101. Al determinar las tres líneas para crear una forma de ceja bien equilibrada, ¿dónde debe mirar el cliente?

_____

_____

_____

102. Ahora que ha estudiado técnicas para ayudar a los clientes a lograr objetivos, tales como equilibrar la forma de los ojos, es momento de que practique estas técnicas en usted mismo. Para esta actividad, practicará diferentes técnicas en sus propios ojos para ver por sí mismo los efectos que se generan. Siga los pasos a continuación.

1. Tome una foto de sus propios ojos (o trabaje con un compañero para que sea más fácil).

2. Describa cuáles cree que son la forma y las características de sus ojos. _____

3. Describa un aspecto de sus ojos que le gustaría cambiar con maquillaje. _____

4. Aplique maquillaje para hacer el cambio que describió en el paso 3.

5. Tome una fotografía del maquillaje terminado (o trabaje con un compañero para hacerlo).

6. Describa las técnicas que usó en el paso 4 para lograr el maquillaje final. _____

7. Desmaquille los ojos.

Luego, use tres técnicas diferentes para crear tres apariencias diferentes para sus ojos. Para cada una de las tres aplicaciones, asegúrese de tomar una foto de la apariencia terminada (o pídale a un compañero que lo haga) y quítese completamente el maquillaje de los ojos después de cada aplicación. Por último, registre la siguiente información sobre sus tres aplicaciones en la tabla.

DESCRIBA	APLICACIÓN DEL MAQUILLAJE PARA OJOS N.º 1	APLICACIÓN DEL MAQUILLAJE PARA OJOS N.º 2	APLICACIÓN DEL MAQUILLAJE PARA OJOS N.º 3
Tipos de maquillaje para ojos utilizados (p. ej., delineadores, lápices, sombras, correctores, rímel)			
Paleta de colores de maquillaje			
Colocación de los tipos de maquillaje para ojos (p. ej., borde externo del ojo, párpado, pestañas, cerca de la nariz)			
Efectos (p. ej., ojos más grandes, ojos más pequeños, más redondos, más estrechos)			
Si le gustaron los efectos y por qué			
Sus descubrimientos sobre las técnicas y opciones de color y maquillaje			

103. Dibuje las líneas utilizadas para determinar la ubicación y la forma de las cejas en las imágenes a continuación y ordénelas del 1 al 4. Etiquete cada línea que haya dibujado con el paso apropiado.

1. Método alternativo para determinar la parte más alta del arco

2. Determinar la parte más alta del arco

3. Determinar dónde debería terminar la ceja

4. Determinar el inicio de la ceja

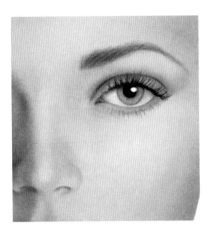 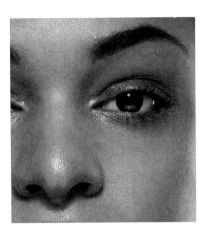

RELACIÓN DE CONCEPTOS

104. Relacione cada objetivo de cejas con la técnica recomendada para lograrlo.

a. Levantar la ceja
b. Bajar la ceja

c. Reducir el ancho entre los ojos

d. Aumentar el ancho entre las cejas

Objetivo de las cejas	Técnica recomendada para lograr el objetivo
_____	Extender las líneas de las cejas ligeramente hacia afuera, más allá de las comisuras externas de los ojos.
_____	Rellenar la parte inferior de la ceja con un lápiz para cejas o sombra; perfilar la zona con corrector para definir la ceja.
_____	Extender las líneas de las cejas hacia adentro, hacia las esquinas internas de los ojos, pero tener cuidado de no dar a su cliente una apariencia de ceño fruncido.
_____	Rellenar la parte superior de la ceja con un lápiz o polvo y acentuar el hueso de la ceja.

105. En el siguiente diagrama, utilice colores para demostrar cómo se aplica un lápiz labial para crear la ilusión de unos labios más equilibrados y proporcionados.

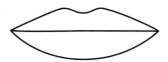

Labio superior recto

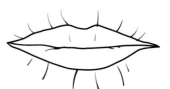

Líneas finas alrededor
de los labios

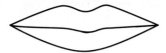

Labio inferior delgado

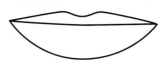

Labio superior delgado

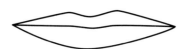

Labios delgados

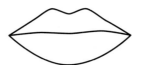

Boca pequeña

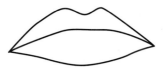

Comisuras caídas

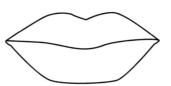

Labios grandes y carnosos

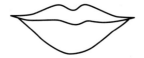

Arco de Cupido

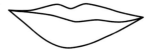

Labios disparejos

106. Relacione cada tono de piel con su descripción y la técnica para equilibrarlo. Cada tono de piel se puede usar más de una vez.

a. Rojiza   b. Cetrina   c. Hiperpigmentada

Tono de la piel   **Descripción y técnica para equilibrar**

_____ Piel que es desigual o tiene imperfecciones o melasma.

_____ Evitar el rubor rojo o rosado.

_____ Aplicar una base, corrector o imprimante rosados en las zonas afectadas y esfumar con cuidado hacia la mandíbula y el cuello; fijar con polvo translúcido.

_____ Piel con un tono amarillento.

_____ Piel con un tono rojizo que puede ser sensible, quemada por el viento o afectada por la rosácea.

_____ Neutralizar las máculas marrones con un corrector anaranjado y, luego, aplicar la base; fijar con polvo.

_____ Aplicar un corrector verde o un imprimante en las áreas afectadas y difuminar cuidadosamente; luego, puede aplicar una capa de base ligera con un tono amarillo cálido para equilibrar el cutis; fijar con polvo translúcido.

_____ Evitar usar colores con base amarilla en ojos, mejillas y labios.

107. ¿Cuáles son los tres tipos de problemas de la piel que el maquillaje de camuflaje puede ocultar?

_____

_____

_____

108. ¿Cuáles son dos posibles métodos para aplicar maquillaje de camuflaje? ¿Qué método se considera avanzado y requiere mucha práctica para dominarlo?

_____

_____

_____

Consulta y aplicación de maquillaje

109. ¿Qué dos cosas debe hacer cuando su cliente responde a sus preguntas de consulta?

_____

_____

_____

110. Después de completar el servicio de maquillaje, ¿qué tipo de formulario debe completar y revisar con su cliente? ¿Quién guarda el formulario?

_____

_____

_____

111. ¿Cuál es el propósito del formulario que completa después de finalizar el servicio de maquillaje?

_____

_____

_____

112. Enumere las cinco preguntas principales que planea hacer durante la consulta con el cliente para los servicios de maquillaje. Luego, compárelas con la lista en su texto. ¿Coincide su lista? Si no, ¿qué falta o es diferente en su lista?

_____

_____

_____

Indique si las afirmaciones siguientes son verdaderas o falsas. En las afirmaciones falsas, explique el motivo.

113. Cuando ilumine el rostro de su cliente, use las sombras oscuras provocadas por la luz directa como guía para contornear y resaltar sus rasgos.

    V   F   _____

114. Una iluminación adecuada y favorecedora es esencial para la consulta y la aplicación del maquillaje.

    V   F   _____

115. La luz artificial es la mejor opción al maquillar, pero, de ser necesario, utilice luz natural.

    V   F   _____

116. Si debe optar entre luz fluorescente o incandescente, la luz incandescente es más favorecedora.

    V   F   _____

117. Los paneles LED acentúan la iluminación y el contorno del rostro, mientras que los aros de luz ofrecen una luz uniforme y equilibrada.

    V   F   _____

118. Ajustar las luces para que tengan un equilibrio de luz fluorescente (luz industrial fría) y luz incandescente (luz de bombilla cálida) es propicio para la aplicación de maquillaje.

    V   F   _____

RESPUESTA CORTA

119. ¿Cuál es el objetivo principal de la utilización de un apoyo durante la aplicación de maquillaje?

    _____

    _____

    _____

120. Cuando trabaja alrededor del rostro, ¿cómo coloca su mano o dedos dominantes sobre el rostro del cliente? ¿Qué mano usa para manipular el aplicador, la brocha o el lápiz?

_____

_____

_____

121. ¿Su país requiere que demuestre técnicas de refuerzo durante su examen práctico?

_____

_____

_____

SECUENCIA

122. Enumere los pasos para elegir y aplicar la base, del 1 al 7.

_____ Usar un hisopo de algodón para aplicar una pequeña cantidad de tres tonos diferentes que coincidan con el tono de piel en la mandíbula, el contorno del cuero cabelludo o la clavícula.

_____ Si ve líneas de demarcación obvias (donde comienza y termina la base), difuminar suavemente esas líneas hasta que ya no sean visibles.

_____ Colocar la base sobre una paleta para evitar contaminar el recipiente.

_____ Para elegir la base correcta, una que se asemeje más al tono natural de la piel del cliente, sentar al cliente en un área bien iluminada.

_____ Usar una esponja, las yemas de los dedos o una brocha para difuminar la base hacia abajo con movimientos cortos.

_____ Comenzar en el área que requiere mayor cobertura, como el centro del rostro, las mejillas hiperpigmentadas o a lo largo del contorno del cuero cabelludo.

_____ Después de elegir el color correcto, el color que desaparece es la elección correcta, usar una espátula para quitar el maquillaje de su envase.

COMPLETE LOS ESPACIOS EN BLANCO

Complete las siguientes oraciones.

123. Debajo de los ojos, aplique corrector con un _____ y enfóquese en ocultar áreas

_____ y la decoloración. Asegúrese de usar un corrector que sea solo _____

tono(s)_____ que el tono de piel del cliente.

124. Aplicar el corrector en _____ desde la nariz hasta la sien levantará las _____

y dará un aspecto más dramático.

125. Una brocha para corrector de fibras _____ produce el resultado más natural.

126. Cuando oculte una imperfección, evite aplicar un color _____ que el tono de la piel del cliente,

ya que esto concentrará la atención al área que se oculta.

RESPUESTA CORTA

127. ¿Por qué se sugiere que seleccione un área de la cara como su punto focal al aplicar el maquillaje?

_____

_____

_____

128. ¿Cuál es el efecto resultante si el color de base es demasiado claro? ¿Cuál es el efecto
si es demasiado oscuro?

_____

_____

_____

129. ¿Qué tres herramientas o artículos de un solo uso puede usar para aplicar polvo suelto?

_____

_____

_____

130. ¿Cuáles son algunos signos de que su aplicación de polvo no fue la ideal?

_____

_____

_____

131. ¿Por qué debería evitar el uso de polvos compactos en latas (generalmente acompañados de un aplicador para polvo) en el salón?

_____

_____

_____

132. ¿Cómo debe preparar el lápiz para cejas para usarlo en la aplicación?

_____

_____

_____

133. Describa la técnica de aplicación que se utiliza tanto con los lápices para cejas como con los polvos para cejas. ¿En qué se diferencian estas técnicas?

_____

_____

_____

134. ¿Qué maquillaje para cejas suele combinarse con cera para cejas?

_____

_____

_____

135. ¿Dónde se aplica la sombra de ojos en polvo?

_____

_____

_____

136. ¿Cómo y dónde se aplica la sombra de ojos en crema?

_____

_____

_____

137. Relacione cada tipo de sombra de ojos con su descripción.

    a. Color de realce

    b. Color base

    c. Color de contorno

    d. Color de transición

Tipo de color de sombra de ojos   **Descripción**

_____ Más oscuro que el tono de piel del cliente.

_____ En general, es una sombra media que se aproxima al tono de piel del cliente.

_____ Se utiliza para difuminar el color del contorno.

_____ Por lo general, se aplica en todo el párpado hasta el pliegue para que los ojos parezcan más grandes.

_____ Acentúa áreas específicas, como el hueso de la ceja o las esquinas internas para agregar espacio entre los ojos.

_____ Se aplica para reducir el volumen o la inflamación no deseados o alargar el ojo.

_____ Se difumina en el área entre el pliegue y el hueso de la ceja.

_____ Más claro que el tono de piel del cliente y puede tener un acabado mate o iridiscente.

RESPUESTA CORTA

138. ¿Qué debe hacer una vez que haya aplicado la sombra de ojos en crema si no es resistente al agua?

_____

_____

_____

139. ¿Debería intentar cubrir todos los cabellos de las pestañas con rímel? ¿Se puede usar rímel en las pestañas superiores e inferiores?

_____

_____

_____

140. Si planea rizar las pestañas, ¿cuándo debe hacerlo? ¿Por qué?

_____

_____

_____

141. ¿Qué tipo de aplicador debe usar para colocar el rímel? ¿Cuántos aplicadores de rímel debe usar en un cliente?

_____

_____

_____

COMPLETE LOS ESPACIOS EN BLANCO

Complete las oraciones siguientes con palabras del banco de palabras. Cada palabra se utilizará una vez.

Banco de palabras: angular, dramática, interna, pestañas, párpado, externa, polvo, afile, sacapuntas, cortos, pañuelo descartable, humedezca, límpielo.

142. Para minimizar la posibilidad de contaminación cruzada, _____ el delineador de ojos

y_____ antes de cada uso, y también limpie el_____ antes de cada uso.

143. Una vez que el cliente haya cerrado los ojos, sostenga el_____ tenso y aplique el delineador

a lo largo de la línea de las _____, desde la comisura _____ hasta la comisura

_____ con trazos _____ y una presión suave.

144. También puede usar una sombra en _____ como delineador de ojos; simplemente coloque

una cantidad pequeña en un_____ y aplíquela en la zona de los ojos con una brocha

_____ limpia. Para una apariencia más _____, _____ la brocha

antes de la aplicación.

145. Enumere los pasos para aplicar el labial, del 1 al 11.

_____ Unir las puntas del centro de los labios con trazos circulares, siguiendo el contorno natural del labio con el lápiz.

_____ Seleccionar un lápiz que combine bien con el lápiz labial elegido; el color del delineador debe coincidir con el tono del labio natural o del lápiz labial.

_____ Aplicar el labial con una brocha limpia; comenzar aplicando color en las comisuras a cada lado del labio superior y trabajar hacia el medio del labio.

_____ Delinear el labio inferior desde las comisuras de ambos lados hacia el centro del labio.

_____ Conectar los picos centrales (el arco de Cupido) con trazos redondeados.

_____ Después de delinear los labios, tomar el labial con una espátula.

_____ Pedirle al cliente que relaje los labios y los separe levemente; luego, pedirle que sonría levemente para que usted pueda rellenar las comisuras.

_____ Apoyar el dedo anular sobre la barbilla del cliente para mantener firme la mano mientras se prepara para aplicar el labial.

_____ Comenzar con una de las comisuras del labio superior y continuar hacia el centro para delinear el contorno natural del labio con el delineador.

_____ Luego, mediante la misma técnica, rellenar el labio inferior con labial.

_____ Repetir la misma técnica en el lado opuesto del labio superior.

Indique si las afirmaciones siguientes son verdaderas o falsas. En las afirmaciones falsas, explique el motivo.

146. Antes de aplicar la base y el polvo facial, use una brocha limpia para aplicar color en las mejillas.

   V   F   _____

147. Extender el rubor debajo de los pómulos dará como resultado un estilo cincelado y sofisticado.

   V   F   _____

148. Una aplicación más vertical del rubor hará que el rostro parezca más ancho, mientras que una aplicación más horizontal hará que luzca más angosto.

    V   F   _____

149. Aplique el rubor en crema antes del polvo para que se difumine con la base y se vea suave y natural.

    V   F   _____

150. Nunca aplique rubor en un círculo sólido sobre la manzana de la mejilla, más allá del ángulo del ojo, ni esfume hacia adentro entre el pómulo y la nariz.

    V   F   _____

151. Para una apariencia fresca, aplique color en las manzanas de las mejillas, difuminando hacia las sienes y hacia al contorno del cuero cabelludo.

    V   F   _____

152. El rubor en crema o en gel produce un acabado simple que simula mejillas sonrojadas naturalmente.

    V   F   _____

COMPLETE LOS ESPACIOS EN BLANCO

153. Para cada tema relacionado con la realización de servicios de maquillaje, escriba las pautas de seguridad para mantener el control de infecciones.

TEMAS RELACIONADOS CON LOS SERVICIOS DE MAQUILLAJE	PAUTAS DE SEGURIDAD PARA MANTENER EL CONTROL DE INFECCIONES
Lápices delineadores de ojos, por ojo	
Tubos o envases de labial	
Materiales de maquillaje en polvo	
Utensilios multiusos, sillas y mostradores	
Clientes con sospecha de infecciones oculares u otras infecciones en el rostro	
Lápices delineadores de ojos, por cliente	
Productos posiblemente contaminados	
Sus manos	

154. Ahora que ha practicado los procedimientos para la aplicación básica de maquillaje profesional, considere lo que sabía acerca de estos servicios antes de comenzar esta sección y compárelo con lo que ha estudiado. (Y, si aún no ha practicado estas técnicas, asegúrese de asociarse con un compañero de clase, un amigo dispuesto o un pariente y, bajo la supervisión de su instructor, practique). Escriba algunas frases en las que reflexione y responda a las siguientes preguntas:

- ¿Puede imaginarse realizando con confianza las técnicas básicas de aplicación de maquillaje profesional para un cliente?

- ¿En qué técnicas de maquillaje sobresale? ¿Cuáles le despiertan inseguridad?

- ¿Se siente cómodo con la gama de productos, colores y herramientas disponibles?

- ¿Siente que puede realizar servicios de aplicación de maquillaje de manera segura para usted y sus clientes?

- En general, ¿cómo puede hacer que sus servicios de maquillaje profesional sean perfectos para sus clientes?

Cuando termine, reúnase con un compañero de clase y comenten sus respuestas. Mientras lo hace, busque oportunidades para llenar los vacíos del otro y ayudarse mutuamente a dominar las técnicas y los detalles específicos de la aplicación del maquillaje.

Realces de pestañas

RESPUESTA CORTA

155. ¿Cuáles son las tres formas en que las pestañas artificiales pueden beneficiar a sus clientes?

_____

_____

_____

156. ¿Cuáles son los tres tipos de materiales con los que se pueden fabricar las pestañas?

_____

_____

_____

157. ¿Los clientes pueden usar sus lentes de contacto cuando reciben servicios de pestañas artificiales?

_____

_____

_____

158. Describa cómo posicionar e iluminar a su cliente para los servicios de pestañas.

_____

_____

_____

159. Si los servicios de pestañas se realizan como parte de una aplicación de maquillaje, ¿en qué momento realiza los servicios de pestañas? ¿Dónde encaja la aplicación del rímel en el proceso?

_____

_____

_____

RELACIÓN DE CONCEPTOS

160. Relacione cada tipo de pestañas con su descripción.

    a. Pestañas en tiras   b. Pestañas individuales

Tipo de pestañas	Descripción
_____	Pestañas sobre una tira que se aplica con adhesivo sobre el contorno de las pestañas naturales.
_____	Tipo de pestañas que crean una línea de pestañas completa y de aspecto natural; el resultado generalmente dura más que el otro tipo.
_____	También conocidas como pestañas postizas en tiras.
_____	Pueden agruparse o espaciarse; las versiones agrupadas también se denominan pestañas individuales.
_____	Pestañas artificiales separadas que se aplican de a una por vez sobre las pestañas naturales del cliente.
_____	Se pueden recortar las puntas exteriores de las pestañas de este tipo si son demasiado largas y no coinciden con la curva del párpado superior.
_____	En ocasiones, se utiliza el término *aplicación de pestañas postizas individuales* para describir el proceso de aplicación de grupos de este tipo en la línea de las pestañas.
_____	Antes de la aplicación, deben doblarse (con los dedos) en forma de herradura para que sean más flexibles y se ajusten al contorno del párpado.
_____	No debe confundirse con extensiones de pestañas sintéticas que duran de seis a ocho semanas.

ETIQUETADO

161. Identifique los tipos de pestañas artificiales que se muestran a continuación.

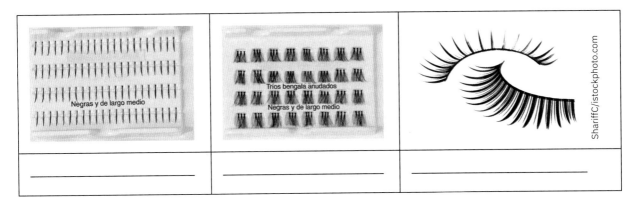

RESPUESTA CORTA

162. Describa los dos tipos de pruebas del parche para detectar alergias que puede realizar en clientes que pueden ser alérgicos al adhesivo para pestañas.

_____

_____

_____

163. ¿Cuánto tiempo debe esperar los resultados de la prueba del parche para detectar alergias al adhesivo?

_____

_____

_____

164. Enumere los pasos para quitar las pestañas artificiales, del 1 al 5.

_____ Sostener las almohadillas o el paño sobre los ojos durante unos segundos para ablandar el adhesivo.

_____ Utilizar almohadillas o hisopos de algodón para remover los restos de maquillaje y adhesivo del párpado.

_____ Comenzar por la comisura externa y remover las pestañas con cuidado para no arrancar las pestañas naturales del cliente.

_____ Empapar las almohadillas para los ojos con un desmaquillador de ojos a base de aceite formulado para eliminar el rímel a prueba de agua. De lo contrario, empape un paño o una almohadilla de algodón con agua tibia y un limpiador suave.

_____ Mientras quita las pestañas en tiras, tirar en forma paralela a la piel, pero no hacia fuera.

RESPUESTA CORTA

165. Enumere las herramientas y los equipos necesarios para realizar los servicios de extensión de pestañas.

_____

_____

_____

166. ¿De qué están hechas las extensiones de pestañas? ¿Cómo se aplican?

_____

_____

_____

167. ¿Cuánto dura el proceso de aplicación de extensiones de pestañas? ¿Cuánto durará el adhesivo?

_____

_____

_____

168. ¿Por qué se necesitan rellenos (o retoques) para las extensiones de pestañas?

_____

_____

_____

169. ¿Qué tipo de entorno se recomienda para realizar los servicios de extensión de pestañas en el salón?

_____

_____

_____

170. Describa brevemente la permanente de pestañas.

_____

_____

_____

171. ¿Su país le permite realizar servicios de permanente de pestañas?

_____

_____

_____

COMPLETE LOS ESPACIOS EN BLANCO

Complete las oraciones siguientes con palabras del banco de palabras. Hay algunas palabras de más.

> **Banco de palabras:** complementario, ceja, cliente, cosmetólogo, días, efectiva, exceso, costoso, rímel, delinear, médico, con precisión, rápido, rápidamente, organismo regulador, piel, escaso, semanas.

172. En lugar de _____ las cejas o usar _____ todos los días, se pueden oscurecer

con tintura las pestañas y las cejas durante algunas _____. Además de la comodidad

para el _____, teñir las pestañas y las cejas es un procedimiento _____ que

es un gran servicio _____, desde la perspectiva del _____. Sin embargo,

considere que, si el vello es _____, puede que la tintura no se destaque lo suficiente para ser

_____.

173. Al teñir las cejas, mantenga la tintura lejos de la _____. La aplicación debe definir

_____ la forma de la _____. El color toma muy _____, así que

cualquier _____ de tintura debe eliminarse inmediatamente. Por último, siempre consulte con

el _____ antes de realizar cualquier servicio de tintura de pestañas o cejas.

REFLEXIÓN

174. Ahora que ha practicado los procedimientos para la aplicación de pestañas artificiales, considere lo que sabía acerca de estos servicios antes de comenzar esta sección y compárelo con lo que ha estudiado. Escriba algunas frases en las que reflexione y responda a las siguientes preguntas:

    • ¿Puede imaginarse aplicando con confianza pestañas artificiales a un cliente?

    • ¿Con qué partes del procedimiento de aplicación de pestañas se siente cómodo? ¿Qué aspectos le despiertan inseguridad?

    • ¿Siente que puede realizar servicios de aplicación de pestañas de manera segura para sus clientes?

    • En general, ¿cómo puede hacer que su técnica de aplicación de pestañas sea perfecta para sus clientes?

    Cuando termine, reúnase con un compañero de clase y comenten sus respuestas. Mientras lo hace, busque oportunidades para llenar los vacíos del otro y ayudarse mutuamente a dominar las técnicas y los detalles específicos de la aplicación de pestañas.

CONOCIMIENTOS Y LOGROS ACADÉMICOS

En el espacio siguiente, escriba notas sobre los puntos claves que aprendió en este capítulo. Comparta sus conocimientos con sus compañeros de clase y pregúnteles si sus notas les parecen útiles. Si es necesario, revise sus apuntes de clase tomando las ideas de sus compañeros que le parezcan buenas.

Conocimientos básicos:

_____

_____

_____

_____

_____

_____

_____

Anote, por lo menos, tres cosas que haya aprendido desde que decidió ingresar a la escuela.

Logros académicos:

_____

_____

_____

_____

_____

_____

_____

1. ¿Por qué los cosmetólogos deben tener una comprensión integral del maquillaje?

   A) porque los servicios de maquillaje están incluidos en una licencia médica y una de las principales responsabilidades de los cosmetólogos es realizar los procedimientos que figuran en una licencia médica.

   B) porque les ayudará a diagnosticar, recetar medicamentos y tratar enfermedades o afecciones poco comunes de la piel.

   C) porque marcar el contorno, el realce y otras técnicas para mejorar la forma del rostro les permitirá enfatizar los mejores rasgos de los clientes.

   D) porque los cosmetólogos son médicos especializados en dermatología, una rama médica de la ciencia que comprende el estudio de la piel y su naturaleza, estructura y funciones.

2. ¿Cuál de los siguientes enunciados sobre los colores fríos es verdadero?

   A) Van del amarillo al dorado, pasando por los anaranjados, anaranjados-rojizos, la mayoría de los rojos y hasta algunos amarillos-verdosos.

   B) Representan colores pasteles y naturales que complementan cualquier tono de piel.

   C) Están dominados por el azul, el verde, el violeta y el azul rojizo.

   D) No contrastan con ningún otro color.

3. En el maquillaje, los _____ representan colores pasteles y naturales que complementan cualquier tono de piel, color de ojos o color de cabello.

   A) colores cálidos   C) colores fríos

   B) colores complementarios   D) colores neutros

4. Si piensa en los factores que afectan la selección del color del maquillaje, el término _____ se refiere al color de la superficie de la piel y puede verse afectado por la herencia, los hábitos alimenticios y la exposición solar, por lo que puede variar en las distintas épocas del año.

   A) subtono   C) color de transición

   B) color de base   D) tono de la piel

5. Cuando se eligen los colores complementarios, los _____ son neutros, por lo tanto, se puede aplicar cualquier color para resaltarlos.

   A) ojos marrones   C) ojos azules

   B) ojos verdes   D) ojos morados

continuación

6. Identifique un enunciado verdadero sobre el maquillaje de uso diario.

    A) No incluye las técnicas para disimular y cubrir ojeras, rosácea, acné, vello facial encarnado e hiperpigmentación.

    B) Es exclusivo para clientes adinerados.

    C) Por lo general, requiere cobertura total que incluya un hidratante con color, bálsamo labial, gel para cejas y un poco de polvo fijador.

    D) Es exclusivo para mujeres.

7. ¿Qué pauta debe seguir cuando aplica maquillaje en pieles maduras?

    A) Usar polvos pesados en lugar de una fórmula ligera.

    B) Sostener la piel sin hacer presión cuando aplique el maquillaje.

    C) Usar brillo o colores esmerilados para ocultar las manchas de la edad y los papilomas cutáneos típicos de la piel madura.

    D) Nutrir la piel con un suero hidratante para reducir la aparición de arrugas.

8. Cuando aplique maquillaje en una piel con textura, debe usar un color de rubor _____ para que no resalte la textura irregular.

    A) brilloso

    B) luminoso

    C) brillante

    D) mate

9. En el contexto del maquillaje facial, identifique una función de la base.

    A) Se utiliza para rellenar superficies irregulares de la piel.

    B) Se utiliza para limpiar, hidratar, desintoxicar y nutrir la piel.

    C) Permite ocultar el acné, la hiperpigmentación y las marcas de nacimiento.

    D) Se utiliza para dar color a las mejillas.

10. Se recomienda que las personas con piel grasa usen productos _____, es decir, que no incluyen ingredientes que bloquean los folículos y empeoran la piel propensa al acné.

    A) alipídicos

    B) comedogénicos

    C) no comedogénicos

    D) inflamatorios

continuación

11. ¿Cuál de los siguientes se suele aplicar antes del labial para definir la forma de los labios y evitar que el color se corra?

A) lápiz labial

C) brillo para labios

B) coloretes

D) delineador de labios

12. ¿Qué pasos debe seguir para limpiar y desinfectar las brochas para maquillaje?

A) Colocar siempre la brocha en agua corriente o sin gas con la férula apuntando hacia arriba.

B) Volver a darle forma a las cerdas húmedas de la brocha después de limpiarlas y desinfectarlas.

C) Desinfectar todas las brochas con mango de madera después de cada uso.

D) Limpiar las brochas sintéticas solo con agua porque no se pueden desinfectar.

13. ¿Cuál de los siguientes enunciados sobre los cepillos para cejas es verdadero?

A) Se usa para levantar y curvar las pestañas superiores.

B) Se usa para peinar las cejas.

C) Se usa para aplicar polvo en las cejas.

D) Se usa para aplicar delineador líquido en la línea de las pestañas.

14. ¿Cuál de los siguientes es un implemento de maquillaje de un solo uso que permite aplicar bálsamo labial, difuminar el delineador de ojos, aplicar sombra y corregir errores de aplicación?

A) hisopos de algodón

C) las esponjas

B) cepillos para cejas

D) aplicadores de polvo

15. La regla básica para usar cosméticos faciales es que _____

A) si redefine cada rasgo facial del cliente, puede darle una apariencia hermosa natural.

B) el realce se genera cuando se coloca un producto más oscuro que el tono de piel del cliente en los planos altos del rostro.

C) el rostro se puede dividir en cinco secciones horizontales iguales.

D) la luz enfatiza los rasgos de una zona del rostro, mientras que las sombras los minimizan.

continuación →

16. Identifique una técnica de remodelación para reducir el ancho del rostro.

    A) Aplicar y difuminar un tono de base más oscuro desde el centro de la frente hasta la punta del mentón, pasando por el centro del rostro.

    B) Aplicar y esfumar un tono de base más claro sobre los bordes externos de los pómulos para resaltar los lados del rostro.

    C) Aplicar y esfumar una base más clara sobre el mentón y el cuello.

    D) Aplique y esfume un tono de base más oscuro en los bordes externos de las sienes, los pómulos y la mandíbula.

17. Identifique una técnica de remodelación para agrandar labios y bocas pequeños.

    A) Usar un delineador de color medio para dibujar una curva suave en el interior de los picos del arco de Cupido.

    B) Trazar una línea delgada justo adentro de la línea natural del labio y usar colores de labial suaves sin contraste.

    C) Delinear los labios superior e inferior con un color suave para crear proporción y rellenarlos con un color favorecedor.

    D) Delinear los labios superior e inferior y rellenarlos con colores suaves o brillantes.

18. En el contexto de equilibrar los tonos de piel, para pieles rojizas (piel con un tono rojizo que puede ser sensible, quemada por el viento o con rosácea), debe aplicar un corrector o imprimante _____ en las zonas afectadas y esfumar con cuidado.

    A) verde

    B) naranja

    C) rosado

    D) azul

19. Durante una consulta de maquillaje con el cliente, usted debe _____

    A) recopilar información importante sobre el cliente, como las enfermedades y las sensibilidades de la piel.

    B) preparar las herramientas que se requerirán para el proceso de aplicación de maquillaje.

    C) determinar si el cliente podrá pagar el servicio de maquillaje.

    D) corroborar si el cliente acepta el uso de una cucharilla.

20. En el contexto de la aplicación de maquillaje, ¿cuál de los siguientes enunciados sobre la luz es verdadero?

    A) La luz artificial es la mejor opción para aplicar maquillaje.

    B) Los aros de luz realzan los contornos y los rasgos prominentes del rostro.

continuación

C) La luz directa puede crear un patrón de luces y sombras oscuras en el rostro.

D) La luz fluorescente favorece más que la luz incandescente.

21. ¿Qué pauta debe seguir durante la aplicación del rubor?

A) Una aplicación vertical de rubor hará que el rostro se vea más ancho, mientras que una aplicación horizontal de rubor hará que el rostro se vea más angosto.

B) El rubor debe difuminarse en el contorno del cuero cabelludo.

C) El rubor en crema se aplica antes que el polvo para que se mezcle con la base.

D) Siempre aplique rubor en círculo compacto sobre la "manzana" de la mejilla, más allá del borde del ojo o hacia afuera, entre el pómulo y la nariz.

22. Identifique una pauta que debe seguir para evitar la propagación de infecciones durante la aplicación de maquillaje.

A) Realizar un servicio de maquillaje en un cliente que tiene una presunta infección en el ojo solo después de que se realice un examen médico completo.

B) Lávese bien las manos antes de prestar cualquier servicio.

C) No afilar el delineador si ya comenzó a aplicar maquillaje en los ojos del cliente.

D) Aplicar brillo o labial directamente del tubo o recipiente.

23. En el contexto de los tipos de pestañas, las _____ son pestañas sobre una tira que se aplican con pegamento al contorno de las pestañas naturales.

A) pestañas espaciadas   C) pestañas individuales

B) pestañas agrupadas   D) pestañas postizas en tiras

24. ¿Cuál de los siguientes términos se puede usar para describir el proceso de aplicación de grupos de pestañas individuales en la línea de las pestañas?

A) aplicación de pestañas postizas individuales   C) tintura de pestañas

B) permanente de pestañas   D) rizado de ojos

25. El proceso de rizado químico de las pestañas se conoce como _____.

A) rizado de ojos   C) aplicación de pestañas postizas individuales

B) permanente de pestañas   D) tintura de pestañas

¡finalizado!

Destrezas prácticas

La autoevaluación regular le permite mejorar sus habilidades técnicas y alcanzar el éxito. Después de realizar cada procedimiento, revise los pasos en el libro de texto y califíquese como "Competente" o "Necesita mejorar". Escriba comentarios sobre las áreas de éxito y las áreas a mejorar. Calificarse a uno mismo permite identificar las fortalezas y las debilidades con el fin de desarrollar su propio plan de mejora.

PRÁCTICA	COMPETENTE	NECESITA MEJORAR	COMENTARIOS
PROCEDIMIENTO 19-1: APLICACIÓN BÁSICA DE MAQUILLAJE PROFESIONAL			
Preparación			
Procedimiento			
Posterior al servicio			
Duración			
PROCEDIMIENTO 19-2: APLICACIÓN DE PESTAÑAS POSTIZAS			
Preparación			
Procedimiento			
Posterior al servicio			
Duración			

Cap. 20: Manicura

¿Por qué estudiar manicura?

RESPUESTA CORTA

1. Describa los procedimientos generales que están involucrados en una manicura.

_____

_____

_____

2. ¿Cuáles son las posibles consecuencias de realizar ciertos servicios de manicura fuera del campo de acción (SOP) de su estado?

_____

_____

_____

3. Explique, con sus palabras, por qué los cosmetólogos deben tener una comprensión completa de la manicura.

_____

_____

_____

Equipo de cabina de manicura

VERDADERO O FALSO

Marque si las afirmaciones son verdaderas o falsas. En las afirmaciones falsas, explique el motivo.

4. Los ventiladores y las ventanas abiertas son excelentes sustitutos de los sistemas de ventilación.

   V   F   _____

5. Solo deben usarse lámparas de mesa con bombillas incandescentes de 40 a 60 vatios en el salón.

   V   F   _____

6. Los recipientes para desinfección deben tener capacidad para sumergir varios conjuntos de implementos de servicio completamente.

   V   F   _____

7. Si no dispone de un recipiente con tapa de cierre automático que funcione a pedal, puede colgar o enganchar una bolsa de plástico de la mesa de manicura para recolectar los materiales usados durante el proceso.

   V   F   _____

8. La autoclave debe alcanzar los niveles de calor, presión y vapor óptimos, y permanecer en ese punto durante 60 minutos como mínimo para matar todos los microorganismos dañinos y sus esporas.

   V   F   _____

RELACIÓN DE CONCEPTOS

9. Relacione cada equipo requerido de la cabina de manicura con su descripción. Cada equipo se utilizará una vez.

a. Mesa de manicura
b. Apoyabrazos acolchado del cliente
c. Lámpara ajustable
d. Silla del cosmetólogo

e. Aguamanil
f. Recipientes para desinfección
g. Autoclave

h. Recipiente de gasa y toallitas de algodón
i. Recipiente de basura
j. Sistema de ventilación
k. Silla del cliente

Equipo de cabina de manicura **Descripción**

_____ Debe estar hecho de plástico, metal, vidrio o cerámica para una desinfección adecuada después del uso con cada cliente.

_____ Debe estar hecho de materiales que puedan desinfectarse; debe cubrirse con una toalla fresca y limpia para cada cliente.

_____ Debe tener una tapa para proteger el contenido del polvo y agentes contaminantes.

_____ Suele incluir un cajón y un estante para guardar implementos desinfectados y productos profesionales.

_____ Requerido por la Norma de Comunicación de Riesgos de la OSHA para la realización de servicios químicos.

_____ La mayoría tienen una bandeja o cesta que permite que se saquen los implementos de la solución.

_____ Debe seleccionarse con base en su ergonomía, comodidad, durabilidad, resistencia a las manchas y facilidad de limpieza.

_____ Debe tener una tapa de cierre automático a pedal y estar ubicado al lado de su cabina de manicura.

_____ No debe tener apoyabrazos o debe tener apoyabrazos bajos para poder acercarla a la mesa.

_____ Este equipo debe investigarse cuidadosamente para garantizar que no provoque el curado prematuro de los productos de realces para uñas.

_____ Una máquina requerida por algunos estados para esterilizar todos los implementos metálicos multiuso.

10. ¿Cómo se usa el aguamanil en el servicio de cuidado de las uñas?

_____

_____

_____

11. ¿Con qué frecuencia los Centros para el Control de Enfermedades (CDC) recomiendan realizar pruebas de esporas en una autoclave?

_____

_____

_____

12. Describa cómo funcionan las máquinas de ventilación de tiro descendente y explique la función del filtro de carbón de dos etapas.

_____

_____

_____

Equipo opcional de cabina de manicura

13. Enumere los seis tipos de equipos opcionales que se pueden usar como parte de sus servicios de manicura.

_____

_____

_____

14. ¿Cuáles son los tres beneficios de los diversos equipos opcionales que se utilizan en los servicios de manicura?

_____

_____

_____

VERDADERO O FALSO

Marque si las afirmaciones son verdaderas o falsas. En las afirmaciones falsas, explique el motivo.

15. Por lo general, los secadores de esmalte para uñas eléctricos tienen un calentador y un ventilador para acelerar el tiempo de secado.

    V   F   _____

16. Los mitones de tela de toalla pueden emplearse durante un servicio que utilice un tratamiento acondicionador penetrante.

    V   F   _____

17. Los tratamientos con parafina son servicios adicionales o incluidos en los servicios de spa de alto nivel que ayudan a aumentar la humedad de la piel.

    V   F   _____

18. Las lámparas para curado ultravioleta (UV) y LED curan o endurecen los productos, y son especialmente efectivas para esmaltes de gel y productos tradicionales de gel duro.

    V   F   _____

19. Los mitones de tela de toalla, que se suelen usar sobre parafina para mantener el calor, son desechables.

    V   F   _____

INVESTIGACIÓN

20. Seleccione dos equipos de manicura opcionales que le interesen y visite una tienda de productos de belleza (o use Internet) para realizar una investigación sobre los tipos, costos, marcas y funciones sobre los que desea obtener más información. Enumere sus detalles aquí e indique si considerará invertir en este tipo de equipos opcionales para su práctica y explique por qué.

_____

_____

_____

Implementos multiuso de manicura

RELACIÓN DE CONCEPTOS

21. Relacione cada implemento con su descripción o función. Puede usar algunos implementos más de una vez.

   a. Empujador metálico
   b. Cortaúñas

   c. Alicate para uñas
   d. Pincitas

Implementos multiuso　　　**Descripción o función**

_____ Sirven para retirar los implementos de las soluciones desinfectantes.

_____ Acorta el borde libre de las uñas de manera rápida.

_____ Elimina suavemente el tejido de la superficie de la uña natural.

_____ Puede ahorrar tiempo de limado durante el servicio si las uñas del cliente están demasiado largas.

_____ Se utiliza para recortar piel muerta de las uñas.

_____ Se debe sostener a un ángulo de 20 a 30 grados con respecto a la lámina ungueal.

_____ Pueden levantar pequeños residuos de la lámina ungueal.

_____ Debe sostenerse correctamente con el pulgar sobre un asa y tres dedos sobre la otra y el índice sobre la articulación entrecruzada.

_____ Tiene un extremo con forma de cuchara.

RESPUESTA CORTA

22. Describa qué es un microtrauma y explique qué puede causarlo.

_____

_____

_____

23. ¿El equipo multiuso que está hecho de qué tipo de metal se debe evitar?

_____

_____

_____

24. ¿Cuáles son los cuatro usos de los cepillos de nailon para uñas?

_____

_____

_____

25. Identifique cada implemento multiuso a continuación.

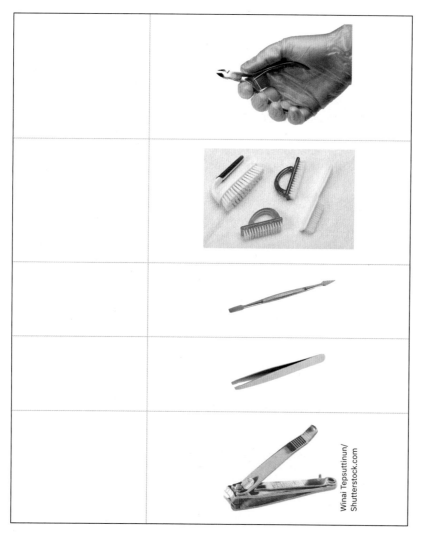

Winai Tepsuttinun/
Shutterstock.com

Implementos de manicura de un solo uso

26. Describa cómo se utilizan los implementos de un solo uso.

_____

_____

_____

27. ¿Cuáles son los cinco tipos de implementos de un solo uso utilizados en el cuidado de las uñas?

_____

_____

_____

RELACIÓN DE CONCEPTOS

28. Relacione cada tipo de producto abrasivo de granos con su descripción. Todos los tipos se usarán más de una vez.

    a. Grano grueso   b. Grano medio   c. Grano fino

Tipo de abrasivo de granos   **Descripción**

_____ Menos de 100 granos.

_____ Se utiliza para suavizar y pulir las superficies.

_____ Refina, pule y elimina rayones muy finos.

_____ 240 granos y superior.

_____ 150 y 180 granos.

_____ Se utiliza principalmente para dar forma y refinar o eliminar la mayor parte de los realces.

_____ La versión de 150 granos de este tipo acorta y da forma a las uñas naturales.

VERDADERO O FALSO

Indique si las afirmaciones siguientes son verdaderas o falsas. En las afirmaciones falsas, explique el motivo.

29. Cuando crea un alto brillo, se recomienda que comience con la superficie abrasiva con el grano mayor, pase al grano menor siguiente y luego termine con la superficie abrillantadora.

    V   F   _____

30. La mayoría de los pulidores de dos o tres caras son desechables, por lo que se deben arrojar a la basura después de un solo uso.

    V   F   _____

31. En general, los pulidores de dos caras se usan en las uñas naturales o en los primeros pasos de la aplicación de monómero líquido y polímero en polvo de dos colores, como la manicura francesa, o en uñas sin esmalte.

    V   F   _____

RELACIÓN DE CONCEPTOS

32. Relacione los siguientes implementos de un solo uso con sus descripciones. Cada tipo se utilizará dos veces.

    a. Espátulas y aplicadores de productos   b. Empujadores de madera
       de plástico o metal   c. Pinceles para aplicación de productos

Implementos de un solo uso	Descripción
_____	Se pueden utilizar para aplicar los productos para uñas envolviendo por completo el extremo con un trozo pequeño de algodón y colocando el producto en el algodón o sumergiéndolo en el producto.
_____	Se pueden utilizar para retirar productos de sus respectivos envases para evitar la contaminación del producto.
_____	No es necesario limpiarlos y desinfectarlos entre usos cuando se usan productos como alcohol, esmalte para uñas, monómeros y polímeros, o deshidratantes y blanqueadores.
_____	Si se utiliza el mismo implemento de este tipo para eliminar productos diferentes, puede alterar la química del producto.
_____	Se utilizan para aplicar máscaras, aceites para uñas o tratamientos para uñas a los clientes.
_____	Se utilizan para limpiar debajo del borde libre de la uña, quitar el tejido de la cutícula de la lámina ungueal y aplicar productos.

Materiales que se utilizan en el servicio de uñas

33. ¿Qué tipo de guante recomienda OSHA para la protección contra productos químicos? ¿Qué dos tipos de guantes no protegen contra los productos químicos?

_____

_____

_____

34. Si un cliente recibe dos servicios juntos, como una manicura y una pedicura, ¿el técnico en el cuidado de las uñas puede usar el mismo par de guantes para ambos servicios?

_____

_____

_____

35. ¿Para qué tres cosas que suceden en un salón debe diseñarse específicamente una máscara contra el polvo?

_____

_____

_____

36. ¿Las máscaras contra el polvo con qué clasificación son muy efectivas para prevenir la sobreexposición por inhalación de polvo?

_____

_____

_____

37. ¿Por qué es importante que las almohadillas de fibra o algodón tengan la parte posterior de plástico?

_____

_____

_____

38. ¿Qué tipo de toalla debe usar para limpiar los derrames de la mesa de manicura?

_____

_____

_____

Productos profesionales para las uñas que se utilizan durante una manicura

39. Enumere las once categorías de productos profesionales para uñas.

_____

_____

_____

40. Especifique qué descripciones se aplican a qué productos que se utilizan durante una manicura. Más de uno de estos tipos de productos para uñas podría encajar en una descripción.

a. Crema para las uñas   c. Aceite para uñas   e. Jabón
b. Loción para uñas   d. Removedores de cutícula

Tipo de producto(s) para uñas	Descripción
_____	Producto protector porque contiene ingredientes que sellan la superficie de la piel alrededor de las uñas y retienen la humedad subdérmica de la piel.
_____	Elimina más del 90 % de los microbios patógenos (que causan enfermedades) de las manos cuando se usa correctamente.
_____	Se impregna en la lámina ungueal a fin de aumentar la flexibilidad y en la piel circundante para suavizarla y humectarla.
_____	Suaviza la piel seca que rodea a la lámina ungueal y aumenta la flexibilidad de las uñas naturales.
_____	Se debe aplicar solo en la lámina ungueal.
_____	El mejor producto de uñas para venderles a los clientes de manicura y pedicura.
_____	La exposición excesiva puede causar padrastros.
_____	La versión líquida de este producto es mejor para prevenir el crecimiento de bacterias.

41. Relacione cada tipo de producto para uñas con su descripción.

a. Esmalte
b. Capa protectora
c. Secador de esmalte de uñas
d. Quitaesmaltes
e. Esmalte de gel
f. Capa base

**Productos
para uñas**   **Descripción**

_____ Similar a los esmaltes, contiene solventes diseñados para evaporarse y aumentar la adherencia de la capa de color.

_____ Contiene ingredientes que forman películas duras, brillantes o mate después de que se evaporan los solventes.

_____ Requiere luz UV para secarse y curarse.

_____ Otros nombres para esto: esmalte líquido, laca o barniz.

_____ Viene en versiones con acetona y sin acetona.

_____ Producto que se aplica sobre la capa protectora.

_____ Es más resistente a descascararse que las lacas para uñas tradicionales.

_____ Reduce la posibilidad de que las manicuras habituales se corran.

_____ La versión más fuerte de este producto puede disolver o debilitar los realces para uñas.

RESPUESTA CORTA

42. ¿Cuáles son los tres tipos de endurecedores de uñas? Incluya un dato sobre cada uno de ellos.

_____

_____

_____

43. ¿En qué momento de la manicura se puede aplicar un endurecedor de uñas?

_____

_____

_____

44. ¿Qué se puede usar con mitones térmicos o tratamientos de parafina para mejorar la penetración de los ingredientes?

_____

_____

_____

45. Además de endurecer la superficie de una uña, ¿qué otro beneficio puede proporcionar un endurecedor de uñas si se usa correctamente?

_____

_____

_____

46. ¿Cuáles son algunas razones para aplicar cremas y lociones para las manos en un servicio de manicura?

_____

_____

_____

CRUCIGRAMA DOBLE

47. Descifre las palabras usando las pistas que se dan a continuación y escríbalas en las celdas. Debajo de algunas celdas hay un número. Para revelar el mensaje secreto, busque la celda numerada y escriba la letra correspondiente.

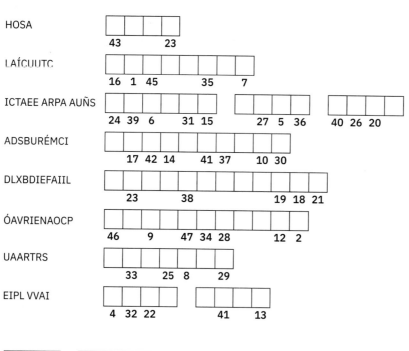

HOSA — 43, 23

LAÍCUUTC — 16, 1, 45, 35, 7

ICTAEE ARPA AUÑS — 24, 39, 6, 31, 15, 27, 5, 36, 40, 26, 20

ADSBURÉMCI — 17, 42, 14, 41, 37, 10, 30

DLXBDIEFAIIL — 23, 38, 19, 18, 21

ÓAVRIENAOCP — 46, 9, 47, 34, 28, 12, 2

UAARTRS — 33, 25, 8, 29

EIPL VVAI — 4, 32, 22, 41, 13

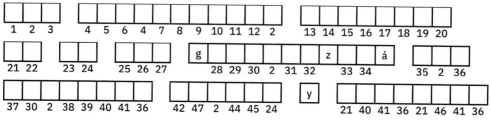

Consulta de manicura

Indique si las afirmaciones siguientes son verdaderas o falsas. En las afirmaciones falsas, explique el motivo.

48. El técnico en el cuidado de las uñas debe conocer al cliente y comprender sus expectativas, metas y necesidades en relación con el servicio.

    V   F   _____

49. Siempre revise las uñas y la piel del cliente para asegurarse de que estén sanas antes de comenzar cualquier servicio.

    V   F   _____

50. Si un cliente parece tener piel o uñas con trastornos o enfermedades, comunique el diagnóstico potencial y continúe con el servicio.

    V   F   _____

51. Es importante tener en consideración el trabajo y los pasatiempos del cliente para definir el mejor servicio.

    V   F   _____

RESPUESTA CORTA

52. Además de las preguntas y observaciones que hace durante la consulta con el cliente, ¿qué tres cosas puede comunicarle a su cliente para ayudarlo a mantener el aspecto de su manicura después?

    _____

    _____

    _____

53. ¿Qué forma de uña es la más adecuada para clientes que trabajan con las manos, como enfermeras, oficinistas y paisajistas?

_____

_____

_____

54. ¿Para quién es más adecuada la uña de forma ovalada?

_____

_____

_____

55. ¿Qué forma de uña es más probable que se use como realce que en la uña natural?

_____

_____

_____

COMPLETE LOS ESPACIOS EN BLANCO

56. Complete la siguiente tabla sobre las consideraciones necesarias para clientes con ciertas enfermedades.

Enfermedad o característica	Consideraciones
Diabetes	_____
_____	Cambiar la presión de masaje
Embarazo	_____
_____	Sugerir un esmalte de color oscuro para ocultar los moretones
Uñas irregulares partidas o quebradizas (onicorresis)	_____

CREAR

57. Este ejercicio requiere seis conjuntos diferentes de uñas postizas. Primero, etiquete las imágenes a continuación con el nombre correcto. Luego, mediante el corte y el limado, cree un conjunto de uñas postizas con cada una de las cinco formas básicas de uñas. Para el sexto conjunto de uñas postizas, diseñe su propia forma de uña y asígnele un nombre (por ejemplo, dos puntas de estileto por uña, llamado vampiro).

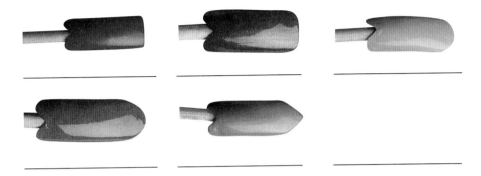

_____   _____   _____

_____   _____

La manicura básica

COMPLETE LOS ESPACIOS EN BLANCO

Complete las siguientes oraciones.

58. Comience siempre con el dedo _____ de la mano _____ cuando inicie un nuevo paso en el procedimiento de manicura . Hacer esto le ayudará a crear un _____ (o rutina) a medida que practica, lo que aumenta su _____ y lo ayuda a _____ los pasos.

59. El procedimiento básico de manicura debe tomar entre _____ y _____ minutos, incluido el esmaltado.

RESPUESTA CORTA

60. Enumere las tres partes principales del procedimiento de manicura.

_____

_____

_____

61. ¿Por qué es útil seguir un procedimiento de tres partes para la manicura?

_____

_____

_____

62. ¿En qué paso del procedimiento de tres partes debe lavarse las manos el cliente?

_____

_____

_____

63. ¿Puede ofrecer desinfectante para manos a un cliente en lugar de pedirle que use agua y jabón para lavarse las manos? ¿Por qué sí o por qué no?

_____

_____

_____

RELACIÓN DE CONCEPTOS

64. A continuación se enumeran algunos de los pasos que se realizan antes, durante y luego del servicio de manicura básica. Relacione cada parte del servicio con los pasos incluidos en esa parte. Las partes se usarán más de una vez.

   a. Servicio previo   b. Servicio   c. Servicio posterior

   Parte del
   procedimiento
   de tres partes   **Paso**

   _____ Registrar la información del servicio, los productos utilizados, las observaciones
                              y las recomendaciones de productos al por menor en el formulario de servicio del
                              cliente o en una computadora.

   _____ Retirar el esmalte viejo hasta que desaparezcan todos los restos de esmalte; verificar
                              si hay anomalías en las uñas que podrían haber quedado ocultas por el esmalte.

   _____ Aplicar loción o aceite para masajes y realizar el masaje.

   _____ Limpiar y desinfectar la mesa de manicura y el cajón con un desinfectante aprobado por
                              la EPA, de acuerdo con las instrucciones del producto.

_____ Retirar los productos y herramientas y, luego, desechar todos los materiales usados, y limpiar y desinfectar el área de trabajo.

_____ Retirar cualquier papiloma cutáneo muerto que cuelgue con un alicate afilado.

_____ Analizar la información en la tarjeta de consulta y determinar un curso de acción para el servicio.

_____ Sugerir productos de venta al por menor que ayuden a mantener el servicio del cliente; explicar por qué son importantes y cómo usarlos.

_____ Acomodar las herramientas y los implementos.

_____ Aplicar aceite para uñas a cada lámina ungueal con un empujador de madera con punta de algodón, un hisopo de algodón o un gotero.

_____ Agradecer al cliente por su preferencia y mencionar que esperará su próxima visita.

_____ Acompañar al cliente al área de lavado de manos. Entréguele a su cliente un cepillo para uñas nuevo y pídale que se lave las manos.

SECUENCIA

65. Enumere los pasos de una manicura básica que haría después de realizar los procedimientos previos al servicio y antes de los servicios posteriores, del 1 al 18. Algunos números se han incluido a modo de ejemplo.

___15___ Eliminar las asperezas de los bordes libres

_____ Blanquear las uñas (opcional)

_____ Ablandar el eponiquio y la cutícula

_____ Masajear

_____ Aplicar removedor de cutículas

_____ Aplicar esmalte para uñas

_____ Limar y dar forma a las uñas, según la consulta con el cliente

_____ Limpiar debajo del borde libre

_____ Limpiar la superficie de las uñas

_____ Quitar el esmalte e inspeccionar las uñas del cliente

_____ Después del masaje y antes del pulido, retirar todos los restos de loción o aceite de la lámina ungueal

_____13_____ Suavizar la superficie de la uña

_____ Utilizar un alicate afilado

_____ Secar las manos con una toalla

_____ Utilizar un empujador metálico o de madera

_____ Retirar los residuos y el removedor de cutículas

_____ Repetir los pasos 5 a 10 (según la numeración de esta actividad) en la mano derecha

_____ Aplicar aceite para uñas

Aplicación de esmalte para uñas

RESPUESTA CORTA

66. Además de permitir que los clientes elijan su propio color para garantizar su satisfacción, ¿cuáles son dos formas en que puede ayudar a su cliente a elegir un color de esmalte?

_____

_____

_____

67. ¿Cuántas capas de esmalte se necesitan para una manicura exitosa?

_____

_____

_____

COMPLETE LOS ESPACIOS EN BLANCO

68. Complete las siguientes oraciones sobre la aplicación de esmalte.

Rellene los espacios en blanco con las palabras o frases para completar las afirmaciones sobre la técnica adecuada para la aplicación del esmalte para uñas.

Aplique una capa fina de _____ para cubrir por completo la lámina ungueal de todas las uñas.

Cuando aplique el esmalte para uñas, saque el pincel del frasco y _____el costado

del pincel _____ en el borde interior del cuello del envase para retirar el exceso de

esmalte. Debe tener una _____ en el otro extremo del pincel que sea bastante grande

para aplicar _____ en toda la lámina ungueal sin tener que volver a sumergir el pincel.

Sostenga el pincel en un ángulo aproximado de _____ .

Ponga la punta del pincel sobre la uña, a _____ del área de la cutícula en el

_____ de la uña. Con suavidad, _____ el pincel en la

_____, generando un suave _____; asegúrese de que

el pulidor y el pincel no toquen la _____.

_____ el pincel hacia el borde libre de la uña, por el centro.

Pase a cada lado de la uña y _____ pinceladas parejas en dirección

a _____.

Después de finalizar la primera capa de cada uña, pase el pincel adelante y atrás en

_____, apenas tocando, para aplicarle color. Use la misma técnica para cada uña

al aplicar la primera capa de color.

Esta técnica de aplicación se puede utilizar para todos los _____, capas base y _____, y se conoce

como el método de _____ pasadas. Permite una cobertura de esmalte sobre _____ la lámina

ungueal, y hace que las uñas se vean suaves, esmaltadas de manera uniforme y _____.

SECUENCIA

69. Enumere los pasos del procedimiento para la aplicación de esmalte para uñas, del 1 al 9. Se ha
proporcionado un número.

_____ Aplicar la segunda capa en la primera mano.

_____ Aplicar el producto de secado rápido. Si usa un producto como secador del esmalte o una capa
protectora de secado rápido, aplíquelos de acuerdo con las instrucciones del fabricante.

_____ Aplicar la primera capa de esmalte en la primera mano.

_____ Cubrir los lados. Pasar a cada lado de la uña y hacer movimientos parejos en dirección a la punta de la uña.

_____ Secar las uñas. El cliente puede sentarse en otra mesa con las manos debajo del secador de uñas o cómodamente lejos de su mesa.

____1____ Pedir al cliente que se vuelva a poner las joyas o las prendas que se quitó, que deje a mano las llaves del auto y, en lo posible, también hacer que el cliente pague los servicios en este momento o que deje el pago listo para entregarlo en recepción.

_____ Tapar el borde libre (sellado de la punta).

_____ Aplicar la capa base.

_____ Aplicar una capa protectora para evitar que las uñas se astillen y para darles una terminación brillante. También cubrir el borde libre de la uña.

Masaje en manos y brazos

VERDADERO O FALSO

Indique si las siguientes afirmaciones sobre los masajes son verdaderas o falsas. Si alguna es falsa, explique por qué.

70. El técnico en el cuidado de las uñas siempre debe mantener una mano sobre el brazo del cliente durante el masaje.

    V   F   _____

71. Todos los estados permiten a los técnicos en el cuidado de las uñas dar masajes.

    V   F   _____

72. Es importante conocer cualquier afección médica que pueda tener un cliente para la que estén contraindicados los masajes.

    V   F   _____

73. Si un cliente tiene una enfermedad, una buena regla general es: "en caso de duda, evitar los masajes".

    V   F   _____

74. Relacione cada técnica de masaje enumerada en el banco de palabras con su descripción.

    Banco de palabras: effleurage, fricción, pétrissage, tapotement, vibración.

Técnica de masaje	Descripción
_____	Golpeteo rápido con las manos que se aplica sobre la piel.
_____	Sucesión de movimientos donde las manos se deslizan por una zona del cuerpo ejerciendo diversos grados de presión o contacto.
_____	Se colocan las manos alrededor del brazo, con los dedos en direcciones opuestas, y se retuerce suavemente en direcciones opuestas.
_____	Amasado, levantamiento, estrujamiento y presión del tejido.
_____	Movimientos continuos de temblor o sacudida que se aplican con las manos manteniendo el contacto con la piel.

RESPUESTA CORTA

75. Enumere dos enfermedades que estén contraindicadas para un masaje de manos o brazos o que requieran precauciones especiales.

    _____

    _____

    _____

76. Después de realizar un masaje, ¿qué debe hacer para limpiar a fondo la lámina ungueal del cliente?

    _____

    _____

    _____

Comparación entre la manicura básica y la manicura de spa

77. ¿Cuál es la diferencia general entre una manicura básica y una manicura de spa?

_____

_____

_____

78. Enumere cinco características y técnicas asociadas con las manicuras de spa que están diseñadas para la relajación.

_____

_____

_____

79. Las manicuras de spa que buscan resultados específicos, también llamadas manicuras de tratamiento, suelen llevar nombres que describen su propósito. Cite un ejemplo y descríbalo.

_____

_____

_____

CREAR

80. Imagine que recién empieza a alquilar una cabina de manicura en un gran salón con servicios completos. El propietario quiere comenzar a ofrecer servicios de manicura temáticos exclusivos y le ha pedido que desarrolle tres tipos diferentes. Ponga en práctica toda su creatividad. Piense en días festivos, ocasiones especiales, eventos deportivos, estaciones del año, grupos etarios, tendencias en eventos actuales, etc., y diseñe tres servicios de manicura temáticos diferentes que le gustaría ofrecer.

    Escriba los títulos de los temas, haga una descripción breve y proporcione información sobre los tratamientos y las técnicas especiales que respaldan los temas que creó. Luego, con ayuda de una computadora o papel y marcadores, desarrolle un folleto que podría aparecer en las redes sociales; use fotos, colores, arte gráfico y cualquier otra cosa que crea que llamará la atención.

Complete las siguientes oraciones.

81. Las manicuras sin agua, también conocidas como manicuras _____, no incluyen el remojo de las

    uñas en _____.

82. Puede realizar _____ las manicuras (básica, de spa, con exfoliación, etc.) con técnicas de manicura
    en seco.

83. _____ es el uso terapéutico de los _____ esenciales que se _____ o aplican

    a la piel. Se utilizan en pedicuras, _____ y_____ para inducir la relajación u ofrecer

    tratamiento vigorizante para el cliente.

Tratamientos con cera de parafina con manicura

RESPUESTA CORTA

84. Describa brevemente qué es la parafina y qué hace por la piel de un cliente.

    _____

    _____

    _____

85. ¿Cuáles son dos beneficios que experimentan los clientes que se realizan un tratamiento con parafina?

    _____

    _____

    _____

VERDADERO O FALSO

Indique si las siguientes afirmaciones sobre los tratamientos con parafina son verdaderas o falsas.
En las afirmaciones falsas, explique el motivo.

86. Los clientes con problemas circulatorios pueden recibir tratamientos con parafina.

    V   F   _____

87. No realice tratamientos de cera de parafina a un cliente con heridas abiertas, cortes, prurito o quemaduras.

    V   F   _____

88. Tenga cuidado cuando aplica cera de parafina a adultos mayores o clientes con enfermedades crónicas, ya que pueden ser más sensibles al calor.

    V   F   _____

89. El técnico en el cuidado de las uñas debe realizar una prueba de tolerancia al calor y aplicar un parche pequeño de cera sobre la piel del cliente antes de avanzar con el tratamiento completo si es la primera vez que se realiza el servicio.

    V   F   _____

RESPUESTA CORTA

90. Enumere los cinco tipos de métodos de aplicación de parafina.

    _____

    _____

    _____

91. De los cinco métodos de aplicación de parafina, ¿cuál le atrae más? Explique por qué elegiría ese método, tanto como cosmetólogo como cliente.

    _____

    _____

    _____

92. Describa cómo quitar la parafina de las manos de su cliente después de que se haya completado el tratamiento.

_____

_____

_____

Servicios para clientes con discapacidades

VERDADERO O FALSO

Marque si las siguientes afirmaciones son verdaderas o falsas. En las afirmaciones falsas, explique el motivo.

93. Los salones están sujetos a la Ley de Responsabilidad y Transferibilidad de Seguros Médicos (HIPAA) de 1996, que exige mantener la confidencialidad de la información del cliente.

    V   F   _____

94. Un cliente con neuropatía u otra complicación neurológica puede requerir una atención especial para el cuidado de las uñas.

    V   F   _____

95. Mantener la confidencialidad de la información de los clientes es la práctica más ética.

    V   F   _____

RESPUESTA CORTA

96. Describa cómo debe interactuar con un cliente y su cuidador.

_____

_____

_____

97. Sobre todo, ¿cómo debe tratar a los clientes con discapacidades en el entorno del salón?

_____

_____

_____

98. ¿Qué significa la sigla ADA? ¿Cómo puede ese recurso ayudarlo a garantizar la comodidad de sus clientes que pueden requerir consideraciones especiales?

_____

_____

_____

COMPLETE LOS ESPACIOS EN BLANCO

99. A continuación, encontrará un cuadro que enumera las áreas relacionadas con el ambiente del salón en las que puede hacer consideraciones especiales y pequeños ajustes para sus clientes. Describa los ajustes que se pueden hacer.

Área de ajuste	Descripción
Espacio libre en la mesa	_____
Pedicura	_____
Pasillos y corredores	_____
Velocidad o tiempo	_____

RELACIÓN DE CONCEPTOS

100. Relacione las necesidades de cada cliente con la adaptación correspondiente.

a. cáncer
b. neuropatía
c. clientes mayores
d. artritis
e. enfermedades cardíacas

f. enfermedades autoinmunes
g. problemas de la vista
h. quimioterapia activa
i. complicaciones neurológicas

j. trastorno por déficit de atención e hiperactividad (TDAH)
k. diabetes
l. dispositivos de movilidad (silla de ruedas, bastón)

Necesidades del cliente

_____

Adaptación

Permanezca a, al menos, 0,07 cm (0,025 pulgadas) de distancia del eponiquio y los bordes laterales; no use acetona; use relleno de estriaciones para disimular el color desigual de la lámina ungueal.

_____ Debe tener una mesa de manicura móvil disponible.

_____ Observe si el cliente tiene uñas quebradizas; ofrezca masajes suaves; evite el uso de implementos afilados.

_____ Acompañe al cliente en el salón en todo momento; esté preparado para acomodar un animal de servicio; durante todo el servicio, diga lo que está haciendo y mantenga contacto físico, como una mano en el brazo, para ayudar a su cliente a relajarse y sentirse más cómodo.

_____ Ofrezca una silla estable con brazos y sin ruedas, ya que el cliente puede tener problemas de equilibrio.

_____ Sea sensible a la piel seca; ofrezca masaje ligero.

_____ Ofrezca masajes suaves para que el ritmo cardíaco del cliente no se eleve.

_____ Realice masajes suaves; sea consciente de los problemas de movilidad y equilibrio.

_____ Mantenga el contacto visual, explique el procedimiento con voz suave y, de ser posible, minimice las distracciones ambientales.

_____ Sea consciente de la sensibilidad del cliente al tacto y la falta de flexibilidad; ofrezca masajes suaves.

_____ Observe si el cliente tiene uñas quebradizas y la lámina ungueal estriada; ofrezca un área de servicio privada si el cliente expresa su preocupación por la pérdida de cabello, el peso, la movilidad, entre otros.

_____ Tenga especial cuidado cuando use implementos afilados, agua caliente, baños de parafina y luces UV; tenga paciencia y tómese el tiempo para realizar los servicios.

INVESTIGACIÓN

101. Todos los cosmetólogos deben comprender cómo atender mejor a los clientes que pueden requerir consideraciones especiales. Realice una investigación para conocer los productos disponibles para ayudar a prestar servicios a clientes mayores o clientes con problemas de salud física o mental. ¿Qué productos están disponibles para acomodar mejor a los clientes en el salón? ¿Qué productos harían que la experiencia de los clientes fuera más relajante o placentera? Es posible que desee consultar sitios web como ADA o una organización que se enfoca en una enfermedad o habilidad específica (p. ej., Autism Speaks o Muscular Dystrophy Association). Investigue productos para, al menos, cinco necesidades de los clientes, ya sea de los términos anteriores o de los que conoce en su propia vida, y use la tabla a continuación o siga el enlace a un PDF. ¿Qué productos sería valioso que comprara para su propio salón?

+ BONIFICACIÓN

Visite: bonus.milady.com/cos-wbes/toc

NECESIDADES DEL CLIENTE	PRODUCTO	BENEFICIOS PARA EL CLIENTE

Jerarquización de su manicura con arte de uñas

ETIQUETADO

102. Etiquete cada imagen con el tipo de arte de uñas que muestra.

a. Adornos
b. Marmolado
c. Manicura francesa
d. Fundido de colores
e. Bloques de color
f. Estampado de uñas

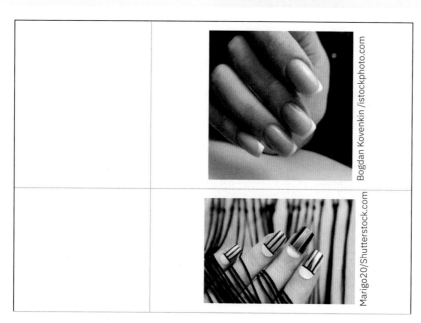

Bogdan Kovenkin /istockphoto.com

Marigo20/Shutterstock.com

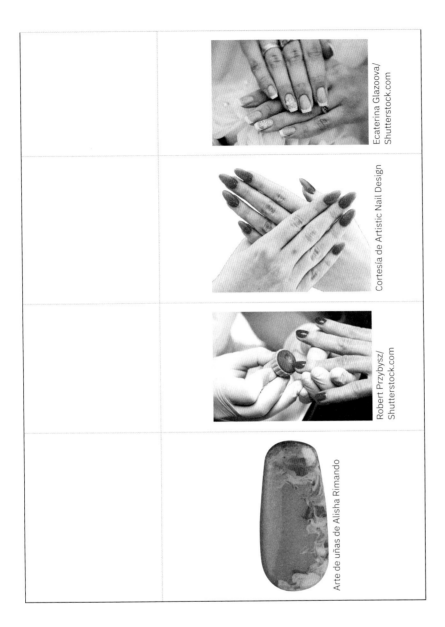

Ecaterina Glazoova/
Shutterstock.com

Cortesía de Artistic Nail Design

Robert Przybysz/
Shutterstock.com

Arte de uñas de Alisha Rimando

CREAR

103. ¡Ahora es su turno de hacer arte de uñas! Bocete un diseño o una forma que funcione bien como esténcil en las uñas. Diseñe un conjunto de esténciles que se pueda aplicar en las diez uñas. Una vez que haya creado sus esténciles, encuentre los materiales con los que quiere hacerlos (papel, encaje, tela, etc.). Haga los esténciles reales y defina la paleta de colores. También planifique la secuencia de aplicación de los esténciles en las uñas. Luego, aplíquelos en sus uñas o en las de un compañero de clase. Comparta sus resultados con los compañeros de clase. ¡Es probable que se sienta muy inspirado por la variedad!

CONOCIMIENTOS Y LOGROS ACADÉMICOS

En el espacio siguiente, escriba notas sobre los puntos claves que aprendió en este capítulo. Comparta sus conocimientos con sus compañeros de clase y pregúnteles si sus notas les parecen útiles. Si es necesario, revise sus apuntes de clase tomando las ideas de sus compañeros que le parezcan buenas.

Conocimientos básicos:

_____

_____

_____

_____

_____

_____

_____

Anote por lo menos tres cosas que haya aprendido desde que decidió ingresar a la escuela.

Logros académicos:

_____

_____

_____

_____

_____

_____

_____

1. Los cosmetólogos deben entender que _____.

   A) son totalmente responsables si el cliente sufre una lesión mientras le realizan un servicio ilegal.

   B) los clientes prefieren cuidarse las uñas por sí mismos, en lugar de que lo haga un profesional.

   C) es su responsabilidad mejorar el aspecto de ciertas afecciones de las uñas que son enfermedades.

   D) tienen licencia para diagnosticar uñas no saludables.

2. ¿Qué pauta debe seguir cuando elige el equipo de una cabina de manicura?

   A) Una lámpara de trabajo ajustable debe usar una bombilla incandescente o fluorescente de 12 a 14 vatios.

   B) El sillón del cliente debe tener apoyabrazos altos.

   C) La mesa de manicura debe estar hecha de una superficie dura e impenetrable y estar siempre despejada.

   D) Se deben guardar los materiales usados en el cajón de los cosmetólogos.

3. En el contexto de la Administración de Seguridad y Salud Ocupacional (OSHA), para garantizar condiciones de trabajo seguras en un salón de belleza, los cosmetólogos deben _____.

   A) contar con un sistema de ventilación de captura en la fuente local.

   B) instalar ventiladores y abrir ventanas como sustitutos de una ventilación adecuada.

   C) usar mesas ventiladas con filtros ventilados hacia el interior del salón de belleza, no hacia el exterior.

   D) evitar instalar máquinas de ventilación de tiro descendente portátiles que tengan un ventilador potente.

4. ¿Cuál de los siguientes enunciados sobre los implementos multiuso es incorrecto?

   A) Los implementos multiuso suelen estar hechos de metal.

   B) Los implementos multiuso también se conocen como implementos desechables.

   C) Los implementos multiuso se usan una sola vez con un cliente y se desechan, si es posible, mientras el cliente está presente.

   D) Los implementos multiuso niquelados son más caros que los de acero inoxidable.

5. En general, los empujadores de madera se usan _____.

   A) cuando las uñas deben acortarse más que la profundidad del limado de rutina.

   B) cuando es necesario retirar los implementos de la solución desinfectante.

   C) para crear un hermoso brillo en las uñas naturales y en algunos realces artificiales.

   D) para limpiar debajo del borde libre de la uña, quitar el tejido de la cutícula de la lámina ungueal y aplicar productos.

continuación

6. Dado que la piel puede absorber productos químicos, la Administración de Seguridad y Salud Ocupacional (OSHA) recomienda el uso de guantes de _____ porque protegen la piel de los productos químicos.

   A) látex

   B) nitrilo

   C) tela

   D) vinilo

7. Las cremas para las uñas son productos protectores porque _____.

   A) tienen efectos más duraderos que los aceites y las lociones para uñas.

   B) se impregnan en la lámina ungueal a fin de aumentar la flexibilidad y en la piel circundante para suavizarla y humectarla.

   C) contienen ingredientes que sellan la superficie de la piel alrededor de las uñas y retienen la humedad subdérmica de la piel.

   D) penetran la lámina ungueal o la piel, a diferencia de las lociones y los aceites para uñas.

8. ¿Cuál de los siguientes enunciados sobre la capa base es verdadero?

   A) Crea una capa incolora en la uña natural y el realce para uñas que mejora la adherencia del esmalte.

   B) Se aplica sobre el esmalte de color para evitar que se astille y darle un acabado brillante o mate.

   C) Permite que los esmaltes de uñas creen decoloración en la superficie de la uña natural.

   D) Contiene ingredientes que forman películas duras, brillantes o mate después de que se evaporan los solventes del esmalte para uñas.

9. Identifique un enunciado verdadero sobre la forma de uña cuadrangular.

   A) Es resistente si la uña se extiende solo un poco más allá de la punta del dedo.

   B) Es completamente recta en el borde libre, sin bordes externos redondeados.

   C) Tiene un pequeño efecto en punta y se extiende un poco más allá de la punta del dedo.

   D) Tiene efecto en punta y es más larga que lo habitual, lo que la hace adecuada para manos delgadas con dedos largos y lechos ungueales angostos.

10. Una forma de uña conservadora que se considera atractiva en la mayoría de las manos es la _____.

    A) uña cuadrangular

    B) uña cuadrada

    C) uña ovalada

    D) uña en punta

11. Un servicio de manicura básica, incluido el pulido, debe durar de _____ minutos.

    A) 15 a 30

    B) 30 a 45

    C) 10 a 20

    D) 45 a 90

continuación →

12. Cuando comience un paso nuevo en un procedimiento básico de manicura, siempre empiece por _____.

    A) el dedo meñique de la mano derecha

    B) el dedo índice de la mano izquierda

    C) el dedo índice de la mano derecha

    D) el dedo meñique de la mano izquierda

13. Identifique un enunciado correcto sobre el procedimiento previo al servicio.

    A) Es un plan organizado paso a paso para cumplir con el servicio solicitado, como una manicura y una pedicura.

    B) Es un plan organizado paso a paso para la limpieza y la desinfección de las herramientas, los implementos y los materiales.

    C) Comprende el cuidado del cliente después de realizar el procedimiento.

    D) Detalla la ayuda a su cliente en el proceso de programación de citas y pago.

14. ¿Cuál de las siguientes es una pauta para limar y dar forma a las uñas según la consulta con el cliente?

    A) Asegúrese de usar un abrasivo de grano bajo para dar forma a las uñas naturales.

    B) Comience por el dedo meñique de la mano izquierda.

    C) Realice un movimiento en vaivén (hacia adelante y hacia atrás) para limar las uñas naturales.

    D) Evite quitar el esmalte viejo para uñas.

15. El procedimiento posterior al servicio es un plan organizado paso a paso para _____.

    A) saludar y acompañar al cliente al área de servicio.

    B) realizar el servicio solicitado, como una manicura, uñas postizas o apliques de uñas.

    C) cuidar del cliente después de realizar el procedimiento.

    D) limpiar y desinfectar las herramientas, los implementos y los materiales.

16. ¿Cuál de las siguientes opciones muestra la secuencia de pasos correcta para aplicar bien el esmalte para uñas?

    A) Aplicar la capa base, seguida por dos capas de color y, por último, una capa protectora para proporcionar un sello de protección.

    B) Aplicar la capa base, seguida por una capa de color y una capa protectora para proporcionar un sello de protección.

    C) Aplicar la capa protectora, seguida por dos capas de color y una capa base para proporcionar un sello de protección.

    D) Aplicar la capa protectora, seguida por una capa de color y una capa base para proporcionar un sello de protección.

continuación

17. Identifique una pauta que debe seguir para aplicar el esmalte para uñas.

   A) Aplicar capas gruesas para obtener máxima suavidad y disminuir el tiempo de secado.

   B) Aplicar varias capas de productos para mejorar la apariencia y la duración del esmalte.

   C) Iniciar la aplicación colocando el pincel en el borde libre de la uña.

   D) Primero, aplicar la capa protectora, seguida por una capa de color y una capa base.

18. Para obtener resultados profesionales, practique el método de tres pasadas cuando aplique el esmalte para uñas. En este método, _____.

   A) se aplica una pasada suave de esmalte en el medio de la uña y una a cada lado de la uña.

   B) se aplican tres capas gruesas para obtener máxima suavidad y disminuir el tiempo de secado.

   C) primero se coloca el pincel en el borde libre de la uña y se lo empuja hacia el área de la cutícula.

   D) se aplica el esmalte en la parte inferior de la uña para cubrirla en su totalidad.

19. ¿Cuál de los siguientes movimientos que forman parte de un masaje se define como una sucesión de movimientos donde las manos se deslizan por una zona del cuerpo con diversos grados de presión o contacto?

   A) petrissage   C) effleurage

   B) tapotement   D) vibración

20. En el contexto de los movimientos que forman parte de un masaje, petrissage es _____.

   A) un movimiento que consiste en levantar, apretar y presionar el tejido

   B) una sucesión de movimientos en la que las manos se deslizan por una zona del cuerpo ejerciendo diversos grados de presión o contacto

   C) un movimiento continuo de sacudida que se aplica con las manos manteniendo el contacto con la piel

   D) un movimiento de golpes rápidos con las manos que se realiza sobre la piel

21. ¿Qué pauta debe seguir con respecto a un masaje de manos y brazos?

   A) No sea cauteloso cuando tome la decisión de realizar o no masajes en una persona que tiene una enfermedad.

   B) No aplique técnicas de masaje vigorosas o fuertes en clientes que tienen artritis.

   C) Realice el masaje inmediatamente después de aplicar el esmalte.

   D) Antes de realizar el masaje, asegúrese de inclinarse hacia el cliente.

continuación →

22. ¿Cuál de los siguientes enunciados acerca de las manicuras de spa es verdadero?

    A) Las manicuras de spa incluyen los procedimientos de exfoliación y masaje.

    B) Los tiempos de servicio de las manicuras de spa suelen ser más cortos que los de las manicuras básicas.

    C) La mayoría de las manicuras de spa incluyen un masaje menos exhaustivo que las manicuras básicas.

    D) Rara vez, las manicuras de spa incluyen técnicas especializadas avanzadas y tratamientos para la piel.

23. En el contexto de la manicura, ¿cuál de las siguientes es una pauta de seguridad para la cera de parafina?

    A) No use parafina si la persona presenta irritaciones en la piel, como cortes, quemaduras, erupciones, eccema o verrugas.

    B) Brinde tratamientos de parafina a clientes con problemas de circulación.

    C) Vuelva a fundir y reutilice la parafina siempre que sea posible.

    D) No realice una prueba de tolerancia al calor en todos los clientes.

24. Si un cliente tiene una enfermedad autoinmune, el técnico en el cuidado de las uñas que realizará la manicura debe _____.

    A) tener cuidado con las uñas quebradizas

    B) evitar el uso de aceites penetrantes

    C) usar implementos afilados

    D) evitar los masajes ligeros

25. El efecto de remolino que se crea cuando se combinan dos o más colores mientras están húmedos y, luego, se mezclan en la uña con una herramienta llamada estilete se denomina _____.

    A) marmolado

    B) estampado

    C) bloques de color

    D) fundido de colores

finished!

La autoevaluación regular le permite mejorar sus habilidades técnicas y alcanzar el éxito. Después de realizar cada procedimiento, revise los pasos en el libro de texto y califíquese como "Competente" o "Necesita mejorar". Escriba comentarios sobre las áreas de éxito y las áreas a mejorar. Calificarse a uno mismo permite identificar las fortalezas y las debilidades con el fin de desarrollar su propio plan de mejora.

PRÁCTICA	COMPETENTE	NECESITA MEJORAR	COMENTARIOS
PROCEDIMIENTO 20-1: PROCEDIMIENTO PREVIO AL SERVICIO			
Preparación o control de infecciones			
Preparación de la mesa básica			
Saludó al cliente			
Se lavó las manos y se colocó guantes			
Duración			
PROCEDIMIENTO 20-2: REALIZAR UN SERVICIO DE MANICURA BÁSICA			
Preparación			
Procedimiento			
Posterior al servicio			
Duración			
PROCEDIMIENTO 20-3: PROCEDIMIENTO POSTERIOR AL SERVICIO			
Asesoró a los clientes y promocionó productos			
Programación de la siguiente cita del cliente y agradecimiento			
Preparación del área y los implementos de trabajo para atender al siguiente cliente			
Duración			
PROCEDIMIENTO 20-4: APLICACIÓN DE ESMALTE			
Preparación			
Procedimiento			
Posterior al servicio			
Duración			
PROCEDIMIENTO 20-5: MASAJE EN MANOS Y BRAZOS			
Preparación			
Procedimiento			
Posterior al servicio			
Duración			

SEGUIMIENTO DE MI PROGRESO

Use este rastreador sencillo para registrar su progreso a medida que realiza las actividades de cada objetivo de aprendizaje.

COMPLETADO	CANT. DE RESPUESTAS CORRECTAS	OBJETIVO
☐	_____/2	**OA 1:** Explicar por qué el conocimiento de la pedicura es importante para los cosmetólogos
☐	_____/11	**OA 2:** Identificar el equipo de pedicura necesario y opcional
☐	_____/12	**OA 3:** Describir los implementos de pedicura multiuso y de un solo uso
☐	_____/2	**OA 4:** Identificar materiales exclusivos para pedicuras
☐	_____/19	**OA 5:** Mencionar productos profesionales para pedicura
☐	_____/11	**OA 6:** Mencionar los pasos en una consulta con el cliente sobre pedicura
☐	_____/7	**OA 7:** Explicar las diferencias entre una pedicura básica y un spa para pedicura
☐	_____/14	**OA 8:** Identificar los beneficios del masaje de pedicura
☐	_____/5	**OA 9:** Describir formas de abordar la pedicura en clientes con particularidades de salud
☐	_____/9	**OA 10:** Resumir la importancia de la limpieza y la desinfección de un baño para pedicura

¿Por qué estudiar pedicura?

RESPUESTA CORTA

1. Defina pedicura y enumere entre tres y cinco ejemplos de los servicios que se incluyen en ella.

_____

_____

_____

2. Aunque la manicura y la pedicura son similares, ¿qué conocimientos específicos se requieren para realizar la pedicura?

_____

_____

_____

Equipos de pedicura

COMPLETE LOS ESPACIOS EN BLANCO

3. Complete los espacios en blanco de los enunciados.

_____ es el término que se usa para mencionar todas las herramientas permanentes, que no

son implementos, que se emplean en los servicios de pedicura. Entre algunos ejemplos, se incluyen

_____ y el posapiés para pedicura, el _____ para pedicura para guardar implementos y

materiales, y un pediluvio. Todo esto es necesario en una estación de pedicura. El equipo _____

varío, pero podría incluir _____ (eléctricos o de toalla), un _____ de parafina o

_____ calientes.

PREGUNTAS DE RESPUESTA MÚLTIPLE

4. Una estación de pedicura ideal incluye un banquillo _____ para que el cosmetólogo pueda mantener una postura saludable y una silla cómoda con apoyabrazos y posapiés para el cliente.

A) resistente a las manchas   C) alto

B) de colores brillantes   D) ergonómico

5. ¿Cuál es el propósito de un posapiés, ya sea integrado o independiente del banquillo del cosmetólogo?

A) Proporciona un lugar para que el cosmetólogo apoye los pies y mantenga una postura saludable mientras realiza una pedicura.

B) Proporciona un lugar para que el cliente apoye los pies y mantenga una postura saludable mientras recibe una pedicura.

C) Lo usa el cliente mientras se secan las uñas de los pies cuando la pedicura está completa.

D) Hace que sea más fácil para el cosmetólogo llegar a los pies del cliente.

6. ¿Cuál de los siguientes *no* tienen la mayoría de los carros para pedicura?

A) desinfección integrada de implementos   C) superficie dura y plana

B) cajones y estantes   D) rulos

7. ¿Cuál de los siguientes equipos de pedicura se considera opcional en una estación de pedicura?

A) baño de parafina   C) carro de pedicura

B) posapiés para pedicura   D) pediluvio de pedicura

8. ¿Cuál de los siguientes *no* es un beneficio que suele asociarse con un tratamiento con parafina?

A) calor profundo y húmedo   C) reducción del dolor y la inflamación

B) eliminación del exceso de vello   D) aumento de la circulación sanguínea en las articulaciones con artritis

9. La piel de los clientes _____ puede ser más delgada y sensible al calor, por lo que se recomienda que los cosmetólogos realicen una prueba del parche de parafina antes de realizar el servicio.

A) adolescentes   C) mayores

B) que cursan un embarazo   D) nuevos

ETIQUETADO

10. Ordene los siguientes ejemplos de baños de pies de pedicura, desde el más simple (1) hasta el más sofisticado (4).

_____ Tina portátil para pies con hidromasaje mecanizado incorporado

_____ Tina portátil para pies

_____ Asiento con diseño de trono

_____ Tina para baños de pies

11. Si su salón proporcionara mitones eléctricos y de tela de toalla para pies, ¿cuál preferiría ofrecerle a los clientes? Explique su elección.

_____

_____

_____

12. Enumere tres precauciones que deben tenerse en cuenta para los clientes interesados en recibir servicios de baño de parafina.

_____

_____

_____

13. Enumere dos precauciones que deben tomarse cuando se preparan tratamientos con piedras calientes.

_____

_____

_____

Implementos para pedicura

ETIQUETADO

14. Etiquete los siguientes implementos e indique si son de multiuso (M) o de un solo uso (S). Cuando sean posibles ambas opciones, consulte las pautas de su estado para averiguar cuál es legal.

ETIQUETE EL IMPLEMENTO	¿M O S?	IMPLEMENTOS
		mnimage/Shutterstock.com

ETIQUETE EL IMPLEMENTO	¿M O S?	IMPLEMENTOS
		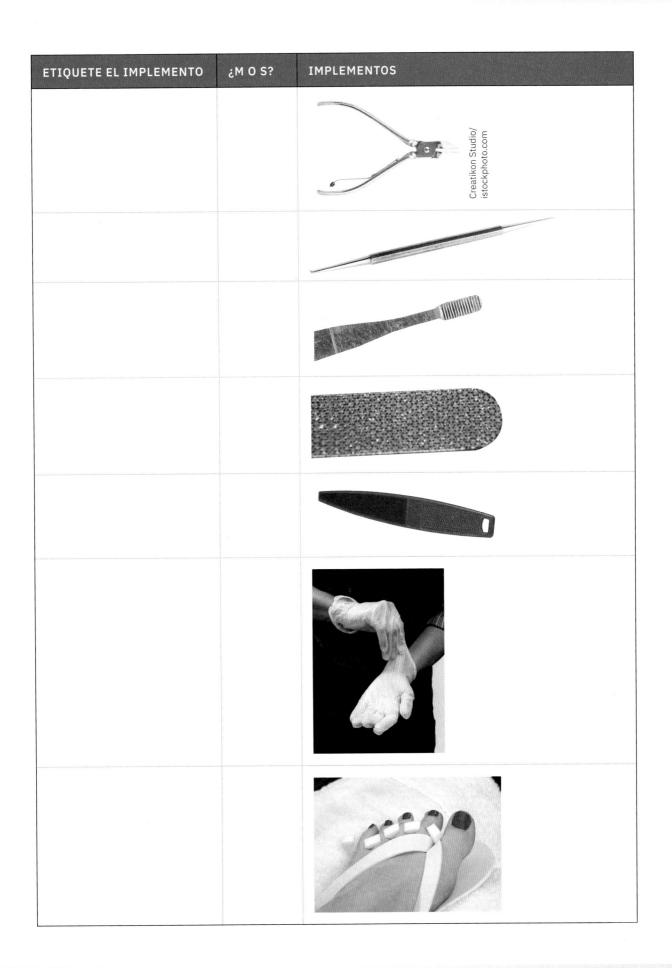 Creatikon Studio/istockphoto.com

15. Teniendo en cuenta los requisitos para garantizar la limpieza y la seguridad del lugar de trabajo tanto para los clientes como para los cosmetólogos, investigue un poco sobre las prácticas de los salones ecológicos para reducir el desperdicio, reciclar o reutilizar materiales. Visite algunos salones de belleza locales o sus sitios web, o investigue en Internet para averiguar cómo se está equilibrando el impulso actual por reciclar con la necesidad de seguridad en los salones de uñas. ¿Qué desafíos enfrentan los salones de belleza? Por ejemplo, ¿es costoso? ¿Es complicado? ¿Encontró alguna solución creativa para equilibrar las preocupaciones medioambientales con la seguridad del salón de belleza? ¿Qué tipos de acciones y procedimientos son los más populares? En una hoja nueva, escriba un párrafo corto, de cinco a siete oraciones, sobre sus hallazgos.

PREGUNTAS DE RESPUESTA MÚLTIPLE

16. Algunas paletas para pies cuentan con superficies abrasivas (grano) desechables que se pueden reemplazar. ¿Cómo se deben cuidar entre usos?

    A) limpiar y desinfectar los mangos de estas paletas antes de volver a usarlas

    B) empapar la superficie abrasiva de la paleta en desinfectante antes de volver a usarla

    C) evitar implementos con partes desechables

    D) cubrir cuidadosamente la superficie abrasiva con una superficie nueva

17. Se considera que una lima de metal es un implemento que ahorra tiempo y, además, una herramienta de prevención. ¿Qué se busca prevenir con ella?

    A) uñas de los pies encarnadas   C) callos

    B) hongos   D) uñas quebradizas

18. Si un cosmetólogo nota que un cliente tiene una uña encarnada, debe _____.

    A) derivar al cliente a un podólogo   C) remojar la zona en una solución desinfectante

    B) derivar al cliente a un dermatólogo   D) comprobar si las otras uñas de los pies también están encarnadas

19. ¿Cuál es el mejor lugar para usar una lima de metal?

    A) en la parte superior de la uña

    B) apenas después del área del hiponiquio en el borde libre de la uña

    C) en la base de la uña, cerca de la cutícula

    D) debajo de la uña, inclinando la punta hacia el centro de la uña

20. ¿Qué organización gubernamental exige que los técnicos usen guantes (recomienda los de nitrilo) mientras realizan pedicuras o trabajan con productos químicos?

A) OSHA

C) Departamento de Salud y Servicios Humanos

B) DEA

D) CDC

21. ¿Cuántas pedicuras puede realizar con el mismo par de guantes?

A) una

C) todas las que estén programadas para el mismo día

B) dos

D) tantas como pueda realizar en un período de 4 horas

COMPLETE LOS ESPACIOS EN BLANCO

22. Complete el siguiente párrafo con los términos del banco de palabras.

Banco de palabras: rectas, alicate, retirar, uñas de las manos, acortar, cortaúñas, curvas, acortar

Los _____ para los pies están diseñados específicamente para _____ las uñas de los

pies y son más grandes de los que se usan para las _____. Tienen mordazas _____ o

_____ con un espacio más amplio entre ellas, lo que les permite cortar uñas más gruesas.

El _____ para los pies es similar al de las manos, pero tiene una bisagra más grande y mordazas

más largas y gruesas, lo que le permite _____ la uña, mientras que las versiones para las manos,

por lo general, se usan para _____ piel muerta.

23. Complete estas oraciones con palabras del banco de palabras. Hay algunas palabras demás.

Banco de palabras: bordes, estado, metal, un solo, grueso, reutilícela, medio, fino, deséchela, legales, dar forma, leyes, multi

En el caso de las uñas de los pies, es mejor usar una lima de grano _____ para _____ y

una lima de grano _____ para realizar el acabado y sellar los _____. Si una lima abrasiva

no resiste los procedimientos adecuados de limpieza y desinfección, considérela de _____ uso y

_____ o entréguesela al cliente para uso doméstico.

Antes de decidir si usará una lima de _____ con un cliente, debe determinar (1) si son _____

en su _____ y (2) si deben limpiarse y desinfectarse o esterilizarse después de cada uso, según las

_____ de su estado.

24. Enumere tres precauciones que se deben tomar cuando se usa una cucharilla.

_____

_____

_____

DRAMATIZACIÓN

25. Elija un compañero de clase para practicar una situación en la que hablen sobre los tratamientos para los callos. Túrnense para hacer de cliente y cosmetólogo. Situación: Un cliente llega al salón con callos gruesos en los pies por estar todo el día de pie. Los callos han comenzado a causarle dolor y el cliente quiere que se los corten. Como cosmetólogo, explíquele al cliente (1) qué produce los callos, (2) qué podría pasar si los corta, (3) cómo un cosmetólogo puede y debe tratarlos, y (4) cualquier tratamiento que debe realizar en el hogar entre las citas. Use el espacio siguiente para tomar notas.

Materiales exclusivos de pedicura

COMPLETE LOS ESPACIOS EN BLANCO

26. Lea el párrafo siguiente y complete los espacios en blanco con los términos del banco de palabras. Hay algunas palabras demás.

    Banco de palabras: cuerda, esmalta, nuevo, de un solo uso, multiuso, separadores de dedos, higieniza, goma, tela

    Los _____ ayudan a mantener separados los dedos de los pies mientras el técnico

    _____ las uñas. Pueden fabricarse con una variedad de materiales, desde una pieza de

    _____ hasta una _____ entrelazada entre los dedos. Se consideran un implemento

    _____ porque se debe utilizar un juego _____ para cada cliente.

27. Las pantuflas desechables que se entregan a los clientes que no usan zapatos con los dedos al descubierto, para evitar que se manche el esmalte recién aplicado, generalmente están hechas de _____.

    A) caucho o algodón

    C) papel o espuma

    B) papel o plástico

    D) goma o plástico

Productos profesionales para pedicura

RESPUESTA CORTA

28. ¿Qué productos se usan en las pedicuras que no se usan en las manicuras?

    _____

    _____

    _____

29. ¿Por qué es importante usar un producto de alta calidad durante el baño para pies en una pedicura?

    _____

    _____

    _____

30. Los exfoliantes contienen un ingrediente abrasivo conocido como agente exfoliante. Enumere entre tres y cinco abrasivos que suelen encontrarse en los exfoliantes.

    _____

    _____

    _____

31. ¿Cuáles son tres ingredientes populares en las máscaras para el cuidado de los pies?

    _____

    _____

    _____

32. Enumere al menos tres funciones que cumple la aplicación de una máscara en el pie.

_____

_____

_____

PREGUNTAS DE RESPUESTA MÚLTIPLE

33. ¿Qué tipo de producto se agrega al agua en el baño de pedicura para suavizar la piel de los pies?

   A) baños para pies

   B) aceites esenciales

   C) exfoliantes de granos

   D) máscaras

34. ¿Cuál es una razón para usar un baño para pies profesional?

   A) limpiar y desodorizar los pies al comienzo de una pedicura

   B) desinfectar el agua

   C) identificar la parte más gruesa del pie de un cliente

   D) exfoliar las células muertas de la piel

35. Los baños para pies también pueden incluir _____.

   A) hidratantes y aceites

   B) abrasivos suaves

   C) desinfectantes

   D) vinagre blanco

36. Los exfoliantes son _____ que se aplican en los masajes en los pies y las piernas para eliminar la piel seca y escamosa, y suavizar callos.

   A) lociones arenosas

   B) cremas espesas

   C) aerosoles con aroma a menta

   D) desinfectantes suaves

VERDADERO O FALSO

Indique si las afirmaciones siguientes son verdaderas o falsas. En las afirmaciones falsas, explique el motivo.

37. Las lociones y cremas para pies que se usan comúnmente en los salones son formuladas de tal manera que no están disponibles como productos de cuidado para el hogar.

   V   F   _____

38. A veces los cosmetólogos que trabajan en podología o en consultorios médicos usan lociones y cremas de tratamiento para mejorar las enfermedades de los pies, como la xerosis, una sequedad anormal de la piel.

V   F   _____

39. Un suavizante de callos es un implemento especial que usa el técnico en el cuidado de las uñas para quitar las capas superiores de los callos.

V   F   _____

40. Algunos suavizantes de callos pueden ser potencialmente peligrosos si salpican la piel o los ojos; por lo tanto, se deben emplear elementos de protección personal como gafas de seguridad y guantes cuando se usan estos productos.

V   F   _____

41. Debido a que las uñas de los pies crecen a un ritmo más lento, el tiempo entre las citas de pedicura, a diferencia de las de manicura, suele ser de dos meses.

V   F   _____

PREGUNTAS DE RESPUESTA MÚLTIPLE

42. Los productos suavizantes de callos se aplican _____.

   A) directamente en el callo

   B) mezclados con agua en un baño de pedicura

   C) rociándolos en todo el pie con un dosificador

   D) mezclados con una loción suavizante

43. ¿Cuál de los siguientes es el único producto químico que ha aprobado la Administración de Alimentos y Medicamentos (FDA) para que se comercialice como "removedor" de callos?

   A) urea   C) hidróxido de potasio

   B) ácido salicílico   D) peróxido de hidrógeno

44. En el banco de palabras, se incluyen los tres ingredientes que suelen encontrarse en los suavizantes de callos. Una cada ingrediente con su descripción y características que se enumeran a continuación. (*Consejo:* Algunos de los ingredientes pueden usarse más de una vez).

Banco de palabras: urea, ácido salicílico, hidróxido de potasio

Ingredientes suavizantes de callos   **Descripción y características**

_____ Es un compuesto inorgánico que degrada la proteína en las células de los callos.

_____ Es un ácido orgánico originalmente derivado de la corteza del sauce.

_____ Es un compuesto orgánico originalmente derivado de la orina de mamíferos.

_____ Hidrata y humecta los callos duros y gruesos en profundidad.

_____ Tiene propiedades antiinflamatorias y la capacidad de descomponer las grasas y los lípidos.

_____ Suaviza rápidamente hasta los callos más duros.

_____ Actualmente se produce a partir de dióxido de carbono y amoníaco.

_____ A menudo se incluyen cantidades pequeñas en los removedores de cutículas.

_____ También se usa para tratar las verrugas plantares y el acné.

45. Está por inaugurar su propio salón de uñas y está en el proceso de elegir las líneas de productos que usará. Seleccione dos líneas de productos (p. ej., Aveda y Pantene) y compárelas según las pautas que se enumeran a continuación. Tome notas sobre lo que encuentre y, luego, indique qué línea de productos elegiría para su salón para el cuidado de las uñas y explique por qué.

- Verifique la calidad del soporte educativo de la empresa y su compromiso con los cosmetólogos que usan sus productos.

- Busque otros cosmetólogos que utilicen los productos y analice la calidad del servicio al consumidor y del despacho de la empresa, y preste atención a sus experiencias. (Nota: Para los fines de este ejercicio, considere las citas, los testimonios y las reseñas publicadas de expertos. Sin embargo, cuando se prepare para invertir realmente en un producto, asegúrese de consultar a otros cosmetólogos en persona).

Consulta con el cliente

46. ¿Cuál es el objetivo de la consulta con el cliente?

_____

_____

_____

47. ¿Qué papel juega el formulario inicial en la consulta con el cliente?

_____

_____

_____

SECUENCIA

48. Enumere los siguientes pasos de la consulta con el cliente desde el primero (1) hasta el último (5).

    _____ Mantener registros de clientes

    _____ Determinar el servicio

    _____ Evaluar las uñas y la piel

    _____ Identificar las enfermedades

    _____ Identificar enfermedades o trastornos

CREAR

49. Elabore una lista de verificación que pueda usar para hacer una evaluación eficiente de las uñas y la piel del cliente.

_____

_____

_____

50. Durante la consulta con el cliente, ¿cuál de las siguientes prácticas no debe hacer nunca, ya que está fuera de su campo de acción?

   A) preguntarle al cliente sobre la decoloración o el engrosamiento de las uñas

   B) notar marcas u otros trastornos en las uñas

   C) hablar sobre la sequedad, los callos, las manchas rojas o cualquier otra marca en los pies y las piernas del cliente

   D) diagnosticar una enfermedad o un trastorno

51. Durante una consulta con un cliente nuevo, nota que las uñas del dedo gordo de los dos pies están amarillentas y muy gruesas. ¿Qué debería hacer?

   A) preguntarle al cliente

   B) no decir nada para no ofender al cliente

   C) excluir esas uñas del tratamiento

   D) preguntarle en privado al dueño del salón si puede cancelar la pedicura

52. Como cosmetólogo, debe registrar toda la información de la consulta en _____.

   A) el formulario inicial del cliente

   B) la ficha de servicios del cliente

   C) el sitio web del salón

   D) el registro del cliente

DRAMATIZACIÓN

53. Elabore una lista de verificación para reconocer las enfermedades y hablar al respecto con el cliente durante la consulta. Luego forme pareja con un compañero de clase y comparen sus listas. Analicen las opciones y trabajen juntos para decidir qué se debe agregar a sus listas o eliminar de ellas cuando su cliente le comparte información confidencial.

RESPUESTA CORTA

54. ¿Cuál es el propósito de hablar con el cliente cuando identifica enfermedades y trastornos durante la consulta?

_____

_____

_____

55. ¿Qué significa contraindicado?

_____

_____

_____

CREAR

56. Como cosmetólogo, debe armarse de una clientela. Será importante mantener registros de los servicios que reciban sus clientes. Piense en qué tipo de información le gustaría incluir en el registro. Puede buscar una plantilla en línea y personalizarla, o diseñar su propio formulario con campos para la información que desea registrar. Puede usar marcos, colores, imágenes, casillas de verificación, etcétera. Asegúrese de que se vea profesional, sea fácil de leer y organice la información de manera lógica. A continuación, se mencionan algunos tipos de información que podría incluir en el registro de servicios al cliente:

   - Información de contacto: nombre, apodo, número de celular, dirección de correo electrónico.

   - Método de contacto preferido (p. ej., teléfono, mensaje de texto, correo electrónico, correo de voz)

   - Cumpleaños

   - Servicios/actualizaciones que le interesan (p. ej., ofertas, descuentos, horarios de vacaciones)

   - Lista de servicios realizados y fechas de servicio

   - Colores/productos que ha elegido o preferido antes

   - Historia clínica/enfermedades con espacio para actualizar

Servicios de pedicura

57. ¿Cuáles son algunos de los beneficios de los servicios de pedicura breves?

_____

_____

_____

58. ¿Qué significa el término *pedicura en serie*? ¿Qué se hace durante una pedicura en serie? Dé un ejemplo.

_____

_____

_____

59. Enumere dos ejemplos que ilustren cómo una pedicura básica podría convertirse en un spa para pedicura.

_____

_____

_____

60. Enumere al menos tres formas de mejorar una pedicura.

_____

_____

_____

61. ¿Cuáles son los tres factores que afectan el costo adicional de mejorar una pedicura?

_____

_____

_____

62. Una lo siguiente con el tipo de pedicura que mejor se adapte al cliente.

   a. Spa para pedicura
   b. Serie de pedicuras
   c. Pedicura básica
   d. Servicio breve

   _____ Callos gruesos

   _____ Cita de la tercera semana en una serie de cinco semanas

   _____ Arte de uñas

   _____ Cita de la cuarta semana en una serie de seis semanas

   _____ Masaje en la parte inferior de las piernas y máscara para pies

   _____ Pies escamosos no causados por un hongo

   _____ Exfoliación de las células muertas de la piel de los pies

   _____ Cambio de esmalte

   _____ Para mantener la salud de los pies y las uñas

CREAR

63. Le han ofrecido la oportunidad de instalar una estación de pedicura en un gran salón con servicios completos. El propietario del salón quiere revisar su lista de servicios para pedicura antes de compartirla con la clientela del salón. Prepare una lista realista de los servicios que pretende brindar, incluya precios, servicios complementarios y mejoras, servicios breves y opciones de series. Considere incluir los paquetes (p. ej., combinación de manicura y pedicura), ofertas de días festivos, opciones de tarjetas perforadas (p. ej., "compre cuatro, obtenga uno gratis"), bonificaciones por recomendación, etcétera. Una vez que haya delineado su lista de servicios, use una plantilla de un programa de software para crear un folleto decorativo de una página para presentarla (o dibújelo a mano en una hoja de papel). Incorpore una tipografía legible, organice la información de manera lógica, asegúrese de que no haya errores de ortografía y use una paleta de colores atractiva. Muéstrele el folleto a un amigo, un compañero de estudios o un familiar y pídales su opinión antes de terminarlo.

Beneficios de los masajes de pedicura

COMPLETE LOS ESPACIOS EN BLANCO

Complete las siguientes oraciones.

64. Según encuestas realizadas en los salones, el _____ es el aspecto que más se disfruta en

    cualquier servicio de cuidado de las uñas. El tipo más agradable es un _____ rítmico y lento con

    los dedos y _____. Durante este servicio, es importante mantener _____ con el cliente,

    deslizando las manos de un lugar a otro en una _____ suave.

PREGUNTAS DE RESPUESTA MÚLTIPLE

65. En general, cuando realiza un masaje en los pies, debe tomar el pie con cuidado _____.

    A) justo arriba del tobillo   C) entre el pulgar y los dedos

    B) por el talón   D) debajo de los dedos

66. El masaje en los pies induce un alto grado de relajación y _____.

    A) reduce la circulación sanguínea   C) estimula la circulación sanguínea

    B) promueve la exfoliación   D) es hidratante

67. Nunca permita que _____ toquen la piel cuando realiza un masaje en los pies durante una pedicura.

    A) las palmas   C) las uñas de las manos

    B) las puntas de los dedos   D) los guantes

RESPUESTA CORTA

68. ¿Cuál es la función del movimiento de pluma en el masaje en los pies y piernas?

    _____

    _____

    _____

69. A continuación se muestran los pasos típicos de un masaje en los pies. Ordénelos de forma correcta, de principio (1) a fin (9).

_____ Apoye el talón del cliente en un posapiés o banquillo.

_____ Realice ochos en cada dedo del pie.

_____ Mueva un pulgar en forma circular con firmeza desde un lado del pie por encima del talón, por debajo de los dedos y de vuelta a la posición original.

_____ Repita los movimientos del pulgar entre tres y cinco veces.

_____ Colóquese un par de guantes nuevos.

_____ Realice un movimiento de fricción en la parte inferior del pie.

_____ Deslice las manos de manera que los pulgares estén del lado plantar del pie mientras los dedos sostienen el lado dorsal.

_____ Realice el movimiento de masaje effleurage.

_____ Coloque ambos pies en el posapiés y presione firme y lentamente las partes superiores de los pies tres veces por dos segundos cada vez.

70. Describa tres formas de interactuar con los clientes para que puedan relajarse y sentirse mimados durante el tratamiento de pedicura.

_____

_____

_____

71. ¿Qué es la reflexología?

_____

_____

_____

72. Mencione los dos motivos por los que la capacitación profesional práctica es esencial en la reflexología.

_____

_____

_____

PREGUNTAS DE RESPUESTA MÚLTIPLE

73. Si el cliente se queda dormido durante el servicio, debe _____.

    A) despertarlos suavemente

    B) detener el servicio

    C) permitirles descansar, pausar la charla y continuar el servicio

    D) cobrarles una tarifa adicional

74. ¿Cuál de los siguientes temas es aceptable cuando interactúa con el cliente?

    A) los resultados de las elecciones políticas actuales

    B) la discusión que tuvo con sus suegros

    C) una historia tierna sobre su perro

    D) detalles sobre la pedicura del cliente anterior

75. Durante el procedimiento, puede hablar con el cliente sobre la salud de sus pies, una _____ que podría disfrutar y los productos que se necesitan para mantener la pedicura entre visitas al salón.

    A) película   C) mejora

    B) receta   D) novela

76. La reflexología es un método único en el que se aplica presión con los dedos índices y pulgares sobre las manos y pies, y promueve _____.

    A) la curación de enfermedades crónicas   C) el control del dolor de pies

    B) la curación del dolor en la espalda   D) beneficios para la salud

77. Por lo general, en un salón que ofrece servicios de reflexología, trabajan empleados que recibieron capacitación y obtuvieron un certificado en reflexología auténtica de un reflexólogo altamente recomendado y certificado por _____.

   A) el Instituto Holístico Nacional

   B) la Asociación de Reflexología de Estados Unidos

   C) una escuela miembro de Healing Arts Network

   D) el Programa de Estudios de Reflexología Terapéutica

Clientes con problemas de salud

COMPLETE LOS ESPACIOS EN BLANCO

78. Complete la información que falta en la tabla siguiente sobre las adaptaciones para clientes

PROBLEMA DE SALUD	ADAPTACIONES
Movilidad reducida	
	Asegurarse de que toda la pierna esté apoyada durante el servicio de pedicura, incluso detrás de las rodillas y los tobillos
Problemas de la vista	
	No hacer presión sobre las articulaciones ni manipularlas durante el masaje; en su lugar, aplicar una presión suave
Cuidadores	
	No usar herramientas afiladas, cortar los tejidos o empujar hacia atrás el eponiquio
Diabetes o enfermedades circulatorias	

RESPUESTA CORTA

79. ¿Cuáles son dos adaptaciones que puede brindarles a los clientes con movilidad limitada cuando realizan un servicio de pedicura?

   _____

   _____

   _____

80. ¿En qué tipo de cliente es importante revisar entre los dedos de los pies en busca de lesiones o infecciones antes de un servicio de pedicura?

_____

_____

_____

81. Enumere tres razones por las que debe tener especial cuidado cuando brinda un servicio de pedicura a un cliente mayor.

_____

_____

_____

INVESTIGACIÓN

82. Además de las consideraciones especiales descritas en el texto, ¿cuáles son algunas otras situaciones en las que debería tener mayor delicadeza durante una pedicura? Piense en clientes con trastornos sensoriales (como trastorno del espectro autista [TEA]), trastornos musculares (como distrofias musculares) o problemas de salud mental, como ansiedad y depresión. Investigue un poco en línea y piense en las consideraciones especiales que necesitarán algunos clientes. ¿Qué ajustes hará para estos clientes?

_____

_____

_____

Limpieza y desinfección de pediluvios

SECUENCIA

83. Ordene los pasos generales para desinfectar una tina o bañera básica para pies de principio a fin.

_____ Ingrese la información de desinfección en el libro de registro del salón, si así lo exige la ley estatal o la política del salón.

_____ Enjuague el pediluvio con agua limpia y vacíelo.

_____ Vacíelo, enjuáguelo con agua limpia y séquelo con una toalla de papel limpia.

_____ Vuelva a llenar el pediluvio con agua limpia y agregue desinfectante. Mida la cantidad correcta de solución desinfectante de hospital registrada en la EPA (como se indica en la etiqueta) y agréguela al agua del pediluvio. Da esta solución desinfectante en el pediluvio durante 10 minutos o el tiempo recomendado por el fabricante.

_____ Póngase guantes y gafas de seguridad para vaciar el pediluvio.

_____ Restriegue todas las superficies interiores del pediluvio para retirar todos los residuos visibles con un cepillo desinfectado y limpio, jabón líquido y agua limpia.

PREGUNTAS DE RESPUESTA MÚLTIPLE

84. En los salones siempre se debe usar una solución desinfectante de hospital registrada en la EPA como un _____, viricida y fungicida de amplio espectro.

    A) bactericida

    B) tuberculicida

    C) germicida

    D) antibiótico

85. ¿Con qué frecuencia los cosmetólogos deben limpiar y desinfectar los pediluvios?

    A) después de cada cliente y, según la cantidad de clientes que lo usaron, una vez al final de la semana

    B) después de cada cliente, al final del día y al menos una vez a la semana

    C) al final del día

    D) por lo menos tres veces por semana

86. ¿Cuál es el último paso de cualquier procedimiento para limpiar y desinfectar pediluvios?

    A) enjuagar y secar el pediluvio por completo

    B) rociar el pediluvio con un fungicida

    C) registrar la información de desinfección en el libro de registro del salón, si así lo exige la ley estatal o la política del salón

    D) colocar una tira de papel sobre el pediluvio que diga: "Desinfectado para su protección"

87. Al final de cada día, se recomienda que los cosmetólogos usen un detergente _____ en los spas para pies a fin de eliminar películas rebeldes y eliminar los residuos de los productos de pedicura.

    A) industrial

    B) quelante

    C) químico

    D) de uso comercial

88. En el siguiente banco de palabras, se incluyen los tres tipos de pediluvios. Una cada tipo con las características o la función que se detallan a continuación. (*Consejo:* Es posible que algunos de los tipos se usen más de una vez).

Banco de palabras: pediluvio con hidromasaje, pediluvio con inyección de aire, pediluvio sin tuberías

Tipo de pediluvio   **Característica o función**

_____ Crea un masaje con burbujas completo.

_____ También se lo llamada pediluvio con tuberías.

_____ Es el nuevo estándar de la industria.

_____ Crea un efecto de masaje porque recircula el agua por las tuberías e inyectores integrados.

_____ Usa las aspas giratorias de una bomba (impulsores) para recircular el agua.

_____ Usa un soplador para forzar el aire a través de pequeños orificios en un canal de aire y crear un masaje con burbujas completo.

_____ Es fácil de limpiar y desinfectar.

_____ No recircula el agua a través de los canales de aire.

_____ Lentamente se está descontinuando porque, a pesar del proceso de desinfección, pueden crecer microorganismos que causan enfermedades en las tuberías.

VERDADERO O FALSO

Marque si las afirmaciones son verdaderas o falsas. En las afirmaciones falsas, explique el motivo.

89. Es obligatorio limpiar y desinfectar todo el equipo que contenga agua para pedicura después de cada servicio e ingresar la información en un libro de registro.

    V   F   _____

90. No es necesario desinfectar los pediluvios que tienen protectores de plástico desechables después de cada cliente porque los pies del cliente nunca tocan la tina.

    V   F   _____

91. Solo en un estado se exige que los salones de belleza lleven un registro de la hora y fecha de cada procedimiento de desinfección.

    V   F   _____

CONOCIMIENTOS Y LOGROS ACADÉMICOS

En el espacio siguiente, escriba notas sobre los puntos claves que aprendió en este capítulo. Comparta sus conocimientos con sus compañeros de clase y pregúnteles si sus notas les parecen útiles. Si es necesario, revise sus apuntes de clase tomando las ideas de sus compañeros que le parezcan buenas.

Conocimientos básicos:

_____

_____

_____

_____

_____

_____

_____

Anote por lo menos tres cosas que haya aprendido desde que decidió ingresar a la escuela.

Logros académicos:

_____

_____

_____

_____

_____

_____

_____

1. Identifique un servicio cosmético que un cosmetólogo o técnico en el cuidado de las uñas con licencia hace en los pies.

   A) depilación con hilos
   B) pedicura
   C) depilación con pinzas
   D) manicura

2. ¿Qué suele incluir una pedicura?

   A) electrólisis
   B) microdermoabrasión
   C) depilación con cera de las piernas
   D) reducción de callos

3. ¿Cuál de los siguientes es un equipo de pedicura necesario que incluye un sillón cómodo con apoyabrazos y posapiés para el cliente y una silla ergonómica para el cosmetólogo?

   A) un baño de parafina
   B) una estación de pedicura
   C) un carro de pedicura
   D) un pediluvio de pedicura

4. ¿Cuál de las siguientes es una ventaja de usar mitones para pies durante una pedicura?

   A) Eliminan y redondean las puntas afiladas en los costados de los bordes libres de las uñas.
   B) Reducen y suavizan los callos gruesos en el talón y la punta del pie.
   C) Permiten que los agentes acondicionadores de la parafina penetren en la piel con mayor eficacia.
   D) Permiten la correcta eliminación de residuos de las áreas del eponiquio y el hiponiquio.

5. _____ es un implemento de pedicura con un extremo pequeño en forma de cuchara que permite eliminar de manera más eficiente la suciedad del contorno de las uñas y de las áreas del eponiquio e hiponiquio.

   A) cucharilla
   B) empujador de madera
   C) lima de metal
   D) autoclave

6. _____ es mejor para modelar las uñas de los pies.

   A) Una lima con más de 240 granos
   B) Una lima de grano fino
   C) Una lima con menos de 100 granos
   D) Una lima de grano mediano

continuación

7. ¿Cuál de los siguientes es un implemento de pedicura desechable o de un solo uso en lugar de un implemento de pedicura multiuso?

   A) pinzas

   B) cortaúñas para los pies

   C) guantes

   D) repujadores de metal

8. ¿Cuál de los siguientes es un material desechable de gomaespuma o algodón que se usa para separar los dedos de los pies mientras se liman las uñas?

   A) alicates para las uñas de los pies

   B) repujadores de madera

   C) separadores de dedos

   D) zapatillas de pedicura

9. ¿Cuál de los siguientes enunciados sobre las pantuflas para pedicura es verdadero?

   A) Ayudan a mantener separados los dedos de los pies mientras un técnico esmalta las uñas.

   B) Están diseñadas especialmente para no tocar las uñas.

   C) Son implementos de pedicura multiuso.

   D) También se las conoce como paletas de pedicura.

10. _____ es una loción a base de agua que contiene un abrasivo arenoso suave e hidratantes para ayudar a eliminar la piel seca y escamosa y reducir las callosidades.

    A) exfoliante de granos

    B) baño para pies

    C) laca

    D) barniz

11. _____ es un producto de tratamiento concentrado, a menudo compuesto de arcillas minerales, agentes humectantes, suavizantes de piel, aceites para aromaterapia, extractos botánicos y otros ingredientes beneficiosos para limpiar, exfoliar, fortalecer, tonificar, hidratar y nutrir la piel.

    A) barniz líquido

    B) máscara

    C) baño para pies

    D) laca

12. ¿Cuál de los siguientes es el único producto químico aprobado por la Administración de Alimentos y Medicamentos (FDA) para que se comercialice como "removedor" de callos?

    A) peróxido de benzoilo

    B) hidróxido de potasio

    C) ácido salicílico

    D) urea

continuación

13. ¿Qué deben hacer los cosmetólogos como parte de la consulta con el cliente antes de un servicio de pedicura?

    A) Deben verificar si el cliente tiene los medios para pagar el servicio de pedicura.

    B) Deben hablar sobre la sequedad, los callos, las manchas rojas o cualquier otra marca preocupante en los pies y las piernas del cliente.

    C) Deben registrar toda la información en una declaración de indemnidad.

    D) Deben diagnosticar una enfermedad o un trastorno.

14. Si un cliente tiene callos o resequedad extrema en los pies, la mejor opción para los cosmetólogos es _____.

    A) realizar una consulta con el cliente y, finalmente, explicarle que no puede brindarle el servicio porque los pies no están saludables

    B) derivar al cliente a un podólogo para que reciba tratamiento médico

    C) trabajar el tiempo que sea necesario para dejar los pies en condiciones óptimas en un solo servicio

    D) venderle al cliente productos de cuidado en el hogar para mejorar el estado de los pies y programar una serie de servicios con una o dos semanas de diferencia

15. Identifique una diferencia entre una pedicura básica y un spa para pedicura.

    A) En una pedicura básica, solo se cortan las uñas de los pies y se les da forma, mientras que un spa para pedicura se cortan las uñas de los pies, se les da forma y se pulen.

    B) En un spa para pedicura, se incluye la reducción de callos, mientras que en una pedicura básica no.

    C) La exfoliación suele ser parte de una pedicura básica, pero no es parte de un spa para pedicura.

    D) En una pedicura básica, solo se realiza un masaje en los pies, mientras que en un spa para pedicura, se realiza un masaje en los pies y las piernas hasta la rodilla.

16. ¿Cuál de los siguientes servicios suele formar parte de una pedicura básica?

    A) un baño para pies   C) una máscara para piernas

    B) reparación de uñas   D) arte de uñas

continuación

17. ¿Qué pautas debe seguir para realizar un masaje en los pies?

   A) Mantenga la conexión del tacto con el cliente solo cuando sea necesario y no durante todo el masaje.

   B) Sostenga el pie sin hacer fuerza para evitar causar una sensación de cosquillas.

   C) Comience el masaje con el movimiento de pluma para iniciar la relajación.

   D) Tome el pie entre el pulgar y los dedos en el área mediotarsal suavemente pero con firmeza.

18. ¿Qué técnica se suele usar para indicar el final del masaje y proporcionar una relajación suave?

   A) percusión

   B) effleurage

   C) movimiento de pluma

   D) fricción

19. ¿Cuál de los siguientes es un beneficio de la reflexología?

   A) Se usa al final de un masaje para indicarles a los clientes experimentados que el masaje está por terminar.

   B) Se trata de la manipulación automática de los puntos reflejos del cuerpo con una máquina de masaje y no requiere un técnico en masajes.

   C) Puede reflejar energía positiva y aumentar el flujo sanguíneo a los puntos reflejos de los pies y las manos.

   D) Se basa en principios científicos más que en pseudociencias, como la digitopuntura y la acupuntura.

20. En el contexto de las consideraciones especiales de los clientes, si un cliente tiene impedimentos físicos para sentarse en un sillón de pedicura, lo que usted debe hacer es _____.

   A) negarse a brindarle una pedicura al cliente

   B) tener un pediluvio portátil con agua tibia y fría disponible

   C) evitar dar un masaje en los pies o piernas al cliente

   D) evitar realizar un masaje en seco

continuación

21. Cuando realiza un servicio de pedicura, ¿qué pauta debe seguir si el cliente tiene diabetes o enfermedades circulatorias?

    A) Use implementos afilados durante el servicio.

    B) Use técnicas vigorosas o con fuerza cuando use una paleta para pies durante la eliminación de callos.

    C) No realice una pedicura sin el permiso del médico del cliente.

    D) Asegúrese de que las uñas de los pies estén largas y afiladas en los bordes.

22. ¿Cuál de las siguientes es la razón más importante para limpiar y desinfectar los pediluvios para pedicura?

    A) hacer que los empleados del salón trabajen más

    B) mantener seguros a los clientes

    C) mantener un aspecto profesional

    D) ganar publicidad de boca en boca a través de los clientes

23. De a poco, se ha discontinuado el uso de los pediluvios de hidromasaje en la industria porque _____.

    A) los microorganismos que causan enfermedades suelen crecer en las tuberías integradas a pesar del proceso de desinfección

    B) el agua no circula por los canales de aire de estos pediluvios

    C) no logran crear un efecto de masaje

    D) es difícil limpiar y desinfectar los impulsores que se usan para circular el agua en estos pediluvios

24. ¿Cuál de los siguientes tipos de pediluvios para pedicura es el nuevo estándar de la industria?

    A) pediluvios con tuberías

    B) pediluvios de hidromasaje

    C) pediluvios sin tuberías

    D) pediluvios con inyección de aire

25. ¿Qué debe hacer como parte del protocolo de desinfección del salón de belleza?

    A) Use un pediluvio con tuberías, en lugar de un pediluvio sin tuberías, para cumplir con el estándar de la industria.

    B) Limpie y desinfecte todo equipo que contenga agua para pedicuras cada dos usos.

    C) Evite usar protectores de plástico desechables en los pediluvios.

    D) Exhiba los procedimientos de limpieza y desinfección de pedicura en las áreas de los empleados para una fácil referencia.

¡finalizado!

La autoevaluación regular le permite mejorar sus habilidades técnicas y alcanzar el éxito. Después de realizar cada procedimiento, revise los pasos en el libro de texto y califíquese como "Competente" o "Necesita mejorar". Escriba comentarios sobre las áreas de éxito y las áreas a mejorar. Calificarse a uno mismo permite identificar las fortalezas y las debilidades con el fin de desarrollar su propio plan de mejora.

PRÁCTICA	COMPETENTE	NECESITA MEJORAR	COMENTARIOS
PROCEDIMIENTO 21-1 REALIZACIÓN DE UNA PEDICURA BÁSICA			
Preparación			
Procedimiento			
Posterior al servicio			
Duración			
PROCEDIMIENTO 21-2 MASAJE EN LOS PIES Y PIERNAS			
Preparación			
Procedimiento			
Posterior al servicio			
Duración			
PROCEDIMIENTO 21-3 LIMPIEZA Y DESINFECCIÓN DE PEDILUVIOS DE HIDROMASAJE, CON INYECCIÓN DE AIRE Y SIN TUBERÍAS			
Preparación			
Procedimiento después de cada cliente			
Procedimiento para el final del día			
Procedimiento realizado al menos una vez por semana			
Duración			
PROCEDIMIENTO 21-4 LIMPIEZA Y DESINFECCIÓN DE PEDILUVIOS BÁSICOS			
Preparación			
Procedimiento			
Duración			

SEGUIMIENTO DE MI PROGRESO

Use este rastreador sencillo para registrar su progreso a medida que realiza las actividades de cada objetivo de aprendizaje.

COMPLETADO	CANT. DE RESPUESTAS CORRECTAS	OBJETIVO
☐	_____/10	**OA 1:** Explicar por qué los cosmetólogos deben aprender acerca de las extensiones de uñas y los sistemas de resina
☐	_____/7	**OA 2:** Explicar cómo preparar las uñas naturales para un servicio de realce para uñas
☐	_____/20	**OA 3:** Describir los diferentes tipos de uñas postizas
☐	_____/8	**OA 4:** Enumerar las ventajas de utilizar moldes para uñas
☐	_____/7	**OA 5:** Nombrar las ocho formas de extensión de uñas más solicitadas
☐	_____/5	**OA 6:** Identificar las cualidades de un realce para uñas correctamente estructurado
☐	_____/4	**OA 7:** Definir qué son las resinas para uñas y los sistemas de resinas para uñas
☐	_____/8	**OA 8:** Describir cómo los apliques de uñas fortalecen las uñas
☐	_____/14	**OA 9:** Resumir las ventajas aplicar un sistema de inmersión

¿Por qué se recomienda estudiar extensiones de uñas y sistemas de resina?

RESPUESTA CORTA

1. Describa la diferencia entre los realces para uñas y las extensiones de uñas.

    _____

    _____

    _____

2. ¿Por qué los clientes acuden a usted en busca de asesoramiento profesional para modificar o realizar la belleza de sus uñas, uno de los servicios más populares que puede ofrecer?

_____

_____

_____

3. ¿Cuáles son los cinco motivos principales para comprender bien en qué consisten las uñas postizas y los apliques para uñas?

_____

_____

_____

VERDADERO O FALSO

Indique si las afirmaciones siguientes son verdaderas o falsas. En las afirmaciones falsas, explique el motivo.

4. Los sistemas de resina para uñas son una nueva incorporación a los servicios de cosmetología, que ha sido posible gracias a los recientes avances tecnológicos y químicos.

   V   F   _____

5. Los apliques de tela son uno de los sistemas de resina más comunes y han sido un elemento básico del salón durante décadas.

   V   F   _____

6. Los sistemas de resina para uñas son uno de los sistemas de realces para uñas más fáciles y rápidos de aplicar.

   V   F   _____

7. Las aplicaciones de las uñas postizas son suficientemente fuertes por sí solas y no requieren un recubrimiento con un producto para realzar la belleza de las uñas.

   V   F   _____

8. Los productos para realzar la belleza de las uñas incluyen apliques, sistemas de inmersión, líquidos y polvos, geles duros, geles de remojo y geles poliméricos.

   V   F   _____

9. Los sistemas de inmersión han perdido popularidad en los últimos años.

   V   F   _____

10. Los sistemas de resina para uñas son una excelente opción para recubrir o alargar la uña natural.

V   F   _____

Preparación de la uña natural para aplicarle realces para uñas

RESPUESTA CORTA

11. ¿Por qué hay que preparar la uña natural antes de iniciar algún servicio de extensión de uñas?

    _____

    _____

    _____

12. ¿Qué es la manicura en seco y cuándo se utiliza?

    _____

    _____

    _____

13. ¿Para qué sirve pulir el área de la cutícula y los laterales de la uña hasta los contornos laterales durante el proceso de manicura en seco?

    _____

    _____

    _____

14. Después de preparar las uñas y aplicar el deshidratador de uñas, ¿cuáles son las dos acciones que deben evitarse antes de realizar el servicio de realce para uñas con el fin de evitar que se levanten?

    _____

    _____

    _____

15. Numere estos seis primeros pasos de la manicura en seco en orden, de principio a fin. A continuación, escriba una breve descripción de cada paso (una o dos frases). Se proporciona el primer paso para que usted comience.

NÚMERO	PASO	DESCRIPCIÓN
	Empuje la cutícula.	
	Cepille y restriegue las uñas.	
1	Retire el esmalte.	Comience con el dedo meñique de la mano izquierda del cliente y quite el esmalte para uñas existente con acetona o quitaesmalte. Después, realice el procedimiento en la mano derecha.
	Lime el borde libre.	
	Remueva la cutícula seca.	
	Pula las uñas.	

RELACIÓN DE CONCEPTOS

16. Relacione los términos del banco de palabras con sus descripciones.

a. Limpiador de uñas

b. Deshidratante de uñas

Término   **Descripción**

_____ Por lo general, está hecho de alcohol isobutílico.

_____ Por lo general, está hecho de un producto químico llamado acetato de butilo.

_____ Se utiliza en las uñas para impedir temporalmente que produzcan humedad y aceite natural.

_____ Elimina los residuos superficiales, la humedad y las pequeñas cantidades de aceite de la superficie de la uña natural, que pueden bloquear la adhesión.

_____ El efecto suele durar unos 10 minutos; después, los aceites naturales de las uñas vuelven a aparecer.

_____ Se utiliza para frotar la uña una vez preparada para los servicios de realces.

_____ Es completamente seguro para la uña, por lo que se puede volver a aplicar si es necesario.

_____ Solo es adecuado para utilizarse en la superficie de la uña natural; evite el contacto con la piel.

_____ Suele aplicarse a una toallita sin pelusa, que se utiliza para frotar la superficie de la uña y los contornos laterales para eliminar el polvo después del pulido.

17. ¿Cuáles son los dos últimos pasos de la manicura en seco?

_____

_____

_____

Tipos de uñas postizas

RELACIÓN DE CONCEPTOS

18. Relacione cada término con su descripción.

Banco de palabras: Uña postiza sin hendidura, adhesivo para uñas, uña postiza con hendidura parcial, uña postiza francesa, recubrimiento, uña postiza, uña postiza con hendidura completa, hendidura, uña postiza de cobertura total, acrilonitrilo butadieno estireno (ABS), posición de colocación

Término	Descripción
_____	Uña premoldeada de plástico
_____	Plástico resistente que se utiliza para hacer uñas postizas
_____	Capa de producto para realces de uñas que cubre la superficie de la uña
_____	Depresión superficial de muchas uñas postizas
_____	Resina delgada que se aplica en el área que adhiere la uña postiza a la uña natural
_____	Punto donde el borde libre de la uña natural se encuentra con la hendidura
_____	Cubre toda el área del vértice y suele cubrir más de la mitad de la lámina ungueal
_____	Suele alterarse en la línea de la hendidura para dejar más a la vista la uña natural
_____	Se puede unir a la uña natural donde mejor se ajuste; no tiene hendidura ni posición de tope
_____	Cubre la uña entera hasta la cutícula; crea una extensión de la uña muy temporal
_____	Puede tener hendidura parcial o no tener; para aplicarse sin armonización

Complete las siguientes oraciones sobre los puntos importantes que deben tenerse en cuenta cuando trabaja con uñas postizas.

19. Siempre que abra un envase _____, hágalo lejos de su cara y de la del cliente.

20. Asegúrese de que las uñas postizas que elija cubran por completo la lámina ungueal desde _____ hasta _____.

21. Si usa una uña postiza que no es lo suficientemente _____ como para caber en la uña natural, puede ser desigual en los lados y puede acabar partiéndose o agrietándose.

22. Los especialistas en el cuidado de las uñas deben siempre protegerse _____ cuando utilizan y manejan adhesivos para uñas postizas.

23. Es mejor aplicar una _____ cantidad de adhesivo a la uña que una _____ cantidad porque una _____ cantidad proporcionará un secado más rápido en la uña natural.

24. _____ crearán posibles bolsas de suciedad o residuos y afectarán la resistencia general del realce.

25. Asegúrese de usar _____ que estén diseñados específicamente para no ejercer presión sobre la uña postiza mientras se corta.

26. Si se utiliza cortaúñas para las manos o los pies para cortar las uñas postizas, las uñas postizas podrían debilitarse o doblarse y el plástico podría _____.

ETIQUETADO

27. Identifique cada tipo de uña postiza que se muestra a continuación.

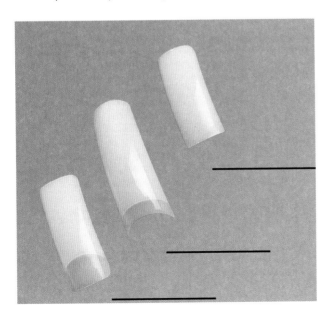

28. Describa cómo sabe cuándo ha seleccionado el mejor y más adecuado ajuste con una uña postiza.

_____

_____

_____

29. ¿Qué hay que hacer si la uña natural tiene el mismo tamaño que la uña postiza?

_____

_____

_____

30. A la hora de comprar uñas postizas para usar en el salón, ¿qué tamaño de envase hay que elegir y cómo deben empaquetarse las uñas?

_____

_____

_____

31. ¿Cuáles son las dos ventajas de recortar o reducir el área de la hendidura con un abrasivo antes de colocar la uña postiza?

_____

_____

_____

32. ¿Cómo se debe arreglar una uña postiza que se ha colocó torcida?

_____

_____

_____

33. ¿Cómo se sueñen empaquetar los adhesivos para uñas?

_____

_____

_____

34. Una vez que se colocan las uñas postizas, ¿qué herramienta se debe usar para garantizar que no aparezca ninguna línea visible donde termina la uña natural y comienza la uña postiza? ¿Cuál es la mejor manera de utilizar esta herramienta para no dañar la uña natural?

_____

_____

_____

35. Después de haber colocado las uñas postizas, ¿por qué se recomienda el uso de cortaúñas profesionales para uñas postizas (y no de cortaúñas para las manos o los pies)?

_____

_____

_____

COMPLETE LOS ESPACIOS EN BLANCO

36. Complete las oraciones siguientes con palabras del banco de palabras. (*Nota:* Hay algunas palabras de más).

    Banco de palabras: burbuja de aire, grande, calor, frío, borde libre, pequeña, postiza, 5, 10, 30, 45, posición de tope, más rápido, más lento, hendidura, natural

    Si usa una cantidad _____ de adhesivo, la colocación de la uña postiza en la uña natural llevará

    más tiempo; si usa una cantidad _____, proporcionará un secado _____ debido al

    _____ de la uña _____. Con el fin de tener más tiempo para trabajar con la uña postiza,

    aplique adhesivo en la _____ de la uña postiza mediante la alineación del _____

    de la uña natural contra la _____ de la uña postiza. Presione suavemente hacia afuera toda

    _____ visible y sostenga la uña postiza de _____ a _____ segundos,

    hasta que se adhiera bien.

37. Utilice Internet o los catálogos de una tienda de productos de belleza para realizar investigaciones sobre herramientas y materiales relacionados con la aplicación de uñas postizas. Siga el enlace o utilice la tabla que aparece a continuación para encontrar las tres opciones de cada elemento de la lista. Cuando tenga los resultados, complete la tabla.

Revise los resultados de su investigación y seleccione el tipo de elemento que más probablemente compraría para usar en su salón y escriba unas frases para explicar el motivo. (No base sus elecciones en las reseñas de los consumidores; en su lugar, céntrese en lo que ha estudiado e imagínese utilizando estos elementos). Si la decisión fue difícil para cualquiera de los elementos que analizó, explique cómo sopesó las ventajas y desventajas de sus opciones.

+ BONIFICACIÓN

Visite: bonus.milady.com/cos-wbes/toc

HERRAMIENTAS Y MATERIALES	MARCA	COSTO (INCLUYE TAMAÑOS DE PAQUETES)	FUENTE (TIENDA O SITIO WEB)	DESCRIPCIÓN DEL PRODUCTO (CARACTERÍSTICAS Y DETALLES)
1. Cortaúñas profesionales para uñas postizas				
2. Cortaúñas profesionales para uñas postizas				
3. Cortaúñas profesionales para uñas postizas				
1. Uñas postizas				
2. Uñas postizas				
3. Uñas postizas				
1. Adhesivos para uñas				
2. Adhesivos para uñas				
3. Adhesivos para uñas				

Ventajas de los moldes para uñas

38. ¿Qué son los moldes para uñas? ¿Cómo se usan?

_____

_____

_____

39. ¿Cuáles son las tres ventajas de saber usar los moldes para uñas?

_____

_____

_____

REFLEXIÓN

40. En esta actividad, primero formará una pareja con un compañero de clase y, con el método descrito en el libro de texto, practicarán entre ustedes la aplicación de los moldes desechables para uñas (procedimiento 22-4). Si hay tiempo, practique también la sujeción de los moldes para uñas reutilizables, como lo haría en un servicio de realce para uñas. Por último, describa su experiencia, incluso qué fue difícil del procedimiento, lo que le gustó acerca del procedimiento y todo aspecto de su desempeño que le gustaría mejorar. Cuando reflexiones, indique también si cree que preferiría utilizar moldes desechables o reutilizables con sus clientes. Explique el motivo.

_____

_____

_____

41. Relacione cada tipo de molde para uñas con su descripción. Cada tipo de molde de uña se utilizará más de una vez.

a. Ambos   b. Reutilizable   c. Desechable

Tipo de molde para uñas   **Descripción**

_____ Son una alternativa para las uñas postizas

_____ Se puede retirar el papel de protección del molde

_____ Se utilizan como guía para extensiones y realces

_____ Son de plástico premoldeado

_____ Suelen venderse en paquetes de 100 o 500

_____ Son de papel

_____ Parecen etiquetas adhesivas

_____ Son de aluminio premoldeado

_____ Se encuentran debajo del borde libre de la uña natural

_____ Suelen venderse en paquetes de 10

_____ Son más difíciles de mantener en su lugar

_____ Se adhieren a los dedos del cliente

_____ Dan una extensión de apariencia natural

_____ Son de mylar

_____ Pueden ahorrar tiempo porque no es necesario medir, formar ni doblar las uñas postizas

Marque si las afirmaciones siguientes son verdaderas o falsas. En las afirmaciones falsas, explique el motivo.

42. En el caso del molde desechable, para comprobar si está derecho, debe revisar que la línea inferior del molde está alineada con el centro de la lámina ungueal.

V   F   _____

43. Los moldes desechables para uñas están hechos de plástico o aluminio premoldeados, y se pueden limpiar y desinfectar entre cada cliente.

    V   F   _____

44. El molde desechable está perfectamente colocado cuando no hay espacio entre el borde libre y el molde para uñas.

    V   F   _____

45. Cuando trabaje con moldes desechables, coloque siempre el borde del molde de la misma manera, independientemente de la forma de extensión deseada.

    V   F   _____

Formas comunes de extensiones de uñas

ETIQUETADO

46. Identifique cada imagen a continuación con su forma de uña.

    Banco de palabras: cuadrada, cuadrangular, redondeada, en punta, almendrada, estileto, bailarina, ovalada

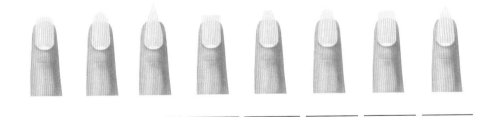

_____ _____ _____ _____ _____ _____ _____ _____

REFLEXIÓN

47. De las ocho formas de uñas que se mencionan en este capítulo, ¿cuál le resultaría más cómoda de crear para un cliente? ¿Cuál parece más difícil de crear para un cliente? A continuación, piense qué forma de uñas le gustaría para las suyas y cuál le parece menos atractiva. ¿Por qué respondió eso? ¿Tuvo en cuenta el estilo o la función? ¿De qué manera cree que su respuesta repercutirá en la manera de dar forma a las uñas de sus clientes?

    _____

    _____

    _____

48. ¿Cuáles son las cinco formas básicas para las uñas cortas?

_____

_____

_____

49. Además de las cinco formas básicas para las uñas cortas, ¿cuáles son las tres formas más solicitadas cuando se realizan servicios de extensión de uñas?

_____

_____

_____

50. ¿En qué momento del servicio de extensión de uñas debe hablar de la forma de las uñas con su cliente? ¿Por qué?

_____

_____

_____

51. Después de colocar las uñas postizas, ¿hay que limar la forma básica antes o después de uniformar la hendidura (o el área de contacto)? ¿Por qué?

_____

_____

_____

52. Compare el modo en que debe utilizarse un molde para crear uñas cuadradas, cuadrangulares o redondeadas con el modo en que debe utilizarse para crear uñas ovaladas, en punta, almendradas, estileto o de bailarina.

_____

_____

_____

Realces para uñas correctamente estructurados

53. Relacione cada parte de la uña con su descripción. Cada parte de la uña se puede usar más de una vez.

   a. Área de resistencia
   b. Vértice
   c. Borde lateral
   d. Lado inferior de la extensión de la uña
   e. Curva en C

Parte de la uña	Descripción
_____	El punto más alto visible de la uña, sin importar desde dónde se vea la uña
_____	Otro lado de la extensión de la uña que puede sobresalir directamente o hundirse, según el estilo de la uña
_____	Las líneas de esta área deben salir directamente de los contornos laterales de la uña, como si la extensión creciera de forma natural desde el dedo
_____	Necesita más producto y resistencia para soportar la extensión artificial
_____	Si la mayor parte del producto se encuentra en esta área, se agrega la fuerza necesaria para permitir que la punta de la uña sea delgada, lo que fortalece la uña y la vuelve más resistente para no romperse
_____	Es la forma o el arco de la uña si se la mira desde la punta hacia abajo
_____	También se conoce como arco
_____	Proporciona resistencia en la uña, como la curva de un puente o de un huevo
_____	Es donde la uña natural crece más allá del dedo y se convierte en el borde libre
_____	Se ubica en el lado donde la lámina ungueal crece libre de su unión natural al contorno de la uña
_____	Tiene forma ovalada y se encuentra en el centro de la uña
_____	Debe ser parejo y tener el mismo largo en todas las uñas de los dedos

54.   ¿Cuáles son los dos criterios generales para determinar la calidad de los realces para uñas que le realizó al cliente?

_____

_____

_____

55.   ¿Cómo puede asegurarse de que los largos de las extensiones y los realces para uñas sean adecuados y uniformes?

_____

_____

_____

56.   Describa el grosor o la finura que debe tener el realce para uñas y explique cómo puede juzgar esa cualidad en áreas concretas de la uña.

_____

_____

_____

ETIQUETADO

57.   Identifique el término correcto de acuerdo con las partes de la uña.

Banco de palabras: vértice, curva en C, grosor del borde, lado inferior de la extensión de la uña, bordes laterales, Espesor del borde

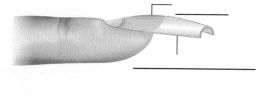

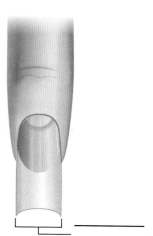

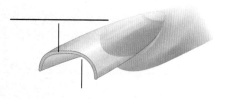

Resinas para uñas y sistemas de resinas para uñas

58. Relacione cada término con su descripción. Algunos términos se pueden usar más de una vez.

   a. Sistemas de resina para uñas
   b. Resinas para uñas
   c. Acelerador de resina
   d. Resinas de construcción
   e. Pegamento para uñas

Término	Descripción
_____	Están hechas de cianoacrilato, un monómero de acrilato líquido incoloro que cura con facilidad y se usa como un adhesivo potente de acción rápida
_____	Grupos de productos que incluyen resina para uñas con el fin de desarrollar la fortaleza y estructura sobre una uña natural o postiza
_____	Es una versión muy fina de la resina para uñas; también se denomina adhesivo para uñas postizas
_____	Se presenta en forma de pincel, bomba con rociador y aerosol, y puede utilizarse antes o después de la resina
_____	Brindan adhesión para la uña natural y también poseen una gran durabilidad cuando se mezclan con un producto flexible para recubrir las uñas
_____	Ayuda a acelerar el tiempo de secado de la resina
_____	Además de las resinas para uñas, puede incluir tela, papel, materiales de algodón o polímero en polvo
_____	También se conoce como activador de la resina
_____	Son una versión más gruesa de la resina para uñas
_____	Se pueden usar sobre las uñas naturales o junto con una aplicación de uñas postizas para agregar longitud a las uñas

59. ¿Cómo se eliminan los sistemas de resina para uñas para un cliente? ¿Cuál es la ventaja de este método desde la perspectiva del cliente?

   _____

   _____

   _____

60. Complete las oraciones siguientes con palabras del banco de palabras. Algunas palabras se pueden usar más de una vez.

Banco de palabras: más espesa, resina, cianoacrilato, resina, viscosidad, más líquida, resina

El _____ varía en viscosidad. Cuanto _____ sea la viscosidad, mejor será la adhesión

y más rápido será el tiempo de curado. Con una viscosidad _____, al _____ se

lo conoce como _____ o como _____ de construcción. Las resinas de viscosidad

_____ suelen usarse como base; las resinas de viscosidad _____ suelen utilizarse para

crear o se aplican como capa protectora. La _____ se refiere al espesor o la ligereza de un líquido.

INVESTIGACIÓN

61. Use Internet o un catálogo de una tienda de artículos de belleza para investigar y comparar la variedad de sistemas de resina para uñas que están disponibles en el mercado hoy en día. Siga el enlace o use la tabla a continuación para encontrar un sistema en cada gama de precios. Después, complete la tabla.

Cuando haya completado la tabla, forme pareja con un compañero de clase y comparen las notas sobre sus resultados. Por ejemplo, analicen lo que han aprendido durante la investigación, compartan los mejores (y peores) sistemas que han descubierto y comprueben los resultados de cada uno para ver si están de acuerdo con la decisión de su compañero de comprar o no comprar.

+ BONIFICACIÓN

Visite: bonus.milady.com/cos-wbes/toc

	MENOS DE $20	$21–$30	$31–$40	$41–$50	MÁS DE $50
Marca del sistema de resina para uñas					
Costo					
Contenido (y cantidad)					
¿Qué le falta al sistema?					
¿Qué no es necesario en el sistema?					
¿Es para uso profesional? (Sí o no)					
Tienda o sitio web que vende el sistema					
¿Compraría este sistema para usarlo en su salón? (Sí o no)					
Motivos a favor o en contra de comprarlo					

Fortalecimiento con apliques de uñas

62. Relacione el equipo y los materiales utilizados en las aplicaciones de apliques para uñas con sus nombres.

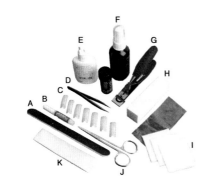

_____ pegamento para uñas   _____ pinzas

_____ tijeras   _____ lima de uñas

_____ toallitas para quitar el esmalte de uñas   _____ resina

_____ uñas postizas   _____ cortauñas para uñas postizas

_____ bandas de fibra de vidrio/lino o seda   _____ barra pulidora

_____ rociador del activador de resina

63. Relacione cada tipo de aplique con su descripción. Algunos tipos se pueden usar más de una vez.

a. Aplique de seda   b. Aplique de fibra de vidrio   c. Ambos

Tipo de aplique   **Descripción**

_____ Se vuelve transparente cuando se le aplica resina para apliques

_____ Es fácil de usar y permite la penetración de la resina para apliques, lo que mejora la adhesión y la claridad

_____ Es un tipo muy popular de aplique de uñas

_____ Es liviano y queda traslúcido y uniforme cuando se lo aplica a la uña

_____ Está hecho de un material fino y natural, con trama cerrada

_____ Está compuesto por una malla sintética muy delgada con trama abierta

64. ¿Qué son los apliques de uñas y por qué se usan?

_____

_____

_____

65. ¿Qué tipo de material absorbente se suele usar para los apliques de uñas?

_____

_____

_____

66. Describa detalladamente por qué y cómo utilizaría las bandas de resistencia a la hora de colocar apliques de uñas.

_____

_____

_____

67. Para el servicio de mantenimiento, ¿cuál es la diferencia entre un relleno (o retoque) y un rebalance?

_____

_____

_____

68. ¿Qué mantenimiento se realiza dos semanas después de la aplicación del realce para uñas?

_____

_____

_____

69. ¿Qué tipo de mantenimiento se realiza cuatro semanas después de la aplicación del realce para uñas?

_____

_____

_____

Ventajas del sistema de inmersión

70. ¿Cuál de estas es una característica única de los sistemas de polvos de inmersión? ¿Cómo beneficia esto al cliente y al cosmetólogo?

_____

_____

_____

71. ¿Cuál es la mejor opción para conseguir un color uniforme y evitar sumergir las manos de varios clientes en el mismo recipiente de polvos?

_____

_____

_____

72. Enumere los cinco materiales típicos utilizados en los sistemas de inmersión.

_____

_____

_____

73. ¿Qué hay que hacer si el pincel de aplicación se endurece?

_____

_____

_____

74. ¿Cuáles son las dos posibles consecuencias de que la resina entre en contacto con la piel?

_____

_____

_____

75. ¿Para qué sirve la primera capa de resina superior? ¿La segunda capa?

_____

_____

_____

76. ¿Por qué hay que evitar arrancar el producto que se ha levantado de la uña del cliente?

_____

_____

_____

77. ¿Por qué es diferente hacer una extensión de polvo de inmersión transparente de una aplicación de color estándar?

_____

_____

_____

78. Enumere los cuatro implementos y materiales necesarios para el procedimiento de eliminación del sistema de resina (además de los materiales básicos que ya tiene en la mesa de manicura).

_____

_____

_____

79. ¿Cómo se debe utilizar el empujador de madera en el procedimiento de eliminación del sistema de resina para uñas?

_____

_____

_____

80. ¿Cómo se utiliza la acetona en el procedimiento de eliminación del sistema de resina para uñas?

_____

_____

_____

81. Numere los siguientes pasos para realizar una aplicación de un solo color mediante el sistema de inmersión, del 1 al 19, de principio a fin. Algunos pasos ya están incluidos.

NÚMERO	PASO
	Aplique la capa base de resina sobre toda la superficie de la uña lo más cerca que pueda de la piel sin tocarla.
	Saque su recolector de polvo cuando comience a limar. Use la máscara de respirador aprobada por NIOSH (Instituto Nacional para la Seguridad y Salud Ocupacional).
8	Repita en las uñas restantes. Quite todo el polvo excedente con una brocha de maquillaje suave.
5	Repita los pasos 3 y 4 en el resto de las uñas. Quite todo el polvo excedente con una brocha de maquillaje suave.
	Aplique el activador en todas las uñas. Limpie la superficie con una toalla sin pelusas para retirar el exceso de activador.
	Vierta el color en polvo deseado en el vaso Dappen. Agregue más polvo durante el servicio, según sea necesario.
	Aplique una segunda base de resina sobre la uña y asegúrese de tapar el borde libre. Limpie el cepillo aplicador de resina en una toalla sin pelusas y vuelva a colocarlo en la botella.
	Aplique el activador de resina en todas las uñas.
17	Repita para dar una segunda capa. Déjelo actuar durante aproximadamente ocho minutos hasta que se seque.
	Sumerja rápidamente la uña en el vaso Dappen. Manténgala por uno o dos segundos y, luego, sáquela. Dé golpecitos suaves al dedo para retirar el excedente del polvo.
	Alise la superficie de la uña con un pulidor de grano medio.
	Preséntele al cliente el resultado final del estilo.
	Aplique resina base sobre la uña. Limpie el cepillo aplicador de resina en una toalla sin pelusas y vuelva a colocarlo en la botella. Debido al activador, la base debería secarse muy rápidamente.
	De ser necesario, use un abrasivo de grano mediano para darles forma a las uñas.
1	Coloque uñas postizas, si lo desea.
	Sumerja rápidamente la uña en el vaso Dappen. Manténgala por uno o dos segundos y, luego, sáquela. Dé golpecitos suaves al dedo para retirar el excedente del polvo. Limpie el cepillo aplicador de resina en una toalla sin pelusas y vuelva a colocarlo en la botella.
	Aplique aceite para cutículas, luego loción para manos y masajee.
	Aplique la resina protectora en toda la uña y mantenga el producto alejado de la piel. Limpie el cepillo aplicador de resina en una toalla sin pelusas y vuelva a colocarlo en la botella.
	Retire el polvo con un cepillo para uñas limpio, seco y desinfectado.

82. Complete las oraciones siguientes con palabras del banco de palabras. Hay algunas palabras de más.

> **Banco de palabras:** área de resistencia, toda, punta, vértice, blanco, francesa, rosado, transparente, media luna

Para crear la manicura _____, solo debe sumergir la _____ de la uña en ángulo en

polvo de color _____ para crear la _____ perfecta. Para completar la apariencia,

retire el exceso de polvo y sumerja _____ la uña en polvo _____ translúcido.

DIBUJAR

83. Piense en las distintas formas en que puede utilizar los sistemas de inmersión, los polvos, los colores, las formas de las uñas y las extensiones de uñas (o las puntas) para crear algunos diseños exclusivos. Por ejemplo, ¿cómo adaptaría la apariencia de manicura francesa para reflejar la personalidad de su cliente o un evento especial al que pudiera asistir? Dibuje y dé nombre a sus diseños exclusivos aquí. Sea creativo y audaz, y asegúrese de enumerar todo detalle, paso adicional o material que pueda necesitar para poner en práctica sus ideas.

En el espacio siguiente, escriba notas sobre los puntos claves que aprendió en este capítulo. Comparta sus conocimientos con sus compañeros de clase y pregúnteles si sus notas les parecen útiles. Si es necesario, revise sus apuntes de clase tomando las ideas de sus compañeros que le parezcan buenas.

Conocimientos básicos:

_____

_____

_____

_____

_____

_____

_____

Anote por lo menos tres cosas que haya aprendido desde que decidió ingresar a la escuela.

Logros académicos:

_____

_____

_____

_____

_____

_____

_____

1. Los cosmetólogos deben tener un conocimiento exhaustivo de las extensiones de uñas y los sistemas de resina porque _____.

   A) les permite realizar sistemas de inmersión de colores, que son un servicio muy popular

   B) les permite realizar sistemas de resina, que son ideales para clientes que desean extender sus uñas de forma permanente

   C) aprenden que la mayoría de los apliques de tela provocan grietas o roturas en la uña natural

   D) aprenden que las uñas naturales bien preparadas reducen la vida útil de las extensiones de uñas

2. Si los clientes solicitan un servicio de extensión de uñas sin programar un servicio de manicura, primero realice una _____.

   A) manicura básica con agua y limpiador de uñas

   B) manicura de spa sin limpiador de uñas

   C) manicura en seco sin agua

   D) manicura antiedad con agua

3. El limpiador de uñas _____.

   A) bloquea la adherencia

   B) está hecho de acetona

   C) evita que, por un tiempo, las uñas produzcan humedad y aceite natural

   D) elimina la suciedad, la humedad y la pequeña oleosidad de la superficie de la uña natural

4. ¿Cuál de los siguientes enunciados sobre el deshidratante de uñas es correcto?

   A) Hace que las uñas dejen de producir humedad y aceite natural.

   B) Es completamente seguro para la uña y se puede volver a aplicar si es necesario.

   C) Por lo general, están hechos de alcohol isobutílico.

   D) Suelen durar entre una y dos horas.

5. Después de aplicar el deshidratante de uñas, _____.

   A) no aplique el producto dentro de los 10 minutos

   B) toque las láminas ungueales

   C) no permita que el maquillaje o el hidratante entren en contacto con las láminas ungueales preparadas

   D) permita que los clientes se lleven las manos sobre el rostro

continuación

6. ¿Cuál de los siguientes enunciados relacionados con el recubrimiento de uñas es correcto?

A) Las uñas postizas sin recubrimiento no pierden la adherencia con facilidad.

B) Las uñas postizas sin recubrimiento no son lo suficientemente fuertes como para usarlas solas.

C) Los apliques de uñas, que sirven como recubrimiento, suelen dañar las uñas naturales.

D) Las uñas postizas deben usarse sin un recubrimiento adicional.

7. La uña postiza _____ cubre toda el área del vértice y más de la mitad de la lámina ungueal.

A) francesa

B) con hendidura completa

C) con hendidura parcial

D) sin hendidura

8. Identifique una característica de las uñas postizas francesas.

A) Son como una media luna en el punto de contacto.

B) Cubren toda la uña hasta la cutícula.

C) Por lo general, están alteradas en la línea de la hendidura para exponer más de la uña natural.

D) Cubren toda el área del vértice y más de la mitad de la lámina ungueal.

9. ¿Qué pauta debe seguir para usar uñas postizas?

A) No usar cortaúñas para las manos o los pies para cortar las uñas postizas.

B) No reducir la hendidura o el área de contacto entre la uña postiza y la uña natural con un abrasivo de grano mediano.

C) Cuando se lima el área de contacto entre la uña postiza y la uña natural, sostener la lima en ángulo.

D) Seguir limando durante cinco minutos después de emparejar la hendidura de la uña postiza con la uña natural.

10. Identifique un enunciado verdadero sobre los moldes para uñas.

A) También se les conoce como uñas postizas.

B) Se colocan por encima del borde libre de la uña natural.

C) Son herramientas de metal diseñadas específicamente para cortar uñas postizas sin hacer presión.

D) Se utilizan como guía para extender el producto de realce para uñas más allá de la punta del dedo.

continuación

11. Los moldes desechables para uñas _____.

A) están hechos de plástico o aluminio premoldeado, y se pueden limpiar y desinfectar entre cada cliente

B) suelen estar hechos de papel o una película de poliéster fuerte y delgada llamada mylar

C) se suelen vender en envases de 10 unidades

D) son más difíciles de fijar que los moldes para uñas reutilizables

12. ¿Cuál de los siguientes es uno de los pasos para usar un molde para uñas?

A) mirar la uña desde un lado para asegurarse de que el molde sobresale de la uña natural y no se inclina hacia abajo

B) verificar si el molde está derecho y asegurarse de que la línea central del molde esté alineada con los bordes libres de la uña

C) dejar la lengüeta del extremo del molde para uñas abierta para que se forme un círculo grande en el borde de las uñas cónicas, como las ovaladas o las estileto

D) asegurarse de que haya un pequeño espacio entre el borde libre de la uña y el molde para uñas

13. Los moldes de uñas reutilizables _____.

A) están hechos de papel o una película de poliéster fuerte y delgada llamada mylar

B) se suelen vender en envases de 100 o 500 unidades

C) se pueden limpiar y desinfectar entre cliente y cliente

D) se deben aplicar en dos dedos a la vez mientras trabaja

14. En el contexto de las formas de extensiones de uñas, las uñas almendradas _____.

A) son similares a una forma cuadrada   C) son similares a las uñas estileto

B) son muy cónicas   D) también se conocen como uñas estileto

15. En el contexto de las formas de extensiones de uñas, las uñas estileto _____.

A) se parecen a una zanahoria delgada y larga

B) son cortas

C) rara vez son cónicas

D) tienen bordes cuadrados

continuación

16. En el contexto de las formas de extensiones de uñas, las uñas de bailarina _____.

    A) se parecen a las uñas almendradas

    B) son cortas

    C) son sumamente cónicas

    D) tienen bordes que terminan en un punto afilado

17. En el contexto de las formas de extensiones de uñas, el borde de las uñas _____ es cuadrado.

    A) bailarina

    B) estileto

    C) almendradas

    D) quebradizas

18. Cuando se esculpen uñas cuadradas, cuadradas blandas o redondeadas con un molde para uñas, _____.

    A) se debe abrir un círculo pequeño en el extremo del molde

    B) el molde debe terminar en punta

    C) se debe limar en exceso el borde de extensión de la uña

    D) los lados del molde deben sobresalir de los surcos de la uña natural

19. _____ se refiere al lugar en el que la uña natural crece más allá del dedo y se convierte en el borde libre.

    A) área de resistencia

    B) borde lateral

    C) curva en C

    D) vértice

20. El punto más alto de la uña se denomina _____.

    A) borde lateral

    B) curva en C

    C) vértice

    D) lado inferior

21. Para que un cliente use los realces para uñas con comodidad, _____.

    A) se debe escalonar a la perfección el área de la cutícula y sentirse suave, sin fallas

    B) se debe aumentar el espesor

    C) la superficie de la uña, desde el área de la cutícula hasta el extremo de la extensión, debe tener, como mínimo, dos declives

    D) los bordes laterales y el borde de la uña postiza deben tener un espesor mínimo de 5 cm (2 in)

continuación

22. Identifique un enunciado verdadero sobre la curva en C de las uñas.

    A) La curva en C de los realces para uñas es independiente de la curva en C de la uña natural.

    B) La curva en C promedio es del 75 %.

    C) Reduce la fuerza de la uña, lo que puede romperla.

    D) Es el arco de la uña si se la mira desde la punta hacia abajo.

23. Los cianoacrilatos más espesos se conocen como _____.

    A) pegamentos para uñas

    B) adhesivos para uñas postizas

    C) limpiadores de uñas

    D) resinas de construcción

24 El aplique de uñas de seda _____.

    A) está hecho de un material delgado natural, con trama cerrada

    B) está compuesto por una malla sintética muy delgada con trama abierta

    C) tiene un aspecto áspero cuando se aplica sobre la uña

    D) permite que la resina para apliques penetre con mayor facilidad que los apliques de fibra de vidrio, y es pesado

25. ¿Cuál de los siguientes enunciados sobre los sistemas de inmersión es correcto?

    A) Los polímeros en polvo que se usan en los sistemas de inmersión son los mismos que se usan en los servicios de uñas líquidos y en polvo.

    B) El uso de resinas para uñas junto con sistemas de inmersión ayuda a ahorrar tiempo, tanto para el cliente como para los cosmetólogos.

    C) La mayoría de los polvos de inmersión pueden usarse con un monómero líquido para crear una uña.

    D) Los sistemas de inmersión proporcionan un servicio de color que dura 21 días y se realizan con una lámpara LED o UV.

¡finalizado!

Destrezas prácticas

Lista de verificación de autoevaluación

La autoevaluación regular le permite mejorar sus habilidades técnicas y alcanzar el éxito. Después de realizar cada procedimiento, revise los pasos en el libro de texto y califíquese como "Competente" o "Necesita mejorar". Escriba comentarios sobre las áreas de éxito y las áreas a mejorar. Calificarse a uno mismo permite identificar las fortalezas y las debilidades con el fin de desarrollar su propio plan de mejora.

PRÁCTICA	COMPETENTE	NECESITA MEJORAR	COMENTARIOS
PROCEDIMIENTO 22-1: MANICURA EN SECO			
Preparación			
Procedimiento			
Posterior al servicio			
Duración			
PROCEDIMIENTO 22-2: APLICACIÓN DE UÑAS POSTIZAS			
Preparación			
Procedimiento			
Posterior al servicio			
Duración			
PROCEDIMIENTO 22-3: RETIRO DE UÑAS POSTIZAS			
Preparación			
Procedimiento			
Posterior al servicio			
Duración			
PROCEDIMIENTO 22-4: APLICACIÓN DE MOLDES DESECHABLES PARA UÑAS			
Preparación			
Procedimiento			
Posterior al servicio			
Duración			
PROCEDIMIENTO 22-5: APLICACIÓN DEL SISTEMA DE POLVOS DE INMERSIÓN DE UN SOLO COLOR			
Preparación			
Procedimiento			
Posterior al servicio			
Duración			
PROCEDIMIENTO 22-6: RETIRO DEL SISTEMA DE RESINA			
Preparación			
Procedimiento			
Posterior al servicio			
Duración			

Realces para uñas líquidos y en polvo

⚑ SEGUIMIENTO DE MI PROGRESO

Use este rastreador sencillo para registrar su progreso a medida que realiza las actividades de cada objetivo de aprendizaje.

COMPLETADO	CANT. DE RESPUESTAS CORRECTAS	OBJETIVO
☐	_____ /5	**OA 1:** Explicar por qué los cosmetólogos deben aprender acerca de los realces para uñas líquidos y en polvo
☐	_____ /23	**OA 2:** Describir la química de los realces para uñas líquidos y en polvo
☐	_____ /39	**OA 3:** Identificar los insumos que se necesitan para aplicar realces para uñas líquidos y en polvo
☐	_____ /9	**OA 4:** Describir dos formas de crear arte de uñas usando líquido y polvo
☐	_____ /11	**OA 5:** Resumir los procesos de mantenimiento y eliminación de realces para uñas líquidos y en polvo

¿Por qué se recomienda estudiar sobre realces para uñas líquidos y en polvo?

RESPUESTA CORTA

1. ¿Cómo se conoce comúnmente a los realces para uñas que se forman a partir de una mezcla de monómeros líquidos y polímeros en polvo?

_____

_____

_____

2. ¿Cómo se refiere su texto a los sistemas de realce de monómero líquido y polímero en polvo de dos partes?

_____

_____

_____

3. ¿Cómo pueden referirse la literatura de la industria y el marketing de productos a los sistemas de realce de monómero líquido y polímero en polvo de dos partes?

_____

_____

_____

4. Enumere las tres razones por las que debe estudiar y comprender a fondo los realces para uñas líquidos y en polvo.

_____

_____

_____

5. ¿Por qué son tan populares los realces para uñas líquidos y en polvo?

_____

_____

_____

Química de los realces para uñas líquidos y en polvo

RESPUESTA CORTA

6. ¿Cómo se crean los realces para uñas líquidos y en polvo?

_____

_____

_____

7. Defina *monómero* y *polímero* utilizando los significados de las dos partes de cada palabra.

_____

_____

_____

8. Explique qué es un SDS y describa qué tipo de información se proporciona en él.

_____

_____

_____

COMPLETE LOS ESPACIOS EN BLANCO

Complete las siguientes oraciones sobre la química de realces para uñas líquidos y en polvo.

9. El mejor tipo de pincel para aplicar realces para uñas líquido y en polvo está hecho de

_____.

10. El líquido que *no* se recomienda usar (y es ilegal en muchos estados) es el _____ (MMA).

11. Los productos de líquido y polvo se pueden usar como _____ sobre la uña natural; como

_____ de la uña postiza, sobre _____ para crear una extensión

o para crear arte de uñas encima o dentro de un realce.

12. _____ son aditivos que aceleran las reacciones químicas en los polímeros y monómeros.

13. En el proceso de polimerización, los _____ en los polímeros hacen que las moléculas

de monómeros se unan de forma permanente para formar largas cadenas.

14. _____ es el iniciador que se agrega al polímero en polvo e inicia el proceso de

_____ del realce para uñas.

15. El monómero líquido es absorbido en el pincel, entra en contacto con el polímero en polvo y crea una

pequeña _____ de producto que después se amolda y modela para formar el realce.

16. Un _____ líquido mezclado con un _____ en polvo forma el realce

para uñas líquido y en polvo.

17. Los tres tipos de monómero líquido son metacrilato de _____,

    _____ de metilo y sin olor.

18. El uso del polímero en polvo incorrecto para el monómero líquido que está usando puede causar que

    el realce no _____ adecuadamente.

19. La _____ ha sugerido no utilizar MMA y la American Beauty Association y el

    _____ han adoptado la misma postura.

20. Relacione cada tipo de producto líquido y en polvo con su descripción. Algunas descripciones pueden tener más de una respuesta.

    a. Monómero de metacrilato   b. Monómero de metacrilato   c. Sin olor
        de etilo (EMA)   de metilo (MMA)

TIPO DE PRODUCTO LÍQUIDO Y EN POLVO	DESCRIPCIÓN
_____	Genera una capa de inhibición cuando se endurecen.
_____	Contiene monómeros que se emplean como aditivos personalizados.
_____	La FDA y la mayoría de los estados prohibieron su uso.
_____	Estándar de la industria
_____	Tiene poco olor.
_____	El uso se ha relacionado con la onicólisis (desprendimiento de las uñas del lecho ungueal).
_____	Polímero en polvo que se obtiene principalmente de la mezcla de este líquido con PMMA.
_____	Debe usarse con una proporción de mezcla seca.

Complete las siguientes oraciones sobre los productos de monómero líquido y polímero en polvo sin olor.

21. Si vuelve a humedecer su pincel con monómero líquido, _____.

22. Cuando se endurecen, los productos sin olor forman una capa pegajosa en la parte superior, que se

    denomina capa _____.

23. Los productos de monómero líquido y polímero en polvo sin olor no contienen _____ sino

    que, en cambio, emplean monómeros que tienen muy poco olor.

24. Una proporción de mezcla seca produce una perla de apariencia _____ en el pincel;

    sin embargo, una vez presionada contra la uña, comienza a formar lentamente una perla firme y

    _____ que después se presiona y suaviza con un pincel para uñas.

25. Los productos sin olor se endurecen más _____ que los productos con metacrilato de etilo.

VERDADERO O FALSO

Marque si las siguientes afirmaciones sobre monómero líquido y polímero en polvo sin olor son verdaderas o falsas. Si alguna es falsa, explique por qué.

26. Los productos de monómero líquido y polímero en polvo sin olor tienen la misma sustancia química que otros productos de monómero líquido y polímero en polvo.

    V   F   _____

27. Si un producto sin olor está demasiado húmedo cuando se aplica, el cliente puede presentar irritación cutánea.

    V   F   _____

28. La capa de inhibición se debe quitar de la uña usando una solución con acetona especial.

    V   F   _____

Insumos para realces para uñas líquidos y en polvo

29. Descifre las palabras usando las pistas que se dan a continuación y escríbalas en las celdas. Debajo de algunas celdas hay un número. Para revelar el mensaje secreto, busque la celda numerada y escriba la letra correspondiente.

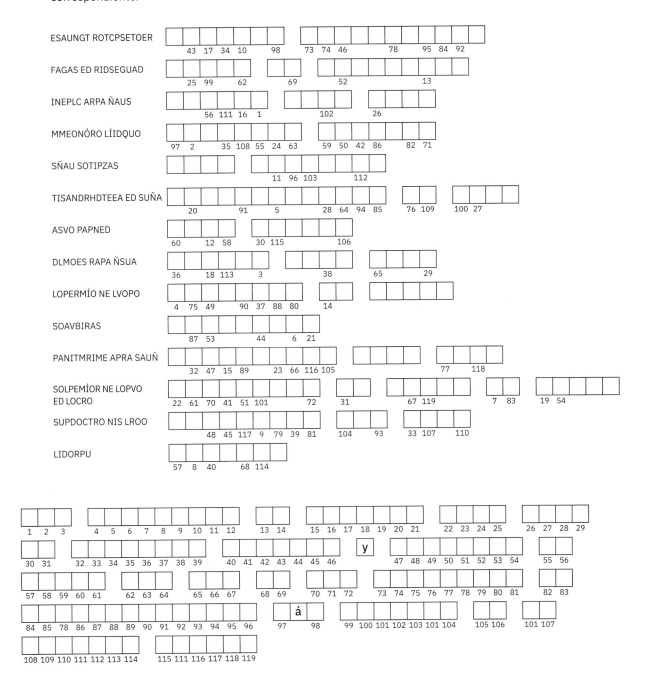

ESAUNGT ROTCPSETOER
43 17 34 10 | 98 | 73 74 46 | 78 | 95 84 92

FAGAS ED RIDSEGUAD
25 99 62 | 69 | 52 | 13

INEPLC ARPA ÑAUS
56 111 16 1 | 102 | 26

MMEONÓRO LÍIDQUO
97 2 | 35 108 55 24 63 | 59 50 42 86 | 82 71

SÑAU SOTIPZAS
11 96 103 | 112

TISANDRHDTEEA ED SUÑA
20 | 91 | 5 | 28 64 94 85 | 76 109 | 100 27

ASVO PAPNED
60 | 12 58 | 30 115 | 106

DLMOES RAPA ÑSUA
36 | 18 113 | 3 | 38 | 65 | 29

LOPERMÍO NE LVOPO
4 75 49 | 90 37 88 80 | 14

SOAVBIRAS
87 53 | 44 | 6 21

PANITMRIME APRA SAUÑ
32 47 15 89 | 23 66 116 105 | 77 | 118

SOLPEMÍOR NE LOPVO ED LOCRO
22 61 70 41 51 101 | 72 | 31 | 67 119 | 7 83 | 19 54

SUPDOCTRO NIS LROO
48 45 117 9 79 39 81 | 104 | 93 | 33 107 | 110

LIDORPU
57 8 40 | 68 114

---

1 2 3 | 4 5 6 7 8 9 10 11 12 | 13 14 | 15 16 17 18 19 20 21 | 22 23 24 25 | 26 27 28 29

30 31 | 32 33 34 35 36 37 38 39 | 40 41 42 43 44 45 46 | **y** | 47 48 49 50 51 52 53 54 | 55 56

57 58 59 60 61 | 62 63 64 | 65 66 67 | 68 69 | 70 71 72 | 73 74 75 76 77 78 79 80 81 | 82 83

84 85 78 86 87 88 89 90 91 92 93 94 95 96 | 97 | **á** 98 | 99 100 101 102 103 101 104 | 105 106 | 101 107

108 109 110 111 112 113 114 | 115 111 116 117 118 119

30. Relacione cada tipo de proporción de mezcla para perlas con su descripción. Algunos tipos se pueden usar más de una vez.

   a. Húmedo   b. Seco   c. Medio

   Tipo de proporción de mezcla para perlas   **Descripción**

   _____ Generalmente contiene muchas burbujas de aire.

   _____ Utiliza el doble de líquido que de polvo para crear la perla.

   _____ Puede ser difícil presionar para que quede en su lugar.

   _____ En general, tienen la proporción de mezcla ideal para trabajar con monómeros líquidos y polímeros en polvo.

   _____ Contiene una proporción de mezcla de 1½:1 de líquido a polvo.

   _____ Se crea con cantidades iguales de líquido y polvo.

RESPUESTA CORTA

31. Enumere los seis tipos principales de suministros (además de los suministros básicos de manicura y los productos para procedimientos de manicura en seco) que necesita para realizar servicios de realce para uñas líquidos y en polvo.

   _____

   _____

   _____

32. Explique cómo la analogía sobre la función de la harina en la elaboración de la masa para galletas se aplica a la mezcla de monómeros líquidos y polímeros en polvo.

   _____

   _____

   _____

33. Enumere tres precauciones que siempre debe tomar cuando trabaje con monómero líquido y polímero en polvo.

_____

_____

_____

34. Si encuentra que las instrucciones del fabricante para trabajar con monómero líquido y polímero en polvo difieren de la información en su texto, ¿qué debe hacer?

_____

_____

_____

VERDADERO O FALSO

Indique si las afirmaciones siguientes son verdaderas o falsas. En las afirmaciones falsas, explique el motivo.

35. Los especialistas en el cuidado de las uñas nunca deben alterar las combinaciones tradicionales de manicura francesa en rosa y blanco.

V   F   _____

36. El único límite para el arte de las uñas con los polímeros en polvo de colores es su imaginación.

V   F   _____

37. Es una buena idea mantener tarjetas de recetas para los colores de polímero en polvo personalizados que crea para sus clientes.

V   F   _____

38. Tenga cuidado al crear y ofrecer colores personalizados con polímero en polvo, porque los clientes no están dispuestos a pagar más por estos servicios personalizados.

V   F   _____

39. Los polímeros en polvo solo están disponibles en rosa, blanco, natural y transparente.

V   F   _____

40. La versión sin ácido del imprimante para uñas crea un enlace químico entre la uña y el realce.

    V   F   _____

41. El ácido metacrílico se considera el imprimante estándar de la industria.

    V   F   _____

42. Cuando el imprimante se seca de forma incorrecta, parece que tiene un color blanco como el talco; cuando se seca correctamente, queda brilloso y pegajoso.

    V   F   _____

43. Los imprimantes para uñas están disponibles en versiones con ácido y sin ácido.

    V   F   _____

44. Los imprimantes para uñas se pueden aplicar a la uña natural la cantidad de veces que el técnico en el cuidado de las uñas estime necesario.

    V   F   _____

45. Cuando se aplican imprimantes para uñas, el técnico en el cuidado de las uñas debe asegurarse de usar la cantidad justa en cada uña y evitar que los residuos de uña ingresen en el envase entre cada aplicación.

    V   F   _____

46. Cuando se ponen en uñas postizas, los imprimantes no dañan las uñas ni su adhesivo de ninguna manera.

    V   F   _____

RESPUESTA CORTA

47. ¿Cuál es el término que se utiliza para describir las limas y los pulidores de uñas?

    _____

    _____

    _____

48. ¿Qué le dice el número de grano acerca de qué tan agresivo es un abrasivo?

_____

_____

_____

49. ¿Qué es un pulidor fino?

_____

_____

_____

50. ¿Por qué debe biselar sus abrasivos antes de usarlos? ¿Cómo lo hace?

_____

_____

_____

51. ¿Dónde se colocan los moldes para uñas? ¿Cómo ayudan en la aplicación de líquido y polvo?

_____

_____

_____

SECUENCIA

52. La siguiente tabla incluye los pasos para aplicar el imprimante para uñas. Complete la información que falta para los pasos 1 a 5.

1	
	Con un pincel para dejar pequeños puntos, dé golpes suaves sobre la uña natural preparada y deje que el imprimante cubra por completo la lámina ungueal.
5	
	Deslice la punta del pincel por el borde interno del cuello del frasco para eliminar el exceso de imprimante.
4	

53. Relacione el tipo de abrasivo con la descripción de la función o detalle correspondiente. Los términos se pueden utilizar más de una vez.

    a. Pulidor   c. De grano fino   e. Pulidor fino
    b. De grano grueso   d. De grano mediano

Tipo de abrasivo   **Descripción**

_____ Crea un brillo de gran intensidad en la uña (natural o realce).

_____ Prepara el realce para el relleno/reajuste.

_____ 240 granos o más.

_____ Debe evitarse en realces recién aplicados.

_____ Remueve rayas en la superficie de la uña.

_____ Es un tipo de pulidor.

_____ Se usa para el modelado inicial del perímetro de la uña.

_____ 100 granos o menos.

_____ Generalmente viene en forma de dos o tres lados.

_____ Puede suavizar el realce antes del pulido.

_____ Tiene la fortaleza suficiente para afinar el producto de realce.

_____ Generalmente viene en 400, 1000 y 4000 granos.

_____ Puede dar forma a toda la uña, siempre que la capa del producto no sea demasiado gruesa.

_____ Modela el borde libre de la uña natural.

_____ 150 y 180 granos.

_____ Viene en granos que varían de 100 a 400.

_____ Refina y acaba el limado.

_____ Una vez completado el limado, comience con un grano bajo y pase a granos más altos para lograr la suavidad deseada.

_____ Se usa para refinar la forma general de la superficie de un realce.

_____ Puede crear un brillo similar al de la capa protectora.

Indique si las afirmaciones siguientes son verdaderas o falsas. En las afirmaciones falsas, explique el motivo.

54. Ciertos modelos de taladros hechos para limar madera y metal funcionarán tan bien como las limas eléctricas hechas para limar realces para uñas.

V   F   _____

55. Las limas eléctricas pueden ser una inversión costosa.

V   F   _____

56. Es una buena idea comprar una lima eléctrica de una empresa que ofrece capacitación.

V   F   _____

COMPLETE LOS ESPACIOS EN BLANCO

57. Complete las oraciones siguientes con palabras del banco de palabras.

Banco de palabras: evaporación, corcho, vidrio, monómero, cubrir, pequeña, contaminación, minimizar, tapa, plástico, disimular

Los platos Dappen son pequeños recipientes de _____ o _____ que contienen la

cantidad de producto necesaria para un servicio. Estos vasos suelen tener una _____ abertura para

_____ la _____ del líquido. Para evitar la evaporación y la _____ por el polvo

y los escombros, y para ayudar a reducir los olores del _____, un vaso Dappen debe tener una

_____ o un _____ para _____ el producto cuando no se utilice.

RESPUESTA CORTA

58. ¿Qué debe hacer con el monómero líquido no utilizado después de un servicio?

_____

_____

_____

59. ¿Qué técnica se recomienda para crear perlas uniformes con monómero líquido? ¿Cuál es otro beneficio de usar esta técnica?

_____

_____

_____

60. ¿Cuál es el pincel que se usa con más frecuencia (tamaño y forma) para la colocación de monómero líquido y polímero en polvo?

_____

_____

_____

61. ¿Por qué debería evitar el uso de pinceles demasiado grandes?

_____

_____

_____

62. ¿Cuál es el mejor tipo de pincel para realces para uñas líquidos y en polvo?

_____

_____

_____

63. ¿Por qué los pinceles sintéticos o menos costosos son menos deseables que las versiones de pelo natural?

_____

_____

_____

64. ¿Qué debe hacer cuando el producto comienza a adherirse a su pincel?

_____

_____

_____

65. ¿Cuál es la mejor manera de guardar su pincel?

_____

_____

_____

66. La siguiente tabla contiene el procedimiento para recubrimiento líquido y en polvo de un solo color, pasos 1 a 16. Póngalos en orden de principio a fin. Se dan los pasos 1 y 10.

_____ Presionar la punta del pincel en el polímero en polvo para recoger una perla lo suficientemente grande como para cubrir todo el borde libre.

_____ Colocar el producto en dirección ascendente hacia cada borde lateral y suavizar para uniformar con el borde libre.

_____ Presentar al cliente el resultado final.

_____ Verter el monómero líquido y el polímero en polvo en vasos Dappen separados.

_____ Limpiar los realces para uñas con alcohol y terminar con un esmalte o gel de color.

___10___ Tomar una pequeña perla húmeda de polímero en polvo con el pincel y colocarla justo encima de la parte central de la lámina ungueal. Colocar el producto en dirección a la cutícula y suavizar para uniformar con el resto del realce.

_____ Colocar la perla en dirección al borde de la uña, luego limpiar con una toalla desechable para eliminar el exceso de producto.

_____ Sumergir el pincel en monómero líquido.

_____ Tomar otra perla de consistencia mediana y colocarla en el centro de la uña.

_____ Pulir el realce para uñas con un pulidor de grano mediano a grueso hasta suavizar toda la superficie.

___1___ Aplicar deshidratante de uñas.

_____ Pedirle al cliente que se lave las manos con jabón y agua. Secar por completo.

_____ Utilizar la parte media (o panza) del pincel para hacer presión y alisar el producto a fin de cubrir el borde libre.

_____ Masajear aceite para cutículas en la piel circundante y frotar crema para las manos en las manos del cliente.

_____ Dar forma a la uña con un abrasivo de grano mediano para eliminar cualquier imperfección grande. Refinar la superficie con abrasivo de 180 granos.

_____ Aplicar poca cantidad de imprimante para uñas a la uña natural.

67. Para cada afirmación sobre el almacenamiento y la eliminación de monómeros líquidos y productos de polímero, indique si es algo que se debe hacer o algo que no se debe hacer.

¿HACER O NO HACER?	ALMACENAMIENTO Y ELIMINACIÓN DE MONÓMEROS LÍQUIDOS
_____	Almacene los productos de monómero líquido separados de los de polímero en polvo en recipientes cerrados, un área fresca y oscura.
_____	Deje los artículos sucios con productos de realce en su mesa de manicura después de completar un servicio.
_____	Consulte con su instructor o la junta estatal sobre las leyes de almacenamiento de productos para uñas a base de productos químicos.
_____	Después de cada servicio, deseche todos los materiales usados.
_____	Guarde restos de monómero líquido extraído de su envase original.
_____	Para desechar el monómero líquido usado, vierta pequeñas cantidades sobre una toalla de papel muy absorbente y, luego, colóquela en una bolsa plástica.
_____	Evite el contacto de la piel con el monómero líquido.
_____	Vierta las pequeñas cantidades de monómero líquido sobrante directamente en una bolsa de plástico.
_____	Coloque todo el material usado en una bolsa plástica bien cerrada y deséchela en un recipiente cerrado para residuos.
_____	Retire todos los artículos sucios con productos de realce de su mesa de manicura después de cada cliente, de acuerdo con las normas y reglamentos locales.

Arte de uñas líquido y en polvo

Marque si las afirmaciones son verdaderas o falsas. En las afirmaciones falsas, explique el motivo.

68. Puede aplicar el arte 3D directamente sobre el esmalte para uñas húmedo.

    V   F   _____

69. El arte de uñas líquido y en polvo se adhiere muy bien a una uña limpia y natural.

    V   F   _____

70. El uso de monómero líquido y polímero en polvo para crear arte de uñas puede ser difícil de dominar, pero también tiene los resultados más versátiles.

    V   F   _____

71. La primera vez que haga estos procedimientos, es mejor probar una variedad de pinceles y herramientas disponibles para aplicar y moldear el líquido y el polvo en las uñas postizas y recubrimientos.

    V   F   _____

72. Cuando trabaja en una uña esmaltada, es importante evitar aplicar muchas pinceladas a la superficie con un pincel húmedo con monómero líquido porque podría arruinar el esmalte.

    V   F   _____

CREAR

73. Con tantas formas para usar monómeros líquidos y polímeros en polvo, puede ver cada uña como una oportunidad para expresarse como artista y ayudar a sus clientes a expresar su personalidad. Crear un arte de uñas único también es una oportunidad para mostrar sus habilidades profesionales y fidelizar a los clientes.

    Para esta actividad, forme grupo con un compañero de clase y averigüe sobre algún acontecimiento que tenga, como un cumpleaños, un día festivo, unas vacaciones o una cita, para el que desee crear un diseño de uñas único. ¿Cómo la atmósfera del evento inspira su diseño? Luego, planifique y dibuje dos diseños diferentes (cada uno para 10 uñas) para su compañero de clase: uno que incluya arte 3D y otro que incluya arte con incrustaciones (¡o mezcle y combine si así lo desea!).

    A continuación, describa cómo utilizará las técnicas de monómero líquido y polímero en polvo para ejecutar cada diseño, incluidas las herramientas necesarias. ¿Descubrió que necesita saber más sobre las capacidades de las combinaciones de monómero y polímero para ejecutar su diseño?

    Incluso si necesita ajustar su diseño, probablemente se haya dado cuenta de que cuanto más comprenda las capacidades de esos materiales y herramientas, más posibilidades tendrá para demostrar su creatividad y generar la fidelidad del cliente.

RESPUESTA CORTA

74. ¿Cuál es una manera de describir la diferencia entre el arte de uñas 3D y con incrustaciones?

    _____

    _____

    _____

75. Describa cómo se modificarían sus técnicas para crear una versión de una flor incrustada, respecto de las técnicas de perlas y pinceles para crear una flor en 3D.

    _____

    _____

    _____

76. ¿Cómo se puede lograr un acabado mate en una uña a la que se le aplicará arte 3D? ¿Cómo se puede crear un acabado brillante?

_____

_____

_____

Mantenimiento y remoción de realces para uñas líquidos y en polvo

RESPUESTA CORTA

77. ¿Por qué es importante el mantenimiento regular de los realces para uñas líquidos y en polvo?

_____

_____

_____

78. ¿En qué se diferencia un relleno de la aplicación inicial de realces para uñas líquidos y en polvo?

_____

_____

_____

79. ¿Qué produce el levantamiento del producto y cómo se soluciona?

_____

_____

_____

80. ¿Qué significa la regla general sobre el levantamiento: "si puede verlo ahora, lo verá más tarde"?

_____

_____

_____

CRUCIGRAMA DOBLE

81. Descifre las palabras usando las pistas que se dan a continuación y escríbalas en las celdas. Debajo de algunas celdas hay un número. Para revelar el mensaje secreto, busque la celda numerada y escriba la letra correspondiente.

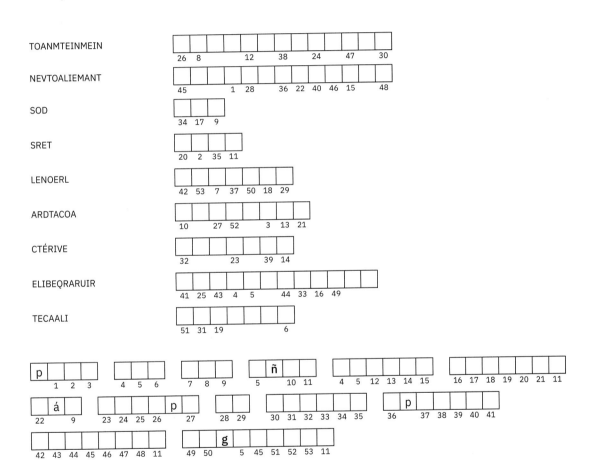

82. Coloque los pasos de una reparación de realces líquidos y en polvo en orden, del 1 a 14.

_____ Usar un abrasivo de grano mediano para dar forma al realce para uñas.

_____ Colocar un molde de uñas.

_____ Preparar el monómero líquido y el polímero en polvo. Uar un cepillo para humedecer el producto existente con un monómero. Tomar una perla húmeda pequeña de producto y aplicarla en la zona agrietada.

_____ Aplicar imprimante para uñas sobre cualquier zona de la uña natural expuesta.

_____ Aplicar una perla adicional, si es necesario, para reforzar el resto de la uña.

_____ Presentar al cliente el resultado final.

_____ Limpiar los realces para uñas con alcohol y terminar con esmalte transparente o gel.

_____ Cuando el producto esté curado, retirar el molde.

_____ Retirar el esmalte existente, luego, usar un abrasivo de grano mediano para limar la zona que rodea la grieta o rotura al ras de la uña. Limar con cuidado sobre el realce. Retirar el polvo con un cepillo de nailon.

_____ Pulir el realce para uñas naturales con un pulidor de grano grueso o superior hasta suavizar toda la superficie.

_____ Pedirle al cliente que se lave las manos con agua y jabón o use un cepillo para uñas a fin de limpiarlas en un aguamanil. Enjuagar con agua limpia y secar completamente con una toalla desechable limpia.

_____ Aplicar deshidratante de uñas en cualquier área de la uña natural expuesta.

_____ Presionar y alisar la perla para rellenar la rotura. Evitar que el producto se filtre debajo del molde.

_____ Masajear el aceite de cutículas en la piel circundante. Aplicar crema para las manos y masajear la mano y el brazo.

83. ¿Por qué el técnico en el cuidado de las uñas debe comprar acetona en una tienda de insumos cosméticos y no en una ferretería?

_____

_____

_____

84. ¿Cuál es la clave para asegurar la remoción segura de realces para uñas líquidos y en polvo?

_____

_____

_____

85. ¿Cuál es una alternativa a sumergir los dedos de un cliente en acetona durante períodos prolongados?

_____

_____

_____

86. Explique por qué las láminas ungueales pueden parecer más delgadas después de retirar los realces.

_____

_____

_____

87. Coloque los pasos para remover realces líquidos y en polvo en orden, del 1 a 7.

_____ Retirar el esmalte. Remojar los realces para uñas del cliente durante 20 a 30 minutos, o el tiempo necesario para eliminar el producto de realce.

_____ Llenar el recipiente de vidrio con suficiente acetona o removedor de producto para cubrir 1,27 cm (½ pulgada) más que los realces del cliente. Colocar el recipiente dentro de otro recipiente con agua caliente para calentar la acetona de una manera segura.

_____ Si es necesario, usar un pulidor de grano fino para eliminar cualquier resto de producto o alisar la uña natural.

_____ Pedirle al cliente que se lave las manos o use un cepillo para uñas a fin de limpiarlas en un aguamanil. Enjuagar con agua limpia y secar completamente con una toalla desechable limpia.

_____ Con un empujador de madera, empujar el realce suavizado con cuidado. Repetir hasta que todos los realces se hayan disuelto. Luego, use una almohadilla de algodón con el dorso de plástico para eliminar el resto del producto.

_____ Masajear aceite de cutículas en la piel circundante. Luego, aplicar crema para las manos y masajear la mano y el brazo. Si el cliente quiere una manicura básica (que debe recomendar el técnico), este es el momento para hacerla.

_____ Presentar al cliente el resultado final.

CONOCIMIENTOS Y LOGROS ACADÉMICOS

En el espacio siguiente, escriba notas sobre los puntos claves que aprendió en este capítulo. Comparta sus conocimientos con sus compañeros de clase y pregúnteles si sus notas les parecen útiles. Si es necesario, revise sus apuntes de clase tomando las ideas de sus compañeros que le parezcan buenas.

Conocimientos básicos:

_____

_____

_____

_____

_____

_____

_____

_____

Anote por lo menos tres cosas que haya aprendido desde que decidió ingresar a la escuela.

Logros académicos:

_____

_____

_____

_____

_____

_____

_____

_____

1. Los realces para uñas creados al mezclar monómeros líquidos y polímeros en polvo se conocen comúnmente como _____.

    A) uñas húmedas

    B) uñas de acrílico

    C) uñas postizas

    D) limas de metal

2. Los cosmetólogos se benefician de tener una comprensión detallada de los realces para uñas líquidos y en polvo porque _____.

    A) tienen licencia para diagnosticar, tratar, recetar o trabajar en las uñas poco saludables y realizar cualquier servicio requerido en el proceso.

    B) los servicios de realces para uñas son procedimientos médicos y los cosmetólogos deben realizar los procedimientos que se enumeran en cualquier licencia médica.

    C) saber cómo trabajar correctamente con materiales para realces y comprender su composición química les permite realizar servicios de manera segura para ellos y sus clientes.

    D) es fundamental que aprendan sobre los realces para uñas a fin de informarle a un cliente que tiene una enfermedad o un trastorno específico de las uñas o la piel y sugerirle formas de tratarlo.

3. Los realces para uñas líquidos y en polvo se forman _____.

    A) mediante la combinación de polímeros líquidos y polímeros en polvo

    B) mediante la combinación de polímeros líquidos y monómeros en polvo

    C) mediante la combinación de monómeros líquidos y monómeros en polvo

    D) mediante la combinación de monómeros líquidos y polímeros en polvo

4. Identifique una forma de uso de los productos de líquidos y en polvo.

    A) para crear la lúnula

    B) sobre la uña natural como recubrimiento protector

    C) para crear el lecho ungueal

    D) debajo de las uñas postizas como refuerzo

continuación →

5. Identifique el proceso químico que hace que los monómeros se unan para crear cadenas muy largas.

    A) iantionización

    B) depilación

    C) polimerización

    D) queratinización

6. _____ son aditivos diseñados para energizar y activar los iniciadores y se agregan a los monómeros para iniciar o acelerar la reacción química.

    A) Impulsores

    B) Alisadores químicos

    C) Catalizadores

    D) Activadores

7. ¿Cuál de los siguientes es un iniciador que se agrega al polímero en polvo para iniciar la reacción en cadena que provoca el curado (endurecimiento)?

    A) etanol

    B) hidróxido de calcio

    C) metacrilato de metilo

    D) peróxido de benzoilo

8. Identifique un enunciado verdadero sobre los productos de monómero líquido y polímero en polvo sin olor.

    A) Endurecen más rápido que otros productos de monómero líquido y polímero en polvo.

    B) Crean una capa pegajosa en la parte superior de la uña que se llama capa de inhibición.

    C) Tienen la misma composición química que otros productos de monómero líquido y polímero en polvo.

    D) Por lo general, deben usar una proporción de mezcla húmeda.

9. La cantidad de monómero líquido y de polímero en polvo que se utiliza para formar una perla se denomina _____.

    A) nivel de la perla

    B) relación de viscosidad

    C) proporción de mezcla

    D) número de grano

10. En general, las perlas _____ tienen la proporción de mezcla ideal para trabajar con monómeros líquidos y polímeros en polvo.

    A) secas

    B) sólidas

    C) medias

    D) húmedas

continuación

11. ¿Cuál de los siguientes productos se usa en la uña natural antes de la aplicación del producto a fin de prepararla para la colocación de realces para uñas líquidos y en polvo y para favorecer la adherencia?

    A) imprimante para uñas   C) pulidor fino

    B) peróxido de benzoilo   D) pulidor de uñas

12. ¿Qué pauta debe seguir para aplicar los imprimantes para uñas a base de ácido y libre de ácido?

    A) Aplique al menos dos capas de imprimante para uñas en cada uña natural.

    B) Solo aplique el producto de realce para uñas sobre el imprimante para uñas húmedo.

    C) Evite colocar el imprimante para uñas sobre las uñas postizas de plástico.

    D) Nunca limpie el pincel con una toalla sin pelusas antes de volver a sumergirlo en el recipiente.

13. ¿Cuál de los siguientes indica la cantidad de granos o partículas por pulgada cuadrada que tiene una lima?

    A) pulidores de uñas   C) viscosidad

    B) número de grano   D) proporción de mezcla

14. ¿Qué sucede cuando los productos artificiales se desprenden de la uña?

    A) iantionización   C) levantamiento

    B) epilación   D) depilación

15. _____ es un pulidor (que suele tener tres caras con 400, 1000 o 4000 granos) que crea mucho brillo en la uña natural o en el realce para uñas cuando no se usa esmalte.

    A) imprimante para uñas   C) autoclave

    B) pulidor fino   D) cucharilla

16. En el contexto de los suministros para servicios de realces para uñas líquidos y en polvo, _____ es un recipiente pequeño de plástico o de vidrio que contiene una cantidad mínima de producto para un solo uso.

    A) vaso Dappen   C) lima de metal

    B) cucharilla   D) autoclave

continuación

17. El mejor pincel para realces para uñas líquidos y en polvo es _____.

    A) un pincel de cerdas de jabalí o un pincel ventilado

    B) un pincel de pelo natural de marta o Kolinsky o que tiene una combinación de pelo de marta o marta roja

    C) un pincel de cerdas sintéticas de Kanekalon®

    D) un pincel de pelo de animales, como alpaca, yak y angora

18. Identifique una pauta que debe seguir para cuidar el cepillo para uñas.

    A) Guardar el cepillo con la parte superior hacia abajo o en posición vertical.

    B) Remojar el cepillo en acetona durante un mínimo de 10 minutos si el producto se endurece en las cerdas.

    C) Limpiar el cepillo rápidamente con un movimiento de vaivén sobre la toalla de la mesa.

    D) Colocarle una tapa al cepillo para proteger las cerdas de la contaminación o evitar que se doblen.

19. ¿Cuál de los siguientes términos se refiere al arte que sobresale de la uña?

    A) arte de uñas con aerógrafo   C) balayage

    B) diseño incrustado   D) arte de uñas 3D

20. Los _____ son diseños en el interior de un realce para uñas que se crean cuando el arte de uñas se inserta entre dos capas de producto mientras se forma el realce para uñas.

    A) diseños incrustados   C) diseños de balayage

    B) diseños con aerógrafo   D) diseños punteados

21. ¿Cuál de los siguientes enunciados sobre el arte de uñas líquido y en polvo es verdadero?

    A) Se adhiere bien a la uña natural limpia que no se ha preparado ni imprimado.

    B) Carece de versatilidad en términos de diseño.

    C) Puede utilizarse sobre esmalte o cualquier otra superficie de realce para uñas endurecida.

    D) Solo se puede utilizar con un cepillo ventilado.

continuación

22. En el contexto del mantenimiento de los realces para uñas líquidos y en polvo, _____ es un servicio de mantenimiento de dos a tres semanas en el que se infunde producto nuevo en las áreas de nuevo crecimiento, se vuelve a equilibrar la forma de la uña, se realizan las reparaciones necesarias y se restaura la belleza original de los realces.

   A) técnica de deslizamiento

   B) llenado

   C) brillo

   D) técnica de laminado

23. En el contexto del mantenimiento de los realces para uñas líquidos y en polvo, ¿cuál de las siguientes es una posible causa del levantamiento del producto en el área de las cutículas y los bordes laterales?

   A) dejar un espacio entre el líquido, el polvo y la piel

   B) usar una lima de grano mediano

   C) preparar las uñas naturales

   D) dejar una capa muy delgada del producto en el área de la cutícula y los bordes laterales

24. ¿Qué pautas debe seguir para retirar una pieza levantada?

   A) Debe usar alicates para cortar la pieza levantada.

   B) Debe sostener una lima de grano 180 horizontalmente sobre el área levantada y limar hasta que esté tan delgada que la pieza levantada se descame.

   C) Debe retirar la pieza levantada después de aplicar el producto nuevo.

   D) Debe usar abrasivos gruesos y de grano bajo en productos de realce recién aplicados para eliminar la pieza levantada.

25. Las láminas ungueales pueden parecer más delgadas después de retirar los realces porque _____.

   A) la lámina córnea se debilita después de aplicar y eliminar los realces para uñas

   B) las láminas ungueales pierden queratina, que es responsable de la textura dura, después de que se eliminan los realces para uñas

   C) suele haber más humedad en la superficie de la uña natural después de remojarlas durante 30 minutos y esto las vuelve más flexibles

   D) los realces para uñas debilitan las láminas ungueales

¡finalizado!

La autoevaluación regular le permite mejorar sus habilidades técnicas y alcanzar el éxito. Después de realizar cada procedimiento, revise los pasos en el libro de texto y califíquese como "Competente" o "Necesita mejorar". Escriba comentarios sobre las áreas de éxito y las áreas a mejorar. Calificarse a uno mismo permite identificar las fortalezas y las debilidades con el fin de desarrollar su propio plan de mejora.

PRÁCTICA	COMPETENTE	NECESITA MEJORAR	COMENTARIOS
PROCEDIMIENTO 23-1: RECUBRIMIENTO LÍQUIDO Y EN POLVO DE UN SOLO COLOR			
Preparación			
Procedimiento			
Posterior al servicio			
Duración			
PROCEDIMIENTO 23-2: REALCES PARA UÑAS LÍQUIDOS Y EN POLVO DE DOS COLORES CON MOLDES			
Preparación			
Procedimiento			
Posterior al servicio			
Duración			
PROCEDIMIENTO 23-3: MANTENIMIENTO LÍQUIDO Y EN POLVO DE UN SOLO COLOR			
Preparación			
Procedimiento			
Posterior al servicio			
Duración			
PROCEDIMIENTO 23-4: ELIMINACIÓN DE REALCES PARA UÑAS LÍQUIDO Y EN POLVO			
Preparación			
Procedimiento			
Posterior al servicio			
Duración			

SEGUIMIENTO DE MI PROGRESO

Use este rastreador sencillo para registrar su progreso a medida que realiza las actividades de cada objetivo de aprendizaje.

COMPLETADO	CANT. DE RESPUESTAS CORRECTAS	OBJETIVO
☐	_____/6	**OA 1:** Explicar por qué los cosmetólogos deben aprender acerca de los geles curados con luz
☐	_____/4	**OA 2:** Analizar la química del gel que se cura con luz
☐	_____/14	**OA 3:** Explicar la diferencia entre la luz LED y la luz UV utilizada para curar geles
☐	_____/27	**OA 4:** Distinguir entre diferentes tipos de gel para servicio de uñas
☐	_____/1	**OA 5:** Mencionar los insumos de aplicaciones de gel
☐	_____/15	**OA 6:** Describir cómo almacenar, usar y retirar geles
☐	_____/6	**OA 7:** Reconocer en qué situación elegir los servicios con gel

¿Por qué se recomienda estudiar sobre geles curados con luz?

VERDADERO O FALSO

Marque si las afirmaciones siguientes son verdaderas o falsas. En las afirmaciones falsas, explique el motivo.

1. La década del 2000 aportó cambios importantes y la ampliación de geles.

   V   F   _____

2. Los geles curados con luz son más duraderos que las lacas tradicionales, pero su aplicación es complicada y requiere mucho tiempo.

   V   F   _____

3. Los geles curados con luz se curan y se secan con mayor dureza que los realces en polvo y líquidos estándares.

   V   F   _____

4. Los geles curados con luz se denominan así porque se endurecen (curan) cuando se exponen a un tipo específico de luz, como la luz LED o UV, entre otras.

   V   F   _____

RESPUESTA CORTA

5. Explique qué es un gel curado con luz.

   _____

   _____

   _____

6. ¿Cuáles son las cinco razones por las que los cosmetólogos deben tener un conocimiento profundo de los geles curados con luz, incluidas sus características, ventajas y beneficios?

   _____

   _____

   _____

Química del gel

CRUCIGRAMA DOBLE

7. Descifre las palabras usando las pistas que se dan a continuación y escríbalas en las celdas. Debajo de algunas celdas hay un número. Para revelar el mensaje secreto, busque las celdas numeradas y escriba la letra correspondiente.

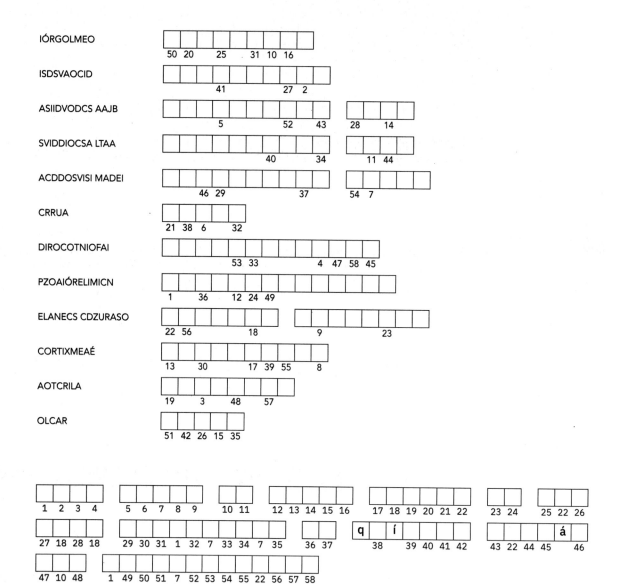

IÓRGOLMEO

50 20   25   31 10 16

ISDSVAOCID

41   27 2

ASIIDVODCS AAJB

5   52   43   28   14

SVIDDIOCSA LTAA

40   34   11 44

ACDDOSVISI MADEI

46 29   37   54 7

CRRUA

21 38 6   32

DIROCOTNIOFAI

53 33   4   47 58 45

PZOAIÓRELIMICN

1   36   12 24 49

ELANECS CDZURASO

22 56   18   9   23

CORTIXMEAÉ

13   30   17 39 55   8

AOTCRILA

19   3   48   57

OLCAR

51 42 26 15 35

1 2 3 4   5 6 7 8 9   10 11   12 13 14 15 16   17 18 19 20 21 22   23 24   25 22 26

27 18 28 18   29 30 31 1 32 7 33 34 7 35   36 37   q í 38   39 40 41 42   43 22 44 45 á 46

47 10 48   1 49 50 51 7 52 53 54 55 22 56 57 58

8. Para remojar y extraer con éxito y facilidad el esmalte de gel, ¿cuánta acetona debe haber en el quitaesmalte que se usa para los geles?

_____

_____

_____

9. ¿Cuál es la diferencia entre la capa de color y la capa protectora, en cuanto a las uniones cruzadas, cuando se utiliza esmalte de gel?

_____

_____

_____

10. Además de aplicar y curar una primera capa delgada de esmalte de gel o aplicar múltiples perlas pequeñas (en lugar de grandes) para controlar el pico de calor, ¿cuáles son otros dos métodos que puede usar?

_____

_____

_____

Luz UV y LED

VERDADERO O FALSO

Marque si las afirmaciones son verdaderas o falsas. Para cada afirmación falsa, explique por qué.

11. Solo existe un tipo de lámpara de curado que se debe utilizar en los salones que brindan servicios con aplicación de gel.

    V   F   _____

12. Una lámpara de curado está especialmente diseñada para usarse en salones que curan los realces para uñas de gel.

    V   F   _____

13. La luz violeta cura los realces de gel con bombillas LED.

    V   F   _____

14. El tamaño de las bombillas en las lámparas de curado influye en la potencia de la lámpara.

    V   F   _____

15. Nanómetro es la unidad de medida que indica el consumo de electricidad de una lámpara.

    V   F   _____

16. Las lámparas de curado de gel usan bombillas fluorescentes LED o UV.

   V   F   _____

17. Las lámparas de bombillas fluorescentes UV son el tipo más común de lámparas de curado en los salones modernos.

   V   F   _____

RESPUESTA CORTA

18. ¿Qué significa la sigla LED? ¿Qué significa UV?

   _____

   _____

   _____

19. ¿Con qué frecuencia debe cambiar una bombilla UV dentro de una lámpara de curado, según las recomendaciones del fabricante? ¿Por qué es esto importante para usted como cosmetólogo y para sus clientes?

   _____

   _____

   _____

20. ¿Cuáles son las tres características de una lámpara de curado que pueden afectar su poder de curado?

   _____

   _____

   _____

21. ¿Cómo se calcula la potencia de una lámpara de curado? ¿Cuál es el poder de curado de una lámpara que tiene cuatro bombillas de 8 vatios?

   _____

   _____

   _____

22. Aunque inicialmente cuestan lo mismo, ¿cuáles son las tres razones principales por las que las lámparas LED ahora son más comunes en los salones que las lámparas UV?

_____

_____

_____

23. ¿Por qué los productos de gel no empiezan a curar en cuanto se exponen a la luz del salón?

_____

_____

_____

RELACIÓN DE CONCEPTOS

24. Relacione cada tipo de bombilla o luz con su descripción. Ambos tipos de bombillas pueden corresponder a una misma descripción.

    a. LED   b. UV

Tipo de bombilla o luz	Descripción
_____	Produce longitudes de onda de luz óptica de aproximadamente 365 a 405 nanómetros (nm).
_____	Irradia luz en rangos de aproximadamente 320 a 400 nanómetros (nm).
_____	La bombilla dura unos 5 años o 50.000 horas.
_____	Aprovecha el color violeta y su intensidad.
_____	Irradia luz dentro de la lámpara para que todas las uñas estén igualmente expuestas.
_____	Emite una luz directa que debe brillar sobre el gel para que este se cure.
_____	Por lo general, los tiempos de curado varían de 5 a 60 segundos por capa de gel.
_____	Por lo general, los tiempos de curado varían de uno a dos minutos por cada capa de gel.
_____	Debe cambiarse cada seis meses.

Tipos de gel

25. Complete la tabla con cada tipo de gel según el detalle correspondiente.

Tipo de gel	Descripción
_____	Geles de fijación.
_____	Se usan para crear extensiones de uñas.
_____	Resistentes en superficies no porosas.
_____	Formulados para recubrir la uña natural.
_____	Pueden removerse fácilmente con acetona.
_____	Geles tradicionales.
_____	Tienen muy poco olor.

VERDADERO O FALSO

Marque si las afirmaciones siguientes son verdaderas o falsas. En las afirmaciones falsas, explique el motivo.

26. Existen seis tipos básicos de sistemas de geles en los salones.

    V   F   _____

27. Por lo general, los geles duros se conocen como geles tradicionales.

    V   F   _____

28. Los geles blandos son mejores para agregar una longitud significativa a la uñas.

    V   F   _____

29. Los geles de fijación, también conocidos como geles blandos, son una gran alternativa al esmalte para uñas tradicional.

    V   F   _____

30. ¿Para qué se utilizan los geles adhesivos en un sistema de gel curado con luz?

_____

_____

_____

31. ¿Los geles adhesivos se aplican en capa gruesa o fina sobre la uña?

_____

_____

_____

32. ¿Cuál es una alternativa eficaz para curar los geles adhesivos con una lámpara?

_____

_____

_____

33. ¿Cómo se envasan y aplican típicamente los geles de construcción?

_____

_____

_____

34. ¿Cuáles son las tres ventajas de trabajar con un gel de polímero?

_____

_____

_____

35. ¿Cómo se mantienen y eliminan los geles de polímero?

_____

_____

_____

36. Ordene los pasos para completar un recubrimiento de gel duro de un color, pasos 1 a 14. Se dan los pasos 4 y 7.

_____ Colocar una pequeña perla de gel UV o LED en el vértice de la uña para crear un leve arco. Curar y repetir en cada uña.

_____ Pedirle al cliente que se lave las manos con jabón y agua tibia; y que se las enjuague y seque bien.

_____ Masajear la mano y el brazo.

_____ Retirar la capa de inhibición pegajosa con el limpiador para uñas o alcohol en un paño sin pelusa.

_____ Masajear el aceite para cutículas en el área de las uñas y luego aplicar la crema para las manos.

___4___ Colocar correctamente la mano en la lámpara de curado del gel. Curar. Repetir en cada uña hasta que se complete el curado.

_____ Aplicar imprimante o gel adhesivo. De ser necesario, curar.

_____ Pulir la superficie con un pulidor de grano grueso para suavizar y perfeccionar la forma.

_____ Retirar la capa de inhibición del gel de acabado, si es necesario.

___7___ Usar un abrasivo de grano mediano o fino para refinar el contorno de la superficie. Verificar la densidad del borde libre y emparejar las imperfecciones.

_____ Presentar al cliente el resultado final.

_____ Tomar una perla mediana de gel de construcción con un pincel para gel.

_____ Si no se usa esmalte de gel, aplicar un gel de acabado y curar.

_____ Aplicar la perla, comenzando con el dedo meñique izquierdo. Colocar el gel en el centro de la uña y deslizarlo suavemente sobre toda la superficie de la uña, incluido el borde libre.

ESTUDIO DE CASO

37. Use Internet o un catálogo de artículos de belleza para identificar y comparar las características de dos geles adhesivos, geles de construcción y geles de polímero diferentes. Luego, use la tabla o siga el enlace para registrar sus hallazgos.

+ BONIFICACIÓN

Visite: bonus.milady.com/cos-wbes/toc

CARAC-TERÍSTICAS	GEL ADHE-SIVO N.º 1	GEL ADHE-SIVO N.º 2	GEL DE CONS-TRUCCIÓN N.º 1	GEL DE CONS-TRUCCIÓN N.º 2	GEL DE POLÍMERO N.º 1	GEL DE POLÍMERO N.º 2
Nombre o marca						
Envase						
Colores disponibles						
Método de curado						
Características específicas	Viscosidad:	Viscosidad:	¿Autoniveladores? (Sí/no)	¿Autoniveladores? (Sí/no)	¿Incluye líquido de modelado? (Sí/no)	¿Incluye líquido de modelado? (Sí/no)
¿Productos para preparación de las uñas recomendados?						
Costo						
Tamaño o cantidad						
Fuente (tienda/ sitio web)						
Otras características, si hubiese						

Revise los resultados de su investigación e indique cuál de cada gel consideraría comprar. Además, identifique un gel de los seis anteriores que no compraría. En unas pocas oraciones cortas, explique por qué tomó estas decisiones.

Por último, forme grupo con un compañero de clase y compare notas sobre sus hallazgos. Analice si está de acuerdo o en desacuerdo con las elecciones de compra de los demás. ¿Qué aprendió sobre los nuevos productos?

COMPLETE LOS ESPACIOS EN BLANCO

38. _____ son geles de viscosidad espesa que le permiten construir un arco o

_____.

39. Un gel _____ tiene una viscosidad muy _____ y puede dejar bultos

en la uña. Un gel _____ es más fluido y deja la uña _____.

40. Los geles _____ son una mezcla de polímero, _____ y geles _____.

Estos geles a menudo vienen con _____ que mantiene el pincel de aplicación

_____ para que no se pegue al _____.

41. Otro nombre para un gel adhesivo es _____.

RELACIÓN DE CONCEPTOS

42. Relacione cada tipo de gel con la información correspondiente. Todos los términos se pueden utilizar más de una vez.

Banco de palabras: a. gel adhesivo   b. gel de construcción   c. gel de polímero

Tipo de gel	Descripción
_____	Varía en viscosidad.
_____	Se usa para agregar espesor a un realce o construir una extensión.
_____	También conocido como polygel o acrygel.
_____	Una mezcla de polímero en polvo y gel duro.
_____	Por lo general, es gel duro, pero también puede ser de fijación/blando.
_____	La mayoría vienen en un tubo, como la pasta dental.
_____	No es necesario curarlo siempre con una lámpara de curado.
_____	Permite mayor control durante el modelado debido a la viscosidad.
_____	Suele venderse en un envase pequeño.
_____	Suele usarse en arte 3D.
_____	Se utilizará con otro tipo de gel para completar el servicio.
_____	Puede ser autonivelador o no autonivelador.
_____	Por lo general, se usa con imprimantes no ácidos o gel adhesivo para la preparación de las uñas.

43. Complete las oraciones siguientes con palabras del banco de palabras. Hay algunas palabras de más.

Banco de palabras: natural, adhesivos, blandos, incrustado, esmalte, pintura, tubo, sintético, se pueden, no se pueden, baja, encapsulado, duros, recipiente, pigmento, de construcción, arte, alta

Los geles pigmentados contienen _____ de color. La mayoría se vende en un _____

pequeño. Por lo general, son geles _____ y _____ remojar para eliminarse. Algunos

fabricantes crean un gel de muy _____ viscosidad y lo denominan _____ en gel, que se

puede utilizar para detalles en _____ de uñas. Algunas veces, los geles _____ se utilizan

sobre el diseño para crear una apariencia de _____. Otros geles pigmentados se usan como

_____ y se pintan sobre las uñas con un pincel _____.

44. ¿Los geles de fijación son una alternativa a qué?

_____

_____

_____

45. Con una gama de colores disponibles, ¿qué opciones ofrecen los esmaltes de gel de fijación, tanto para el cosmetólogo como para el cliente?

_____

_____

_____

46. Aunque los esmaltes de gel de fijación pueden variar en opacidad y viscosidad, ¿qué tienen todos en común?

_____

_____

_____

47. Ordene los pasos del procedimiento para aplicar el esmalte de gel de fijación sobre realces para uñas, de principio a fin. Se ha proporcionado el cuarto paso en esta secuencia.

_____ Masajear el aceite para cutículas en la uña y la piel circundante. Luego, aplicar crema para las manos y masajear la mano y el brazo.

____4____ Repetir los pasos 2 y 3 con una segunda capa de esmalte de gel.

_____ Aplicar una capa delgada de esmalte de gel de fijación en el color preferido del cliente sobre toda la superficie del realce con una técnica de pinceladas. Aplicar una pequeña cantidad de esmalte de gel en el borde libre de la uña para tapar el extremo y otorgar una apariencia uniforme y homogénea.

_____ Curar la capa protectora y retirar la capa de inhibición con alcohol o una solución de limpieza y una toallita que no deja pelusas, si es necesario.

_____ Ubicar correctamente la mano dentro de la lámpara de curado para gel y curar durante el tiempo recomendado.

_____ Después de completar la colocación y el limado del realce para uñas, quitar el polvo y las limaduras con un cepillo de nailon desinfectado.

_____ Esmaltar cada uña con una capa protectora de gel de fijación.

_____ Limpiar las uñas.

_____ Presentar al cliente el resultado final.

RESPUESTA CORTA

48. ¿Por qué debe usar una capa protectora de gel de fijación para el acabado del esmalte de fijación?

_____

_____

_____

49. ¿Para qué se utiliza el gel de acabado?

_____

_____

_____

50. ¿Qué es una capa de inhibición? ¿Cómo se retira?

_____

_____

_____

RELACIÓN DE CONCEPTOS

51. Relacione cada tipo de gel con la definición correspondiente. Todos los tipos de geles se usarán más una vez.

Banco de palabras: a. Gel pigmentado   b. Esmalte de fijación   c. Gel de acabado

Tipo de gel   **Descripción**

_____ Se puede quitar usando acetona (u otro removedor).

_____ Se usa con el gel de construcción para crear un efecto artístico encapsulado.

_____ Se usa para dar más brillo.

_____ Se cura de dos maneras: sin pegajosidad o pegajoso, que requiere la limpieza de la capa de inhibición.

_____ Por lo general, gel duro que no se puede remojar para ser eliminado.

_____ Algunos se pueden usar como el esmalte que se pinta sobre las uñas.

_____ Una alternativa a las lacas tradicionales.

_____ Viene en una variedad de colores y acabados.

_____ A veces se usa como el último paso en la inmersión de uñas.

Insumos de aplicación de gel

CRUCIGRAMA DOBLE

52. Descifre las palabras usando las pistas que se dan a continuación y escríbalas en las celdas. Debajo de algunas celdas hay un número. Para revelar el mensaje secreto, busque la celda numerada y escriba la letra correspondiente.

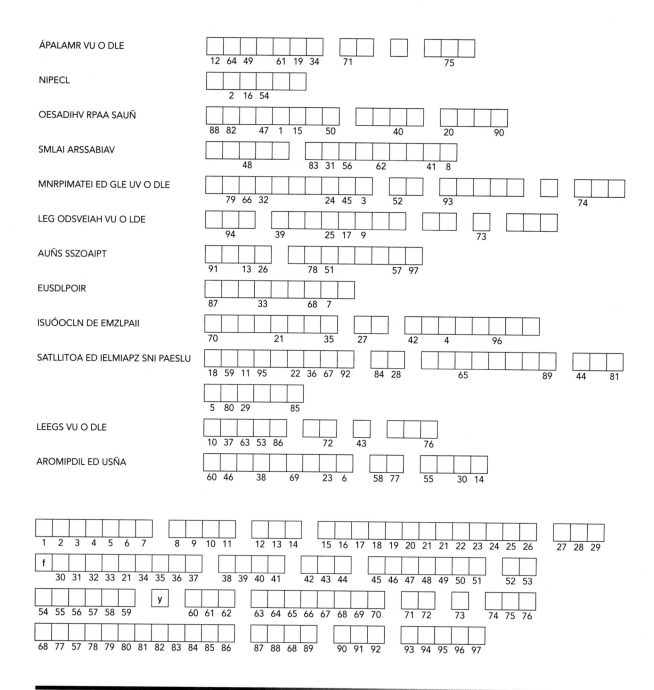

ÁPALAMR VU O DLE — 12 64 49 · 61 19 34 · 71 · · 75

NIPECL — 2 16 54

OESADIHV RPAA SAUÑ — 88 82 · 47 1 15 · 50 · 40 · 20 · 90

SMLAI ARSSABIAV — 48 · 83 31 56 · 62 · 41 8

MNRPIMATEI ED GLE UV O DLE — 79 66 32 · 24 45 3 · 52 · 93 · · 74

LEG ODSVEIAH VU O LDE — 94 · 39 · 25 17 9 · · 73

AUÑS SSZOAIPT — 91 · 13 26 · 78 51 · 57 97

EUSDLPOIR — 87 · 33 · 68 7

ISUÓOCLN DE EMZLPAII — 70 · 21 · 35 · 27 · 42 4 · 96

SATLLITOA ED IELMIAPZ SNI PAESLU — 18 59 11 95 · 22 36 67 92 · 84 28 · 65 · 89 · 44 81
5 80 29 · 85

LEEGS VU O DLE — 10 37 63 53 86 · 72 · 43 · 76

AROMIPDIL ED USÑA — 60 46 · 38 · 69 · 23 6 · 58 77 · 55 · 30 14

1 2 3 4 5 6 7 · 8 9 10 11 · 12 13 14 · 15 16 17 18 19 20 21 21 22 23 24 25 26 · 27 28 29

f · 30 31 32 33 21 34 35 36 37 · 38 39 40 41 · 42 43 44 · 45 46 47 48 49 50 51 · 52 53

54 55 56 57 58 59 · y · 60 61 62 · 63 64 65 66 67 68 69 70 · 71 72 · 73 · 74 75 76

68 77 57 78 79 80 81 82 83 84 85 86 · 87 88 68 89 · 90 91 92 · 93 94 95 96 97

Almacenamiento, uso y eliminación de geles

VERDADERO O FALSO

Indique si las afirmaciones siguientes son verdaderas o falsas. Para cada afirmación falsa, explique por qué.

53. Los geles se curan con luz.

V   F   _____

54. Los productos de gel deben guardarse en un armario cuando no estén en uso, para protegerlos de la humedad, el polvo y la luz.

V   F   _____

55. Durante el servicio, mantenga los geles alejados de la luz natural, las lámparas UV y las lámparas de mesa de espectro completo para evitar que el gel se endurezca; estos factores no afectan los pinceles.

V   F   _____

56. Si el gel se seca en el pincel lo arruina y ya no se puede reparar.

V   F   _____

57. Los realces con gel requieren mantenimiento cada cuatro o seis semanas, dependiendo de la rapidez con que crezcan las uñas del cliente.

V   F   _____

58. Los geles duros no se pueden eliminar con acetona o removedor de productos.

V   F   _____

59. Los geles duros deben limarse con una lima eléctrica o manual. Lo mejor es limar todo el producto.

V   F   _____

RESPUESTA CORTA

60. ¿Cuál es una forma de ayudar a sus clientes a elegir colores de gel mientras protege sus productos de gel en un armario?

_____

_____

_____

61. ¿Por qué se recomienda curar cada dedo inmediatamente después de aplicar el gel?

_____

_____

_____

62. ¿Cómo afecta la temperatura a la viscosidad de un gel?

_____

_____

_____

63. ¿Cómo puede ayudar a disminuir el riesgo de irritación y sensibilidad de la piel de un cliente al aplicar productos de gel?

_____

_____

_____

64. Describa cómo usar el pincel para aplicar perlas de gel para (1) cubrir toda la superficie de la uña y (2) llenar puntos de poca profundidad.

_____

_____

_____

65. ¿Cuáles son dos formas diferentes de eliminar los geles blandos y los geles de fijación?

_____

_____

_____

66. ¿Cuáles son los tres beneficios de envolver las uñas al quitar los productos de gel?

_____

_____

_____

67. Enumere los pasos del procedimiento para remover geles duros y geles de polímero, de principio a fin. Se proporciona el primer paso para que usted comience.

_____ Presentar al cliente el resultado final.

_____ Masajear el aceite para cutículas en la uña y la piel circundante. Luego, aplicar crema para las manos y masajear las manos y los brazos.

_____ Usar una lima de grano mediano para reducir aún más el grosor del realce. No limar sobre la uña natural.

___1___ Retirar el esmalte, si hubiese.

_____ Usar un pulidor de uñas de grano mediano para suavizar los realces. Hablar con el cliente sobre la manera de dejar que los realces crezcan y sobrepasen las uñas de las manos.

_____ Usar una lima de grano grueso para afinar el gel en un 60 %.

_____ Limpiar las uñas. Pedirle al cliente que se lave las manos con agua y jabón en la estación de lavado de manos o que use el cepillo para limpiarlas en el aguamanil. Enjuagar con agua limpia y secar completamente con una toalla desechable limpia.

En qué situación elegir los servicios de gel

VERDADERO O FALSO

Indique si las afirmaciones siguientes son verdaderas o falsas. En las afirmaciones falsas, explique el motivo.

68. Si el cliente busca una solución a largo plazo para las uñas débiles o un esmalte de color más uniforme, los geles son una buena opción.

    V   F   _____

69. Si al cliente le gusta cambiar el color del esmalte con regularidad (alrededor de más de una vez cada dos semanas), los geles son la mejor opción.

    V   F   _____

70. Si el cliente se queja de otros tipos de levantamientos de realces, los geles pueden ser una buena solución.

    V   F   _____

71. Los clientes con uñas cortas que prefieren uñas muy largas deben considerar los geles blandos para agregar longitud.

    V   F   _____

72. Los clientes que buscan realces a corto plazo para ocasiones especiales son buenos candidatos para los geles.

    V   F   _____

DRAMATIZACIÓN

73. Con un compañero de clase, practique cómo hacer recomendaciones para los servicios de esmalte de gel. Intercámbiense el papel de cliente y de técnico en el cuidado de las uñas. Como técnico en el cuidado de las uñas, haga una serie de preguntas similares a las que se encuentran en su libro (o formule sus propias preguntas) y haga recomendaciones al cliente en función de las respuestas que reciba. Como cliente, proporcione respuestas verdaderas o desafíe a su compañero inventando algunas respuestas. Debatan sobre las recomendaciones que cada uno dio y lleguen a un acuerdo sobre las mejores opciones para cada uno. Use el espacio a continuación para tomar algunas notas, como preguntas que podría hacer o respuestas que daría como cliente.

CONOCIMIENTOS Y LOGROS ACADÉMICOS

En el espacio siguiente, escriba notas sobre los puntos claves que aprendió en este capítulo. Comparta sus conocimientos con sus compañeros de clase y pregúnteles si sus notas les parecen útiles. Si es necesario, revise sus apuntes de clase tomando las ideas de sus compañeros que le parezcan buenas.

Conocimientos básicos:

_____

_____

_____

_____

_____

_____

_____

Anote por lo menos tres cosas que haya aprendido desde que decidió ingresar a la escuela.

Logros académicos:

_____

_____

_____

_____

_____

_____

_____

1. Como cosmetólogo, debe conocer muy bien los geles curados con luz porque _____.

    A) aprender sobre la química de los productos de gel ayuda a elegir los mejores productos para usar en cada cliente porque podemos considerar su seguridad e idoneidad.

    B) los servicios de esmalte de gel son populares ya que los geles son muy delgados, por lo que es muy fácil que se sequen solos.

    C) debe poder identificar los geles por su olor, ya que la mayoría tiene un olor muy atractivo que los hace populares entre los clientes.

    D) los geles curados con luz, inventados en la década de 2010, son una nueva incorporación a la industria de las uñas.

2. La mayoría de los geles usan un oligómero de _____, que tiene una excelente adherencia y menor riesgo de desarrollar sensibilidad.

    A) metacrilato de uretano

    B) poliéster

    C) epoxi siloxano

    D) policaprolactona

3. Los geles de viscosidad alta son _____.

    A) monómeros o polímeros

    B) fórmulas para colocar con pincel

    C) en ocasiones denominados geles autoniveladores

    D) utilizados para construir o esculpir extensiones de uñas

4. La polimerización, también conocida como enlaces cruzados, es el proceso por el cual _____.

    A) una sustancia sólida se transforma en una sustancia líquida.

    B) los oligómeros se unen en un material sólido resistente a los productos químicos.

    C) un fotoiniciador crea una reacción al exponerse a la luz UV o luz visible.

    D) los polímeros se convierten en monómeros.

5. ¿Cuál de los siguientes enunciados sobre la química de los geles es correcto?

    A) Esta reacción exotérmica ocurre a medida que se crean los enlaces del polímero.

    B) Cuantos más enlaces se formen mientras se cura el gel, menos calor se generará.

    C) Mientras más enlaces se creen mientras se polimeriza el gel, menor será la resistencia del realce.

    D) Los geles necesitan fotoiniciadores para ayudarlos a transformarse de sólido a líquido.

continuación →

6. Una forma de controlar el pico de calor cuando se usa un gel curado con luz en las uñas es _____.

    A) comenzar con una aplicación delgada sobre la uña natural y curarla

    B) aplicar y curar varias perlas de gel grandes (en lugar de perlas pequeñas)

    C) retirar la mano de la luz durante 5 a 10 segundos si el cliente siente el aumento de calor

    D) generar menos calor al evitar exponer el gel directamente a la fuente de luz

7. Identifique una característica de las bombillas LED.

    A) Por lo general, una bombilla LED dura unos 10 años.

    B) Los tiempos de curado de los geles curados con luz de una lámpara LED suelen oscilar entre uno y dos minutos para cada capa de gel.

    C) Las bombillas LED utilizadas para curar geles curados con luz producen longitudes de onda de luz óptica de aproximadamente 150 a 180 nanómetros (nm).

    D) Las bombillas LED emiten una luz directa que debe brillar sobre el gel para que este se cure.

8. En la escala del espectro de luz visible, _____.

    A) la luz verde necesaria para curar los geles curados con luz se produce alrededor de la marca de 200 nm.

    B) la luz violeta necesaria para curar los geles curados con luz se produce alrededor de la marca de 400 nm.

    C) la luz violeta necesaria para curar los geles curados con luz se produce alrededor de la marca de 600 nm.

    D) la luz verde necesaria para curar los geles curados con luz se produce alrededor de la marca de 500 nm.

9. Identifique un enunciado correcto sobre las bombillas fluorescentes ultravioleta (UV) que se usan en una lámpara de curado.

    A) Las bombillas fluorescentes UV irradian la luz dentro de la lámpara de manera que todas las uñas están igualmente expuestas en rangos de aproximadamente 320 nm a 400 nm.

    B) La gama de bombillas fluorescentes UV es más amplia que la de las bombillas LED.

    C) Las bombillas fluorescentes UV normalmente dejan de brillar después de seis meses de uso.

    D) La mayoría de los fabricantes recomiendan cambiar las bombillas fluorescentes UV de una lámpara de curado cada año.

10. ¿Cuál de los siguientes muestra una comparación acertada entre las bombillas fluorescentes ultravioleta (UV) y las bombillas LED que se utilizan en una lámpara de curado?

    A) Algunos clientes se sienten más cómodos con los servicios de gel con bombillas LED que con bombillas UV, debido a la menor exposición a la luz.

    B) Las bombillas UV duran aproximadamente 10 veces más que las bombillas LED.

    C) Las lámparas LED curan más lentamente que las bombillas UV, y esto da como resultado que se incluyan menos clientes en el cronograma de un cosmetólogo.

    D) La gama de bombillas ultravioleta, UV, es más amplia que la de las bombillas LED.

continuación

11. ¿Cuál de los siguientes enunciados sobre los geles duros es verdadero?

    A) Son lo suficientemente fuertes para crear extensiones de uñas.

    B) También son conocidos como geles de fijación.

    C) Tienen una superficie porosa que la acetona puede penetrar.

    D) Tienen un olor fuerte y están hechos con pigmento.

12. Identifique una característica de los geles blandos.

    A) Los geles de polímero no se pueden remover fácilmente con acetona.

    B) La mayoría de los geles blandos tienen un aspecto cristalino.

    C) La mayoría de los geles blandos no reemplazan los esmaltes tradicionales.

    D) Los geles blandos están formulados para recubrir la uña natural.

13. Los geles adhesivos o de base _____.

    A) a menudo se aplican con un imprimante

    B) varían en viscosidad

    C) se aplican con una capa gruesa a la uña

    D) reducen la adherencia a la superficie de la uña natural

14. Los geles de construcción _____.

    A) le permiten construir un arco o extensión

    B) son geles de viscosidad baja

    C) reducen el grosor de los realces para uñas

    D) también se conocen como geles de base

15. Una característica de los geles no autoniveladores es que _____.

    A) son más fluidos que un gel autonivelador

    B) suelen dejar la uña suave, a diferencia de un gel autonivelador

    C) agregan más grosor a las uñas de las manos que un gel autonivelador

    D) son un tipo de gel de base o gel adhesivo

continuación →

16. Identifique un enunciado verdadero sobre los geles poliméricos.

    A) Presentan ventajas porque no se ablandan hasta que el técnico en el cuidado de las uñas los empuja o los coloca en su lugar con un pincel.

    B) Suelen ser muy difíciles de limar.

    C) Se mueven o pierden forma antes de curarse.

    D) Son geles adhesivos de viscosidad baja y se endurecen sin lámpara de curado.

17. ¿Cuál de las siguientes es una característica de los geles pigmentados?

    A) La mayoría de los geles pigmentados se venden en envases grandes.

    B) En general, los geles pigmentados se pueden remojar para eliminar.

    C) Los geles pigmentados también se conocen como polygel o acrygel.

    D) Los geles pigmentados suelen ser geles duros.

18. ¿Cuál de los siguientes es más probable que contenga gel sin curar o restos de solventes que crean una superficie pegajosa en la uña después de curar el gel?

    A) un recubrimiento

    B) una capa de inhibición

    C) una posición de tope

    D) un relleno

19. El gel de acabado, un gel transparente duro con un acabado de alto brillo o mate, se usa _____.

    A) para completar el servicio de gel

    B) como capa base

    C) para recubrir la uña natural y formar un arco o una extensión

    D) para mejorar la adherencia de los geles a la superficie de la uña natural

20. Se usa un limpiador de uñas _____.

    A) después de aplicar el imprimante en la uña

    B) para agregar una capa de inhibición a la uña antes de limar el gel curado, a fin de aumentar la durabilidad del gel

    C) para eliminar la humedad y la pequeña oleosidad que queda en la superficie de la uña natural, que pueden afectar la adhesión del gel

    D) como capa protectora o cuando no se desea aplicar color

continuación

21. Las limas abrasivas y los pulidores de grano mediano se utilizan principalmente _____.

    A) para preparar la uña natural, incluido el contorneado y modelado

    B) para eliminar la humedad y la pequeña oleosidad que queda en la superficie de la uña natural

    C) para evitar el levantamiento del realce para uñas

    D) como herramientas para eliminar residuos o fibras en la superficie de la uña después del servicio deseado

22. Identifique una pauta relacionada con el uso de geles.

    A) Cuando no estén en uso, guarde los productos de gel en un recipiente abierto para exponerlos al calor y a la luz natural.

    B) Durante un servicio, mantenga los geles junto a una lámpara de mesa de espectro completo.

    C) Cuando se aplican perlas de gel, comience en el borde libre de la uña y empújelas suavemente hacia la cutícula.

    D) Cuando finalice el servicio, cubra el pincel aplicador de gel para protegerlo de todas las fuentes de luz.

23. ¿Qué debe tener en cuenta al quitar los geles de las uñas?

    A) Los geles duros se pueden eliminar con acetona o removedor de productos.

    B) Los geles duros deben limarse con una lima eléctrica o manual.

    C) Al quitar los geles suaves o de fijación, las uñas no deben empaparse en acetona o removedor de productos.

    D) Al quitar los geles blandos o de fijación, las uñas no deben envolverse con algodón ni papel de aluminio.

24. ¿Qué punto debe tener en cuenta cuando hable sobre las extensiones de gel duro con un cliente?

    A) Como los geles solo pueden limarse, no son la mejor opción para un servicio de extensión a corto plazo.

    B) Si el borde de la extensión va a ser más corto que el lecho ungueal, es mejor elegir un producto más resistente, como los realces líquidos y en polvo.

    C) Los servicios de gel tienen una adherencia débil, lo que los convierte en la última opción para los clientes que tienen uñas que se levantan con facilidad.

    D) Las extensiones de geles duros se pueden eliminar fácilmente con acetona o removedor de productos.

25. Identifique un punto que debe tener en cuenta cuando hable sobre esmaltes de gel con un cliente.

    A) Si se prefiere cambiar el color del esmalte con frecuencia, es preferible usar esmalte de gel al esmalte tradicional.

    B) El esmalte tradicional es más fuerte que el esmalte de gel porque el esmalte tradicional proporciona una fuerza adicional a la uña natural.

    C) El esmalte de gel se endurece de inmediato, por lo que se pueden reanudar las tareas diarias después del servicio.

    D) Si prefiere usar el mismo color por períodos más largos, el esmalte tradicional es la opción adecuada porque no se astilla por dos semanas.

¡finalizado!

La autoevaluación regular le permite mejorar sus habilidades técnicas y alcanzar el éxito. Después de realizar cada procedimiento, revise los pasos en el libro de texto y califíquese como "Competente" o "Necesita mejorar". Escriba comentarios sobre las áreas de éxito y las áreas a mejorar. Calificarse a uno mismo permite identificar las fortalezas y las debilidades con el fin de desarrollar su propio plan de mejora.

PRÁCTICA	COMPETENTE	NECESITA MEJORAR	COMENTARIOS
PROCEDIMIENTO 24-1: RECUBRIMIENTO DE GEL DURO DE UN COLOR			
Preparación			
Procedimiento			
Posterior al servicio			
Duración			
PROCEDIMIENTO 24-2: RECUBRIMIENTO DE GEL DURO DE DOS COLORES			
Preparación			
Procedimiento			
Posterior al servicio			
Duración			
PROCEDIMIENTO 24-3: EXTENSIONES ESCULPIDAS EN GEL DURO DE UN COLOR			
Preparación			
Procedimiento			
Posterior al servicio			
Duración			
PROCEDIMIENTO 24-4: RECUBRIMIENTO DE GEL DE POLÍMERO DE UN COLOR			
Preparación			
Procedimiento			
Posterior al servicio			
Duración			
PROCEDIMIENTO 24-5: MANTENIMIENTO DE GEL DURO			
Preparación			
Procedimiento			
Posterior al servicio			
Duración			
PROCEDIMIENTO 24-6: ESMALTE DE GEL DE FIJACIÓN SOBRE REALCES PARA UÑAS			
Preparación			
Procedimiento			
Posterior al servicio			
Duración			
PROCEDIMIENTO 24-7: ESMALTE DE GEL DE FIJACIÓN SOBRE UÑAS NATURALES			
Preparación			
Procedimiento			
Posterior al servicio			
Duración			

Destrezas prácticas

Lista de verificación de autoevaluación

PRÁCTICA	COMPETENTE	NECESITA MEJORAR	COMENTARIOS
PROCEDIMIENTO 24-8: REMOCIÓN DE GELES DUROS Y GELES DE POLÍMERO			
Preparación			
Procedimiento			
Posterior al servicio			
Duración			
PROCEDIMIENTO 24-9: REMOCIÓN DE GEL DE FIJACIÓN O ESMALTE DE GEL			
Preparación			
Procedimiento			
Posterior al servicio			
Duración			

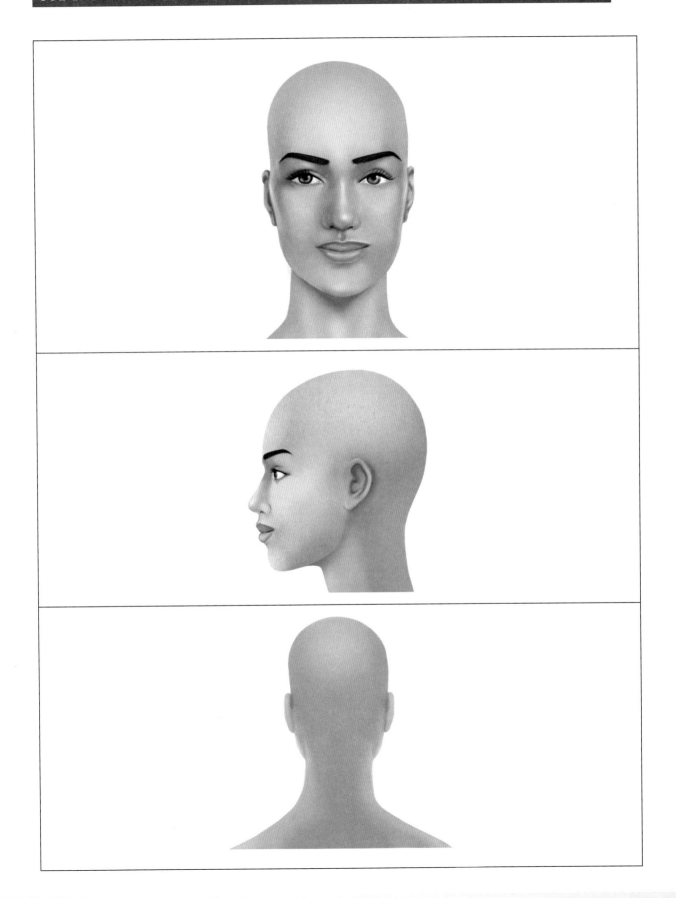

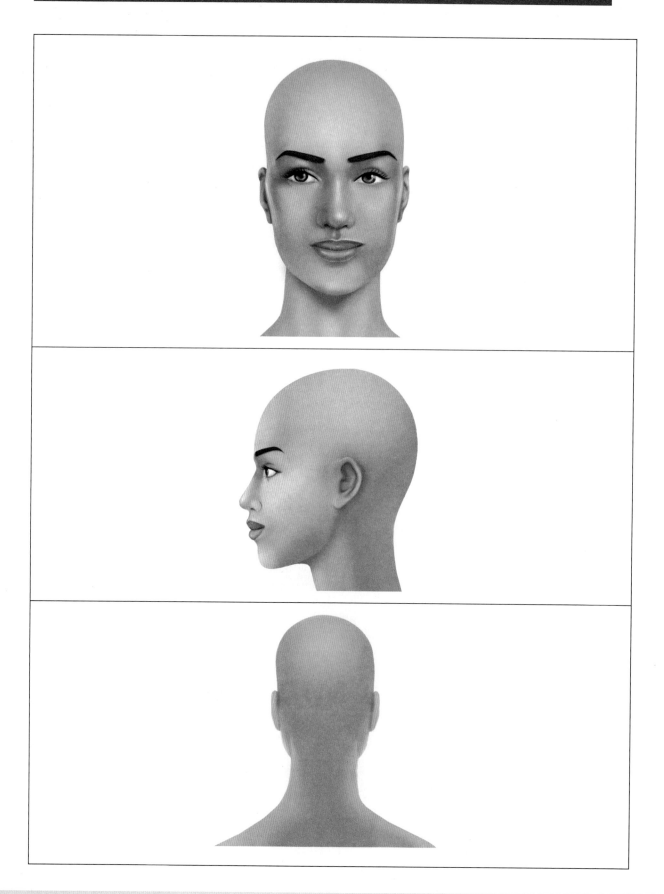

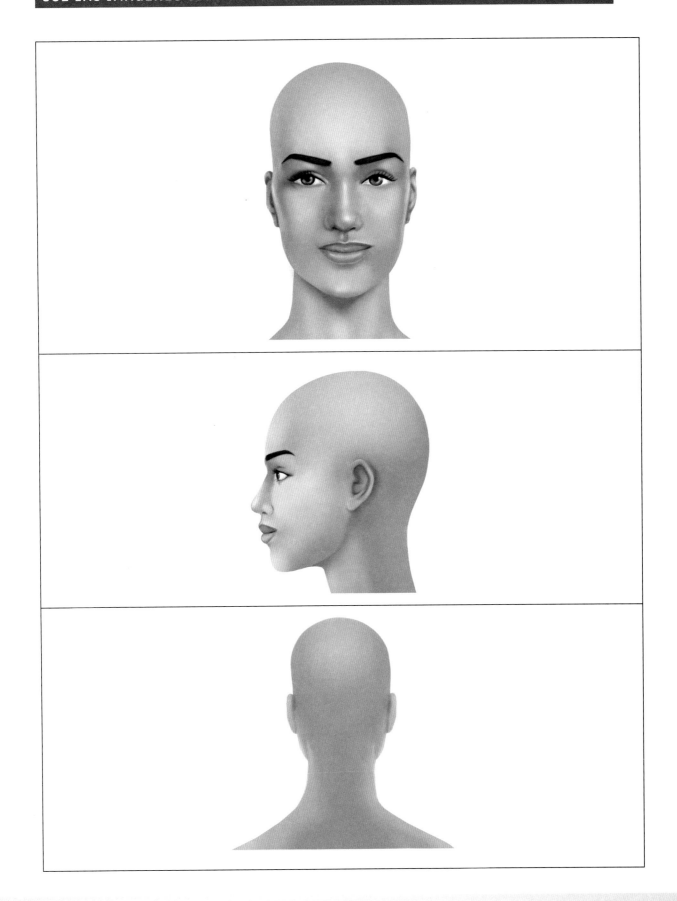

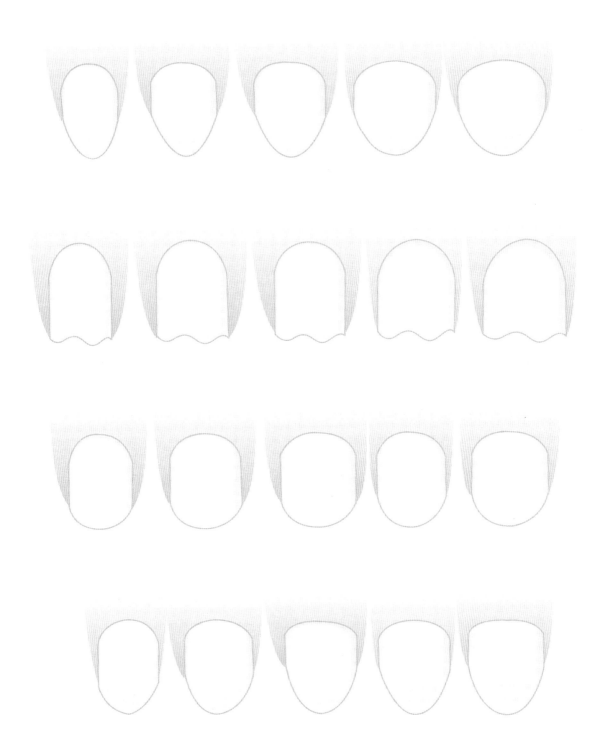